J. Krutmann   H. Hönigsmann (Hrsg.)

Handbuch der dermatologischen Phototherapie und Photodiagnostik

Springer
Berlin
Heidelberg
New York
Barcelona
Budapest
Hongkong
London
Mailand
Paris
Santa Clara
Singapur
Tokio

J. Krutmann   H. Hönigsmann (Hrsg.)

Handbuch der dermatologischen Phototherapie und Photodiagnostik

Mit 90 Abbildungen, davon 43 farbig
und 52 Tabellen

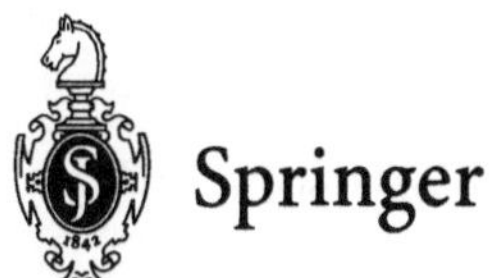

Springer

Univ.-Prof. Dr. med. Jean Krutmann
Heinrich-Heine-Universität
Hautklinik
Moorenstraße 5
D-40225 Düsseldorf

Univ.-Prof. Dr. med. Herbert Hönigsmann
Allgemeines Krankenhaus der Stadt Wien
Universitätsklinik für Dermatologie
Währinger Gürtel 18–20
A-1090 Wien

ISBN-13:978-3-642-64401-6

Die Deutsche Bibliothek-CIP-Einheitsaufnahme

Handbuch der dermatologischen Phototherapie und
Photodiagnostik / Hrsg.: Jean Krutmann ; Herbert Hönigsmann. –
Berlin ; Heidelberg ; New York ; Barcelona , Budapest ; Hongkong ;
London ; Mailand ; Paris ; Santa Clara ; Singapur ; Tokio : Springer,
1997
   ISBN-13:978-3-642-64401-6   e-ISBN-13:978-3-642-60425-6
   DOI:10.1007/978-3-642-60425-6

Umschlaggestaltung: design produktion GmbH, Heidelberg

Satz: Mitterweger Werksatz GmbH, Plankstadt

SPIN: 10494439   23/3134 – 5 4 3 2 1 0 – Gedruckt auf säurefreiem Papier

Vorwort

In den letzten 20 Jahren hat die Phototherapie entscheidend die Behandlungskonzepte zahlreicher Hautkrankheiten beeinflußt und das Interesse an der Wissenschaft der Photobiologie im medizinischen Bereich wesentlich stimuliert. Die Auseinandersetzung mit dem Einfluß sichtbaren Lichts und UV-Strahlung auf die Haut und den Gesamtorganismus führte zu einer weitreichenden interdisziplinären Zusammenarbeit von Basiswissenschaft und Klinik.

Die Phototherapie ist ein ausgezeichnetes Beispiel für den Erfolg angewandter Photobiologie. Dabei werden die normalerweise schädigenden Eigenschaften der sichtbaren und der UV-Strahlung, bisweilen in Kombination mit photosensibilisierenden Substanzen, unter genau kontrollierten Bedingungen zur Behandlung von Krankheiten ausgenutzt. UV-Strahlung wird seit Jahrzehnten mit großem Erfolg in der Therapie einiger der häufigsten Hauterkrankungen, der Psoriasis und der atopischen Dermatitis, eingesetzt. In der jüngeren Vergangenheit erhielt die Photodermatologie neue Impulse durch die Einführung selektiver Spektren im UVB- oder UVA-Bereich, z. B. die 311-nm-UVB- oder die UVA1-Phototherapie, und durch die Ausweitung des phototherapeutischen Indikationsspektrums, z. B. auf Bindegewebserkrankungen. Das sichtbare Licht in Form der photodynamischen Therapie hat Eingang in die Diagnostik und Therapie von Tumoren gefunden. Die Lasertherapie und die extrakorporale Photopherese haben weit über dermatologische Anwendungsgebiete hinaus an Bedeutung gewonnen.

Die meisten phototherapeutischen Verfahren wurden zunächst empirisch ohne genaues Wissen über biologische Wirkungsmechanismen entwickelt. Aus diesem Grunde hat sich gegenwärtig das Interesse auf das Verständnis photobiologischer Grundlagen verlagert, um die Phototherapie wirksamer und sicherer zu gestalten.

Das vorliegende Handbuch trägt diesem Dualismus Rechnung, indem es einerseits praxisorientiert ist, andererseits aber auch den gegenwärtigen Wissensstand zugrundeliegender biologischer Prozesse vermittelt. Neben ausführlichen Darstellungen zur Photo- und Photochemotherapie ausgewählter Hauterkrankungen beschäftigt sich ein wichtiger Teil des vorliegenden Buches mit der Diagnostik lichtinduzierter Hautkrankheiten auf der Basis klar definierter Testprotokolle.

Es ist schwierig, generelle Richtlinien zur Durchführung der Photo- und Phtochemotherapie zu erstellen, da oft individuell zu entscheiden ist. Dieser Tatsache trägt das vorliegende Handbuch Rechnung, indem es die zu behandelnde Krankheit und nicht das einzelne phototherapeutische Verfahren in den Mittelpunkt stellt. Ergänzt werden diese Kapitel durch Richtlinien zur praktischen Durchführung einer bestimmten Photo- oder Photochemotherapie (Anhang).

Es ist uns gelungen, für dieses Buch die führenden Experten im deutschen Sprachraum zu gewinnen. An ihren Beiträgen ist ablesbar, daß sie nicht nur über jahrelange Erfahrung in der photodermatologischen Praxis verfügen, sondern auch wesentliche Beiträge auf experimenteller Basis geleistet haben. Wir möchten allen Autoren für ihre hervorragende Mitarbeit danken und hoffen, daß dieses Buch als Referenzwerk für Phototherapie und Photodiagnostik in Praxis, Klinik und Wissenschaft von Nutzen sein wird.

Wien und Düsseldorf,
im Frühjahr 1997   Herbert Hönigsmann, Jean Krutmann

Geleitwort

Fortschritte auf dem Gebiet der experimentellen Photodermatologie boten die Grundlage, neue dermatologische Photo- und Photochemotherapieverfahren bei entzündlichen Dermatosen wie der Psoriasis vulgaris, der atopischen Dermatitis und den kutanen T-Zell-Lymphomen einzusetzen. Sie sind teilweise heute schon fester Bestandteil des Therapiespektrums einer dermatologischen Praxis. Andere phototherapeutische Verfahren befinden sich noch in Erprobung oder im experimentellen Stadium. Auch sie werden in absehbarer Zeit zu einem großen Teil Eingang in die dermatologische Praxis finden.

Es ist daher außerordentlich begrüßenswert, daß zwei international renommierte Photodermatologen, Herr Prof. Krutmann, Düsseldorf, und Herr Prof. Hönigsmann, Wien, ein *Handbuch der dermatologischen Phototherapie und Photodiagnostik* herausgeben, in dem praxisorientiert an den zu behandelnden Dermatosen bewährte und neueste Phototherapieverfahren dargestellt werden. Das vorliegende Handbuch der dermatologischen Phototherapie und Photodiagnostik dokumentiert die zunehmende Bedeutung phototherapeutischer und photodiagnostischer Verfahren in der Dermatologie und beweist einmal mehr den hohen Stellenwert der Photodermatologie im Kontext des Faches.

Ich wünsche dem Buch eine weite Verbreitung in den Kliniken und in der dermatologischen Praxis, hilft es doch, Kompetenz und Qualität in der Anwendung phototherapeutischer und photodiagnostischer Verfahren in der Dermatologie zu sichern.

Freiburg im Januar 1997

E. Schöpf
Generalsekretär der
Deutschen Dermatologischen Gesellschaft

Inhaltsverzeichnis

III Spezielle phototherapeutische Verfahren

IV Photoprotektion in der Praxis

V Photodiagnostik in der Praxis

VI. Anhang

Mitarbeiterverzeichnis

Dr. med Christoph Abels
Klinik und Poliklinik für
Dermatologie
Universität Regensburg
Franz-Josef-Strauß-Allee 11
D-93052 Regensburg

Dr. med. Wolfgang Bäumler
Klinik und Poliklinik für
Dermatologie
Universität Regensburg
Franz-Josef-Strauß-Allee 11
D-93052 Regensburg

Prof. Dr. med Reinhard Breit
Dermatologische und Aller-
gologische Abteilung
Städtisches Krankenhaus
München-Schwabing
Akademisches Lehrkranken-
haus der Ludwig-
Maximilians-Universität
Kölner Platz 1
D-80804 München

Dipl. Phys. Ludwig Endres
Achheimstraße 1 a
D-82319 Starnberg

Dr. Clemens Fritsch
Hautklinik und Institut für
Physiologische Chemie I
Heinrich-Heine-Universität
Moorenstraße 5
D-40225 Düsseldorf

Prof. Dr. med. Günter Goerz
Hautklinik
Heinrich-Heine-Universität
Moorenstraße 5
D-40225 Düsseldorf

Salvadore Gonzalez, M. D.
Wellman 2
50 Blossom Street
Boston, MA 02114, U.S.A.

Dr. med. Markus Grewe
Hautklinik
Heinrich-Heine-Universität
Moorenstraße 5
D-40225 Düsseldorf

Prof. Dr. Erhard Hölzle
Klinik für Dermatologie und
Allergologie
Städtische Kliniken Olden-
burg
Dr.-Eden-Straße 10
D-26133 Oldenburg

Dr. Michael Hornstein
Rotdornstraße 1
D-40472 Düsseldorf

Dr. med. Sigrid Karrer
Klinik und Poliklinik für
Dermatologie
Universität Regensburg
Franz-Josef-Strauß-Allee 11
D-93052 Regensburg

Univ.-Doz. Dr.
Robert Knobler
Universitäts-Hautklinik Wien
Abteilung für Spezielle
Dermatologie
und Umweltdermatosen
Währinger Gürtel 18–20
A-1090 Wien

Prof. Dr. med.
Michael Landthaler
Klinik und Poliklinik für
Dermatologie
Universität Regensburg
Franz-Josef-Strauß-Allee 11
D-93052 Regensburg

Prof. Dr. med.
Percy Lehmann
Universitäts-Hautklinik
Heinrich-Heine-Universität
Moorenstraße 5
D-40225 Düsseldorf

Dr. Harald Maier
Universitätsklinik Wien
Abteilung für Spezielle
Dermatologie
und Umweltdermatosen
Währinger Gürtel 18–20
A-1090 Wien

Wilfried H. G. Neuse
Universitäts-Hautklinik
Heinrich-Heine-Universität
Moorenstraße 5
D-40225 Düsseldorf

Dr. Bernhard Ortel
Wellman 2
50 Blossom Street
Boston, MA 02114, U.S.A.

Prof. Dr. med. G. Plewig
Dermatologische Klinik und
Poliklinik
Klinikum Innenstadt
Ludwig-Maximilians-
Universität
Frauenlobstraße 9–11
D-80337 München

Dr. med. Helge Riemann
Westfälische Wilhelms-
Universität Münster
Hautklinik
Von-Esmarchstraße 56
D-48149 Münster

Priv.-Doz. Dr. med.
Martin Röcken
Dermatologische Klinik und
Poliklinik
Ludwig-Maximilians-
Universität München
Frauenlobstraße 9–11
D-80337 München

Dr. med. Anita Rütter
Westfälische Wilhelms-
Universität Münster
Hautklinik
Von-Esmarchstraße 56
D-48149 Münster

Univ.-Prof. Dr. med.
T. Ruzicka
Universitäts-Hautklinik
Heinrich-Heine-Universität
Moorenstraße 5
D-40225 Düsseldorf

Univ.-Prof. Dr. med.
Thomas Schwarz
Hautklinik
Westfälische Wilhelms-
Universität Münster
Von-Esmarchstraße 56
D-48149 Münster

Dr. med. Helger Stege
Universitäts-Hautklinik
Heinrich-Heine-Universität
Moorenstraße 5
D-40225 Düsseldorf

Dr. med. Volker Streit
Universitäts-Hautklinik
Schittenhelmstraße 7
D-24105 Kiel

Dr. med.
Rolf-Markus Szeimies
Klinik und Poliklinik für
Dermatologie
Universität Regensburg
Franz-Josef-Strauß-Allee 11
D-93025 Regensburg

OA Dr. Adrian Tanew
Universitätsklinik für
Dermatologie
Abteilung für Spezielle
Dermatologie
und Umweltdermatosen
Allgemeines Krankenhaus der
Stadt Wien
Währinger Gürtel 18–20
A-1090 Wien

Dr. med. Franz Trautinger
Universitäts-Hautklinik Wien
Abteilung für Spezielle
Dermatologie
und Umweltdermatosen
Währinger Gürtel 18–20
A-1090 Wien

Priv.-Doz. Dr. med.
W. Vanscheidt
Hautklinik
Universität Freiburg
Hauptstraße 7
A-79104 Freiburg

Univ.-Prof. Dr.
Beatrix Volc-Platzer
Abteilung für Immun-
dermatologie
und Infektiöse Hautkrank-
heiten
Klinik für Dermatologie der
Universität Wien
Allgemeines Krankenhaus der
Stadt Wien
Währinger Gürtel 18–20
A-1090 Wien

Dr. med O. Wiedow
Universitäts-Hautklinik
Schittenhelmstraße 7
D-24105 Kiel

Priv.-Doz. Dr. K. Wiek
Hautklinik
Universität Freiburg
Hauptstraße 7
D-79104 Freiburg

Univ.-Doz. Dr. Peter Wolf
Universitätsklinik
für Dermatologie und
Venerologie
Karl-Franzens-Universität
Auerbruggerplatz 8
A-8036 Graz

I Grundlagen der dermatologischen Photo- und Photochemotherapie

Physikalische Grundlagen, Lichtquellen, Dosimetrie

Ludwig Endres, Reinhard Breit

Inhalt

1 Vom Wesen optischer Strahlung

Die Existenz von unsichtbaren Strahlen im Sonnenlicht ist erst seit dem Beginn des 19. Jahrhunderts bekannt. Im Jahre 1800 konnte Friedrich Wilhelm Herschel im regenbogenfarbigen Sonnenspektrum, anschließend an das rote Ende, unsichtbare Strahlen nachweisen, die beim Auftreffen auf absorbierende Flächen Wärme erzeugten. Kurz darauf, im Jahre 1801, entdeckte Johann Wilhelm Ritter auch am anderen Ende des sichtbaren Spektrums, jenseits der violetten Farben, ebenfalls Strahlungen, die in der Lage waren, „starke chemische Wirkungen" auszulösen.

Aufgrund der Nachweisverfahren und der geometrischen Positionen im Spektrum war es daher naheliegend, diese beiden neu gefundenen Strahlungsbereiche als *infrarote* bzw. *ultraviolette* Strahlungen zu bezeichnen, wobei es in Anbetracht der Wellenlängen korrekt gewesen wäre, von Ultrarot und Infraviolett zu sprechen.

Über das Wesen dieser Strahlungen, über ihre Ausbreitung, besonders aber über die Art, wie Licht Wirkungen erzeugen kann, existierten noch keine klaren Vorstellungen. Es gab wohl verschiedene Theorien, wovon die bekanntesten die Emanationstheorie von Isaac Newton aus dem Jahre 1669 und die Undulationstheorie von Christiaan Huygens aus dem Jahre 1677 waren. Newton postulierte darin, daß Licht aus kleinen Teilchen bestehe, die beim Auftreffen auf Materie in der Lage seien, Wirkungen zu erzeugen. Huygens dagegen vertrat die Meinung, daß Licht eine Welle sei, die, ebenso wie die Wasserwelle zu ihrer Ausbreitung ein Medium benötige, das er Lichtäther nannte. Dieser sei nach seiner Meinung allgegenwärtig, aber mit den ihm zur Verfügung stehenden Mitteln nicht nachweisbar. Jede dieser Theorien konnte für bestimmte Erscheinungen schlüssige Erklärungen liefern – Newton für die Strahlungswirkungen, Huygens für die Interferenzerscheinungen –, keine war aber in der Lage, eine Gesamtlösung anzubieten.

Es ist daher verständlich, daß diese Widersprüchlichkeiten zu vielen Diskussionen und Versuchen führten, um eine für alle Erscheinungsformen gültige Lichttheorie aufzustellen. Dennoch gab es im Wissensstand hierüber fast 2 Jahrhunderte keine weiteren bemerkenswerten Erkenntnisse.

Ein entscheidender Fortschritt gelang erst 1871, als James Maxwell eine elektromagnetische Lichttheorie aufstellte, welche Heinrich Hertz zu den Versuchen inspirierte, die 1888 zur Entdeckung der elektrischen Schwingungen führten. Diese Ergebnisse brachten nun den endgültigen Beweis, daß sich jede elektromagnetische Strahlung, also auch das Licht und die benachbarten optischen Strahlungen, wellenförmig ausbreiten und daß sie hierfür kein Medium benötigen, sondern sich auch im Vakuum mit der damals schon bekannten Lichtgeschwindigkeit fortbewegen können.

Unbefriedigend blieben aber weiterhin die Erklärungsversuche, die sich mit der Erzeugung und der Absorption dieser Wellen befaßten. Welche Vorgänge sich dabei abspielen, wurde erst zu Beginn unseres Jahrhunderts erkannt: 1900 veröffentlichte Max Planck die Strahlungsgesetze, in welchen das Licht nicht als ein stetiger Vorgang, sondern als eine sprunghafte Folge von kleinen, aber nicht mehr teilbaren Energiezuständen betrachtet wird. Im Jahre 1902 entdeckte Philipp Lenard bei Untersuchungen des lichtelektrischen Effekts besondere Eigenschaften des Lichts, die ihn zur Abfassung einer Lichtquantenhypothese veranlaßten. 1905 konnte dann Albert Einstein nachweisen, daß sich die experimentellen Ergebnisse von Lenard durch die Quantentheorie von Planck vollkommen erklären lassen.

Somit waren zur vollständigen Beschreibung des Verhaltens elektromagnetischer Wellen 2 gleichberechtigt nebeneinanderstehende Theorien erforderlich: Für alle Fragen nach der Entstehung, der Absorption und der Wirkung der Strahlung, sei es der Sehvorgang, das Wärmeempfinden oder die Reaktionen auf ultraviolette Strahlung, mußten die Gesetzmäßigkeiten der Quantentheorie angewendet werden, während die Vorgänge bei der Ausbreitung der elektromagnetischen Strahlung und ihr Verhalten in optischen Systemen nur durch die Wellentheorie beschrieben werden konnten.

Erst in der 2. Hälfte unseres Jahrhunderts ergaben neue Erkenntnisse der Quantenphysik eine Verbindung zwischen diesen beiden Theorien, die in mathematischer Darstellung Ansätze zu einer allgemeingültigen Strahlungstheorie bilden. Doch, wie so häufig in der modernen Physik, übersteigen auch bei diesem Modell alle Erklärungsversuche die Vorstellungskraft der Nichtspezialisten, für die – obschon es allgegenwärtig ist – die Erscheinungsform des Lichts auch heute noch ein geheimnisvoller Vorgang bleibt.

2 Kennzeichnung der Strahlung

Trotz der sehr komplizierten Zusammenhänge die, wie oben kurz beschrieben, den verschiedenen Erscheinungsformen der elektromagnetischen Strahlen zugrunde liegen, kann ihr Verhalten für technische Anwendungen mit hinreichender Genauigkeit durch einige wenige Formeln beschrieben werden. Diese betreffen zum einen die qualitativen Merkmale wie Wellenlänge, Frequenz, Photonenenergie und spektrale Zusammensetzung eines Strahlungsgemisches, während in der 2. Hauptgruppe Angaben gemacht werden, die sich mit der quantitativen Erfassung der Strahlungsintensität und ihrer räumlichen Verteilung befassen.

2.1 Qualitative Merkmale

2.1.1 Ausbreitungsgeschwindigkeit

Jede elektromagnetische Strahlungsenergie pflanzt sich im Vakuum mit „Lichtgeschwindigkeit" fort.

$$\text{Lichtgeschwindigkeit } c = 299\,792 \text{ km/s} \tag{1}$$

Beim Eintritt der Strahlung in ein Medium verringert sich die Fortpflanzungs-
geschwindigkeit entsprechend dem Brechungsindex n des betreffenden Stoffes.
Sie beträgt in

Vakuum	$n = 1$	c	$= 299\,792$ km/s		
Luft	$n = 1,0003$	c_{Luft}	$= 299\,690$ km/s	≙ 99,9 %	von c
Wasser	$n = 1,33$	c_{Wasser}	$= 225\,410$ km/s	≙ 75,2 %	von c
Quarzglas	$n = 1,49$	$c_{Qu.gl}$	$= 200\,860$ km/s	≙ 67,0 %	von c

Die Übersicht zeigt auch, daß die Ausbreitungsgeschwindigkeit in der Erd-
atmosphäre sich von der im Vakuum so wenig unterscheidet, daß die Abwei-
chung in den allermeisten Fällen vernachlässigbar ist.

2.1.2 Wellenlänge und Schwingungszahl

Wellenlängen oder Schwingungszahlen sind entscheidende Charakteristika zur
Beschreibung der Eigenschaften einer elektromagnetischen Welle. So kenn-
zeichnen sie im sichtbaren Bereich der optischen Strahlung die Farbe, liefern
einen Hinweis auf die Eindringtiefe der Strahlung in die Haut und stehen in
einem festen Zusammenhang mit der Photonenenergie.

Abbildung 1 zeigt, wie sich das zeitliche Verhalten einer Welle graphisch darstellen läßt. Daraus ist zu erkennen, daß zwischen der Ausbreitungsgeschwindigkeit, der Wellenlänge und der Schwingungszahl folgende Zusammenhänge
bestehen:

$$\text{Wellenlänge } \lambda \text{ m} = \frac{\text{Ausbreitungsgeschwindigkeit m/s}}{\text{Schwingungszahl } \nu \text{ l/s}} \tag{2}$$

oder in Umkehrung

$$\text{Schwingungszahl } \nu \text{ l/s} = \frac{\text{Ausbreitungsgeschwindigkeit m/s}}{\text{Wellenlänge } \lambda \text{ m}} \tag{3}$$

Die Schwingungszahl einer Welle bleibt auch bei einer Änderung der Fortpflan-
zungsgeschwindigkeit konstant, nicht aber die Wellenlänge. Diese ändert sich
proportional mit der Geschwindigkeit.

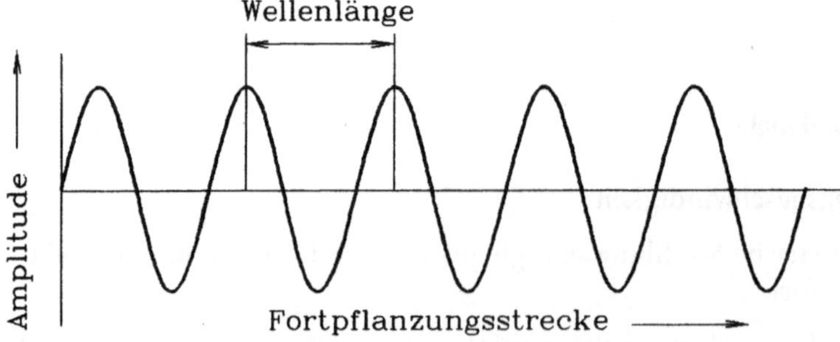

Abb. 1. Phasenverlauf einer sinusförmigen Welle

Eine elektromagnetische Welle ist daher, unabhängig vom momentanen Ausbreitungsmedium, nur durch ihre Frequenz definiert, nicht aber durch die Wellenlänge. Dennoch hat sich im optischen Bereich die Kennzeichnung der Strahlung durch die Angabe der Vakuumwellenlänge eingebürgert, während im Bereich der längeren, der elektrischen Wellen, meist die Angabe der Frequenz üblich ist.

Für die zahlenmäßige Kennzeichnung der Wellenlängen werden, um unbequeme große oder kleine Maßzahlen zu vermeiden, häufig abgeleitete Maßeinheiten verwendet. So ist es üblich, die Wellenlängen des Lichts und der UV-Strahlung in Nanometer, die infrarote Strahlung in Mikrometer zu messen.

$$1 \text{ Nanometer (nm)} = 1 \cdot 10^{-9} \text{ m} \tag{4}$$

$$1 \text{ Mikrometer } (\mu) = 1 \cdot 10^{-6} \text{ m} \tag{5}$$

2.1.3 Photonenenergie

Nach der Einstein-Beziehung steht die Energie E eines Photons in fester Beziehung zur Frequenz ν

$$E_{\text{Photon}} = h \cdot \nu \; (h = \text{Planck-Wirkungsquantum}), \tag{6}$$

was sich, bezogen auf die Vakuumwellenlänge einer elektromagnetischen Strahlung zahlenmäßig folgendermaßen schreiben läßt:

$$E_{\text{Photon}} = \frac{1.98 \cdot 10^{-19} \text{ Watt} \cdot \text{Sekunden}}{\text{Wellenlänge in Nanometer}} \tag{7}$$

Bei bestimmten Anwendungszwecken wird die Photonenenergie auch in Elektronenvolt (eV) angegeben. 1 eV entspricht der Beschleunigung, die ein Elektron erfährt, wenn es in einem elektrischen Feld die Potentialdifferenz von 1 V durchläuft.

$$\text{Da} \quad 1 \text{ Wattsekunde (WS)} = 1 \text{ Joule (J)} = 0{,}624 \cdot 10^{19} \text{ Elektronenvolt (eV)} \tag{8}$$

kann auch geschrieben werden

$$E_{\text{Photon}} = \frac{1240 \text{ Elektronenvolt}}{\text{Wellenlänge in Nanometer}} \tag{9}$$

Man sieht daraus, daß die Photonenenergie von elektromagnetischer Strahlung mit fallender Wellenlänge zunimmt; UV-Strahlung ist energiereicher als sichtbares Licht.

2.2 Einteilung der elektromagnetischen Wellen (elektromagnetisches Spektrum)

Die Wellenlängen des elektromagnetischen Spektrums umfassen den riesigen Bereich von mehr als 20 Dekaden. Es wird daher in verschiedene Abteilungen unterteilt, denen als wichtiges Unterscheidungsmerkmal die Art der Strahlungserzeugung zugrunde gelegt wurde. Tabelle 1 zeigt eine nach diesem Gesichtspunkt vorgenommene Grobeinteilung, wobei an den Grenzen durch die heute zur Verfügung stehenden Mittel sehr wohl Überlappungen möglich sind. So

Tabelle 1. Übersicht des elektromagnetischen Spektrums

Bezeichnung	Wellenlängenbereich	Frequenzbereich	Erzeugung
Elektrische Wellen	10^{7}–10^{-3} m	10^{1} – 10^{11} Hz	Schwingungskreise
Infrarote Strahlung	10^{-3}... $8\ 10^{-7}$ m	10^{11} – $4\ 10^{14}$ Hz	Thermische Strahler
Sichtbare Strahlung	$8\ 10^{-7}$–$4\ 10^{-7}$ m	$4\ 10^{14}$– $8\ 10^{14}$ Hz	Therm. Anregung, Elektronenstoß
Ultraviolette Strahlg.	$4\ 10^{-7}$–$1\ 10^{-7}$ m	$8\ 10^{14}$–$3\ 10^{15}$ Hz	Elektronenstoß
Röntgenstrahlung	$5\ 10^{-8}$–$1\ 10^{-13}$ m	$6\ 10^{15}$–$3\ 10^{21}$ Hz	Innere Atomelektronen
Kernstrahlung	$1\ 10^{-13}$–$1\ 10^{-16}$ m	$3\ 10^{21}$–$3\ 10^{24}$ Hz	Kernreaktionen.

Hertz (Hz) ist die nichtamtliche, aber im deutschen Sprachbereich häufig verwendete Bezeichnung für Schwingungen/Sekunde (s^{-1}).

können in den Überlappungsbereichen Röntgenstrahlungen sowohl mit Röntgenröhren als auch mit den Verfahren der ultravioletten Strahlungserzeugung oder elektrische Wellen mit Schwingkreisen und mit thermischen Verfahren erzeugt werden.

Infrarote, sichtbare und ultraviolette Strahlungen bilden laut Norm den Bereich der optischen Strahlung. Sie werden im Hinblick auf ihre chemischen und physikalischen Wirkungen noch feiner unterteilt:

2.2.1 Infrarote Strahlung

Langwelliges Infrarot	IR-C 10 µ – 1 mm Energiearme Strahlung, biologisch von geringer Bedeutung
Mittelwelliges Infrarot	IR-B 3–10 µ Hauptemissionsbereich erhitzter Gläser (Lampenkolben). Wird vom Menschen nicht als Wärmestrahlung empfunden, da sie bereits in der obersten Hautschicht absorbiert wird. Aufenthalt unter starker IR-B-Strahlung wird als unangenehm empfunden, da keine Gegenreaktion zur Regulierung der Körpertemperatur eintritt.
Kurzwelliges Infrarot	IR-A 800–3000 nm Hauptemissionsbereich der Wärmestrahlung der Sonne. Die Strahlung dringt tief in die Haut ein und wird in weiten Grenzen als angenehm empfunden. Den Bereich 800–1400 nm bezeichnet man auch als therapeutische Wärmeoktave.

2.2.2 Sichtbare Strahlung

Das Hauptunterscheidungsmerkmal der sichtbaren Strahlung ist der durch die einzelnen Wellenlängenbereiche im menschlichen Auge hervorgerufene Farbeindruck. Die Empfindlichkeit des Auges für die verschiedenen Farben ist unterschiedlich groß. Für Grüntöne ist das Auge am empfindlichsten und für violette und rote Farben am geringsten. Da diese Sensibilität für die Wirtschaftlichkeit von Lichtquellen ganz wesentliche Bedeutung hat, wurde aufgrund von experimentellen Untersuchungen ein Normalauge ermittelt und dessen Empfindlichkeitsverlauf als spektraler Hellempfindlichkeitsgrad, oder V-(λ-)Kurve in die Normung aufgenommen.

Auch im psychologischen Bereich können die Wellenlänge und damit die Farbe eine Rolle spielen. Bläuliche Farben sollen die Aktivität erhöhen, während rötliche Farbtöne beruhigend und entspannend wirken sollen.

Obwohl die Farbeindrücke mit steigender Wellenlänge kontinuierlich ineinander übergehen, lassen sich doch ungefähre Grenzen für die einzelnen Farbbereiche festlegen:

Violett	380–420 nm
Blau	421–495 nm
Grün	496–566 nm
Gelb	567–589 nm
Orange	590–627 nm
Rot	628–780 nm

2.2.3 Ultraviolette Strahlung

Langwelliges UV	UV-A1 340–380 nm Fester Bestandteil aller natürlichen und künstlichen, ungefilterten Licht- und UV-Quellen. Wird von uneingefärbten Gläsern nicht absorbiert. Energieschwächste UV-Strahlung. Kann hinsichtlich ihrer chemischen Wirksamkeit mit der kurzwelligen, sichtbaren Strahlung ($<$ 440 nm) zusammengefaßt werden.
Langwelliges UV	UV-A2 315–340 nm Übergangsbereich zwischen UV-A und UV-B, in dem Wirkungen beider Spektralbereiche verzeichnet werden können.
Mittelwelliges UV	UV-B 280–315 nm Die Grenzen wurden nach der Erythemwirkungskurve menschlicher Haut nach den grundsätzlichen Untersuchungen von Karl Wilhelm Haußer und Wilhelm Vahle definiert (280 nm: niedrigste Empfindlichkeit zwischen 254 und 297 nm. 315 nm: 1 %). Empfindlichkeit des Maximums bei 297 nm. *Anmerkung*: In der internationalen Literatur werden die Grenzen oft anders definiert: UV-A1 340–400; UV-A2 320–340; UV-B 280–320 nm.
Kurzwelliges UV	UV-C 100–280 nm Der kurzwelligste und damit energiereichste Teil der UV Strahlung. Physikalisch ersteckt sich das UV bis 15 nm und schließt damit unmittelbar an die Röntgenstrahlung an. Die kurzwellige Grenze der UV Strahlung des optischen Bereichs wurde deshalb mit 100 nm festgelegt, um Kollisionen mit Strahlungsschutzvorschriften zu vermeiden. Zwischen 100 und 200 nm absorbieren Sauerstoff und Stickstoff die UV Strahlung. Daher kann dieser auch als Vakuum-UV bezeichnete Bereich in Luft nicht auftreten.

2.3 Spektrale Zusammensetzung von Strahlungen

Optische Strahlungen bestehen nur in Ausnahmefällen, z. B. bei Lasern, aus einer einzigen Wellenlänge. Im Normalfall wird dagegen immer ein Gemisch von vielen Wellenlängen mit unterschiedlichen Intensitäten emittiert. Die Darstellung dieser wellenlängenbezogenen Zusammensetzung eines Strahlungsgemisches wird als spektrale Strahlungsverteilung oder Spektrum bezeichnet.

2.3.1 Spektralapparate

Die Untersuchungen derartiger Strahlungsgemische erfolgt mit Spektralapparaten, Spektrometern oder Spektrographen. In deren Strahlengang befindet sich entweder ein Prisma (s. Abb. 2), das beim Durchtritt von Strahlung die einzelnen Wellenlängen unterschiedlich stark bricht (optische Brechung), oder eine sehr feinmaschige Gitterstruktur, an der die Strahlung, abhängig von der Wellenlänge, in verschiedene Richtungen reflektiert wird (optische Beugung). Je kürzer die Wellenlänge, desto stärker ist die Richtungsänderung; deshalb wird Blau stärker als Rot, und die ultraviolette Strahlung stärker als die sichtbare abgelenkt.

Mit einem Prisma läßt sich dieses Grundprinzip auf einfache Weise darstellen, wenn man dieses in das Sonnenlicht hält und hinter die Austrittsfläche ein Stück Papier setzt. Dort erscheinen dann die bekannten Farben des Regenbogens. Der Regenbogen ist demnach das Spektrum des Sonnenlichts, das unser Auge zu „Weiß" mischt, dessen Einzelkomponenten wir aber ohne Hilfsmittel nicht erkennen können.

Die Fähigkeit, Strahlungen mit unterschiedlichen Wellenlängen zu einem Gesamteindruck zu mischen, unterscheidet die Funktion des Auges grundsätz-

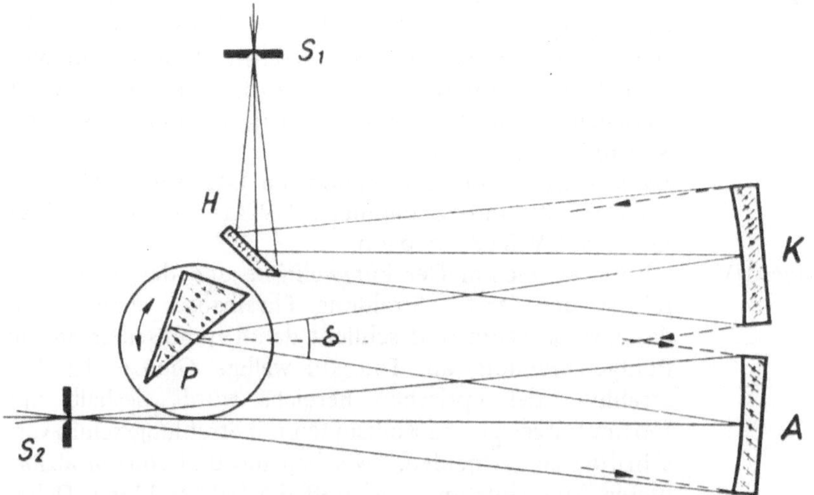

Abb. 2. Prinzip des Strahlungsverlaufs in einem Prismenspektralapparat. S_1, S_2 Eintritts-, Austrittsspalt; P Prisma; A, K Abbildungshohlspiegel; H Ablenkspiegel

lich von der des Ohrs. Mehrere Frequenzen, die gleichzeitig auf das Hörorgan auftreffen, können, etwa ab dem Abstand einer kleinen Terz, als 2 gleichzeitig erklingende Töne deutlich voneinander unterschieden werden und bilden zusammen, je nach Kombination, Akkorde oder Geräusche.

Das Auge kann an einer Stelle der Netzhaut immer nur einen Farbeindruck empfangen, wobei, erschwerend für eine Analyse, gleiches Farbempfinden nicht immer durch eine gleiche Wellenlängenkombination hervorgerufen werden muß. Solch „bedingt" gleiche Farben zeigen ihre Unterschiede erst bei der Beleuchtung farbiger Flächen. Natriumlicht, bekannt aus der Straßenbeleuchtung, und Kerzenlicht erzeugen etwa den gleichen Farbeindruck, aber ein roter Körper erscheint nur unter Kerzenlicht rot, unter Natriumlicht aber fast schwarz. Ursache sind die verschiedenen Spektren dieser beiden Lichtquellen. Kerzen haben ein kontinuierliches Spektrum (s. Abschn. 4.1), während Natrium, eng begrenzt, nur im gelben strahlt. Eine rote Oberfläche kann aber nur reflektieren, wenn auch rote Strahlung auftrifft. Da diese beim Natriumlicht weitgehend fehlt, geht der rote Farbeindruck verloren.

Zur quantitativen Beurteilung eines Strahlungsspektrums benötigt man noch 2 weitere optische Hilfsmittel: einen Spalt, um kleine Bereiche aus dem Gesamtspektrum auszublenden, und einen Empfänger, der in der Lage ist, den durch den Spalt hindurchtretenden Ausschnitt zu quantifizieren, d. h. ein Signal abzugeben, das proportional der auftreffenden Teilstrahlung ist.

2.3.2 Darstellung von spektralen Strahlungsverteilungen

Bewegt man diesen Spalt in kleinen Schritten von einem Ende des Spektrums zum anderen oder dreht das Prima bzw. das Gitter und registriert die dabei gemessenen Signale, so erhält man damit eine Verteilung der Intensitäten in den einzelnen Wellenlängenbereichen. Dabei gilt: je schmaler der Spalt, um so kleiner ist der ausgeblendete Bereich und um so höher ist die spektrale Auflösung. Da damit aber zwangsläufig auch die Signale immer schwächer werden, die dann aufwendigere Meßmethoden erfordern, wird meist nur ein Auflösungsvermögen benutzt, das der Aufgabenstellung angepaßt ist. In der Praxis ist es ausreichend, im Sichtbaren alle 5 nm einen Wert aufzunehmen, das Spektrum also durch 80 Einzelwerte zu charakterisieren, während im Ultravioletten das Spektrum mindestens in 1-nm-Schritten aufgenommen werden muß, um auch bei Wirkungskurven mit extrem starken Gradienten, wie z. B. beim Erythem, eine hinreichend genaue Zuordnung der spektralen Strahlungsanteile an das Wirkungsspektrum zu gewährleisten.

Diese spektralen Strahlungsverteilungen können in graphischer Darstellung, mit der Wellenlänge als Abszisse und der Intensität als Ordinate, je nach Strahlungsquelle stark unterschiedliche Formen annehmen, so wie sie in Abbildung 3 am Beispiel des Sonnenlichts, einer Glühlampe und des erwähnten Natriumlichts gezeigt werden..

Die Spektren des Sonnenlichts und der von Glühlampen sind typische Vertreter von spektralen Strahlungsverteilungen, die keine Lücken aufweisen, d.h. ganz gleich, wie eng der Spalt gewählt wird, bei jeder Wellenlängeneinstellung kann Strahlungsintensität nachgewiesen werden. Derartige Spektren werden als

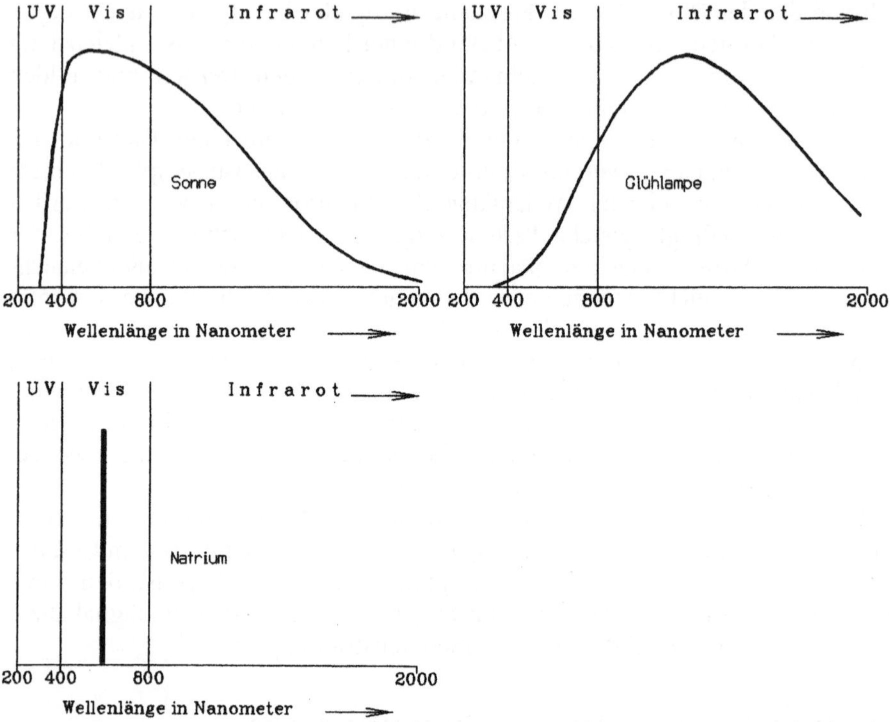

Abb. 3. Grundsätzlicher Verlauf der spektralen Verteilungen der terrestischen Sonnenstrahlung, von Glühlampen- und von Natriumlicht

kontinuierlich bezeichnet. Sie sind typisch für Quellen, die ihre Strahlung durch hohe Temperaturen erzeugen.

Werden jedoch, wie bei Natrium- und Quecksilberlampen, Gase oder Dämpfe zum Leuchten angeregt, so ergibt sich ein Spektrum, bei dem an bevorzugten Wellenlängen Strahlung mit sehr hoher Intensität auftritt, während in den Nachbargebieten praktisch keine Emission nachzuweisen ist. Derartige Spektren werden daher als Linienspektren bezeichnet.

Bei den meisten künstlichen Strahlungsquellen zeigt sich aber ein Spektrum, das eine Mischung aus einer kontinuierlicher Verteilung und einer Linienverteilung darstellt. Das ergibt sich daraus, daß moderne Lichtquellen immer mehrere physikalische Vorgänge zur Strahlungserzeugung benutzen. Bei Leuchtstofflampen z. B. liefert die Grundentladung des Quecksilbers ein Linienspektrum, das über das ultraviolette und sichtbare Gebiet verteilt ist. Die sichtbaren Linien liefern direkt einen Beitrag zum Licht, während die ultravioletten Linien eine an der Kolbeninnenseite angebrachte Leuchtstoffmischung zum Leuchten anregen. Das Spektrum der Leuchtstoffe ist angenähert kontinuierlich und wird dem Linienspektrum überlagert. Diese Art von Verteilung wird als Mischspektrum bezeichnet. Beispiele für den typischen Verlauf dieser beiden letztgenannten Spektren sind in Abbildung 4 dargestellt.

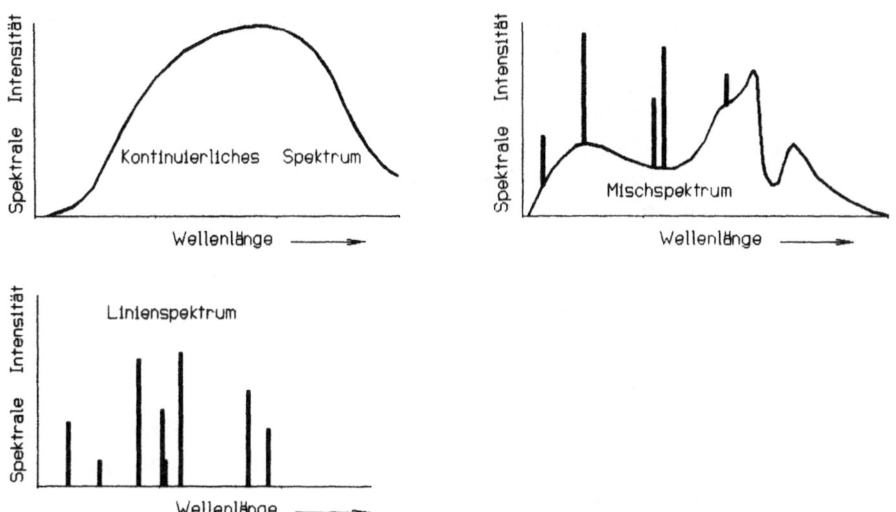

Abb. 4. Typischer Verlauf verschiedener Spektrumsarten

Angaben über die spektralen Strahlungsverteilungen werden in der Praxis für mehrere Anwendungen benötigt: Bei kontinuierlichen Strahlern gibt die Art der Verteilung einen Hinweis auf die Temperatur des Strahlers (s. Abschn. 4.1), bei Linien- und Mischspektren geben die Lage der Linien und die Form des Kontinuums Hinweise auf die Bestandteile, die in einem Strahler zur Emission angeregt werden (Spektralanalyse).

Von großer Bedeutung sind die spektralen Strahlungsverteilungen auch für alle Untersuchungen, die sich mit der rechnerischen Bestimmung von Bestrahlungswirkungen befassen. Dazu wird neben dem Emissionsspektrum der Strahlungsquelle auch ein Aktionsspektrum benötigt, das aufzeigt, wie groß die spektrale Empfindlichkeit innerhalb der einzelnen Wellenlängenbereiche ist. Aktionsspektren sind von vielen Wirkungen her bekannt und sind teilweise auch in Normen aufgenommen worden. Beispiele für häufig benutzte Aktionsspektren sind im sichtbaren Bereich der Hellempfindlichkeitsgrad des Auges und die Spektralwertkurven zur Farbberechnung oder auf dem photobiologischen Gebiet die Wirkungskurven des Erythems, der Pigmentierung oder der Bakterienabtötung.

Berechnet wird die Wirkung einer Strahlung dadurch, daß der Strahlungswert jeder Wellenlänge mit dem zugehörigen Wert der spektralen Empfindlichkeitskurve multipliziert wird und diese Rechenprodukte aufsummiert werden. Als Endergebnis ergibt sich nur eine Zahl, welche typisch ist für die Effizienz des untersuchten Strahlungsgemischs.

2.4 Quantitative Merkmale der Strahlung

Neben den charakteristischen Eigenschaften einer Strahlung, die sich mit qualitativen Kenngrößen erfassen lassen, benötigen wir in der Anwendungstechnik auch Größen, die es uns ermöglichen, Angaben zur Intensität zu machen sowie die geometrischen Verhältnissen zu beschreiben, unter denen die Strahlung auftritt. Aus der Vielzahl von Größen, die in der Vergangenheit zu diesen Zwecken vorgeschlagen wurden, haben sich heute 6 Größen etabliert, die international genormt und die ausreichend sind, um alle in der Praxis vorkommenden Aufgaben zu lösen. Aussagen zu diesen Größen finden sich auch in den meisten Produktbeschreibungen von Strahlungsquellen und Bestrahlungsanlagen, sodaß die Interpretation dieser Größen einen aussagekräftigen Vergleich ermöglicht.

Andererseits sind sie so einfach aufgebaut, daß sie, in der anwendungsbezogenen Schreibart, nur die 4 Grundrechnungsarten zum Verständnis benötigen.

2.4.1 Strahlungsphysikalische Größen

Diese 6 Kenngrößen zur quantitativen Beschreibung optischer Strahlung sind Strahlungsfluß, Strahlungsmenge, Strahlstärke, Strahldichte, Bestrahlungsstärke, Bestrahlung oder Bestrahlungsdosis

Strahlungsfluß Φ
ist die Gesamtheit der Strahlung, die von einer Quelle zu einem bestimmten Zeitpunkt emittiert wird. Dabei ist ohne Belang, ob die Ausstrahlung gleichmäßig in den ganzen Raum oder nur in bevorzugte Richtungen erfolgt. Die Einheit für den Strahlungsfluß Φ ist das Watt (W).

Bei allen strahlungsphysikalischen Messungen ist es unbedingt erforderlich, nähere Angaben zur Art der gemessenen Leistung zu machen. Bei unbewerteter Strahlung muß der Wellenlängenbereich genannt werden, z. B. UV-Strahlung von 300–400 nm oder UV-B-Strahlung, und bei Bewertung mit einer Wirkungsfunktion ist die Art der Bewertung anzugeben, z. B. Strahlungsfluß der erythemwirksamen Strahlung.

Das bekannteste Beispiel von bewerteter Strahlung ist das Licht, bei dem die Strahlung mit dem Hellempfindlichkeitsgrad des menschllchen Auges bewertet wird. Wegen seiner Wichtigkeit wurden deshalb für das Licht eigene Einheiten eingeführt, die sich jedoch alle wieder auf die Strahlungsleistung Watt zurückführen lassen.Die lichttechnische Leistungsgröße ist der Lichtstrom, die zugehörige Einheit ist das Lumen (lm).
Anmerkung: Die Einheit Watt ist die allgemein gültige Einheit für jede Art von Leistung. Sie gilt nicht nur für die Strahlung, sondern ebenso für die elektrische Leistungsaufnahme eines Geräts oder für die Leistung eines Automotors.

Strahlungsmenge Q
ist der Strahlungsfluß, der während einer bestimmten Zeitspanne abgegeben wird. Die Einheit ist Wattsekunden (Ws). 1 Ws entspricht 1 Joule (J). Die entsprechende lichttechnische Einheit ist die Lumenstunde (l mh).

Strahlstärke I
ist der Strahlungsfluß, der in einer bestimmten Richtung innerhalb einer Raumwinkeleinheit abgegeben wird.Der Raumwinkel ist ein Begriff aus der räum-

Abb. 5. Zur Geometrie des Raumwinkels

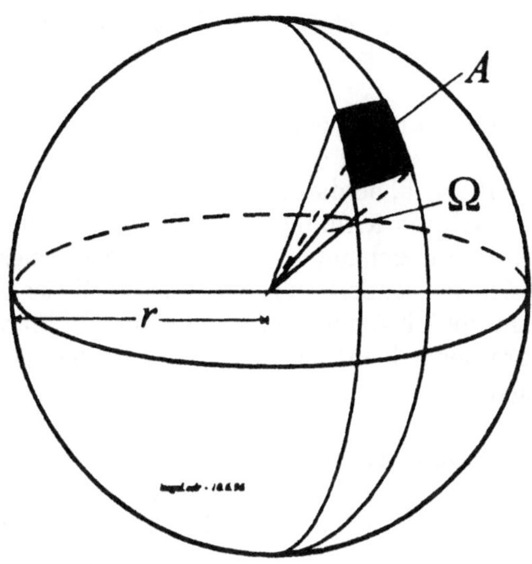

lichen Geometrie; er kennzeichnet einen Ausschnitt auf einer Kugeloberfläche.
(s. Abb. 5).Die Einheit des Raumwinkels ist das Steradiant (sr); es umfaßt einen
Raumwinkel, welcher aus einer Kugel mit 2 m Durchmesser (Radius r = 1 m)
eine Fläche von 1 m² begrenzt. Die Oberfläche einer Kugel mit r = 1 m beträgt
bekanntlich 12,56 m², was nach obiger Definition einem Raumwinkel von 12,56
Steradiant entspricht. Dies bedeutet aber, daß ein Strahler, der in alle Richtungen
gleichmäßig 1 W/sr aussendet, einen Strahlungsfluß von 12,56 W besitzt.

Die Strahlstärke ist besonders in der Scheinwerfertechnik von Bedeutung,
weil damit die räumliche Intensitätsverteilung gekennzeichnet werden kann.
Die entsprechende lichttechnische Einheit ist das Candela (cd). Ein Candela entspricht einem Lumen/Steradiant.

Strahldichte L

Die Strahldichte ist die Größe, welche in der Lichttechnik als Helligkeit bezeichnet wird und die dafür entscheidend ist, ob eine Lampe blendet oder nicht.Sie
kennzeichnet die Höhe der Strahlstärke in W/sr, bezogen auf die strahlende Fläche der Lampe. In Einheiten ausgedrückt ist sie die Strahlstärke inW/sr ·/strahlende Fläche in cm².Die entsprechende lichttechnische Einheit ist das Candela/
Flächeneinheit (cd/m²).

Ein Beispiel aus der Lichttechnik soll den Einfluß der Strahldichte erklären:
Eine mattierte 100 W Glühlampe und eine 20 W Leuchtstofflampe besitzen beide
in Hauptausstrahlungrichtung eine Lichtstärke von 100 Candela, und sie erzeugen auch den gleichen Lichtstrom von etwa 1400 Lumen. Die leuchtende Fläche
der Glühlampe beträgt etwa 25 cm², die der Leuchtstofflampe 150 cm². Nach
Definition beträgt dann die Leuchtdichte der Glühlampe 100 cd /25 cm² = 4 cd/
cm², während die Leuchtdichte der Leuchtstofflampe nur 0,67 cd/cm² beträgt.
Bei der Glühlampe ist demnach die Leuchtdichte oder der Helligkeitseindruck
in unserem Auge 6mal höher als bei der Leuchtstofflampe, und das bei sonst

angenähert gleichen lichttechnischen Werten. Man kann daher die Leucht- und Strahldichte als ein Maß für die Strahlungskonzentration bezeichnen.

Bestrahlungsstärke E
Sie kennzeichnet den Strahlungsfluß, der auf eine Fläche auftrifft. Dabei ist es unerheblich, ob die Strahlung von einem oder mehreren Strahlern stammt und aus welchen Richtungen sie einfällt. Die Bestrahlungsstärke ist demnach eine Größe, die sich nur auf den Empfänger bezieht, im Gegensatz zu den bisher aufgeführten senderbezogenen Größen. Sie ist definiert als der auftreffende Strahlungsfluß Φ/Empfängerfläche F oder, in Einheiten ausgedrückt, W/m^2. Die entsprechende lichttechnische Größe ist die Beleuchtungsstärke in $Lumen/m^2$ oder Lux.

Bestrahlung H
Sie kennzeichnet den Strahlungsfluß, der während einer Zeiteinheit auf eine Fläche auftrifft. Sie ist definiert als Bestrahlungsstärke E · Zeit t, oder in Einheiten ausgedrückt, W/m^2 · s. Die entsprechende lichttechnische Größe ist die Belichtung mit der Einheit Lux · Zeit.

3 Erzeugung von UV-Strahlung

3.1 Unterscheidungsmerkmale

Bei allen bekannten natürlichen und technischen Lichtquellen treten ultraviolette, sichtbare und infrarote Strahlungen immer gemeinsam auf, auch wenn die Strahlungsintensitäten in den einzelnen Bereichen, abhängig vom Lampentyp, starke Unterschiede aufweisen können. Dennoch macht die im technischen Sprachgebrauch übliche Einteilung in UV-Strahler, Lichtquellen und IR-Strahler einen Sinn, denn sie gibt erste Hinweise auf den spektralen Schwerpunkt der Strahlung oder zeigt das Haupteinsatzgebiet auf. Die Übergänge zwischen diesen Strahlertypen sind fließend, so daß es nicht möglich ist, hierfür zahlenmäßige oder sonstige Grenzwerte anzugeben.

Ein weiteres, vom Einsatzgebiet unabhängiges Einteilungskriterium ist der physikalische Aufbau der Strahler, der auch die Art der Strahlungserzeugung bestimmt. Betrachtet man unter diesem Kriterium den konstruktiven Aufbau der Strahler im Detail, so findet man sowohl in den Außenabmessungen als auch im Innenaufbau eine Vielzahl von Ausführungsbeispielen, die sich aber, für eine erste Grobeinteilung, in 3 Hauptgruppen einordnen lassen (Abb. 6).

Die 1. Gruppe umfaßt Temperaturstrahler, bei der feste, in einigen Ausnahmefällen auch gasförmige Stoffe, so stark erhitzt werden, daß sie verwertbare Strahlung erzeugen. Sie emittieren ein temperaturabhängiges, materialspezifisches, meist kontinuierliches Spektrum. Der typische Vertreter eines Temperaturstrahlers ist die Glühlampe, in der ein Wolframdraht auf mehrere tausend Grad erhitzt wird und dessen Strahlungsemission primär durch die erzeugt Temperatur bestimmt ist. Zur Familie der Temperaturstrahler gehören auch

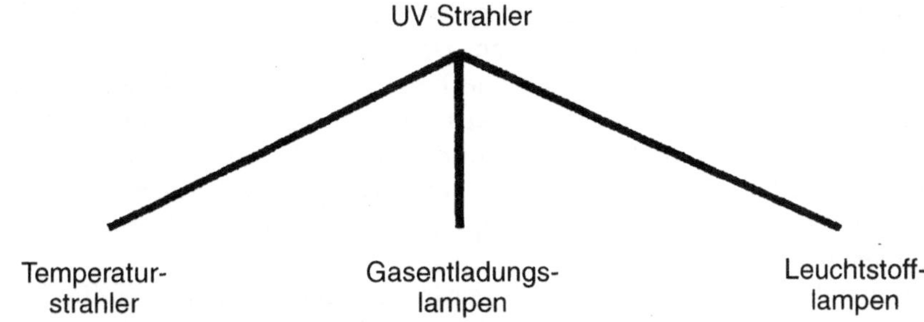

Abb. 6. Möglichkeiten der Strahlungserzeugung

Kerzen, bei denen verbrennende Kohlenstoffteilchen die Strahlungsquelle darstellen, und die hocherhitzten Kohlestifte von Bogenlampen.

Die 2. Gruppe umfaßt die Entladungslampen, bei denen Gase oder Dämpfe durch elektrischen Strom oder durch elektrische Felder zum Leuchten angeregt werden. Das Spektrum ist meist linien- oder bandenförmig und typisch für die angeregten Substanzen. In dieser Gruppe finden sich die meisten UV-Strahler, da es nach diesem Prinzip möglich ist, durch die Wahl geeigneter Stoffe den Schwerpunkt des Emissionsspektrums in gewünschte Spektralbereiche zu legen. Die bekanntesten Vertreter dieser Lampengattung sind Quecksilberdampflampen und Xenonlampen.

Zur 3. Gruppe gehören Lampen, welche den Hauptteil der emittierten Strahlung durch Fluoreszenz erzeugen. Dabei wird in der 1. Stufe mittels einer Gasentladung energiereiche, kurzwellige UV-Strahlung erzeugt, die dann beim Auftreffen auf eine Leuchtstoffschicht in längerwellige, sichtbare oder UV-Strahlung umgewandelt wird. Die Form des Spektrums kann linien- oder bandenförmig sein.

Aufgrund der primären Strahlungserzeugung könnte man die Leuchtstofflampen auch zu den Gasentladungslampen zählen, doch haben die Hersteller wegen der besonderen technischen und wirtschaftlichen Bedeutung dieser Typen daraus eine eigene Hauptgruppe gebildet.

Weitere Unterscheidungsmerkmale zur Charakterisierung einer Lampe sind:
– Strahldichte,
– geometrischer Abmessung,
– Strahlungsausbeute,
– elektrische Betriebsbedingungen,
– Lebensdauer,
– Größe des Strahlungsfeldes,
– Brennlage,
– lichttechnischen Eigenschaften,
– Infrarotanteile.

Strahler werden in so vielfältigen Formen und Ausführungen angeboten, daß es oftmals schwierig ist, den richtigen Typ zu finden oder ihre Eignung zu beurteilen. Leichter wird die Suche nach geeigneten Strahlern für Anwendungen im ultravioletten Strahlungsbereich, da die Hersteller diese Lampentypen teils in

eigenen Listen, zumindest aber in gesonderten Abschnitten ihrer Produktbe-
schreibung zusammengefaßt haben. Danach lassen sich Strahler auch unter
wirtschaftliche Gesichtspunkten wie Betriebskosten und Nutzungsdauer für
den jeweiligen Anwendungszweck auswählen. Sollten noch weitere Daten von
Interesse sein, empfiehlt es sich, bei den Vertriebingenieuren der betreffenden Hersteller nachzufragen, die erfahrungsgemäß über umfangreiche
zusätzliche Informationen zu Lampeneigenschaften und Betriebsbedingungen verfügen.

Generell kann jedoch festgestellt werden, daß moderne Lampen für die Allgemeinbeleuchtung und für optische Einsatzgebiete als UV-Strahler nur in ganz
wenigen Fällen geeignet sind, weil man bei diesen Verwendungszwecken
bemüht ist, den mittel- und kurzwelligen UV-Anteil auf ein Minimum zu reduzieren, teils, um jede Möglichkeit einer Gesundheitsgefährdung durch UV -Ein-
wirkungen auszuschließen, teils auch, um Strahlungsschädigungen an Materialien, vor allen an Kunststoffen und Farbpigmenten, zu vermeiden.

Um dies zu erreichen, wurde in einigen Fällen direkt in das Innenleben der
Lampen eingegriffen, hauptsächlich aber werden Lampenkolben mit geringerer
UV-Durchlässigkeit eingesetzt (Stichwort „UV-Stop"). Besonders die kurzwelligen Bereiche konnten dadurch teilweise um Größenordnungen vermindert werden.

3.2 Einfluß des Kolbens auf das UV-Spektrum von Lampen

Bevor nun auf die verschiedenen Strahlertypen eingegangen werden kann, muß
der Einfluß des Kolbens auf die spektrale Strahlungsintensität dargestellt werden.

Unbehandelte Kolbengläser haben eine spektrale Durchlaßkurve in der Form
eines Kantenfilters, d.h. sie halten kurzwellige Strahlung zurück, beginnen in
einem materialtypischen Wellenlängenbereich, Strahlung durchzulassen, und
bleiben dann bis zum kurzwelligen Infrarot offen. Abbildung 7 zeigt dafür

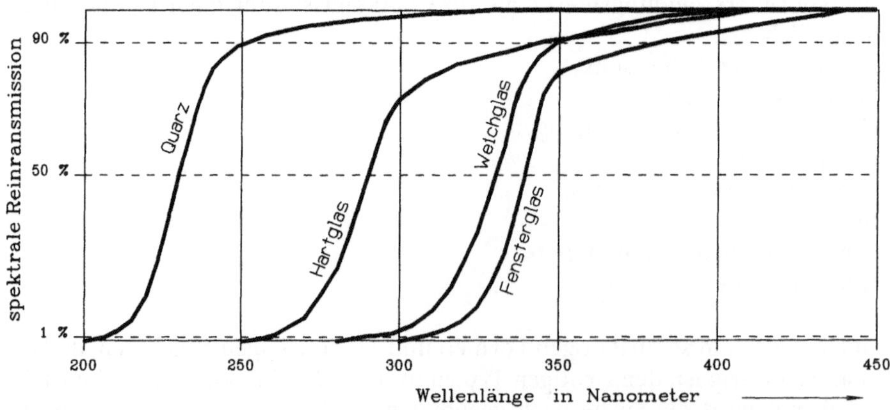

Abb. 7. Typischer Verlauf der spektralen Transmission von Kolbengläsern im UV

Tabelle 2. Spektrale Transmission einiger Kolbengläser

Glastyp	Wellenlängen in Nanometer für die spektr. Transmissionen von		
	1 %	50 %	90 %
Fensterglas d = 2,5 mm	295	330	360
Fensterglas d = 5 mm	310	340	380
Weichglas/Natronglas	290	330	350
Hartglas/Silikatglas	260	290	340
Vycor-Glas	210	230	250
Quarzglas	175	190	240
Suprasil-Quarz	165	175	220

einige typische Beispiele. Je nach Glaszusammensetzung kann die Kante im Vakuum-UV unterhalb 180 nm, aber auch erst an der Grenze des UV-B, bei 315 nm liegen. Im UV-A ab 340 nm sind unbehandelte Kolbengläser sowie Fensterglas immer durchlässig.

Charakterisiert werden kann ein Kantenfilter durch die 3 Wellenlängen , die Transmissionswerten von 1 %, von 50 %, und von 90 % entsprechen. In Tabelle 2 sind diese Werte für häufig benutzte Kolbenglassorten dargestellt.

Das Kolbenmaterial wird in erster Linie nach seiner Verarbeitbarkeit und seiner thermischen und chemischen Beständigkeit ausgesucht. Nur wenn dann noch Wahlmöglichkeiten bestehen, kann auch der spektrale Transmissionsgrad in die Überlegungen mit einbezogen werden. Häufig aber können die technologischen und optischen Anforderungen nicht zusammen erfüllt werden, so daß man gezwungen ist, das Glas bereits in der Herstellung oder nachträglich zu behandeln. Dazu stehen verschiedene Möglichkeiten zur Verfügung:
- Verändern der Glaswandstärke,
- Einfärbung in der Masse,
- Färbung der Oberfläche,
- Belegung mit dünnen Schichten,
- Dotierung der Gläser.

Bei der Beurteilung der spektralen Transmissionswerte von Kolbengläsern ist die Temperaturabhängigkeit dieser Größe zu beachten. Die üblichen Listenwerte geben immer nur die bei Raumtemperatur gemessenen Werte an, während für den Benutzer die Eigenschaften bei der Betriebstemperatur von Bedeutung sind. Alle Kolbengläser haben die Tendenz, ihre Transmissionskante mit steigender Temperatur in Richtung langwellig zu verschieben.

Die Größe dieser Verschiebung ist materialabhängig und kann zwischen 0,03 und 0,15 nm pro 1 °C Temperaturerhöhung liegen. Bei Temperaturen von 800 °C, wie sie bei Halogenglühlampen und Hochdruckbrennern auftreten, sind daher Verschiebungen bis zu 100 nm möglich.

Wie stark sich das Phänomen der Kantenverschiebung bei einem Temperaturanstieg auswirken kann, läßt sich bei Xenonlampen mit Quarzglas-Ultrasil-

Kolben sogar ohne Meßgeräte nachweisen. Xenonlampen haben nur eine sehr kurze Einbrennzeit, so daß das volle Spektrum bereits beim Einschalten emittiert wird. Ultrasil ist laut Tabelle 4 bei Raumtemperatur bis unterhalb 200 nm durchlässig, und da auch Xenon in diesem Bereich strahlt, muß unmittelbar nach der Zündung ozonerzeugende Strahlung austreten. Daß dies der Fall ist, erkennt man schnell an dem auftretenden typischen „Ozongeruch", der jedoch nach kurzer Zeit wieder verschwindet. (*Anmerkung*: Ozon ist ein geruchloses Gas. Der stechende Geruch stammt von Stickoxyden, die zusammen mit dem Ozon gebildet werden.) Da aber die Obergrenze für eine Ozonerzeugung durch Strahlung bei etwa 210 nm liegt, muß die Durchlässigkeit durch die Erwärmung über diesen Bereich hinaus verschoben worden sein.

Diese Kantenverschiebung hat aber auch Bedeutung bei der Frage, ob eine Lampe UV-C oder UV-B aussendet, was nach den Prospektangaben bei den meisten Kolbengläsern der Fall sein müßte. Tatsächlich aber sind, wie die Spektren der Lampen zeigen, die UV-Anteile wesentlich niedriger, als nach diesen Kurven zu erwarten ist.

3.2.1 Verfahren zur Veränderung der Kolbendurchlässigkeit

Durch Einfärben in der Masse und durch Lackieren läßt sich die Transmission eines Kolbens in einem weiten Bereich verändern. Diese Verfahren werden hauptsächlich im sichtbaren Bereich eingesetzt und sind, wegen der damit verbundenen Temperaturerhöhung, nur bei nicht zu hoch belasteten Lampen anwendbar. Durch Belegung mit dünnen, interferierenden Schichten lassen sich die Transmissionseigenschaften der Kolben vielfältig verändern. Möglich sind Kantenverschiebungen, aber auch die Ausblendung bestimmter Spektralbereiche (Abb. 8).

Da hierbei der Effekt nicht durch Absorption, sondern durch selektive Reflexion erzielt wird, bewirkt er keine unmittelbare Temperaturerhöhung der Kolben und kann daher, auch wegen der hohen Wärmebeständigkeit dieser Schichten, bei hochbelasteten Lampen eingesetzt werden.

Neben der Möglichkeit der Änderung der Lichtfarbe gibt es z.Z. 2 weitere Anwendungsbereiche für dieses Verfahren. Beim 1. wird eine nur im Infraroten reflektierende Schicht auf Glühlampenkolben aufgebracht (IRC-Schicht), durch die die Wärmestrahlung im Kolben zurückgehalten wird. Dies verbessert die Strahlungsausbeute der Lampen, da bei gleicher Strahlungsleistung weniger elektrische Energie zugeführt werden muß. Die dadurch erreichte Energieeinsparung liegt z.Z. bei etwa 20 %.

Beim 2. reflektiert die Schicht etwa den Bereich einer Wellenlängenoktave und ist für die benachbarten Bereiche durchlässig. Aufgebracht auf Reflektoren tritt dann im Hauptstrahlengang nur Strahlung des gewünschten Spektralbereichs auf, während die übrige Strahlung durchgelassen oder im Glaskörper absorbiert wird. Der bevorzugte Strahlungsbereich kann im UV-A, im Sichtbaren oder im nahen IR liegen.

Eine Möglichkeit, die zu hohe UV Durchlässigkeit eines Kolbens zu vermindern, ist die Dotierung des Glases. Dotiert wird bereits bei der Herstellung mit

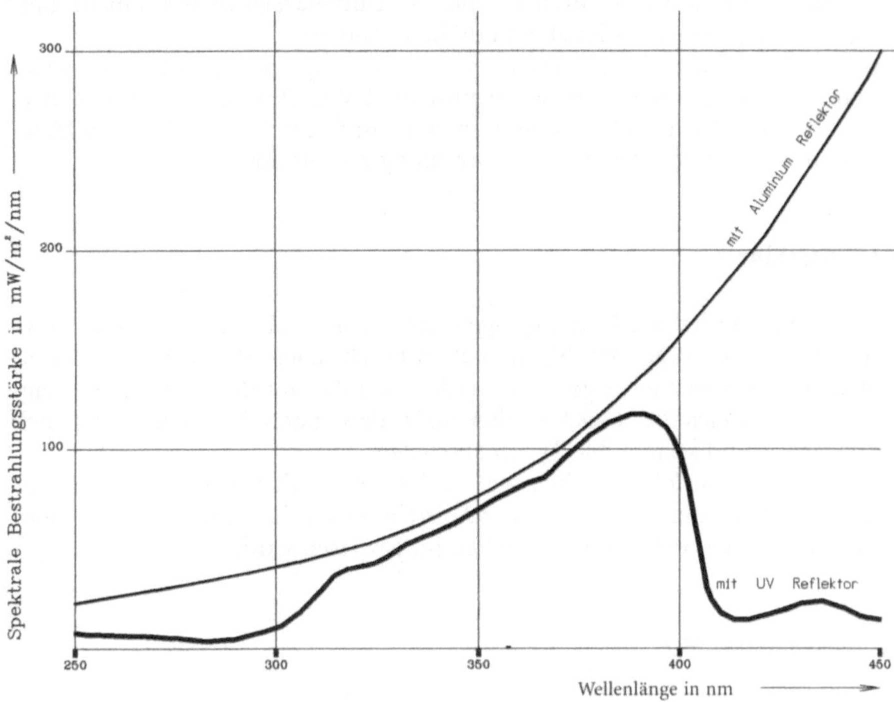

Abb. 8. Veränderung des Lampenspektrums durch selektiv wirkende Reflektoren

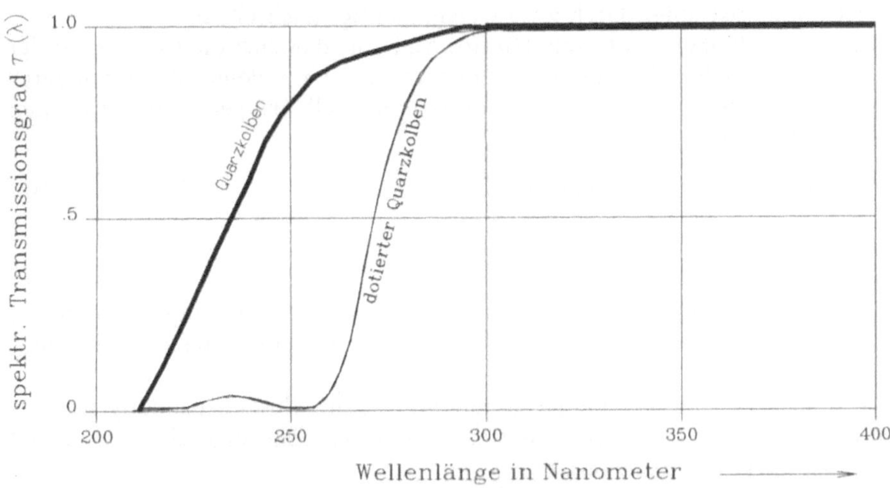

Abb. 9. Einfluß der Dotierung auf die spektrale Durchlässigkeit

geringen Zusätzen, um dadurch die für die Durchlässigkeit wesentliche Bindungsstärke der Sauerstoffionen zu erhöhen (Abb. 9).

Anwendung findet dieses Verfahren bei Halogenglühlampen für die Allgemeinbeleuchtung, um die nicht erwünschte UV-C-Strahlung zu vermeiden, sowie bei hochbelasteten Projektionslampen, um dadurch die Gefahr von Materialschäden durch energiereiche UV-Strahlung zu vermindern.

4 UV-Strahler

Nachfolgend werden die Hauptgruppen der auf dem Markt angebotenen UV-Strahler mit ihren typischen Eigenschaften beschrieben. Wenn dabei Markennamen einzelner Hersteller genannt werden, soll das nur die Suche nach geeigneten Typen erleichtern, bedeutet aber nicht, daß andere Hersteller nicht auch gleichwertige und kompatible Typen herstellen.

Die Einteilung erfolgt, ähnlich wie in den Produktlisten, nach der Art der Strahlungserzeugung, wobei in dieser Aufstellung auf die technischen Lampendaten nur in Form von Bereichsangaben hingewiesen wird.

4.1 Temperaturstrahler

Jeder Körper, dessen Temperatur oberhalb des absoluten Nullpunkts liegt (0 Kelvin = − 253 °C) sendet elektromagnetische Strahlung aus. Je höher die Temperatur, desto intensiver wird die Strahlung und desto größer werden die kurzwelligen Strahlungsanteile. Bei einem idealen Körper, dessen Oberfläche vollkommen schwarz ist und der daher nichts reflektiert, hängen die Intensität und die spektrale Verteilung ausschließlich von der Temperatur und keinem weiteren Parameter ab. Daher läßt sich die Emission dieser schwarzen Körper oder Hohlraumstrahler durch 2 Gesetze eindeutig beschreiben.

Das Stefan-Boltzmann-Gesetz (Gl. 10) sagt aus, daß sich die Gesamtheit der elektromagnetischen Strahlung eines Körpers mit der 4. Potenz der Temperatur ändert. Gesamtstrahlung bedeutet hierbei den Wellenlängenbereich zwischen Null und Unendlich.

$$\text{Gesamtstrahlung } E = \sigma \cdot (\text{Temperatur } T)^4 \qquad (10)$$

$$\text{wobei gilt} \quad \sigma = 5.67 \cdot 10^{-12} \, \frac{W}{cm^2 \, Kelvin^4}$$

Eine Verdopplung der Temperatur erzeugt danach eine Strahlungserhöhung um das 16 fache, eine Verdreifachung der Strahlung bringt eine 81mal höhere Strahldichte.

In Tabelle 3 sind für einige Temperaturen die Gesamtstrahlungen eines schwarzen Körpers pro Quadratzentimeter Strahlerfläche angegeben, berechnet nach dem Stefan-Boltzmann-Gesetz.

Der Verlauf der spektralen Intensitäten eines Hohlraumstrahlers läßt sich mit dem Planck-Gesetz berechnen. Die relativ kompliziert aufgebaute Formel (10),

Tabelle 3. Gesamtstrahlung eines schwarzen Körpers und spektrale Lage des Strahlungsmaximums (s. Formel 12)

Temperatur in Kelvin	Gesamtstrahlung Φ in W/cm^2	Wellenlänge des Maximums in nm
1000	5,7	2890
1500	29	1930
2000	91	1450
2500	224	1150
3000	459	960
3400	765	850
4000	1465	725
5000	3580	580
6000	7420	480

die hier nur zur Information angegeben wird, zeigt, daß auch die spektrale Verteilung wie bei der Gesamtstrahlung nur durch die Temperatur bestimmt ist.

$$S_{\lambda T} = \frac{c_1 \cdot \Delta\lambda}{\lambda^5 \cdot (e^{c_2/\lambda T} - 1)} \tag{11}$$

mit den Konstanten $c_1 = 3.72 \cdot 10 - 12$ W/cm^2 und $c_2 = 1.438$ W $\cdot$ K

Berechnet man die spektralen Verteilungen des Hohlraumstrahlers nach dieser Planck-Formel so ergeben sich die folgenden Gesetzmäßigkeiten:

1. Das Maximum der spektralen Strahlungsverteilung wird mit steigender Temperatur immer kurzwelliger, wobei, in erster Näherung, ein einfacher, linear- proportionaler Zusammenhang zwischen der Temperatur und der Wellenlänge des Strahlungsmaximums besteht.

$$\lambda_{max} \cdot T = const = 0.00289 \text{ nm} \cdot \text{Kelvin} \tag{12}$$

Dieser Zusammenhang wurde bereits vor Planck von Wilhelm Wien entdeckt. Die Formel (12) wird deshalb als das Wien-Verschiebungsgesetz bezeichnet (Zahlenwerte s. Tabelle 2).

2. Mit steigender Temperatur erhöhen sich die kurzwelligen Bereiche stärker, die längerwelligen Bereiche schwächer als die Gesamtstrahlung. Der Anstieg folgt jedoch keiner einfachen Formel, sondern läßt sich nur aus Berechnungen mit dem Planck-Strahlungsgesetz ermitteln. In Tabelle 4 sind die Anstiege der Strahlungsanteile mit der Temperatur für einige Wellenlängenbereiche angegeben.

Die Zahlenwerte der Tabelle 4 zeigen, daß erst ab 3000 K mit praktisch verwertbaren UV-Intensitäten zu rechnen ist. Da aber mit metallischen Leuchtkörpern die technisch mögliche Obergrenze bereits bei 3400 K erreicht wird, ergibt sich, daß diese Strahlerart im ultravioletten Bereich nur bedingt im UV-A mit einer geringen Ausbeute eingesetzt werden kann.

Technisch lassen sich 4000 K im Krater eines Kohlebogens erreichen, und mit der Sonnenoberfläche steht uns auch ein Temperaturstrahler von etwa 6000 K zur Verfügung.

Tabelle 4. Prozentuale Strahlungsanteile beim Hohlraumstrahler in einigen Spektralbereichen. Wellenlängengrenzen in Nanometer

Temperatur in Kelvin	220–280	280–315	315–400	380–780	780–1400	1400–3000
1000	10^{-15}	10^{-14}	10^{-9}	0,001	0,78	26,2
1500	10^{-9}	10^{-8}	10^{-5}	0,17	8,1	47,0
2000	10^{-6}	10^{-5}	0,002	1,70	21,0	48,8
2500	10^{-4}	0,001	0,033	5,94	32,0	42,1
3000	0,004	0,015	0,21	12,7	38,1	33,8
3400	0,019	0,058	0,59	19,0	39,7	27,8
4000	0,11	0,25	1,72	28,5	38,6	20,5
5000	0,74	1,14	5,12	40,6	32,3	12,5
6000	2,35	2,73	9,35	46,6	25,3	7,8

4.1.1 Konventionelle Glühlampen

Konventionelle Glühlampen sind Temperaturstrahler, bei denen ein meist wendelartig geformter Wolframdraht in einem abgeschlossenem Glaskolben im Vakuum oder in einer inerten Gasatmosphäre durch elektrischen Stromdurchgang zum Glühen gebracht wird. Wolfram wird deshalb verwendet, weil es von allen Metallen den höchsten Schmelzpunkt (3653 K) besitzt.

Die spektrale Strahlungsverteilung des Wolframs folgt ebenso wie die der Hohlraumstrahler den Planck-Gesetzen, die Strahlungsausbeute ist jedoch aufgrund des Kirchhoff-Gesetzes etwa um die Hälfte niedriger. Das Kirchhoff-Gesetz sagt aus, daß das Absorptionsvermögen α einer Oberfläche identisch ist mit ihrem Emissionsvermögen ε.

$$\text{Absorptionsgrad } \alpha = \text{Emissionsgrad } \varepsilon \tag{13}$$

Nachdem nun aber der Hohlraumstrahler per definitionem schwarz ist, also jede auftreffende Strahlung vollständig absorbiert, besitzt er auch den höchstmöglichen Emissionsgrad. Dagegen könnte ein absolut weißer Körper, der jedoch in der Natur ebensowenig vorkommt wie eine absolut schwarze Oberfläche, keine Strahlung emittieren, welche Temperatur er auch immer annimmt.

Wolfram hat eine angenähert graue Oberfläche mit einem Absorptionsgrad und damit auch einem Emissionsgrad, der im Sichtbaren etwa bei 43 % und im Ultravioletten etwa bei 46 % liegt. Beide Größen sind leicht temperaturabhängig mit der Tendenz, daß sie mit steigender Temperatur abnehmen. So beträgt $\varepsilon_{\text{Wolfram}}$ für die Wellenlänge $\lambda = 300$ nm bei einer Temperatur von 2000 K 47 % und bei 3400 K 44 %.Bei Wolframwendeln ergibt sich wegen des „dunkleren" Innenraums ein geringer Hohlraumeffekt, der zu einer Anhebung des Emissionsgrades führt. Je nach Wendelform kann daher bei Glühlampen von einem Emissionsgrad von 55–60 % ausgegangen werden.

Konventionelle Glühlampen sollen gute Lichtausbeuten, d. h. hohe Wendeltemperaturen und lange Lebensdauer in sich vereinen. Beide Forderungen widersprechen sich jedoch, so daß, als Kompromiß, Lampen in der Allgemeinbeleuchtung für Temperaturen unter 3000 K ausgelegt werden, womit sich dann

Lebensdauern um die 1000 h ergeben. Mit diesen Temperaturen lassen sich jedoch, wie Tabelle 3 zeigt, nur so geringe UV-Strahlungsaubeuten erzielen, daß dieser Lampentyp als UV-Strahlungsquelle ungeeignet ist.

Für photographische und optische Einsatzgebiete werden Lampen mit Farbtemperaturen bis zu 3400 K und UV-durchlässigen Hartglaskolben angeboten. Da aber deren Lebensdauer nur bei wenigen Stunden liegt, können sie wohl als konstante Vergleichsstrahlungsquelle, nicht aber für die Zwecke einer Therapie eingesetzt werden. Für derartige wissenschaftliche Anwendungen, z. B. zur Kalibrierung von Spektralapparaten, gibt es hochstabile Lampen mit einem Wolframband anstelle der Wendel und einem aufgeschmolzenen, bis ins UV-C durchlässigen Quarzfenster. Diese unter dem Namen WI 17 angebotenen Lampen haben keine allzu große Intensität, werden aber, bis zu 250 nm, als kalibrierfähige Strahler verwendet.

4.1.2 Halogenglühlampen

Bei hohen Temperaturen verdampft Wolfram und schlägt sich an der Kolbeninnenwand nieder. Die dadurch verursachte Kolbenschwärzung läßt sich durch hohen Druck des Füllgases verringern, wobei einer beliebigen Steigerung aufgrund der begrenzten mechanischen Festigkeit der „birnenförmigen" Kolben der Standardglühlampen sehr bald Grenzen gesetzt werden.

Um diese Kolbenschwärzung zu vermindern, kann dem Füllgas der Glühlampen eine kleine Menge von Halogenen (Fluor, Brom, Iod) zugesetzt werden. Diese bilden bei den niedrigeren Temperaturen, wie sie in der Nähe der Kolbenwand auftreten, mit dem abgedampften Wolfram gasförmige Halogenide, die dann bei den hohen Temperaturen in Wendelnähe wieder zerfallen. Dabei wird das Wolfram an den Wendeln deponiert, und die Halogene stehen für Wiederholungen dieses Vorgangs erneut zur Verfügung (Halogenkreisprozeß).

Zwei weitere Vorteile werden durch diese Technik erreicht: Die Kolben können wesentlich kleiner ausgelegt werden, und in den kleinen, massiven Kolben läßt sich der Druck des Füllgases stark erhöhen, was wiederum zu einer deutlichen Verminderung der Wolframverdampfung führt. Halogenglühlampen haben deshalb bei gleicher Wendeltemperatur eine höhere Lebensdauer als Standardglühlampen. Umgekehrt können bei noch akzeptabler Lebensdauer die Wendeltemperatur und damit die UV-Emission erhöht werden. Je nach vorgesehenem Einsatzgebiet werden sie mit Quarz-, Hartglas- oder mit dotierten Kolben angeboten.

Trotz dieser Vorzüge der Halogenglühlampe „stirbt" auch sie nach den klassischen Mechanismen: Glühwendeln sind in der Mitte am heißesten und verdampfen dort das meiste Wolfram. Hohe Verdampfung bedeutet aber eine Querschnittsminderung des Wolframdrahtes, was wiederum eine Temperaturerhöhung zur Folge hat, bis dann an dieser Stelle die Wendel letztendlich durchbrennt. Leider kann auch der Kreisprozeß diesen Vorgang nicht verhindern, denn (noch) schlägt sich das verdampfte Wolfram nicht an seinem Ausgangspunkt, sondern vorzugsweise an den kalten Wendelenden und den Stromzuführungen nieder, wo es weder für die Strahlungserzeugung noch für die Regeneration der Wendel von Nutzen ist.

Die kleinen Abmessungen der Halogenlampen machen sie gut geeignet für den Einbau in Reflektoren. In den Niedervoltausführungen bis 24 V gibt es sie, bereits fertig montiert, mit Reflektoroberflächen in verschiedenen spektralen Reflexionsgraden, sowohl mit parabolischen als auch mit elliptischen Konturen. Paraboloide werden bei Bestrahlungen, Ellipsoide zur Einspeisung in Lichtleitern benutzt.

Im medizinischen Bereich wird die UV-A-Strahlung von Halogenglühlampen derzeit in großen Stückzahlen in der Dentaltechnik zur Härtung von Kunststoffen eingesetzt. Diese Sonderausführung „Ultraviolett" reflektiert hauptsächlich den Bereich 300–400 nm und ist für die sichtbare und die infrarote Strahlung durchlässig. Dadurch werden im Bestrahlungsfeld sowohl die Blendung als auch die Wärmebelastung vermindert.

Die wichtigsten technischen Eigenschaften der Halogenglühlampen lassen sich wie folgt zusammenfassen:

Betriebsspannungen   6–240 V
– Leistungsstufen, Niedervolt   5–150 W
– Leistungsstufen, Hochvolt   40–20 000 W
– Farbtemperaturen   2600–3500 K
– Mittlere Lebensdauern   25–2000 h
– Betrieb, Niedervolt   an konventionellen oder elektronischen Trafos
– Betrieb, Hochvolt   direkt am Netz

4.2 Entladungslampen

Bei Entladungslampen erfolgt in einem verschlossenem Entladungsgefäß die Strahlungserzeugung beim Stromdurchgang durch Gase oder Metalldämpfe. Zur Überführung des zunächst nichtleitenden Gases in einen leitenden Zustand muß jede Entladungslampe gezündet werden. Dies geschieht durch kurzzeitig angelegte hohe Spannungen, die von speziell ausgelegten Startern oder Zündgeräten erzeugt werden.

Alle Entladungslampen müssen zur Strombegrenzung zusätzlich mit einem Vorschaltgerät betrieben werden. Im Gegensatz zu Glühlampen, bei denen mit steigendem Strom der Wolframwiderstand ansteigt und die sich damit bei vorgegebener Lampenspannung selbst stabilisieren, haben Entladungslampen eine sog. negative Stromwiderstandskennlinie, d. h. je höher der Lampenstrom, um so geringer wird der Widerstand der Entladungsstrecke, was wiederum einen weiteren Stromanstieg zur Folge hat. Ohne eine äußere Strombegrenzung zerstören sich daher Entladungslampen durch Überhitzung nach kürzester Brennzeit selbst.

Vorschaltgeräte sind in ihrer einfachsten Form Widerstände, die so ausgelegt werden, daß sich in der Lampe eine vorgegebene Stromstärke einstellt. Benutzt man dazu Ohmsche, also Heizwiderstände, verbrauchen diese im Betrieb eine hohe Leistung , die bis in den Bereich der Lampenleistung gehen kann. Neben der Unwirtschaftlichkeit, den dieser Betrieb mit sich bringt, würde sich dabei auch die hohe Wärmeentwicklung sehr störend bemerkbar machen., so daß diese Art von Strombegrenzung nur bei Lampen mit Leistungsaufnahmen

$<$ 5 W oder für Spezialanwendungen zum Einsatz kommen. Ultravitalux-Reflektorlampen z. B. sind Strahler für kosmetische und therapeutische Anwendungen und sollen ultraviolette und kurzwellige infrarote Strahlung gleichzeitig erzeugen. Deshalb wird als zusätzliche Wärmequelle ein Wolframwendel in den Kolben eingebracht, der in Reihe mit dem Quecksilberbrenner geschaltet ist und dadurch als Zusatzfunktion auch die Rolle des Vorwiderstandes mitübernehmen kann.

Im Normalfall jedoch werden als Vorschaltgeräte Spulen oder Kondensatoren verwendet, weil bei diesen sog. Wechselstromwiderständen die Verluste und damit auch die Wärmeentwicklung auf 15–30 % der Lampenleistung reduziert werden können.

Seit einigen Jahren sind auch elektronische Vorschaltgeräte auf dem Markt, mit denen die Verluste noch weiter bis auf 3–10°% reduziert werden konnten. Daneben sind diese Geräte wesentlich leichter als die schweren, eisenummantelten Drosseln, sie zünden schneller und, da sie nicht mit Netzfrequenz, sondern mit Frequenzen von einigen tausend Hertz betrieben werden, liefern die Lampen ein ruhiges, flackerfreies Licht.

Entladungslampen werden in vielen Größen und Ausführungen angeboten. Das erste Einteilungskriterium ist aber die Art der Strahlungserzeugung und damit das primäre Spektrum der Lampen. Handelsüblich sind folgende Typen:
- Quecksilberhochdrucklampen,
- Natriumniederdrucklampen,
- Natriumhochdrucklampen,
- Metalldampflampen,
- Enonhochdrucklampen,
- Kryptonhochdrucklampen.

Mit Ausnahme der Natriumlampen, die ein UV-armes Spektrum aufweisen und deshalb nicht näher betrachtet werden, können alle Entladungslampen auch als ultraviolette Strahlungsquellen eingesetzt werden.

4.2.1 Quecksilberdampfniederdrucklampen

Das sind röhrenförmige Strahler, entweder in Form von stabförmigen Lampen oder von paarweise angeordneten Röhren in Form von Kompaktleuchtstofflampen. Sie liefern ein reines Linienspektrum,dessen Linienbreiten nur Bruchteile eines Nanometers betragen. Typisch für diese Lampentypen ist die hohen Strahlungsausbeute im UV-C, wobei bis zu 30 % der aufgenommenen elektrischen Leistung von der Linie 254 nm emittiert werden. Weitere kleinere Linien liegen zwischen 240 und 200 nm, gefolgt von der Resonanzlinie des Quecksilbers bei 185 nm, deren Intensität 10–20 % der Strahlung der Linie 254 beträgt und die, da sie vom Sauerstoff der Luft absorbiert wird, für die Erzeugung des Ozons verantwortlich ist.

Die Lampen werden in deshalb in ozonfreier (OFR) Ausführung mit Kolben, die erst ab 220 nm durchlässig sind, und in ozonerzeugender Versionen (OZ), mit Kolben, die auch für die Linie 185 nm noch durchlässig sind, geliefert. Das

Haupteinsatzgebiet für die OZ-Typen ist die Wasserentkeimung. Wasser ist auch noch für Strahlung unterhalb 200 nm durchlässig, so daß dort befindliche Mikroorganismen durch die energiereiche Strahlung der kurzwelligen UV-C-Linien abgetötet werden können.

Die Strahldichten dieser Lampen sind gering. Sie sind somit zum Einsatz in Reflektoren weniger geeignet. Sie erzeugen aber relativ wenig Wärme und können daher zur Erzeugung hoher Bestrahlungsstärken auch mit geringen Bestrahlungsabständen eingesetzt werden.

Weitere Anwendungsbereiche neben der Wasserentkeimung sind die Luftentkeimung, die Luftdesodorierung sowie die Oberflächenentkeimung pharmazeutischer Produkte.

Die technischen Eigenschaften der Quecksilberdampfniederdruckstrahler lassen sich wie folgt zusammenfassen:

– Leistungsstufen Kompaktlampen	5–20
– Leistungsstufen L-Lampen	4–115 W
– Lampenlängen	7–120 cm
– Strahlungsleistung der Linie 254 nm	1–35 W
– Versorgungsspannung	230 V
– Betrieb	an Drosseln oder elektronischen Vorschaltgeräten. Bei L-Lampentypen Starter zur Zündung erforderlich
– Markenbezeichnungen	TUV-Strahler, HNS-Strahler

4.2.2 Quecksilberdampfmittel- und -hochdrucklampen

Das sind kompakte Lampen, meist mit einem ellipsoidförmigen Kolben, der einen mit Quecksilber gefüllten Brenner enthält. Wie alle Entladungslampen muß, wegen der negativen Strom-Spannungskurve, auch dieser Typ mit strombegrenzenden Vorschaltgeräten betrieben werden. Nach dem Zünden, das durch eine eingebaute Zündsonde selbstständig erfolgt, dauert es einige Minuten, bis das Quecksilber vollständig verdampft ist und sich ein Dampfdruck von einigen kg/cm² aufgebaut hat. Dieser Druck bewirkt zweierlei: Die Entladung wird in der Mitte des Entladungsgefäßes eingeschnürt, so daß dort eine hohe Strahlungskonzentration, also eine hohe Strahldichte auftritt. Der Schwerpunkt der spektralen Emission verschiebt sich gegenüber der Niederdruckentladung von der Linie 254 nm zur UV-A Linie bei 366 nm und den sichtbaren Linien bei 405, 546 und 578 nm. Die Quecksilberhochdrucklampe war daher wegen ihres einfachen Aufbaus und, verglichen mit der Glühlampe, ihrer hohen Lichtausbeute eine der ersten Entladungslampen, die zu Beleuchtungszwecken eingesetzt wurde. Dieser Lampentyp ist verhältnismäßig preiswert, hat eine lange Lebensdauer von vielen 1000 h und wird deshalb auch heute noch bei der kurmäßigen Behandlung der Schuppenflechte eingesetzt. Lampen sind unter den Markennamen HOK oder HQA in den Leistungsstufen 125–1000 W auf dem Markt.

Eine Sonderausführung der Quecksilberhochdrucklampe ist der bereits erwähnte Ultravitalux-Strahler, bei dem der Brenner in einen pilzförmigen

Reflektor eingebaut ist. Bei einer Gesamtleistungsaufnahme von 300 W kann er in jede normale Lampenfassung eingeschraubt werden und ist wegen dieser einfachen Bedienung auch heute noch ein weitverbreitetes Gerät zur Heimtherapie und für kosmetische Anwendungen. Quecksilberhochdrucklampen werden in der Leistungsstufe 125 W auch mit einem sog. Schwarzglaskolben hergestellt, der die sichtbaren Linien absorbiert und nur die UV-A-Linie bei 366 nm durchläßt. Die Lampe wird wegen der damit sichtbar gemachten Fluoreszenz auch in der Diagnostik eingesetzt.

4.2.3 Halogenmetalldampflampen

Das sind ebenfalls Quecksilberhochdrucklampen, denen Metallhalogenide zugesetzt sind. Bei eingebrannten Lampen emittieren diese Strahler neben dem Hg- Spektrum auch noch das typische, meist aus vielen Linien bestehende Spektrum der eingebrachten Metalle. Durch die Beimengung verschiedener Halogenide besteht für den Lampenentwickler die Möglichkeit, nahezu jedes beliebige Spektrum zu erzeugen. Durch Zusätze von Eisen-, Nickel- und Kobalthalogeniden wird der Spektralbereich zwischen den UV-A- und -B-Linien soweit aufgefüllt, daß zwischen 280 und 450 nm ein nahezu kontinuierliches Spektrum entsteht.Mit dieser Verbesserung des spektralen Verlaufes ist auch eine höhere Strahlungsausbeute im ultravioletten Bereich verbunden. Sie hat deshalb die reinen Quecksilberlampen weitgehend verdrängt.

Diese Lampentypen werden nur als Brenner ohne Außenkolben geliefert. Die kleinen Ausmaße, die kurzen Entladungsstrecken zwischen 1 und 3 cm und die damit verbundene hohe Strahldichte machen diese Lampen besonders geeignet für den Einbau in Reflektoren. Ihr Einsatzgebiet liegt daher vor allem in größeren Bestrahlungsanlagen, mit denen hohe Bestrahlungsstärken auch in größeren Abständen erreicht werden können.

Die Brenner der Halogenid-UV-Strahler werden aus 2 verschiedenen Glassorten gefertigt: einmal als UV-AB-Strahler mit mit einer kurzwelligen Durchlässigkeitsgrenze bei 280 nm und als 2. Ausführung mit einem Spezialquarzglas, das auch für das UV-C bis 250 nm durchlässig ist, aber die ozonerzeugende Strahlung (Wellenlängen <230 nm) zurückhält.

Werden diese Lampen bei der Therapie oder als kosmetische Strahler eingesetzt, ist es wegen der hohen Strahlungsintensität dieser Lampen zur Vermeidung unerwünschter Strahlungswirkungen unbedingt erforderlich, sich über eine entsprechende Filterung Gedanken zu machen. Informationen hierüber sollten von den Geräte- oder Strahlerherstellern angefordert werden.

Eigenschaften:
- Leistungsstufen   150–2000 W
- Lampenlängen   50–200 mm
- Versorgungsspannung   230–400 V
- Fläche der Leuchtfelder $0,5–5 \, cm^2$
- Betrieb   nur an speziellen Vorschaltgeräten möglich
- Zündung   Es werden 2 Versionen angeboten: Kaltzündung: Lampe kann nur im abgekühlten Zustand gezündet

	werden. Heißzündung: Lampe kann nach dem Abschalten sofort wieder gezündet werden. Da hierbei hochfrequente Zündspannungen von mehreren 1000 V auftreten, ist sachgemäße Abschirmung zum Schutz vor Streuimpulsen erforderlich.
– Markenbezeichnungen	ULTRAMED ULTRATECH MSR-, HPA-, HPI-Lampen

4.2.4 Quecksilberdampf-Kurzbogenlampen (Höchstdrucklampen)

Das sind nahezu punktförmige Strahlungsquellen, deren Strahldichten in manchen UV-Bereichen die der Sonne erreichen. Diese Eigenschaft macht sie geeignet als Strahlungquelle in der Fluoreszenzmikroskopie und in der Fluoreszenzendoskopie. Sie werden aber auch mit Erfolg in Bestrahlungsmonochromatoren eingesetzt, mit denen für photobiologische Untersuchungen große Bestrahlungsstärken mit hoher spektraler Reinheit erzeugt werden können.

Nach dem Einbrennen der Lampen, das bis zum vollständigem Verdampfen des Quecksilbers einige Minuten dauert, zeigt das Spektrum dieser Lampen wohl noch seine Strahlungsmaxima im Bereich der Quecksilberlinien, deren Kontur ist aber bei den in der Lampe herrschenden Dampfdrücken von einigen hundert N/cm^2 so verbreitert, daß von einem fast kontinuumsähnlichen Verlauf gesprochen werden kann. Dabei überlagern sich die Ausläufer der Linien, so daß im gesamten Bereich, im Gegensatz zu den Nieder- und Hochdrucklampen, bei denen zwischen den Linien strahlungsarme Bereiche auftreten, bei jeder Wellenlänge nutzbare Strahlung vorhanden ist.Die Bogenlänge, d. h. die Länge der Entladungsstrecke, beträgt bei den kleineren Leistungsstufen nur Bruchteile von Millimetern (das kleinste Leuchtfeld ist nur $0{,}25-0{,}25$ mm^2 groß), aber auch bei den größeren Typen werden 4 mm Bogenlänge nicht überschritten.

Diese Lampen sind ideal, um hohe Strahlungsintensitäten in Lichtleiter mit kleinen Durchmessern einzuspeisen. Eingebaut in Ellipsoidspiegel, läßt sich das gesamte Leuchtfeld der Lampe im Maßstab $1:1$ mit nur wenig abgeschwächter Intensität auf der Eingangsfläche eines Lichtleiters abbilden und bei geeigneten Öffnungswinkeln der Reflektoren verlustarm weiterleiten. Derartige Kombinationen werden bereits fertig montiert angeboten.

Eigenschaften:

– Leistungsstufen	50–1750 W
– Lampenlängen	5–26 cm
– Fläche der Leuchtfelder	0,06–4 mm^2
– Elektrische Versorgung	Gleich- oder Wechselstrom je nach Typ
– Betrieb	an Spezialgeräten
– Markenbezeichnungen	CS-Lampen, HBO-Lampen

4.2.5 Xenonkurzbogenlampen

Das sind ebenfalls nahezu punktförmige Strahlungsquellen mit hoher Strahldichte und im sichtbaren Bereich mit einem tageslichtähnlichem Spektrum. Sie werden im technischen Bereich vor allem bei der Filmprojektion und in der

Sonnensimulation eingesetzt. Wissenschaftlich finden sie Verwendung in der Photochemie, bei analytischen Messungen, aber auch in Bestrahlungsmonochromatoren für photobiologische Untersuchungen.

Das Spektrum verläuft im gesamten sichtbaren Bereich ebenso wie das der Sonne nahezu isoenergetisch, nur im Bereich zwischen 450 und 500 nm zeigen sich einige bandenähnliche Erhebungen. Daraus ergibt sich, daß die Farbtemperaturen der Xenonstrahlung und der Sonne nahezu identisch sind (5800 K).

Auch im Ultravioletten zeigt die Xenonentladung ein rein kontinuierliches Spektrum, dessen Intensität, bezogen auf den sichtbaren Bereich, sogar größer ist als im Sonnenspektrum. Die Intensität fällt zum Kurzwelligen hin nur langsam ab und wird bei der Lampe nur durch das Material des Kolbens begrenzt. Mit entsprechend durchlässigen Quarzen läßt sich im Vakuum-UV bei Xenonlampen noch Strahlung bis 170 nm nachweisen.

Im Entladungsgefäß befindet sich nur das Edelgas Xenon und keine weiteren Materialien, die nach dem Einschalten erst verdampfen müssen. Xenonlampen liefern deshalb wie Glühlampen innerhalb weniger Sekunden nach der Zündung die volle Strahlungsleistung.

Weitere wichtige Eigenschaften dieser Lampen sind die hohe Konstanz der spektralen Strahlungsverteilung und ein geringer Abfall der Strahlungsflusses über die gesamte Lampenlebensdauer. Dies und ihre hohe Intensität machen Xenonkurzbogenlampen zu einer bewährten Vergleichsstrahlungsquelle für den gesamten ultravioletten Bereich. In der Bestrahlungstherapie finden sie jedoch, teils aus Kostengründen, aber auch wegen der für Entladungslampen kurzen Nutzungsdauer von höchstens 3000 h, nur in Sonderfällen Verwendung.

Ebenfalls für technische Sonderaufgaben gibt es in ähnlicher Ausführung Kryptonlampen, die einen ausgeprägten Strahlungsschwerpunkt bei 220 nm aufweisen.Die Eigenschaften dieser Lampentypen lassen sich wie folgt zusammenfassen:

- Leistungsstufen   75–10 000 W
- Lampenlängen   8–48 cm
- Fläche der Leuchtfelder $0{,}25–40\ mm^2$
- Elektrische Versorgung   Gleichstrom
- Betrieb   an Spezialgeräten
- Markenbezeichnungen   XBO-Lampen, CSX-Lampen

4.3 Leuchtstofflampen

Die primäre Strahlungsquelle bei Leuchtstofflampen (L-Lampen) ist eine Quecksilberniederdruckentladung. Das linienförmige Spektrum dieser Entladung besitzt im UV-C, bei 185 und 254 nm 2 starke Linien, in denen rund 50 % der als Strahlung emittierten Energie enthalten ist. Der Rest der Energie verteilt sich auf den UV-B- und den UV-A-Bereich ($\sim$ 20 %), auf das Sichtbare ($\sim$ 20 %) sowie auf schwache Linien im Infraroten.

Auf der Innenseite der Kolbenwand sind Leuchtstoffe in einer Dicke von 20–30 µm aufgebracht, welche die kurzwelligen UV-Linien in längerwellige UV-

oder sichtbare Strahlung umwandeln. Dabei wird nahezu jedes UV-Quant in ein Photon mit etwa doppelt so hoher Wellenlänge umgewandelt, dessen Energieinhalt aber nach der Einstein-Beziehung nur halb so groß ist wie das der anregenden Strahlung. Trotz dieser hohen Ausbeute stehen daher höchstens 50 % der in der Quecksilberentladung erzeugten Strahlung als Leuchtstoffstrahlung zur Verfügung. Dennoch sind Leuchtstofflampen eine der wirtschaftlichsten Lampentypen.

Leuchtstofflampen werden hauptsächlich in der Beleuchtungstechnik eingesetzt. Die UV-Strahlung, die mit geringerIntensität bei etwa 300 nm beginnt, ist so dimensioniert, daß die „weißen" Lampen in keinem Falle die z. Z. festgelegten Grenzen zum Schutz vor gesundheitsgefährdender Strahlung übersteigen. Durch geeignetes Kolbenmaterial wird zusätzlich sichergestellt, daß in keinem Fall die anregenden UV-C- Linien auch noch nach außen dringen können.

Für die Phototherapie im UV-B werden Lampen mit einem schmalbandigen (Bezeichnung TL/01) und einem breitbandigen (Bezeichnung TL/12) Leuchtstoffspektrum angeboten. Das Maximum der Strahlungsemission liegt bei beiden Lampen bei 310 nm.

Lampen, deren Strahlungsschwerpunkt im UV-A liegt, werden bei der Photochemotherapie, bei der Phototherapie und, in großen Stückzahlen, in Solarien und Sonnenliegen eingesetzt. Das Emissionsmaximum liegt bei diesen Lampen zwischen 350 und 370 nm, manche Typen besitzen noch Ausläufer bis ins UV-B, alle haben aber noch Reststrahlung im Violetten und Blauen und sind deshalb durch ihre bläuliche Lichtfarbe auch visuell deutlich von weißen L-Lampen zu unterscheiden.

L-Lampen für UV-A-Anwendungen gibt es auch mit halbseitig aufgebrachten Reflektorschichten. Dadurch können in Bestrahlungsanlagen die Lampen dicht beieinander montiert und die Bestrahlungsintensität bis zum 2 fachen gegenüber Systemen mit externen Reflektoren erhöht werden.

Die Eignung der einzelnen Typen für bestimmte Anwendungszwecke läßt sich nur andeutungsweise aus den graphischen Darstellungen der Strahlungsspektren entnehmen. Durch die unterschiedlichen Verläufe von Aktionskurven kann sich der Wirkungsschwerpunkt deutlich verschieben, so daß erst eine spektrale Bewertung Auskunft über die Wirkungsausbeute geben kann.

Von der Form her unterscheidet man stab-, ring- und U-förmige Lampen. Die Größe der Lampen erstreckt sich von 2,15 m langen Stablampen bis zu nur wenigen Zentimetern kleinen Miniaturlampen. Aus den U-förmigen L-Lampen wurden in den letzten Jahren Kompaktlampen entwickelt, die etwa gleich groß wie Glühlampen sind und die wegen ihrer hohen Lichtausbeute und der längeren Lebensdauer in zunehmendem Maße in Bereiche Eingang finden, die bisher den Glühlampen vorbehalten waren. Diese Kompaktleuchtstofflampen werden für Sonderanwendungen, z. B. zur Psoriasisbehandlung der Kopfhaut, auch als UV-Strahler hergestellt.

4.3.1 Temperaturabhängigkeit der Leuchtstofflampen

Leuchtstofflampen liefern nur in einem begrenzten Temperaturbereich optimale Strahlungswerte. Der Grund legt in der Temperaturabhängigkeit des Quecksil-

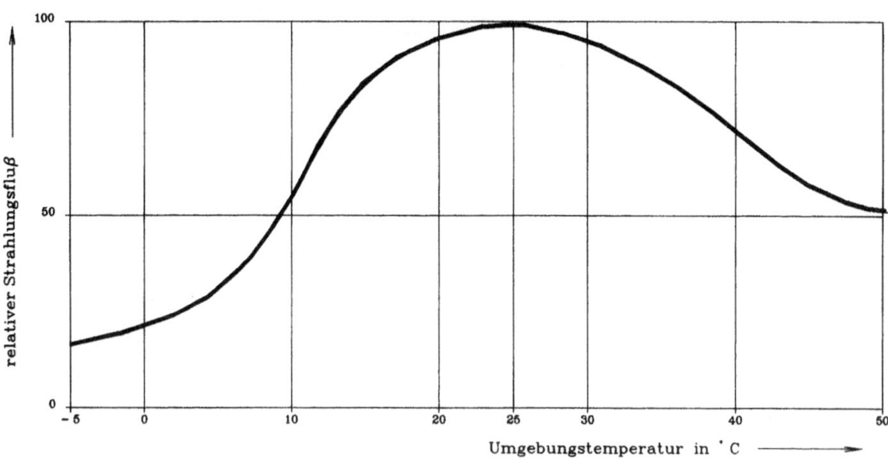

Abb. 10. Strahlungsemission von Standard L-Lampen als Funktion der Umgebungstemperatur

berdampfdrucks. Bei niedrigen Temperaturen verdampft nicht genügend Quecksilber, so daß zu wenig Ladungsträger vorhanden sind. Mit steigender Temperatur wächst die Anzahl der anregbaren Quecksilberatome und damit auch der Lichtstrom. Wird die Temperatur jedoch über ein bestimmtes Maß hinaus noch weiter erhöht, werden die Hg-Atome so zahlreich, daß nicht mehr alle angeregt werden können. Nicht angeregte Hg-Atome haben aber die Eigenschaft, daß sie die ultraviolette Quecksilberstrahlung absorbieren (Selbstabsorption), die dann nicht mehr zur Leuchtstoffanregung zur Verfügung steht. Den typischen physikalisch bedingten Temperaturgang für eine Lampe mit einem Strahlungsmaximum bei einer Umgebungstemperatur von 25 °C zeigt Abb. 10.

Durch konstruktive Maßnahmen läßt sich das Lichtstrommaximum zwischen 15 und 35 °C verschieben, so daß für den Betrieb im Außenbereich Lampen zur Verfügung stehen, die auf 15 °C optimiert sind, während in geschlossenen Innenraumleuchten Lampen mit einem Emissionsmaximum von 35 °C eingesetzt werden können.

Bisher wurden zur Beeinflussung des Dampfdrucks meist physikalische Methoden benutzt, z. B. Vergrößerung der Kolbenoberfläche durch Verdrillen oder durch zusätzliche Ausbuchtungen an der Lampe. Eine chemische Methode, bei der der Lampe Amalgame zugesetzt werden, scheint, nach den jetzigen Erkenntnissen, der erfolgverspechendere Weg zu sein. Bei diesem als Amalgamtechnik bezeichneten Verfahren stellt sich bei gleicher Temperatur ein geringerer Dampfdrucks ein, so daß das Lichtstrommaximum erst bei höheren Temperaturen auftritt. Das wäre nichts Neues, aber durch eine Kombinationen mit mehreren Amalgamen und entsprechende konstruktive Anpassungen läßt sich, wie Abbildung 11 zeigt, auch der Temperaturverlauf verbreitern und damit Lampen herstellen, die universeller als bisher eingesetzt werden können.

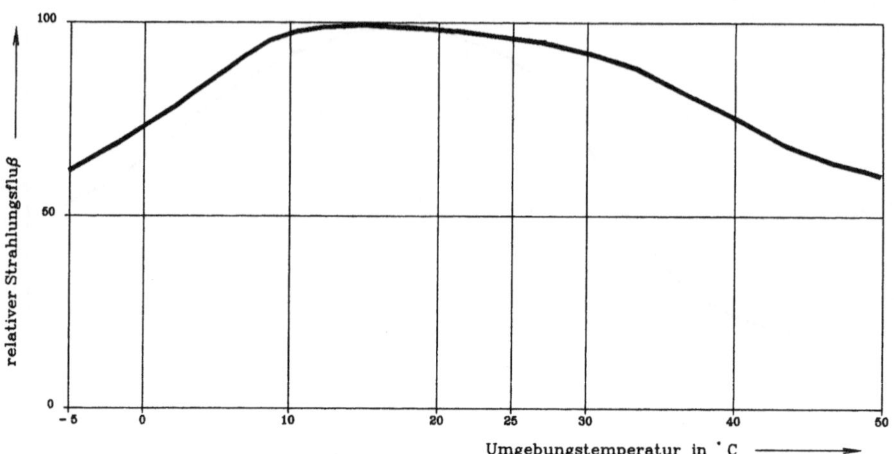

Abb. 11. Strahlungsemission von temperaturstabilisierten L-Lampen

Die technischen Eigenschaften von Leuchtstofflampen, speziell für den Einsatz im ultravioletten Bereich lassen sich wie folgt zusammenfassen:

- Leistungsstufen Kompaktlampen   7–18 W
- Leistungsstufen Röhren   40–100 W
- Lampenlängen Kompaktlampen   14–24 cm
- Lampenlängen Röhren   60–180 cm
- Versorgungsspannung   230 V
- Betrieb   an Drosseln und Startern oder an elektronischen Vorschaltgeräten. Alle Geräte müssen für den jeweiligen Lampentyp zugelassen sein.
- Markenbezeichnungen   Lichtfarben 78 und 79, EVERSUN SUPER TL/10, /12, TL/09 CLEO

5 Tageslicht

Licht und die benachbarten Spektralgebiete, Ultraviolett und Infrarot, sind die wichtigste Quelle für das Leben auf der Erde. Unbewußt oder bewußt sind wir ihrem Einfluß immer ausgesetzt, und ihre heilende Wirkung ist den Menschen seit altersher bekannt. Als Therapiemittel wurde es jedoch in der heutigen Zeit weitgehend zurückgedrängt, da dafür künstliche Strahlungsquellen zur Verfügung stehen, die jederzeit einsatzbereit sind und deren Intensitäten und Spektren an die jeweilige Behandlungsaufgabe angepaßt werden können.Dennoch wird das Tageslicht in die Aufstellung der medizinisch verwendeten UV-Strahlungsquellen miteinbezogen, vor allem, um einen Vergleich zwischen den Eigenschaften des Kunstlichts und der natürlichen Strahlung zu ermöglichen. Besonderes Augenmerk sollte auf die spektralen Veränderungen des Sonnenlichts innerhalb der tages- und jahreszeitlichen Zyklen gelegt werden.

5.1 Extraterrestrisches Spektrum der Sonne

Die gesamte optische Strahlung geht von der Photosphäre aus, das ist die äußerste, etwa 300 km dicke Schicht des Sonnenballs. In der darüberliegenden Chromosphäre mit den dort befindlichen Gasschleiern der Korona erfolgt eine selektive Abschwächung der Strahlung durch Absorption, während die Eigenstrahlung der Korona, obwohl 1 Mio. Grad heiß, wegen ihrer geringen optischen Dichte nur einen geringen Beitrag zum gesamten Emissionsspektrum der Sonne liefert.

Die Sonnenstrahlung verhält sich in ihrer spektralen Strahlungsverteilung nicht wie ein schwarzer Körper. Nur in Teilbereichen läßt sich bei Anwendung der Planck-Gesetze dem Verlauf eine Temperatur zuordnen. Im sichtbaren und im nahen Ultraviolett entspricht die Verteilung einer Schwarzkörperstrahlung von 5700 K. Im kurzwelligeren Teil nimmt dann aber die Intensität stärker, als nach dieser Temperatur zu erwarten ist, ab. Im Bereich des kurzwelligen UV-C entspricht dann der Verlauf der Spektralverteilungnur nur mehr einer Schwarzkörpertemperatur von 4700 K.

Obwohl für die Entstehung mancher Erscheinungsformen im Sonnenspektrum auch heute noch keine Erklärung gefunden wurde, kann meßtechnisch der spektrale Verlauf der extraterrestischen Sonnenstrahlung als gesichert angesehen werden. Damit können durch vergleichende Messungen der terrestrischen Strahlung trotz der jahreszeitlichen und der von der Sonne selbst verursachten Schwankungen auch geringe Veränderungen der atmosphärischen Einflüsse nachgewiesen werden.

5.2 Terrestrische Sonnenstrahlung

Die Veränderungen des Sonnenspektrums beim Durchdringen der Atmosphäre entstehen durch Streuung an Luftmolekülen und Schwebstoffen (Aerosolen) und durch Absorption in atmosphärischen Gasen und Dämpfen. Für den ultravioletten Bereich sind dabei die Absorption des Ozons im Wellenlängengebiets unterhalb 300 nm sowie eine starke spektrale Abhängigkeit des Streuverhaltens von Bedeutung. Letztere bewirkt, daß die kurzwelligen Anteile der direkten Sonnenstrahlung um so stärker abnehmen, je länger ihr Weg durch die Atmosphäre ist. Der gestreute Anteil dagegen, im Sichtbaren erkennbar als die blaue Himmelsstrahlung, erhöht sich bei tiefer stehender Sonne, da sie dann größere Luftmassen durchdringen muß.

Als Beispiel für die spektralen Einflüsse der Atmospäre im ultravioletten Bereich, verglichen mit der extraterrestischen Sonnenstrahlung, sind bei einem Sonnenstand von 45°, in Abbildung 12 die Globalstrahlung, d. i. die Summe von Sonnen- und Himmelslicht, sowie der darin enthaltene Anteil der direkten Sonnenstrahlung dargestellt. In den Tabellen 5 und 6 wird gezeigt, wie unterschiedlich sich einzelne Spektralbereiche bei den verschiedenen Sonnenständen verhalten und wie sich dabei die Verhältnisse zwischen direkter Sonnenstrahlung und indirekter Himmelsstrahlung verhalten.

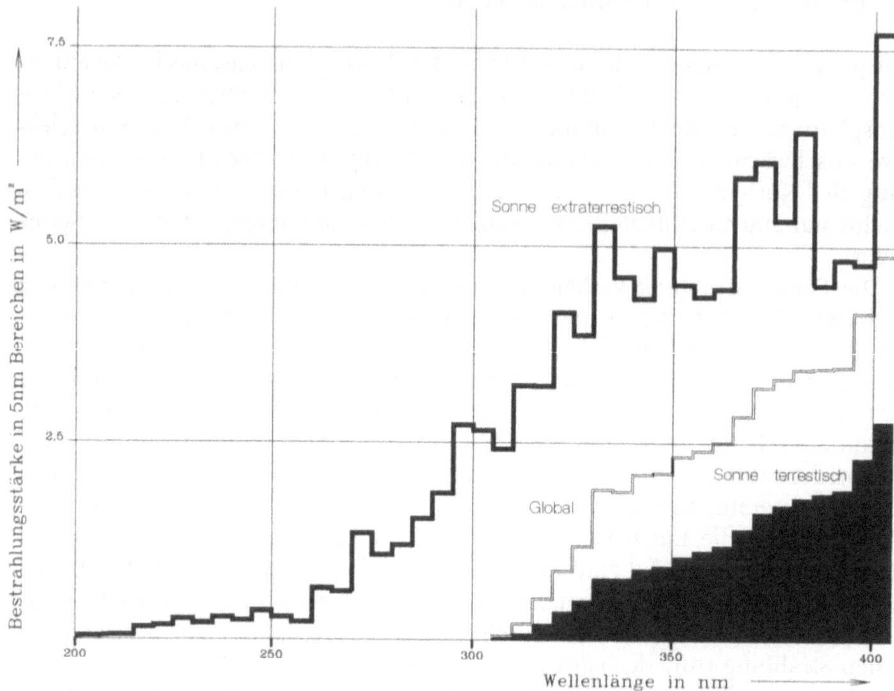

Abb. 12. Terrestrisches Spektrum der Globalstrahlung bei einem Sonnenstand von 45°

Tabelle 5. Beleuchtungs- und Bestrahlungsstärken durch die Globalstrahlung

Sonnenhöhe [°]	Beleuchtungsstärke E		Bestrahlungsstärke E_e				E_e erythembewertet	
			UV-B					UV-A
	Kilo-Lux [%]	W/m² [%]	W/m² [%]		W eryth/m²	[%]		[%]
90	120	*100*	2,48	*100*	43,7	*100*	0,41	*100*
60	105	87,5	1,84	74,2	36,3	83,1	0,28	68,3
45	80	66,7	1,18	47,5	28,0	62,1	0,175	42,7
30	55	45,3	0,54	21,7	17,7	40,5	0,070	17,1
15	25	20,8	0,10	4,6	7,7	17,6	0,017	4,1

Tabelle 6. Himmels- und direkte Sonnenstrahlung in Abhängigkeit vom Sonnenstand

| So. | UV-B | | | | UV-A | | | | Sichtbar | | | |
| | Gl. | Hi. | So. | So/Gl | Gl. | Hi. | So. | So/Gl | Gl. | Hi. | So. | So/Gl |
[°]	W/m^2	W/m^2	W/m^2	[%]	W/m^2	W/m^2	W/m^2	[%]	W/m^2	W/m^2	W/m^2	[%]
90	2,48	1,61	0,87	35	43,7	17,5	26,2	60	600	90	510	85
60	1,84	1,29	0,55	30	36,3	16,3	20,0	55	540	97	443	82
45	1,18	0,94	0,24	20	28,0	15,4	12,6	45	430	86	344	80
30	0,54	0,49	0,06	11	17,7	11,5	6,2	35	280	78	202	72
15	0,10	0,09	0,01	10	7,7	7,1	0,6	8	120	50	70	58

So. Sonnenstrahlung, *Gl.* Globalstrahllung, *Hi-* Himmelsstrahlung

6 Dosimetrie

Die Dosimetrie im Bereich der optischen Strahlung befaßt sich mit der Messung, Berechnung oder Überprüfung von Strahlungsmengen, mit denen bestimmte Wirkungen erzeugt werden sollen.. Eine Dosis, normgemäß auch Bestrahlung H genannt, ist, im Gegensatz zur Nuklarmedizin und der Chemie, in der sie sich auf ein Volumen bezieht, das Produkt einer Bestrahlungsstärke E (= Strahlungsfluß Φ auf einer Fläche) und der Bestrahlungszeit und besitzt daher die Einheit W/m$^2 \cdot$ s oder J/m^2

$$H = \Phi/F \cdot t \tag{14}$$

6.1 Wirkungsspektren

Jede Wirkung, die durch optische Strahlung erzeugt werden kann, hat, sieht man von einer absolut schwarzen Oberfläche ab, von der alle Strahlung absorbiert und in Wärme umgewandelt wird, spektrale Schwerpunkte mit einer hohen Effektivität und einen oder mehrere Bereiche, in denen – mit unterschiedlicher Empfindlichkeit – noch Wirkung nachgewiesen werden kann. Diese spektrale Abhängigkeit wird als spektrale Wirkungskurve oder als das Aktionsspektrum der betreffenden Reaktion bezeichnet.

Der Verlauf dieser Wirkungsfunktionen, die physikalischer, chemischer oder – wie zu unserem Thema passend – photobiologischer Natur sein können, finden sich in zahlreichen Veröffentlichungen. Einige davon wurden in den internationalen Empfehlungen der CIE oder in der deutschen Norm DIN 5031 Teil 10 aufgenommen (s. Abb.12). Einige wurden aber auch Bestandteile von gesetzesähnlichen Publikationen, wie z.B. im Bundesgesundheitsblatt, den amerikanischen FDA Reports oder in den Abhandlungen des Internationalen Elektrotechnischen Kommitees IEC. In den USA müssen bestimmte Bestrahlungsgeräte im Hinblick auf mögliche Gesundheitsgefährdung durch ultraviolette Strahlung bereits amtlich zugelassen sein, und es ist abzusehen, daß ähnliche Vorschriften auch in Europa zu erwarten sind.

Nicht zu verwechseln mit Wirkungskurven sind spektrale Absorptionsdiagramme, die oftmals als Nachweis der Effektivität herangezogen werden. Nach

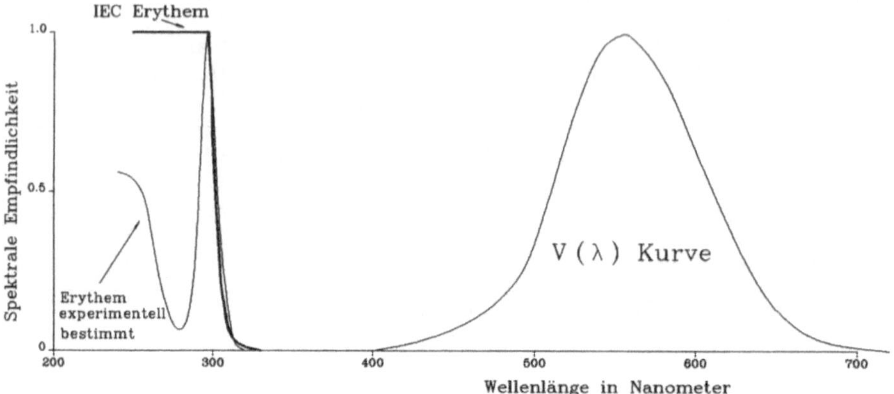

Abb. 13. Beispiele für spektrale Wirkungsfunktionen im UV und Sichtbaren. *1* Erythem experimentell bestimmt (Coblentz); *2* Erythem genormt (DIN 5031 Teil 10); *3* Hellempfindlichkeitsgrad des menschlichen Auges (DIN 5032)

dem Grothus-Draper-Gesetz kann nur absorbierte Strahlung eine Reaktion auslösen, doch ist der Umkehrschluß, daß jedes absorbierte Strahlungsquant auch einen Beitrag zu einer bestimmten Wirkung leistet, nicht zulässig. Wirkungskurven können nur durch aufwendige experimentelle Untersuchungen, niemals aber durch rein meßtechnische Verfahren bestimmt werden. Daher ist es auch erklärlich, daß durch Unterschiede in den individuellen Empfindlichkeiten sowie durch verschiedene Versuchsbedingungen in den spektralen Verläufen relativ große Streubreiten aufgetreten sind. Für verbindliche Aussagen über die Wirkungen optischer Strahlung sollte man sich daher immer nur auf genormte Aktionsspektren beziehen.

Wie Abbildung 13 am Beispiel einer experimentell bestimmten und der derzeit als Norm gültigen Eryhemkurve zeigt, werden photobiologische Wirkungen häufig nur in einem kleinen Wellenlängenbereich ausgelöst und haben demzufolge in ihrem Verlauf oftmals sehr steile Gradienten. Als Beispiel, daß photobiologische Wirkungen nicht nur im UV sondern auch im Sichtbaren auftreten können, wird die seit 1925 genormte Wirkungskurve der Hellempfindung des Auges gezeigt, auf der die gesamte Lichttechnik und damit auch alle Meßgeräte der Beleuchtungstechnik basieren.

6.2 Berechnung wirkungsbezogener Größen

Ausgangsgrößen zur Bestimmung wirkungsbezogener Größen sind die spektrale Strahlungsverteilung einer Bestrahlungsanlage und das Aktionsspektrum der zu untersuchenden Wirkung, normiert im Maximum auf den Wert 1. Aus diesen beiden Vorgaben wird ein sog. Faltintegral bestimmt, was in nicht infinitesimaler Schreibweise bedeutet, daß die Strahlungsintensität in kleinen Wellenlängenbereichen mit der spektral zugehörigen Empfindlichkeit multipliziert und diese Einzelwerte dann zu einer Gesamtgröße aufaddiert werden.

Tabelle 7. Bewertete Bestrahlungsstärken von photobiologischen Wirkungen

Wellen-länge [nm]	Bestrah-lungsst. [W/m²]	Erythem Exp. [W/m²]	Erythem Norm. [W/m²]	Dir.-Pigm. [W/m²]	Erythem Exp.	Erythem norm.	Dir.-Pigm.
255	3,90	0,55	1	0	2,15	3,9	0
265	1,80	0,25	1	0	0,45	1,8	0
280	0,77	0,06	1	0	0,05	0,77	0
289	0,44	0,25	1	0	0,11	0,44	0
297	1,15	1	1	0,005	1,1	1,15	0,006
302	2,15	0,55	0,42	0,05	1,18	0,90	0,11
313	5,05	0,03	0,04	0,5	0,15	0,20	2,53
334	0,55	0,001	0,002	0,98	0	0,001	0,54
365	7,53	0	0,0004	0,87	0	0	6,55
405	3,60	0	0	0,20	0	0	0,72
435	5,45	0	0	0,01	0	0	0,05
Gesamt	32,39	5,24	9,16	10,51			

Erythem exp. Experimentell bestimmte Kurve nach Coblentz, *Erythem norm.* genormte Erythemfunktion nach IEC 335, *Dir.-Pigm.* Wirkungskurve der Sofortpigmentierung nach Hentschke

An einem Zahlenbeispiel wird in Tabelle 7 der Rechenvorgang erläutert, wobei, um die Zahlenmenge in Grenzen zu halten, als Strahlungsquelle nur die Hauptlinien des Spektrums einer Quecksilberlampe ausgewählt wurden. In der Praxis dagegen, besonders bei kontinuierlichen oder gemischten Spektren, können für ein aussagekräftiges Ergebnis mehrere hundert Einzelprozeduren erforderlich sein; früher ein aufwendiger Vorgang, heute im Zeitalter der elektronischen Datenverarbeitung ein automatischer Ablauf. Die bewerteten Strahlungsgrößen der wichtigsten photobiologischen Wirkungen liegen deshalb von allen Strahlern vor und können, sofern sie nicht bereits in die Produktbeschreibungen mitaufgenommen wurden, bei den Herstellern angefordert werden.

Dem Betreiber von UV-Bestrahlungsanlagen sind die auf der Objektfläche auftretenden absoluten Werte der spektralen Bestrahlungsstärkeverteilung meist nicht bekannt, und im Normalfall hat er auch nicht die Möglichkeit, diese aufwendigen Messungen selbst durchzuführen. Da diese Werte aber Voraussetzung für die Bestimmung wirkungsbezogener Größen sind, empfiehlt sich folgendes Hilfsverfahren, um durch einfache eigene Messungen die jeweiligen Strahlungswerte zu bestimmen. Dafür muß, wenn nicht mitgeliefert, vom Hersteller eine gerätespezifische spektrale Verteilung des ultravioletten und des sichtbaren Bereiches angefordert werden, deren Ordinatenwerte so normiert sind, daß die lichttechnische Auswertung eine Beleuchtungsstärke von 1000 Lux ergibt. Noch besser ist es, weil damit eigene Rechenarbeit erspart wird, wenn direkt die gewünschte wirkungsbezogene Größe, ebenfalls bezogen auf 1000 Lux, mitgeteilt wird. Im 1. Fall muß die Ordinate mit mW/m²/1000 lx bezeichnet sein, und im 2. Fall muß es heißen: wirksame Größe/1000 lx.

Als Meßgerät dient ein handelsüblicher Beleuchtungsstärkemesser, mit dem an der Stelle, die bestrahlt werden soll, die Beleuchtungsstärke bestimmt wird.

Dann wird die gemessenen Beleuchtungsstärke durch 1000 Lux geteilt und die Aus-
gangswerte mit diesem Quotienten multipliziert. Also bei gemessenen 500 Lux sind
die Werte zu halbieren, bei 4000 Lux sind 4 fach höhere Werte einzusetzen.

Dieses Verfahren hat den Vorteil einer laufenden Kontrolle, bei dem auch der
Strahlungsabfall durch Alterung und Verschmutzung erfaßt wird und ggf. korrigiert werden kann. Nachteilig auf die Meßgenauigkeit, da immer nur auf das
Sichtbare bezogen wird, wirken sich unterschiedliche Änderungen im Sichtbaren und im UV aus. Erfahrungsgemäß können dadurch Fehler bis zu höchstens
15 % auftreten, was in den allermeisten Fällen vernachlässigbar sein dürfte.

6.3 Bestimmung einer Dosis

Die physikalische Schreibweise,

$$\text{Dosis} = \text{Bestrahlungsstärke} \cdot \text{Bestrahlungszeit}$$

enthält keine Angaben über die zulässigen Größenwerte der Einzelfaktoren.
Beide können zur Erzeugung einer bestimmten Dosis beliebig groß oder klein
gewählt werden, wenn nur der andere Part so geändert wird , daß sich das gleiche Endprodukt ergibt. Eine Dosis mit 1000 Einheiten kann danach sowohl mit
einer Bestrahlungsstärke 1000 in der Zeit 1 als auch mit der Bestrahlungsstärke
1 in der Zeit 1000 erzeugt werden.Soll jedoch die Dosis als ein Maß betrachtet
werden, deren Größe sich linear und proportional so verhalten soll wie die
Reaktionsstärke einer Wirkung, kann dieses Rechenverfahren nur in den Bereichen angewendet werden, in denen die nachfolgend aufgeführten Bedingungen
erfüllt werden.
- Das Gesetz von Bunsen-Roscoe muß gültig sein.
  Dieses Gesetz besagt, daß es gleichgültig sein muß, ob ein und dieselbe Dosis
  einmal mit einer hohen Bestrahlungsstärke während kurzer Zeit oder mit
  einer kleinen Bestrahlungsstärke während langer Zeit erzeugt wird.
- Additivität der Wirkung.
  Bei einer integralen Bestrahlung sind Strahlungen verschiedener Wellenlängen an der Erzeugung der Wirkung beteiligt. Es muß sichergestellt sein, daß
  alle Spektralbereiche Wirkungen erzeugen, die miteinander zur Deckung
  gebracht werden können und daß sich diese Einzelwirkungen, entsprechend
  ihrer Intensität linear zur Gesamtwirkung addieren lassen.
- Proportionalität der Strahlungswirkung.
  Die Einzelwirkung eines Spektralbereiches darf sich von einem anderen nur
  durch einen Proportionalitätsfaktor unterscheiden. Im Falle einer bewerteten
  Strahlung, wird dieser Faktor durch den Wert der Wirkungskurve bei der
  betreffenden Wellenlänge vorgegeben. Demzufolge muß die Strahlung einer
  beliebigen Wellenlänge einer Intensität 1 und einem spektralen Bewertungsgrad von 1 die gleiche Wirkung erzeugen wie die Strahlung einer anderen
  Wellenlänge mit der Intensität 5 und einem spektralen Bewertungsgrad 0,2.

Beim ersten Betrachten scheinen alle drei Forderungen banal zu sein. Betrachtet
man jedoch, besonders bei photobiologischen Prozessen, die oftmals kompli-

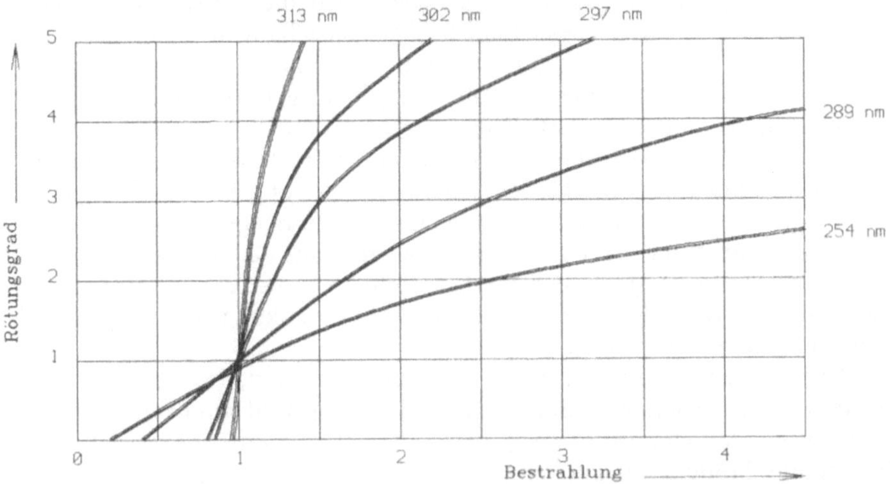

Abb. 14. Rötungsgradation bei Bestrahlung mit verschiedenen Wellenlängen

zierten Vorgänge, die einer Reaktion zugrunde liegen, ist es sogar erstaunlich, daß mit diesem Berechnungsverfahren überhaupt verwertbare Ergebnisse erhalten werden. So ist z. B. beim UV-Erythem bekannt, daß unterhalb eines bestimmten Bestrahlungsstärkeniveaus auch mit beliebig langen Bestrahlungszeiten keine Hautrötung zu erzielen ist, da die Reaktionsprodukte schneller zurückgebildet als erzeugt werden. Beim Erythem wird diese Grenze unterschritten, wenn mehr als 1 h bis zum Erreichen der Anfangsreaktion bestrahlt werden muß.

Haußer u. Vahle hatte bereits 1934 festgestellt, daß die Steilheit der Hautrötungskurve stark wellenlängenabhängig ist (Abb. 14) Danach wird die Gradation um so flacher, je kurzwelliger die Strahlung ist. Dies hat zur Folge, daß für die Erhöhung von Rötungsstufe 1 auf 2 mit der Wellenlänge 250 nm nochmals 1,5 Dosen zusätzlich verabreicht werden müssen, während dafür mit Strahlung der Wellenlänge 300 nm nur 10 % der Dosis erforderlich sind, mit der die Stufe 1 erreicht wurde.Sensibilisatoren im Blut, hervorgerufen durch Nahrungsmittel oder Medikamente, können die Wirksamkeit bestimmter Wellenlängen erhöhen, teilweise sogar das gesamte Wirkungsspektrum verbreitern. Ein bekanntes Beispiel hierfür sind die Furocoumarine oder Psoralene.

6.3.1 Schwellendosis

Der Begriff Schwellendosis wird verwendet bei Wirkungen, die eine Mindestbestrahlung bis zum ersten Auftreten einer, bei Hautuntersuchungen meist visuell bestimmten Reaktion erfordern. In der Medizin sind das vor allem das UV-Erythem, die verschiedenen Arten der Hautpigmentierung sowie die Konjunktivitis und die Keratitis des Auges. Treten die Reaktionen auf die Bestrahlung erst mit einer Zeitverzögerung in Erscheinung, spielt auch die Zeitspanne zwischen Bestrahlung und Beurteilung eine Rolle bei der Feststellung der Schwellendosis.

Obwohl die Versuchsbedingungen und das Auswerteverfahren für die Bestimmung der Schwellenwerte heute weitgehend genormt oder zumindest vereinbart sind, muß doch festgehalten werden, daß bei allen photobiologischen Prozessen eine Vorausberechnung der durch die Bestrahlung hervorgerufene Wirkung mit einer Unsicherheit behaftet ist, die rund eine Größenordnung höher liegt als die Unsicherheit der physikalischen Rechengrundlagen. Auch bei sorgfältigen Durchführungen muß bei der Bestimmung der Schwellendosen mit einer Meß-und Reproduzierunsicherheit von 20 % gerechnet werden, was jedoch in Anbetracht der großen individuellen Schwankungen auch als ausreichend genau anzunehmen ist.

Teilweise findet man in der Literatur Angaben in der Art, daß bis zum Auftreten eines mittleren Sonnenbrandes eine bestimmte Anzahl von Erythemschwellendosen erforderlich wäre. Gemeint ist damit, daß das für diesen speziellen Fall eingestrahlte Produkt aus Bestrahlungsstärke und Zeit das angegebene Vielfache der Erythemschwellendosis sei. Da aber für unterschiedliche Wellenlängen auch unterschiedliche Gradationskurvenverläufe vorliegen (Abb. 13), ist es nicht mehr möglich, die für die eingetretene Wirkung erforderliche Dosis in dieser einfachen Weise als Vielfaches der Erythemschwellendosis zu beschreiben. Die Proportionalität der Strahlungswirkung müßte für jede einzelne Wellenlänge erst bewertet werden. Eine Änderung der Bestrahlungsstärke kann damit in diesem speziellen Fall zur Erreichung eines mittleren Sonnenbrandes nicht durch eine rechnerische Anpassung der Bestrahlungszeit nach dem Gesetz von Bunsen-Roscoe kompensiert werden. Korrekt ist in diesen Fällen die Formulierung: Bei einer erythemwirksamen Bestrahlungsstärke von Watt/m^2 und einer Bestrahlungszeit von y Sekunden ist z Stunden nach Bestrahlungsende ein mittlerer Sonnenbrand beobachtet worden. Derartige Aussagen machen aber nur dann einen Sinn, wenn es sich um ein häufig auftretendes Bestrahlungsstärkeniveau, z. B. wie unter der Mittagssonne, handelt, was dann aber anzugeben ist.

Fehlen für die Beurteilung eines beobachteten Sonnenbrandes jedoch derartige Angaben über den eingestrahlten Strahlenbereich, so können Daten über die Bestrahlungszeit, die für die eingetretene Hautreaktion erforderlich war, nur experimentell erarbeitet werden. Die Voraussetzungen für die Anwendung der Formel zur Bestimmung der Bestrahlung H sind dann für die Hautreaktionen, die über die Erythemschwellenreaktion hinausgehen, nicht mehr gegeben.

Literatur

1. Bartels J (1960) Geophysik. Fischer, Frankfurt
2. Endres L (1989) Strahler. In: Erb W (Hrsg) Leitfaden der Spektroradiometrie. Springer, Berlin Heidelberg New York Tokyo
3. Gerlach W (1960) Physik. Fischer, Frankfurt
4. Lompe A (1969) Technisch-wissenschaftliche Abhandlungen der Osram-Gesellschaft, Bd 10. Springer, Berlin Heidelberg New York Tokyo
5. Meyer AEH, Seitz EO (1949) Ultraviolette Strahlen. de Gruyter, Berlin
6. Schulze R (1970) Strahlenklima der Erde. Steinkopf, Darmstadt
7. (1987) Taschenbuch der Lampentechnik. Osram, Berlin München
8. Westphal WH (1990) Physik. Springer, Berlin Heidelberg New York Tokyo
9. (1993) Technische Information – Grundlagen der optischen Strahlung. Philips Licht, Hamburg
10. (1996) Lichtprogramm '96/97 Osram, München

Wirkmechanismen der Photo- und Photochemotherapie

Jean Krutmann

Inhalt

1 Einleitung

Sowohl die UVB-Phototherapie als auch die systemische Photochemotherapie mit oraler Gabe von Psoralenen und nachfolgender UVA-Bestrahlung (Psoralen + UVA = PUVA) eignen sich zur effektiven Behandlung der Psoriasis, d. h. einer entzündlichen Hauterkrankung, für die eine Hyperproliferation epidermaler Keratinozyten charakteristisch ist [33, 39, 40]. Daher wurde zunächst davon ausgegangen, daß die therapeutische Effektivität beider Verfahren auf ihrer Fähigkeit beruht, antiproliferativ zu wirken. Für beide Therapieformen kam es jedoch in der Folgezeit zu einer umfassenden Erweiterung des Indikationsspektrums, das heute Hauterkrankungen umfaßt, bei denen hyperproliferative Prozesse von keiner oder untergeordneter, immunologische Veränderungen jedoch von herausragender Bedeutung sind [53]. Es wurde daher bereits in den siebziger Jahren spekuliert, daß die therapeutische Effektivität der Photo- und Photochemotherapie wesentlich auf der Fähigkeit ultravioletter Strahlung beruht, das Immunsystem Haut zu beeinflussen [21]. Eine Vielzahl der mittlerweile nachgewiesenen immunmodulatorischen Effekte lassen sich zugleich bei UVB,- UVA- und PUVA-Therapie beobachten, obwohl diese Therapieprinzipien auf unterschiedlichen photobiologischen Mechanismen beruhen. Das vorliegende Kapitel orientiert sich daher nicht an einzelnen Therapieformen; vielmehr werden allgemein gültige, mit einer Photo- oder Photochemotherapie einhergehende Wirkprinzipien vorgestellt. Neben Erkenntnissen zu antiproliferativen und immunmodulatorischen Wirkungen werden auch aktuelle Studien einbezogen, die zeigen, daß photo- und photochemotherapeutische Verfahren in für Dermatosen pathogenetisch relevanten Zellen Apoptose induzieren können. Von entscheidender Bedeutung bei der Beurteilung der therapeutischen Relevanz dieser Mechanismen ist jedoch, daß in Abhängigkeit von den physikalischen Eigenschaften der jeweiligen Bestrahlungsart therapeutische Effekte entweder überwiegend in der Epidermis manifest werden oder aber auch die Dermis mitbetreffen können [6]. So entfaltet die UVB-Phototherapie direkte Wirkungen vor allem auf Keratinozyten und Langerhans-Zellen, während bei der UVA-, der UVA1-(insbesondere der hochdosierten UVA1-) und der PUVA-Therapie neben Fibroblasten, dermalen dendritischen Zellen und Endothelzellen auch die Haut infiltrierende Entzündungszellen (z.B. T-Zellen, Mastzellen, Granulozyten) direkt beeinflußt werden können (Abb. 1).

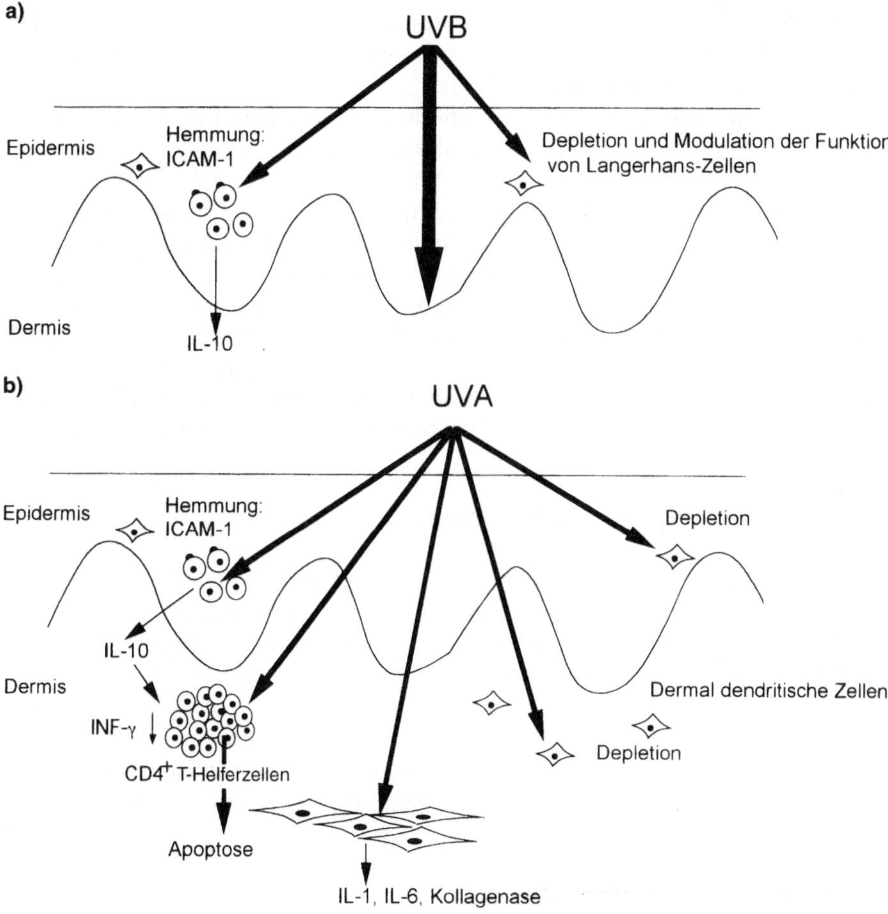

Abb. 1. Schematische Darstellung der einer UVB- (**a**) oder UVA-(**b**) Phototherapie zugrundeliegenden Wirkprinzipien. *ICAM-1* interzellulares Adhäsionsmolekül-1; *IFN-p* Interferon-γ; *IL-10* Interleukin-10

2 Antiproliferative Effekte

Schädigungen der zellulären DNA, die zu einer transienten Hemmung der Zellproliferation führen, können sowohl nach UVB-Bestrahlung als auch nach PUVA beobachtet werden [4, 5, 39]. Es wurde daher lange Zeit vermutet, daß antiproliferative Effekte für beide Therapieformen wichtig sind. Hierzu ist kritisch anzumerken, daß es nach UVB-Bestrahlung menschlicher Haut zwar zu einer vorübergehenden Hemmung der DNA-, RNA- und Proteinsynthese kommt, sich hieran jedoch eine überschießende Synthese und schließlich eine Proliferation der Zellen anschließt, deren morphologisches Korrelat die sog. Lichtschwiele ist [5, 39]. In diesem Zusammenhang wurde vermutet, daß psoriatische Keratinozyten, die metabolisch hyperaktiv sind und sich durch eine gesteigerte Replikationsrate auszeichnen, im Vergleich zu normalen Keratinozyten sensitiver gegenüber UVB-induzierten antiproliferativen Effekten sind. Eine selektive Hemmung hyperproliferierender Keratinozyten durch UVB-Strahlung konnte jedoch niemals nachgewiesen werden. Antiproliferative Effekte bei der UVB-Therapie entzündlicher Hauterkrankungen inklusive der Psoriasis sind daher nach wie vor hypothetischer Natur.

Dies steht im Gegensatz zur PUVA-Therapie. Durch eine PUVA-Behandlung kommt es in der zellulären DNA zur Ausbildung von Monoaddukten und bivalenten Interstrangphotoaddukten [4, 8]. Beide Reaktionsprodukte scheinen zur antiproliferativen Wirkung der PUVA-Therapie beizutragen [41, 48]. Die PUVA-induzierte Hemmung der Zellproliferation ist proportional zur Zahl der PUVA-induzierten Photoaddukte [8]. Signifikante antiproliferative Effekte werden schon bei einer Zahl von 2–4 Photoaddukten pro $1 \cdot 10^6$ Basenpaaren beobachtet. Dies entspricht einer Behandlung menschlicher Zellen mit 1 ng/ml 8-MOP und einer Bestrahlung mit 100 J/cm^2 UVA oder aber 100 ng/ml 8-MOP und einer Bestrahlung mit 1 J/cm^2 UVA. Mit steigender Zahl an Photoaddukten kommt es schließlich zur Ausbildung zytotoxischer bzw. apoptotischer Prozesse [32].

3 Immunmodulatorische Mechanismen

Immunmodulatorische Effekte sind für UVB- und UVA-Bestrahlung sowie für PUVA-Behandlungen nachgewiesen worden. Eine ausführliche Darstellung dieser Effekte im Rahmen des vorliegenden Kapitels ist aus Platzgründen nicht möglich. Der interessierte Leser sei daher auf die neuere photoimmunologische Literatur verwiesen [53]. Photoimmunologische Wirkprinzipien können auf der Modulation der Produktion und Freisetzung löslicher, immunmodulatorischer Mediatoren oder einer Beeinflussung der Expression von Adhäsionsmolekülen und anderen Oberflächenmolekülen (z. B. Zytokinrezeptoren) beruhen.

3.1 Beeinflussung löslicher Mediatoren

Die therapeutische Effektivität photo- oder photochemotherapeutischer Verfahren kann die Folge der Induktion von Mediatoren mit antientzündlicher und/

oder immunsuppressiver Wirkung und/oder der Hemmung der Produktion proentzündlicher Faktoren sein. Darüber hinaus weisen neuere Untersuchungen darauf hin, daß die nach einer UVA-Phototherapie zu beobachtenden therapeutischen Effekte bei Patienten mit zirkumskripter Sklerodermie durch die Induktion von Zytokinen bedingt sein könnten, die wiederum die Expression von Genen beeinflussen können, die für den Kollagenstoffwechsel wichtig sind. Die Beeinflußbarkeit der Produktion löslicher Mediatoren ist intensiv für UVB- und, in zunehmendem Maße auch für UVA- und insbesondere für UVA 1-Strahlung untersucht worden. Im Gegensatz dazu ist bisher nur wenig über die Wirkungen einer PUVA-Therapie auf die Freisetzung von Zytokinen, Neuropeptiden und Prostanoiden bekannt.

3.1.1 Induktion antientzündlicher/immunsuppressiver Faktoren

Epidermale Keratinozyten, aber auch Langerhans-Zellen, dermale Fibroblasten und Endothelzellen sowie die Haut infiltrierende Mastzellen und T-Zellen sind in der Lage, eine Vielzahl unterschiedlicher Mediatoren mit pro-, aber auch antientzündlichen Aktivitäten zu produzieren und freizusetzen. Aufgrund ihrer physikalischen Eigenschaften ist UVB-Strahlung nicht oder kaum in der Lage, dermale Zellen direkt zu beeinflussen [4]. Untersuchungen zur Beeinflußbarkeit der Mediatorproduktion durch UVB-Strahlung haben sich daher vor allem auf Keratinozyten konzentriert. Basierend auf diesen Untersuchungen wissen wir heute, daß UVB-Strahlung in der Lage ist, die Produktion zahlreicher Zytokine, aber auch von Neuropeptiden und Prostaglandinen zu induzieren [31, 52].

Zu den UVB- und UVA-induzierbaren Zytokinen zählen Interleukin-(IL-)1 und IL-6, die vor allem proinflammatorische Wirkungen haben und für einen Teil der beim Sonnenbrand auftretenden lokalen und systemischen Beschwerden verantwortlich sind [31]. Phototherapeutisch bedeutsam ist aber vor allem die Induktion antientzündlich bzw. immunsuppressiv wirksamer Zytokine. Eine herausragende Stellung nimmt hier das IL-10 ein, das in der Lage ist, die Interferon-γ-Produktion in T-Helfer-1-(Th$_1$-)Zellen zu supprimieren und die Funktion antigenpräsentierender Zellen (Langerhans-Zellen, Makrophagen) zu hemmen. In-vitro-Untersuchungen haben gezeigt, daß sowohl eine UVB- als auch eine UVA 1-Bestrahlung zu einer vermehrten Expression IL-10-spezifischer mRNA und anschließender gesteigerter IL-10-Proteinsekretion in kultivierten, humanen Keratinozyten führt [16, 17]. Dieser Mechanismus könnte zumindest teilweise die Beobachtung erklären, daß es nach einer erfolgreichen Phototherapie des atopischen Ekzems, z.B. mittels hochdosierter UVA 1- oder UVA/UVB-Therapie, zu einer signifikanten Reduktion der vor der Therapie gesteigerten Expression von IFN-γ im Ekzem kommt [15]. In der Tat wurde auch in vivo nach UVB-Bestrahlung eine deutlich gesteigerte IL-10-Expression in epidermalen Keratinozyten beobachtet [17].

In neueren Untersuchungen konnte gezeigt werden, daß humane Keratinozyten Proopiomelanokortin-(POMC-)Peptide produzieren [43]. Eine Bestrahlung kultivierter humaner Keratinozyten mit UVB oder UVA 1 [Krutmann J, Luger TA, unveröff. Beobachtung] führt zu einer Zunahme der Expression POMC-spe-

zifischer mRNA und einer vermehrten Synthese von POMC-Peptiden wie z. B.
α-Melanozyten stimulierendem Hormon (MSH). α-MSH weist eine Reihe
antientzündlicher (z. B. Hemmmung IL-1- oder TNFα-vermittelter Effekte) und
immunsuppressiver (z. B. Hemmung der Induktion einer zellvermittelten
Immunantwort gegen Kontaktallergene) Eigenschaften auf und stellt somit
einen „immunsuppressiv" wirkenden löslichen Mediator dar, der nach UV-
Bestrahlung in der menschlichen Haut vermehrt gebildet wird [31].

3.1.2 Hemmung proentzündlicher Mediatoren

Im Gegensatz zur UVB-Strahlung kommt es bei einer UVA-, und zwar insbesondere bei einer UVA 1-Bestrahlung der menschlichen Haut auch zu einer Beeinflussung der Zytokinproduktion dermal gelegener Zellen (Abb. 1). Als Beispiel
sei die Hemmung der IFN-γ-Produktion in humanen T-Helferzellen durch
direkte UVA 1-Wirkung genannt, die wiederum für die therapeutische Effektivität der hochdosierten UVA 1-Therapie des atopischen Ekzems relevant sein
könnte [34].

Auch die nach einer UVB-Bestrahlung menschlicher Keratinozyten gesteigerte Synthese von Prostaglandinen, insbeondere dem Prostaglandin (PG) E_2,
hat nicht nur proinflammatorische Wirkungen, z. B. im Rahmen der Sonnenbrandreaktion, sondern vermutlich auch immunsuppressive und damit phototherapeutisch relevante Konsequenzen [14]. So hemmt beispielsweise PGE_2 die
Expression kostimulatorischer Moleküle auf der Oberfläche humaner antigenpräsentierender Zellen, und dieser Effekt führt vermutlich zu einer Beeinflussung der Aktivierung von T-Lymphoyzten (insbesondere von Th_1-Zellen) [18].
PGE_2 kann aber auch direkt auf Th_1-Zellen einwirken und die Produktion von
IFN-γ inhibieren.

3.1.3 Mediatorinduktion und Bindegewebserkrankungen

In-vitro-Studien haben gezeigt, daß UVA 1-Strahlung die mRNA- und Proteinexpression für die Zytokine IL-1 und IL-6 in dermalen Fibroblasten induzieren
kann [54]. Diese Zytokine können zumindest in vitro im Sinne einer autokrinen
Regelschleife die Kollagenase-I-Expression in Fibroblasten induzieren. Ein derartiger, zytokinvermittelter, UVA 1-induzierbarer Mechanismus könnte an der
bei einer hochdosierten UVA 1-Therapie der zirkumskripten Sklerodermie zu
beobachtenden Induktion der Kollagenase-I-Expression in den sklerotischen
Plaques beteiligt sein [47].

3.2 Beeinflussung von Oberflächenrezeptoren

Zahlreiche Untersuchungen belegen, dab es nach UVB-, UVA- oder PUVA-
Bestrahlung zu einer Beeinflussung der Expression von Oberflächenmolekülen
kommen kann. Hierzu gehören Adhäsionsmoleküle, Zytokin- und Wachstumsfaktorrezeptoren.

3.2.1 Modulation der Adhäsionsmolekülexpression

Ein Charakteristikum entzündlicher, UV-responsiver Dermatosen wie z.B. der Psoriasis vulgaris, der atopischen Dermatitis oder dem kutanen T-Zellymphom ist eine gesteigerte Expression des interzellularen Adhäsionsmolekül-1 (ICAM-1) auf der Oberfläche epidermaler Keratinozyten [26]. Das ICAM-1-Molekül dient als Gegenrezeptor für das auf Leukozyten exprimierte LFA-1 Molekül, und LFA1-/ICAM-1 vermittelte Zelladhäsion ist von zentraler Bedeutung für die Ausbildung und Aufrechterhaltung eines entzündlichen Infiltrates in der menschlichen Haut. In gesunder Haut exprimieren Keratinozyten keine oder nur sehr wenige ICAM-1-Moleküle auf ihrer Oberfläche. In entzündlicher Haut kommt es jedoch durch Stimulation der Keratinozyten mit proinflammatorischen Zytokinen wie z.B. IFN-γ, TNF-α oder TNF-β zu einer Induktion der Expression ICAM-1-spezifischer mRNA und der ICAM-1-Proteinexpression [26]. In 2 unabhängigen Studien konnte gezeigt werden, daß die zytokininduzierte ICAM-1-Expression durch eine Bestrahlung der Keratinozyten mit sublethalen Dosen von UVB-, aber auch UVA1-Strahlung gehemmt werden konnte [23, 38]. Analoge Befunde konnten auch in vivo erhoben werden. So ließ sich die durch intrakutane IFN-γ-Injektion induzierte Keratinozyten-ICAM-1-Expression in menschlicher Haut durch eine vorhergehende Bestrahlung mit therapeutisch relevanten UVB-Dosen auf der mRNA- und Proteinebene hemmen [42, 46]. Sowohl in vitro als auch in vivo konnte nur dann eine Hemmung der ICAM-1-Expression beobachtet werden, wenn die Bestrahlung vor Zytokinstimulation durchgeführt wurde. Zudem zeigte sich, daß die UVB-induzierte Hemmung der ICAM-1-Induzierbarkeit in diesen Zellen von transienter Natur war, da 24 h nach einer UVB-Bestrahlung die Keratinozyten ICAM-1-Expression sowohl in kultivierten Keratinozyten [20] als auch in UVB-bestrahlter Haut heraufreguliert werden konnte [25, 46]. Da eine erneut durchgeführte UVB-Bestrahlung mit einer Reinduktion der Hemmung der ICAM-1-Induzierbarkeit einherging, weisen diese Beobachtungen darauf hin, daß zur Erzielung eines optimalen antientzündlichen Effektes repetitive UVB-Bestrahlungen erforderlich sind. Die diesem antiendzündlichen Effekt zugrundeliegenden genregulatorischen Mechanismen sind z.Z. noch weitestgehend unbekannt. Da die Hemmung der zytokininduzierten ICAM-1-Expression jedoch nicht von der Art des zur Stimulation verwendeten Zytokins abhängt [20], handelt es sich vermutlich nicht um die Modulation der durch ein spezifisches Zytokin hervorgerufenen Signaltransduktionskette, sondern sehr wahrscheinlich um einen universell die transkriptionelle Regulation induzierbarer Gene betreffenden Mechanismus. So konnte gezeigt werden, daß auch andere zytokininduzierbare Gene (z.B. MHC KLasse II, IL-7 etc.) in ihrer Expression durch UVB-Strahlung gehemmt werden [2, 20].

Auch eine erfolgreiche PUVA-Therapie der Psoriais vulgaris geht mit einer Reduktion der ICAM-1-Expression in läsionaler Haut einher [30]. Trotzdem konnte bislang nicht überzeugend gezeigt werden, daß PUVA, ähnlich wie UVB oder UVA1, in der Lage ist, direkt die induzierbare oder konstitutive ICAM-1-Expression in Keratinozyten zu beeinflussen. Es ist daher anzunehmen, daß die o.g. In-vivo-Beobachtungen auf indirekten, PUVA-induzierten Mechanismen beruhen. So könnte es durch eine PUVA-induzierte Reduktion des entzündlichen Infiltrates und einer damit einhergehenden Verminderung der Expression ICAM-1-induzierender Zytokine zu einer allmählichen Reduktion der Keratinozyten-ICAM-1-Expression kommen.

Neben Keratinozyten kann UVB auch auf antigenpräsentierenden Zellen, z. B. Monozyten oder epidermalen Langerhans-Zellen, die Adhäsionsmolekülexpression reduzieren [24, 49]. Neben dem ICAM-1-Molekül scheinen hier vor allem Moleküle der B7-Familie betroffen zu sein [42, 50]. Diese Effekte sind von funktioneller Bedeutung, da das nach UVB-Bestrahlung zu beobachtende, veränderte kostimulatorische Repertoire von antigenpräsentierenden Zellen vermutlich für die Induktion anerger Th_1-Zellen und die präferentielle Aktivierung von Th_2-Zellen verantwortlich zu sein scheint [44].

3.2.2 Zytokin- und Wachstumsfaktorrezeptoren als Zielmoleküle

Ein Schlüsselzytokin für die Auslösung entzündlicher Reaktionen in der Haut ist das von Keratinozyten produzierte IL-1α. Daher hat die Regulation der IL-1-Rezeptorexpression auf der Keratinozytenoberfläche unmittelbare Bedeutung für den Verlauf kutaner entzündlicher Prozesse. Menschliche Keratinozyten exprimieren 2 unterschiedliche Rezeptormoleküle für IL-1α: den IL-1-Rezeptor Typ I (IL-1 R I) und den IL-1-Rezeptor Typ II (IL-1 R II). Diese Rezeptormoleküle unterscheiden sich grundlegend hinsichtlich ihrer Funktionen. Der IL-1 R I dient als signaltransduzierender Rezeptor, wohingegen der IL-1 R II keine IL-1 induzierten Signale vermittelt, aber aufgrund seiner Fähigkeit, IL-1 zu binden, als sog. „Decoy-Rezeptor" fungiert, dessen Aufgabe es ist, IL-1-Bioaktivität zu begrenzen oder zu supprimieren. Es ist daher von unmittelbarem phototherapeutischem Interesse, daß UVB-Strahlung die Expression des IL-1 R I und des IL-1 R II unterschiedlich beeinflußt [19]. So kommt es nach einer UVB-Bestrahlung kultivierter humaner Keratinozyten zu einer rasch einsetzenden und ausgeprägten Aufregulation der Expression des IL-1 R II, während zur selben Zeit die Expression des IL-1 R I vermindert wird (später jedoch wieder ansteigt). Es wurde daher vorgeschlagen, daß UVB-Strahlung das Überschießen IL-1 vermittelter Entzündungsreaktionen durch 2 unterschiedliche, komplementär wirkende Mechanismen verhindert:
– durch eine Steigerung der Expression des Decoy-Rezeptors IL-1 R II und
– durch eine verminderte Expression des signaltransduzierenden Rezeptors IL-1 R I.

Die nach Bestrahlung zu beobachtende verminderte Expression des signaltransduzierenden Rezeptors ist nicht für den IL-1 R I spezifisch, sondern konnte zuvor beispielsweise auch für den 55-kd TNF-Rezeptor beobachtet werden [51]. So kommt es in den ersten Stunden nach einer Bestrahlung kultivierter humaner Keratinozyten mit sublethalen UVB-Dosen zu einer Verminderung der 55-kd-TNF-Rezeptor-mRNA- und Proteinexpression, an die sich eine schrittweise Reexpression und schließlich eine Überexpression dieses Moleküls anschließt. Funktionelle Untersuchungen haben zudem gezeigt, dab zum Zeitpunkt der verminderten 55-kd-TNF-Rezeptorexpression die TNF-α-Stimulierbarkeit menschlicher Keratinozyten reduziert ist. Im Gegensatz zur Oberflächenexpression führt UVB Bestrahlung nicht zu einer Beeinflussung der Produktion löslicher TNF-Rezeptormoleküle. In ähnlicher Weise wird auch die Produktion löslicher ICAM-1-Moleküle, im Gegensatz zur ICAM-1-Oberflächenexpression, durch UVB-Bestrahlung nicht beeinflußt.

Neben Zytokinrezeptoren sind auch Wachstumsfaktorrezeptoren Zielmoleküle für UV-Bestrahlung oder PUVA-Behandlung. Die Veränderung der EGF-Rezeptorexpression und -funktion nach UV-Bestrahlung ist vor allem im Rahmen der sog. „SOS- oder Stress-Antwort" untersucht und als ein zentrales Ereignis der durch lethale UVC-Dosen hervorgerufenen Signaltransduktionskette und Genexpression identifiziert worden. Diese Untersuchungen sind von keiner oder nur sehr eingeschänkter therapeutischer Relevanz. Im Gegensatz dazu ist die Beobachtung, daß eine PUVA-Behandlung das Binden des „epidermal growth factor" (EGF) an den EGF-Rezeptor zu hemmen vermag, von großem phototherapeutischem Interesse [29]. EGF ist ein Wachstumsfaktor für Keratinozyten, und es ist daher naheliegend zu vermuten, daß die PUVA-induzierte Hemmung der EGF/EGF-Rezeptorinteraktion für die Effektivität der PUVA-Therapie bei der durch Keratinozytenhyperproliferation gekennzeichneten Psoriasis mitverantwortlich ist.

3.3 Photobiologische Grundlagen

Bestimmte phototherapeutisch relevante immunmodulatorische Effekte, z.B. die Induktion von IL-10- oder die Hemmung der ICAM-1-Expression, können sowohl durch UVB- als auch durch UVA 1-Strahlung ausgelöst werden [28]. Neuere Untersuchungen haben jedoch gezeigt, daß die hierfür verantwortlichen photobiologischen Mechanismen sich grundlegend unterscheiden. So sind für UVB-induzierte immunmodulatorische Effekte, ähnlich wie für UVB-induzierte antiproliferative Effekte, die Induktion von DNA-Schäden, insbesondere die Ausbildung von Thymindimeren, ursächlich verantwortlich [42, 46]. In diesen Arbeiten konnte gezeigt werden, daß die nach UVB-Bestrahlung menschlicher Haut zu beobachtende Hemmung der durch IFN-γ-Stimulation induzierten ICAM-1-Expression in Keratinozyten mit der Bildung von Thymindimeren in der DNA dieser Zellen einhergeht. Durch topische Applikation eines in Liposome inkapsulierten DNA-Reparaturenzyms war es möglich, nicht nur die Zahl der UVB-induzierten Thymindimere in der bestrahlten menschlichen Haut zu reduzieren, sondern auch die Hemmung der ICAM-1-Induzierbarkeit aufzuheben [46]. In einem ähnlichen Ansatz konnte kürzlich gezeigt werden, daß auch die UVB-induzierte Synthese des immunsuppressiv und antiinflammatorisch wirkenden Zytokins IL-10 auf der Induktion von Thymindimeren beruht [37]. So führte die UVB-Bestrahlung kultivierter muriner Keratinozyten gleichzeitig zur Ausbildung von Thymidimeren und zur Induktion der IL-10-Proteinsynthese in diesen Zellen, und die DNA-Reparatur-Enzym-mediierte partielle Reparatur der DNA-Schäden verhinderte die UVB-induzierte IL-10-Produktion.

Im Gegensatz dazu beruhen UVA-, und zwar insbesondere UVA 1-induzierte immun-modulatorische Effekte primär auf oxidativen Mechanismen [28]. Hierbei scheint vor allem der Generation von Singulettsauerstoff eine herausragende

Rolle zuzukommen. So werden UVA 1-induzierte genregulatorische Effekte, die z. B. die Expression des ICAM-1-Gens oder der Kollagenase I betreffen, durch Singulettsauerstoffquencher inhibiert, durch Strategien, die die Halblebenszeit von Singulettsauerstoff verlängern, verstärkt und durch Stimulation unbestrahlter Zellen mit Singulettsauerstoff generierenden Systemen nachgeahmt [12, 55]. Von zentraler Bedeutung ist in diesem Zusammenhang die Beobachtung, daß sowohl die UVA 1- als auch die Singulettsauerstoff-induzierte Genexpression durch Aktivierung des Transkriptionsfaktors AP 2 kontrolliert wird [12], wobei die UVA 1-induzierte Genexpression durch das Gleichgewicht zwischen AP 2 und seinem alternativen Spliceprodukt AP 2 B reguliert wird [13]. Singulettsauerstoff ist aber nicht nur ein wichtiger Mediator für UVA 1-induzierte immunmodulatorische Effekte, sondern auch maßgeblich an der nach UVA-Bestrahlung zu beobachtenden Induktion von Apoptose in menschlichen T-Helferzellen beteiligt [36].

4 UV-induzierte Apoptose

Die Auslösung des programmierten Zelltodes (Apoptose) in pathogenetisch relevanten Zellen, z. B. in gewebeinfiltrierenden Entzündunsgzellen, wird als eines der wichtigsten Wirkprinzipien angesehen, auf dem antientzündliche Behandlungsstrategien beruhen [7]. Sowohl UVB- als auch UVA- und UVA 1-Bestrahlung und auch PUVA sind in der Lage, in humanen Zellen Apoptose zu induzieren [10, 32]. Hierbei scheinen sich T-Lymphozyten im Vergleich zu anderen Zellpopulationen (z. B. Monozyten, Keratinozyten) durch eine erhöhte Empfindlichkeit gegenüber photo- bzw. photochemotherapeutisch induzierbarer Apoptose auszuzeichnen [22, 56]. Dieser Wirkmechanismus ist daher für die Therapie primär T-Zell-vermittelter Hauterkrankungen (atopische Dermatitis, kutanes T-Zellymphom, Psoriasis) wichtig.

So kommt es in der Tat bei der Behandlung der atopischen Dermatitis unter einer hochdosierten UVA1-Therapie bereits nach wenigen Bestrahlungen zur Induktion von Apoptose in hautinfiltrierenden T-Helferzellen in den Ekzemherden [36]. Im weiteren Therapieverlauf nimmt die Zahl apoptotischer T-Helferzellen weiter zu und führt schließlich zur Rückbildung des entzündlichen Infiltrates und damit zur klinisch erkennbaren Besserung des Ekzems. In ähnlicher Weise wurde kürzlich gezeigt, daß eine erfolgreiche UVB-Phototherapie der Psoriasis vulgaris mit einer Reduktion des T-Zellinfiltrates und daran anschließend einer Normalisierung der Keratinozytenmorphologie einhergeht [22]. Da UVB-Strahlung in vitro in menschlichen CD 8+-T-Zellen Apoptose zu induzieren vermag, wurde vorgeschlagen, daß die Abnahme des entzündlichen T-Zellinfiltrates Folge der UVB-induzierten T-Zellapoptose sei. Der In-vivo-Beleg für diese Annahme steht jedoch noch aus. Wichtig ist in diesem Zusammenhang, daß ein derartiger Mechanismus aufgrund physikalischer Gesetzmäßigkeiten nur für intraepidermal, nicht jedoch für dermal lokalisierte T-Zellen relevant sein kann [6]. Entsprechend konnte nach UVB-Therapie vor allem eine zahlenmäßige Reduktion der intraepidermalen, nicht aber der dermalen T-Zellen beobachtet werden [22].

Auch für die PUVA-Therapie stellt die Induktion von Apotose in T-Lymphozyten vermutlich einen zentralen Wirkmechanismus dar. Der positive Nachweis des Auftretens apoptotischer T-Lymphozyten unter einer Therapie gelang bisher für die extrakorporale Photopherese aus dem peripheren Blut bei Patienten mit Sezary-Syndrom [56]. Es ist noch nicht gezeigt worden, daß eine systemische PUVA-Therapie zur T-Zellapoptose in der läsionalen Haut von Patienten mit PUVA-responsiven Dermatosen (Psoriasis, kutanes T-Zellymphom) führt.

Photo- und photochemotherapeutische Verfahren induzieren vermutlich nicht nur in T-Zellen, sondern auch in anderen Zellpopulationen Apoptose und führen dadurch zu einer zahlenmäßigen Verminderung dieser Zellen. So kommt es beispielsweise nach UVA 1- oder UVB-Bestrahlung menschlicher Haut zu einer Depletion epidermaler und dermaler dendritischer Zellen [1, 3, 11] und vermutlich auch dermaler Mastzellen [11, 45].

Die Mechanismen, durch die UVB-Bestrahlung oder PUVA T-Zellapoptose induzieren können, sind bislang nur unzureichend charakterisiert. Im Gegensatz dazu konnte kürzlich für die UVA 1-Therapie gezeigt werden, dab die UVA 1-induzierte Apoptose durch das FAS/Fas-Ligandsystem vermittelt wird [36].

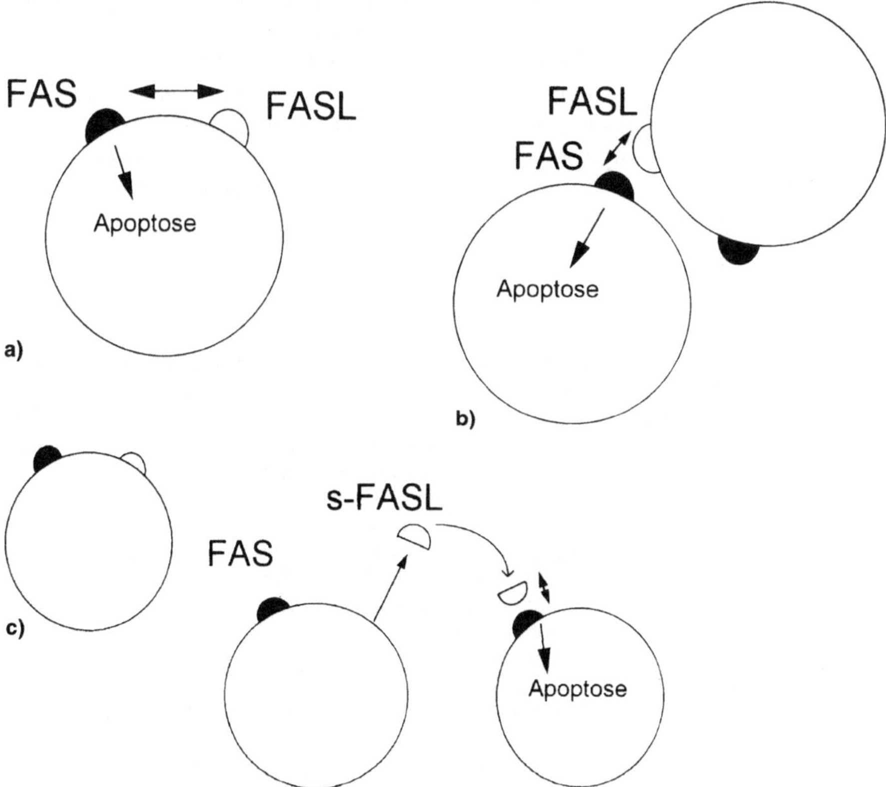

Abb. 2. Schematische Darstellung möglicher Mechanismen, durch die eine Photo- oder Photochemotherapie T-Zell-Apoptose induzieren könnte. *sFASL* löslicher FAS-Ligand. **a)** Suizid; **b)** Fraktritid; **c)** parakrin-induzierte Apoptose

Hierbei kommt es durch die Generation von Singulettsauerstoff zunächst zu einer Translokation intrazellulär präformiert vorliegender Fas Ligandmoleküle auf die Zelloberfläche (frühe Apoptose) und einer anschließenden Neusynthese und verstärkten Oberflächenexpression von Fas-Ligandmolekülen (späte Apoptose). Durch autokrine Interaktion der FAS-Liganden mit den konstitutiv exprimierten FAS-Molekülen wird der Selbstmord der T-Helferzellen eingeleitet. In weiteren Untersuchungen wird zu klären sein, inwieweit auch parakrine Prozesse, z. B. die Freisetzung löslicher Fas-Ligandmoleküle, an UV- bzw. PUVA-induzierter Apotose beteiligt sind (Abb. 2).

5 Ausblick

In den letzten Jahren sind große Fortschritte bei der Analyse der für photo- und photochemotherapeutische Verfahren relevanten Wirkmechanismen erzielt worden. Diese Arbeiten haben geholfen, den therapeutischen Einsatz von UV-Strahlung nicht mehr ausschließlich empirisch, sondern auch rational zu begründen. Es ist zu erwarten, daß die gewonnenen Erkenntnisse genutzt werden können, um neue Indikationen zu erarbeiten und etablierte Verfahren effizienter zu gestalten. Darüber hinaus hat insbesondere die Analyse der im Rahmen der Bestrahlungsbehandlung induzierten immunologischen und molekularen Effekte wesentlich dazu beigetragen, daß die phototherapeutisch behandelbaren Dermatosen zugrundeliegenden Pathomechanismen heute besser verstanden werden. Zusammengenommen haben diese Entwicklungen entscheidenden Anteil daran, daß die moderne Phototherapie zu einer der tragenden Säulen der Dermatologie geworden ist.

Literatur

1. Aberer W, Schuler G, Stingl H, Honigsmann H, Wolff K (1981) Ultraviolet light depletes surface markers of Langerhans cells. J Invest Dermatol 76:202–220
2. Aragane Y, Pöppelmann B, Luger TA, Ariizumi K, Takashima A, Schwarz T (1996) Molecular mechanisms involved in UVB-mediated suppression of interleukin-7 gene expression in PAM 212 cells (Abstr). J Invest Dermatol 105:460
3. Baadsgard O, Lisby S, Lange-Wantzin G, Wulf H, Cooper KD (1989) Rapid recovery of Langerhans cell alloreactivity, without induction of autoreactivity, after in vivo ultraviolet A, but not ultraviolet B exposure of human skin. J Immunol 142:4213–4217
4. Bevilaqua PM, Edelson RL, Gasparro FP (1991) High performance liquid chromatography analysis of 8-methoxypsoralen monoadducts and crosslinks in lymphocytes and keratinocytes. J Invest Dermatol 97:151–155
5. Epstein JH (1968) UVL-induced stimulation of DNA synthesis in hairless mouse epidermis. J Invest Dermatol 52:445–448
6. Everett M, Yeargers E, Sayre R, Olson R (1966) Penetration of epidermis by ultraviolet rays. Photochem Photobiol 5:533–542
7. Fisher DE (1994) Apoptosis in cancer therapy: Crossing the threshold. Cell 78: 539–542
8. Gasparro FP, Bagel J, Edelson RL (1985) HPLC analysis of 8-MOP photoadducts in calf thymus DNA, poly(dAdT.dAdT), poly(dA.dT9) and poly(dT). Photochem Photobiol 42:98–101

9. Gasparro FP, Bevilaqua PM, Goldminz D (1990) Repair of 8-MOP photoadducts in human lymphocytes. In: Sutherland BM, Woodhead AD (eds) DNA damage and repair in human tissues. Plenum Press, New York, pp 74–187

10. Godar DE (1996) Preprogrammed and programmed cell death mechnisms of apoptosis: UV-induced immediate and delayed apoptosis. Photochem Photobiol 63: 825–830

11. Grabbe J, Weker P, Humke S et al. (1996) High-dose UVA1 therapy, but not UVA/UVB therapy, decreases IgE binding cells in lesional skin of patients with atopic eczema. J Invest Dermatol 107:419–422

12. Grether-Beck S, Olaizola-Horn S et al. (1996) Activation of transcription factor AP-2 mediates UVA radiation- and singlet oxygen-induced expression of the human intercellular adhesion molecule-1 gene. Proc Natl Acad Sci USA 93:14586–14591

13. Grether-Beck S, Schmitt H, Grewe M, Buettner R, Krutmann J (1997) The balance between expression of transcription factor AP2 and its alternative splice product AP2B controls ultraviolet A radiation (UVAR)-induced ICAM-1 expression in human cells (Abstr). Arch Dermatol Res 289: A3.

14. Grewe M, Trefzer U, Ballhorn A, Gyufko K, Henninger HP, Krutmann J (1993) Analysis of the mechanism of ultraviolet B radiation induced prostaglandin E2 synthesis by human epidermoid carcinoma cells. J Invest Dermatol 101:528–531

15. Grewe M, Gyufko K, Schöpf E, Krutmann J (1994) Lesional expression of interferon- g in atopic eczema. Lancet 343:25–26.

16. Grewe M, Gyufko K, Krutmann J (1995) Interleukin-10 production by cultured human keratinocytes: regulation by ultraviolet B and ultraviolet A1 radiation. J Invest Dermatol 104: 3–6

17. Grewe M, Duvic M, Aragane Y, Schwarz T, Ullrich SE, Krutmann J (1995) Lack of induction of IL-10 expression in human keratinocytes. Reply. J Invest Dermatol 106: 1330–1331

18. Grewe M, Klammer M, Stege H, Krutmann J (1996) Involvement of direct and indirect mechanisms in ultraviolet B radiation (UVBR)-induced inhibition of ICAM-1 expression in human antigen presenting cells (Abstr). J Invest Dermatol 106:933

19. Grewe M, Gyufko K, Budnik A, Berneburg M, Ruzicka T, Krutmann J (1996) Interleukin-1 receptors type I and type II are differentailly regulated in human keratinocytes by ultraviolet B radiation. J Invest Dermatol 107:865–870.

20. Khan IU, Boehm KD, Elmets CA (1993) Modulation of IFNγ-induced HLA-DR expression on the human keratinocyte cell line SCC-13 by ultraviolet radiation. Photochem Photobiol 57:103–106

21. Kripke ML (1981) Immunologic mechanisms in UV radiation carcinogenesis. Adv Cancer Res 34:69–106

22. Krueger JG, Wolfe JT, Nabeja RT et al. (1995) Successful ultraviolet B treatment of psoriasis is accompanied by a reversal of keratinocyte pathology and by selective depletion of intraepidermal T cells. J Exp Med 1882:2057–2068

23. Krutmann J (1994) Regulatory interactions between epidermal cell adhesion molecules and cytokines. In: Luger TA, Schwarz T (eds) Epidermal growth factors and cytokines. Marcel Dekker Inc, New York, pp 415–432

24. Krutmann J, Elmets CA (eds) Photoimmunology. Blackwell Science, Oxford, 1995.

25. Krutmann J, Grewe M (1995) Involvement of cytokines, DNA damage, and reactive oxygen species in ultraviolet radiation-induced modulation of intercellular adhesion molecule-1 expression. J Invest Dermatol 105:67S-70S.

26. Krutmann J, Koeck A, Schauer E et al. (1990) Tumor necrosis factor b and ultraviolet radiation are potent regulators of human keratinocyte ICAM-1 expression. J Invest Dermatol 95:127–131

27. Krutmann J, Khan IU, Wallis RS et al. (1990) The cell membrane is a major locus for ultraviolet-B-induced alterations in accessory cells. J Clin Invest 85:1529–1536

28. Krutmann J, Czech W, Parlow F, Trefzer U, Kapp A, Schoepf E, Luger TA (1992) Ultraviolet radiation effects on human keratinocyte ICAM-1 expression: UV-induced inhibition of cytokine induced ICAM-1 mRNA expression is transient, differentially restored for IFN-γ versus TNFα, and followed by ICAM-1 induction via a TNFα-like pathway. J Invest Dermatol 98:923–928
29. Laskin JD, Lee E, Yurkow EJ, Laskin DL, Gallo MA (1985) A possible mechanism of psoralen phototoxicity not involving direct interaction with DNA. Proc Natl Acad Sci USA 82:6158–6162
30. Lisby S, Ralfkier E, Rothlein R, Veijsgard GL (1989) Intercellular adhesion molecule-1 (ICAM-1) expression correlated to inflammation. Br J Dermatol 120:479–484
31. Luger TA, Schwarz T (1995) Effects of UV light on cytokines and neuroendocrine hormones. In: Krutmann J, Elmets CA (eds) Photoimmunology. Blackwell, Oxford, pp 55–76
32. Marks DI, Fox RM (1991) Mechanism of photochemotherapy induced apoptotic cell death in lymphoid cells. Biochem Cell Biol 69:754–760
33. Morison WL (1993) Photochemotherapy. In: Lim HW, Soter NA (eds) Clinical photomedicine. Dekker, New York, pp 327–346
34. Morita A, Grewe M, Werfel T, Kapp A, Krutmann J (1996) Ultraviolet A1 radiation differentially affects cytokine production by atopen-specific human T-helper cells (Abstr). J Invest Dermatol 106:932
35. Morita A, Grewe M, Ahrens C, Grether-Beck S, Ruzicka T, Krutmann J (1996) Ultraviolet A1 radiation effects on cytokine expression in human epidermoid carcinoma cells. Photochem Photobiol (in press)
36. Morita A, Werfel T, Kapp A et al. (1997) High-dose ultraviolet (UV) A1 therapy works through induction of apoptosis in skin-infiltrating T-helper cells (Abstr). Arch Dermatol Res 289: A12.
37. Nishigori C, Yarosh DB, Ullrich SE, Vink AA, Bucana CD, Roza L, Krike ML (1996) Evidence that DNA damage triggers interleukin 10 cytokine production in UV-irradiated murine keratinocytes. Proc Natl Acad Sci USA 93:10354–10359
38. Norris DA, Lyons B, Middleton MH, Yohn JY, Kashihara-Sawami M (1990) Ultraviolet radiation can either suppress or induce expression of intercellular adhesion molecule-1 (ICAM-1) on the surface of cultured human keratinocytes. J Invest Dermatol 95:132–138
39. Paul BS, Larkö O, Swanbeck G, Parrish JA (1993) Therapeutic photomedicine: Phototherapy. In: Fitzpatrick T, Eisen AZ, Wolff K, Freedberg IM, Austen KF (eds) Dermatology in general medicine. McGraw-Hill, New York, pp 1717–1727
40. Picot E, Meunier L, Picot-Deheze ML, Peyron JL, Meynadier J (1992) Treatment of psoriasis with a 311 nm UVB lamp. Br J Dermatol 127:509–512
41. Recchia G, Cristofolini M, Bordin F (1983) Methylangelicin in the topical treatment photochemotherapy of psoriasis: a preliminary report. Med Biol Environ 11: 471–485
42. Roza L, Stege H, Krutmann J (1996) Role of UV-induced DNA damage in phototherapy. In: Hönigsmann H, Jori G, Young AR (eds) The fundamental bases of phototherapy. OEMF spa, Milano, pp 145–152
43. Schauer E, Trautinger F, Köck A et al. (1994) Proopiomelanocortin derived peptides are synthesized and released by human keratinocytes. J Clin Invest 93:2258–2262
44. Simon JC, Krutmann J, Elmets CA, Bergstresser PR, Cruz D (1992) Ultraviolet B irradiated antigen presenting cells display altered accessory signaling for T cell activation: relevance to immune responses initiated in the skin. J Invest Dermatol 98:66S–69S
45. Stege H, Schöpf E, Ruzicka T, Krutmann J (1996) High-dose UVA1 for urticaria pigmentosa. Lancet 347:64
46. Stege H, Roza L, Krutmann J (1996) Thymine dimer formation is causally related to ultraviolet B radiation (UVBR)-induced immunosuppression in vivo in human skin (Abstr). J Invest Dermatol 106:923

47. Stege H, Berneburg M, Humke S et al. (1997) High-dose ultraviolet A1 (UVA1) radiation therapy for localized scleroderma. J Am Acad Dermatol (in press)
48. Sumpio DE, Phan SM, Gasparro FP, Deckelbaum LI (1993) Control of smooth muscle proliferation by psoralen photochemotherapy. J Vasc Surg 17:1010–1018
49. Tang A, Udey MC (1992) Inhibition of epidermal Langerhans cell function by low-dose ultraviolet B radiation. Ultraviolet B radiation selectively modulates ICAM-1 (CD54) expression by murine Langerhans cells. J Immunol 146:3347–3355
50. Tesmann JP, Denfeld RW, Weiss JM, Schöpf E, Simon JC (1996) Effects of UVB-radiation (UVBR) on the functional expression of B7–1 and B7–2 by murine Langerhans cells (LC) (Abstr). J Invest Dermatol 106:824
51. Trefzer U, Brockhaus M, Lötscher H et al. (1993) The human 55-kd tumor necrosis factor receptor is regulated in human keratinocytes by TNFα and by ultraviolet B radiation. J Clin Invest 92:462–470
52. Ullrich SE (1995) The role of epidermal cytokines in the generation of cutaneous immune reactions and ultraviolet radiation-induced immune suppression. Photochem Photobiol 62:389–401
53. Volc-Platzer B, Hönigsmann H (1995) Photoimmunology of PUVA and UVB therapy. In: Krutmann J, Elmets CA (eds) Photoimmunology. Blackwell, Oxford, pp 265–273
54. Wlascheck M, Heinen G, Poswig A, Schwarz A, Krieg T, Scharfetter-Kochanek K (1994) UVA-induced autocrine stimulation of fibroblasts derived collagenase/MMP-1 by interrelated loops of interkeukin-1 and interleukin-6. Photochem Photobiol 59:550–556
55. Wlaschek M, Briviba K, Stricklin GP, Sies H, Scharfetter-Kochanek K (1995) Singlet oxygen may mediate the ultraviolet A-induced synthesis of interstitial collagenase. J Invest Dermatol 104:194–198
56. Yoo EK, Rook AH, Elenitas R, Gasparro FP, Vowels BR (1996) Apoptosis induction by ultraviolet light A and photochemotherapy in cutaneous T-cell lymphoma: Relevance to mechanism of therapeutic action. J Invest Dermatol 107:235–242

II Photo- und Photochemotherapie in der Praxis

Neue Entwicklungen in der Phototherapie der Psoriasis

Percy Lehmann, Thomas Ruzicka

Inhalt

Keine Erkrankung spiegelt den rasanten Fortschritt der Dermatotherapie so wider wie die Psoriasis. In den letzten Jahren wurden erfolgreich neue Phototherapieverfahren, systemische und topische Medikamente für die Psoriasis entwickelt und eingeführt. In der folgenden Übersichtsarbeit werden die wesentlichen Entwicklungen der UV-Therapie der Psoriasis diskutiert.

Die Psoriasis gehört zu den häufigsten Hauterkrankungen. Etwa 2 % der Bevölkerung leiden an dieser Dermatose. Trotz großer Fortschritte, vor allem auf immunologischem Gebiet, ist die Pathogenese nach wie vor noch nicht vollständig geklärt.

Wie kaum ein anderes Gebiet der Dermatologie machte die Therapie der Psoriasis in den letzten Jahren eine explosionsartige Entwicklung durch. Dies betrifft einerseits die Verbesserung bestehender Therapieverfahren, z.B. die Entwicklung neuer Ultraviolett-(UV-)Bestrahlungsmodalitäten und Kombinationstherapien, andererseits die Einführung neuartiger Substanzgruppen für die interne und externe Behandlung der Krankheit. Nie zuvor standen solche vielfältigen Möglichkeiten zur Verfügung, so daß unterschiedliche Wirkprinzipien miteinander verbunden werden können, um einen optimalen Therapieerfolg zu erzielen.

Die wesentlichen Entwicklungen der Phototherapie der Psoriasis sollen in der nachfolgenden Übersicht behandelt werden.

1 UV-B-Bestrahlungen

Bereits im Jahre 1925 wurde von Goeckermann [12] auf den therapeutischen Effekt von UV-Strahlen bei der Psoriasis vulgaris hingewiesen.

Er beobachtete im Sommer eine beschleunigte Abheilung von psoriatischen Hautveränderungen, die mit teerhaltigen Externa vorbehandelt waren. Seither nahm die Bedeutung der Psoriasistherapie mit UV-Strahlen stetig zu.

Von allen phototherapeutischen Modalitäten wird die UV-B-Therapie nach wie vor sowohl in Kliniken als auch in Praxen am häufigsten durchgeführt. Die gängigen Bestrahlungsprotokolle für die Psoriasis geben eine Bestrahlungsfrequenz von initial 3–5 Bestrahlungen pro Woche an [22]. Als anfängliche Dosis sollte die vorher individuell zu bestimmende MED-UV-B (minimale Erythemdosis-UV-B) gewählt werden, wobei vorsichtshalber auch zunächst nur 70 % der MED verwendet werden können, um Sonnenbrände zu vermeiden. Dosissteigerungen sollten nach jeweiliger Untersuchung der Patienten zunächst um 50 %, später um 40 %, 30 %, 20 %, 10 % bis zur etwa 20. Bestrahlung erfolgen. Eine Remission der Psoriasis wird mit diesem Regime etwa nach 25 Bestrahlungen erreicht, also bei 5 Bestrahlungen pro Woche nach ca. 5 Wochen, bei 3 Bestrahlungen pro Woche nach ca. 8 Wochen. Als Erhaltungstherapie werden im 1. Monat Bestrahlungen 2mal pro Woche und im 2. Monat einmal pro Woche empfohlen.

Die hervorragende Rolle der Phototherapie bei der Behandlung der Psoriasis beruht vor allem auf der Möglichkeit, Kombinationsmodalitäten anzuwenden. Auch Goeckermann [12] benutzte als Adjuvans zu seinem Schema bereits teerhaltige Externa. Obwohl dieses Therapieregime, das als Goeckermann-Schema Eingang in die Literatur fand, über Jahre immer wieder modifiziert wurde, sind es derzeit nur noch wenige Patienten, die sich dieser Therapie unterziehen.

Durchgesetzt hat sich hingegen die von Ingram 1953 [14] beschriebene Cignolin-UVB-Behandlung, die heute vorwiegend als Kurzzeittherapie Anwendung findet. Hierbei wird das Cignolin nur für wenige Minuten auf die Hand appliziert, so daß die Verfärbung der Wäsche vermieden wird und die Therapie deutlich bessere Akzeptanz findet. Eine weitere Kombination stellt die 1974 von Parrish et al. [26] eingeführte hochwirksame Kombination von UVA mit oral einzunehmenden Psoralenen (PUVA, Psoralen + UVA) für schwere Psoriasisformen.

Die Ermittlung des Aktionsspektrums für die Phototherapie der Psoriasis durch Parrish u. Jaenicke [25] im langwelligen Bereich der UVB-Strahlung bildete die Grundlage zur Entwicklung neuer Strahlenquellen mit spezifischerer antipsoriatischer Aktivität bei geringerer erythematogener Potenz. Diesem Prinzip wurde zunächst durch die „selektive UV-Therapie" (SUP) Rechnung getragen, wobei Lampen mit polychromatischer Strahlung mit einem Emissionsmaximum zwischen 300 und 320 nm Verwendung finden [6]. Diese Strahler emittieren allerdings noch einen erheblichen Anteil an kurzwelliger UVB-Strahlung, die durch ihre starke erythematogene Potenz bei der Therapiesteuerung limitierend wirkt [22].

Als wesentlicher Fortschritt in der Therapie der generalisierten mittelschweren bis schweren Psoriasis ist die Entwicklung und Einführung eines neuen Schmalspektrum-UVB-Strahlers anzusehen, der fast monochromatische Strahlung um 311 nm emittiert [37]. Durch die hochselektive Bestrahlung wird ein besseres antipsoriatisches Spektrum bei gleichzeitig geringerer erythematogener Potenz erreicht. Dies erlaubt eine deutlich aggresivere Therapiesteuerung im wirksamen antipsoriatischen Wellenlängenbereich und somit eine bessere therapeutische Effizienz. Alle bislang durchgeführten Studien bestätigten diese theoretischen Überlegungen und konnten eine bessere antipsoriatische Wirkung der Schmalspektrumstrahler im Vergleich zu konventionellen UVB-Strahlern demonstrieren [20, 33, 38].

Die Wirksamkeit der 311-nm-UVB-Phototherapie läßt sich durch Kombination mit topischen Antipsoratika wie Dithranol und insbesondere Calcipotriol weiter steigern [16, 33, 34]. Die Kombination Calcipotriol/UVB 311 nm muß zum heutigen Zeitpunkt als eine der wirksamsten und nebenwirkungsärmsten Therapieformen der mittelschweren disseminierten Psoriasis gelten. In Anlehnung an unsere früheren Untersuchungen mit Breitspektrum-UVB [27] ist anzunehmen, daß auch die Kombination mit Retinoiden bei schwerer und generalisierter Psoriasis günstige Therapieergebnisse erbringen wird. Formale, doppelblind durchgeführte Studien hierzu fehlen jedoch bis heute.

1.1 Nebenwirkungen

Während als akute Nebenwirkung der 311-nm-UVB-Bestrahlung die Sonnenbrandreaktion bei therapeutischen Dosen zu vernachlässigen ist, muß das kanzerogene Langzeitrisiko wie bei jeder UV-Therapie in Betracht gezogen werden. Es kann heute kein Zweifel bestehen, daß chronische UV-Exposition das Hautkrebsrisiko erhöht, und in tierexperimentellen Studien konnte auch für künstliche Breit- und Schmalspektrum-UVB-Strahler eine tumorinduzierende Potenz nachgewiesen werden. Bislang konnte jedoch nicht belegt werden, ob Breit- oder Schmalspektrum-UVB-Strahlung die größere kanzerogene Potenz aufweist, so daß weitere Studien diese Fragen noch abschließend klären müssen [10, 32].

2 Balneophototherapie: Solebäder und PUVA-Badtherapie

2.1 Solebäder

Bereits im Jahre 400 v. Chr. führen die Hippokratischen Schriften an, daß „Meerwasser gut gegen juckende Dermatosen sei" [7] und bilden so eine frühe Grundlage für die moderne Balneophototherapie in der Dermatologie. Während man in späteren Jahrhunderten sehr skeptisch gegenüber badetherapeutischen Maßnahmen eingestellt war und Wasch- und Badeverbote bei Hauterkrankungen in den Standardlehrbüchern die damalige Lehrmeinung widerspiegeln, zeigten Erfahrungsberichte eine gute Effektivität badetherapeutischer Maßnahmen, zunächst bei Patienten mit Psoriasis am Toten Meer. Die aus Israel berichteten Erfolge führten zu einer verstärkten Gründung von Balneophototherapiezentren in Deutschland [30, 31, 35].

Weiterhin konnte kürzlich gezeigt werden, daß durch extern applizierte NaCl-Lösungen ab einer Konzentration von 1 M Serinproteinasen aus der erkrankten Epidermis eluiert werden. Neutrophile Granulozyten enthalten in ihren azurophilen Granula Kathepsin G und humane Leukozytenelastase (HLE), die zu den Serinproteinasen zählen. Durch Salzextraktion wird somit bei Solebädern die läsionale Elastaseaktivität bei Psoriatikern vermindert [39–41]. Neben den positiven Erfahrungsberichten stehen somit auch experimentelle Befunde zur Verfügung, die die therapeutische Wirksamkeit von Solebäder bei der Psoriasis verständlich machen. Allein scheint die Soletherapie jedoch nicht wirksam zu sein; erst die Kombination mit einer UVB-Bestrahlung kann die Rückbildung der Psoriasis einleiten. In dieser Situation ist es 1994 zu einer Vereinbarung zwischen dem Verband der Angestellten-Krankenkassen e. V. (VdAK) und der Deutschen Dermatologischen Gesellschaft mit dem Berufsverband Deutscher Dermatologen über ein Erprobungsmodell gekommen, das die Durchführung balneophototherapeutischer Maßnahmen vorsieht [3].

Bei den Solebädern erfolgt zunächst eine 20minütige Ganzkörperbadetherapie unter Verwendung hypertoner Salzlösungen und danach eine Bestrahlung mit UVB nach den Regeln der dermatologischen Phototherapie.

Das Erprobungsmodell „Ambulante Balneophototherapie" läuft seither äußerst erfolgreich in Praxen niedergelassener Dermatologen sowie in dermatologischen Kliniken mit dem Ziel, die Modalitäten der empirisch gehandhabten Balneotherapie wissenschaftlich zu evaluieren. Befunde und Daten der Teilnehmer dieser Studie werden zentral an der Hautklinik der Universität Kiel ausgewertet [3].

Neben den Solebädern umfaßt das Erprobungsmodell „Ambulante Balneophototherapie" auch die Bade-PUVA-Therapie.

2.2 PUVA-Badtherapie

Während in den meisten Ländern Europas und in den USA die systemische PUVA-Therapie, bestehend aus oraler Gabe von 8-Methoxypsoralen und nachfolgender UVA-Bestrahlung, weite Verbreitung gefunden hat, konnte sich die PUVA-Badtherapie bis vor kurzem nur in Skandinavien durchsetzen [1, 4, 9, 13]. Bade-PUVA hat jedoch einige relevante Vorteile gegenüber der systemischen Therapie:

Aufgrund der geringen Psoralenresorption durch die Haut mit kaum meßbarem Plasmaspiegel ($<$ 4 ng/ml) [5] fehlen systemische Nebenwirkungen, die in Form von Übelkeit, Erbrechen oder Kopfschmerzen bei etwa 30 % der Patienten nach oraler Psoralengabe auftreten. Bei der systemischen PUVA-Therapie ist die Bioverfügbarkeit des Medikamentes durch die sehr geringe Wasserlöslichkeit von Psoralenen nach wie vor ein ungelöstes Problem, das zu starken inter- und sogar auch intraindividuellen Unterschieden der Plasma-Konzentration (100 $\pm$ 100 ng/ml) führt [23]. Dahingegen sind nach PUVA-Bädern die Psoralenkonzentrationen in der Haut gleichmäßig und reproduzierbar, so daß die Therapie genauer steuerbar ist. Weiterhin ist dadurch die Gefahr phototoxischer bullöser Reaktionen bei der PUVA-Badtherapie wesentlich geringer als bei der früher praktizierten externen PUVA-Therapie mit Meladininelösung.

Dieses Risiko sollte jedoch weiterhin beachtet und die Therapie nur von speziell in dieser Behandlungsform trainierten Ärzten angewandt werden.

Ob die geringere UVA-Gesamtdosis, die als Bade-PUVA gegenüber der systemischen PUVA bis zum Erreichen der Krankheitsremission nötig ist, das Tumorrisiko verringert, bedarf noch eingehenderer Untersuchungen. Berne et al. [1] haben in einer retrospektiven Studie 149 Patienten, die wegen einer Psoriasis während der letzten 8 Jahren mit PUVA-Bädern behandelt wurden, untersucht und keinerlei maligne oder prämaligne Hauttumoren entdeckt, so daß eine geringere kanzerogene Potenz als bei systemischer PUVA-Therapie von den Autoren postuliert wurde.

Schließlich hat sich Bade-PUVA in mehreren gut dokumentierten Studien als ebenso wirksam erwiesen wie die systemische PUVA-Therapie, so daß diese Behandlungsmodalität in den letzten Jahren die klassische orale PUVA-Therapie vielfach zu ersetzen scheint.

2.3 PUVA-Hand- und Fußbäder

Während die Durchführung der Ganzkörper-PUVA-Badtherapie anfänglich einige organisatorische Probleme mit sich bringt, bedarf die Einführung der PUVA-Hand- und Fußbäder nur weniger Vorrichtungen. Sie stellt eine einfache und kostengünstige Variante der Ganzkörpertherapie dar, die sich als besonders vorteilhaft bei chronischen entzündlichen Palmoplantardermatosen, insbesondere der Psoriasis palmoplantaris, erwiesen hat [17]. Diese Therapieform mit oder ohne Gabe oraler Retinoide (Acitretin) wird von uns für die Psoriasis palmoplantaris derzeit präferentiell angewandt.

Literatur

1. Berne B, Fischer T, Michaelsson G, Norden P (1984) Long-term safety of trioxsalen bath PUVA treatment: an 8-year follow-up of 149 psoriasis patients. Photodermatology 1: 18–22
2. Calzavarra-Pinton PG, Ortel B, Carlino AM, Hönigsmann H, De Paniflis G (1993) Phototesting and phototoxic side effects in bath PUVA. J Am Acad Dermatol 28: 657–659
3. Christophers E (1994) Erprobungsmodell „Ambulante Balneo-Phototherapie". Hautarzt 45: 119
4. Collins P, Rogers S (1992) Bath-water compared with oral delivery of 8-methoxypsoralen PUVA therapy für chronic plaque psoriasis. Br J Dermatol 127: 392–395
5. David M, Lowe NJ, Halder RM, Borok M (1990) Serum 8-methoxypsoralen (8-MOP) concentrations after bath water delivery of 8-MOP plus UVA. J Am Acad Dermatol 23: 931–932
6. Diffey B, Farr P (1987) An appraisal of ultraviolet lamps used for the phototherapy of psoriasis. Br J Dermatol 117: 49–56
7. Evens-Paz Z, Shani J (1989) The Dead Sea and psoriasis. Historical and geographic background. Int J Dermatol 28: 1–9
8. Fischer T, Alsins J (1976) Treatment of psoriasis with trioxsalen baths and dysprosium lamps. Acta Derm Venereol (Stockh) 56: 383–390
9. Fisher T, Alsins J, Berne B (1984) Ultraviolet action spectrum and evaluation of ultraviolet lamps for psoriasis healing. Int J Dermatol 23: 633–637
10. Flindt-Hansen H, McFadden N, Eeg-Larson T, Thune P (1991) Effect of a new narrowband UVB lamp on photocarcinogenesis in mice. Acta Derm Venereol (Stockh) 71: 245–248
11. Gibbs NK, Traynor NJ, Meckel RM, Campbell I, Johnson BE, Ferguson J (1995) The phototumorigenic potential of broad-band (270–350 nm) and narrow-band (311–313 nm) phototherapy sources cannot be predicted by their edematogenic potential in hairless mouse skin. J Invest Dermatol 104: 359–363

12. Goeckermann W (1925) The treatment of psoriasis. NW Med 24: 229–231
13. Hannuksela M, Karvonen J (1989) Carcinogenicity of trioxsalen bath PUVA. J Am Acad Dermatol 21: 813–814
14. Henseler R, Wolff K, Hönigsmann H, Christophers E (1981) Oral 8-methoxypsoralen photochemotherapy of psoriasis. Lancet I: 853–857
15. Ingram J (1953) The approach to psoriasis. Brit Med J 2: 591–594
16. Kerscher M, Volkenandt M, Plewig G, Lehmann P (1993) Combination phototherapy of psoriasis with calcipotriol and narrow band UVB. Lancet 342: 923
17. Kerscher M, Plewig G, Lehmann P (1994) PUVA-Bad-Therapie mit 8-MOP zur Behandlung von palmo-plantaren Dermatosen. Z Hautkr 69: 110–112
18. Kerscher M, Lehmann P, Plewig G (1994) PUVA-Bad-Therapie: Indikationen und praktische Durchführung. Hautarzt 45: 526–528
19. Kragballe K (1990) Combination of topical calcipotriol (MC 903) and UVB radiation for psoriasis vulgaris. Dermatology 181: 211–214
20. Karvonen J, Kokkonen E, Routsalainen E (1989) 311 nm UVB lamps in treatment of psoriasis with the Ingram regimen. Acta Derm Venereol (Stockh) 69: 82–85
21. Larkö O (1989) Treatment of psoriasis with new UVB lamp. Acta Derm Venereol 69: 357–359
22. Lehmann P (1995) UVB-Therapie. In: Tebbe B, Goerdt S, Orfanos CE (Hrsg) Dermatologie. Heutiger Stand. Thieme, Stuttgart New York, S 125–126
23. Lehmann P (1995) Bade-PUVA: Eine Alternative zur konventionellen PUVA-Therapie? In: Tebbe B, Goerdt S, Orfanos CE (Hrsg) Dermatologie. Heutiger Stand. Thieme, Stuttgart New York, S 339–341
24. Lowe N, Weingarten D, Bourget T, Moy L (1986) PUVA therapy for psoriasis: Comparison of oral and bath-water delivery of 8-Methoxypsoralen. J Am Acad Dermatol 14: 754–760
25. Parrish J, Jaenicke K (1981) Action spectrum for phototherapy of psoriasis. J Invest Dermatol 76: 359–362
26. Parrish JA, Fitzpatrick TB, Tannenbaum L, Pathak MA (1974) Photochemotherapy of psoriasis with oral methoxsalen and long wave ultraviolet light. New Eng J Med 291: 1207–1212
27. Ruzicka T, Sommerbur C, Braun-Falco O et al. (1990) Efficiency of acitretin in combination with ultra-violet B in the treatment of severe psoriasis. Arch Dermatol Venereol 126: 482–486
28. Ruzicka T, Arenbergerg P, Wagner S, Peter RU, Kemény L (1993) Psoriasis arthropathique. Ann Dermatol 120: 5–13
29. Speight EL, Farr PM (1994) Calcipotriol improves the response of psoriasis to PUVA. Br J Dermatol 130: 79–82
30. Ständer M (1978) Erfahrungen mit der Thermalsole-Phototherapie bei Psoriasis. Hautarzt 29: 328–330
31. Ständer M (1976) Ein neuer Weg der Psoriasisbehandlung: Die Thermalsole-Phototherapie (TSPT). Dtsch Derm 36: 149–153
32. Sterenborg HJCM, van Weelden H, van der Leun JC (1988) The dose-response relationship for tumorigenesis by UV radiation in the region 311–312 nm. J Photchem Photobiol 2: 179–194
33. Storbeck K, Hölzle E, Lehmann P, Schürer N, Plewig G (1991) Die Wirksamkeit eines neuen Schmalspektrum-UVB-Strahlers (Philips TL 01/100 W, 311 nm) im Vergleich zur konventionellen UV-B Phototherapie der Psoriasis. Z Hautkr 66: 708–712
34. Storbeck K, Lehmann P, Hölzle E, Schürer N, Plewig G (1993) Narrow-band UVB (311 nm) versus conventional broad-band UVB with and without dithranol in phototherapy of psoriasis. J Am Acad Dermatol 28: 227–231
35. Streit V, Wiedow O, Christophers E (1994) Innovative Balneotherapie mit reduzierten Badevolumina: Folienbäder. Hautarzt 45: 140–144

36. Vallat VP, Gilleaudeau P, Hefler NS et al. (1992) Bath-water PUVA – an immune modulator in psoriasis. (A) J Invest Dermatol 98: 603
37. Weelden H van, Baart de la Faille H, Young E, Leun J van der (1988) A new development in UVB phototherapy of psoriasis. Br J Dermatol 119: 11–19
38. Weelden H van, Baart de la Faille H, Young E, Leun J van der (1990) Comparison of narrow-band UV-B phototherapy and PUVA photochemotherapy in the treatment of psoriasis. Acta Derm Venereol 70: 212–215
39. Wiedow O, Streit V, Christophers E, Ständer M (1989) Freisetzung von humaner Leukozytenelastase durch hypertone Salzbäder bei Psoriasis. Hautarzt 40: 518–522
40. Wiedow O, Wiese F, Streit V, Kalm C, Christophers E (1992) Lesional elastase activity in psoriasis, contact dermatitis, and atopic dermatitis. J Invest Dermatol 99: 306–309
41. Wiedow O (1991) Biochemische Grundlagen der Balneotherapie. Dtsch Dermatol 39: 1460–1466

Konzeptgebundene Phototherapie und Photochemotherapie der atopischen Dermatitis

Jean Krutmann, Markus Grewe

Inhalt

1 Einleitung: Konzeptgebundene Phototherapie des atopischen Ekzems

Es ist seit Jahrzehnten bekannt, daß die Mehrzahl der Patienten mit atopischer Dermatitis von einer Bestrahlung mit ultraviolettem (UV) Licht profitiert. Bereits 1929 beschrieb der deutsche Dermatologe Buschke die Auswirkungen des Seeklimas auf den Verlauf der atopischen Dermatitis als „einfach überraschend", und in den vierziger Jahren schlußfolgerten Lomhold [26] und Norrlind [38], daß sich bei den meisten Patienten mit atopischer Dermatitis eine Besserung der klinischen Symptomatik während der Sommermonate beobachten läßt. Eine systematische Untersuchung der positiven Wirkung einer Phototherapie bei Patienten mit atopischem Ekzem erfolgte erstmals 1948 durch Nexmann [37]. In dieser Studie wurden die Patienten mit Hilfe einer Karbonbogenlampe bestrahlt. Moderne Fluoreszenzlampen mit definierten Emissionsspektren werden in der Phototherapie der atopischen Dermatitis seit Ende der siebziger Jahre bis heute kontinuierlich eingesetzt [10, 12, 21, 22, 24, 25, 34–36, 39, 41, 48]. Insbesondere in den letzten 5 Jahren ist zudem mit der hochdosierten UVA1-Phototherapie, der 311-nm-UVB-Phototherapie oder der extrakorporalen Photopherese eine Reihe neuartiger photo-und photochemotherapeutischer Verfahren zur Behandlung des atopischen Ekzems eingeführt worden [12, 28, 40, 46]. Diese Entwicklung hat den Dermatologen in die Lage versetzt, aus einem sehr vielfältigen und weitreichenden Spektrum unterschiedlicher phototherapeutischer Modalitäten das Verfahren der Wahl für einen bestimmten Patienten auswählen zu können.

Im selben Zeitraum haben sich unsere Vorstellungen von der Pathogenese der atopischen Dermatitis und über die Mechanismen, die der Effektivität einer Phototherapie bei dieser Erkrankung zugrunde liegen, grundlegend verändert. Eine zeitgemäße Photo- bzw. Photochemotherapie der atopischen Dermatitis muß daher „konzeptgebunden" durchgeführt werden, d. h. Entscheidungen für und wider ein bestimmtes Phototherapieverfahren sollten vor dem Hintergrund moderner pathogenetischer Konzepte getroffen werden [29].

So wird heute angenommen, daß die atopische Dermatitis Folge einer T-Zell-vermittelten Immunantwort ist, die gegen Inhalationsallergene gerichtet ist [4]. Unterstützt wird dieses pathogenetische Konzept durch die Tatsache, daß das entzündliche Infiltrat im atopischen Ekzem vor allem aus T-Helferzellen besteht, d. h. das atopische Ekzem ähnelt histologisch und immunhistochemisch einem allergischen Kontaktekzem. Für das Entstehen und die weitere Entwicklung der ekzematösen Hautveränderungen beim atopischen Ekzem scheinen Zytokine, die von hautinfiltrierenden T-Helferzellen produziert und freigesetzt werden, eine ganz entscheidende Rolle zu spielen. Die Qualität des Zytokinmusters in der läsionalen Haut von Patienten mit atopischem Ekzem hängt vom Stadium der Erkrankung ab. So zeigte sich, daß in einer sehr frühen Phase, d. h. innerhalb der ersten 24 h nach Auftreffen des Inhalationsallergens auf die Haut, Zytokine, die von sog. T-Helfer-2(Th_2-)Zellen gebildet werden, überexprimiert sind [17]. Charakteristisch für diese Auslöse- oder Initiationsphase ist die Überexpression des Zytokins Interleukin (IL)-4, während beispielsweise das Th_1-Zytokin Interferon (IFN-γ) vermindert präsent ist.

Zu einem späteren Zeitpunkt kehrt sich dieses Zytokinmuster jedoch um. So finden sich in chronischen, lichenifizierten ekzematösen Hautveränderungen eine deutlich gesteigerte Expression des Th_1-Zytokins IFN-γ, während die zuvor gesteigerte IL-4-Expression nicht mehr nachweisbar ist [16, 17]. Die gesteigerte IFN-γ-Expression ist von entscheidender Bedeutung für die Entwicklung und das Bestehen der ekzematösen Hautveränderungen, da eine enge Korrelation zwischen dem klinischen Schweregrad des atopischen Ekzems und der In-situ-IFN-γ-Expression im Ekzem beobachtet wurde [16]. Diese Ergebnisse lassen sich am besten mit Hilfe des „2-Phasenmodells" (Abb. 1) der Pathogenese der atopischen Dermatitis beschreiben: Die Auslösephase, die durch eine Th_2-ähnliche Entzündungsantwort gekennzeichnet ist und sich ohne klinisch erkennbare Hautveränderungen entwickelt, wird in eine spätere, ekzematöse Phase umgeschaltet, in der die Expression Th_1-ähnlicher Zytokine wie z. B. IFN-γ dominiert und die sich klinisch als Ekzem manifestiert. Neuere Untersuchungen weisen darauf hin, daß das Umschalten der initialen Th_2- in eine spätere Th_1-Antwort durch das Zytokin IL-12 vermittelt wird [17].

Basierend auf diesem 2-Phasenmodell lassen sich nunmehr therapeutische Strategien unterscheiden, die entweder auf die Auslösephase des atopischen Ekzems zielen und somit von prophylaktischer Natur sind, oder aber auf die chronische Phase gerichtet sind und durch Suppression der gesteigerten IFN-γ-Expression im atopischen Ekzem einer symptomatischen Behandlung entsprechen.

Die heute praktizierte Phototherapie ist eine symptomatische Phototherapie des atopischen Ekzems. Sie muß differenziert werden in hochwirksame photo-

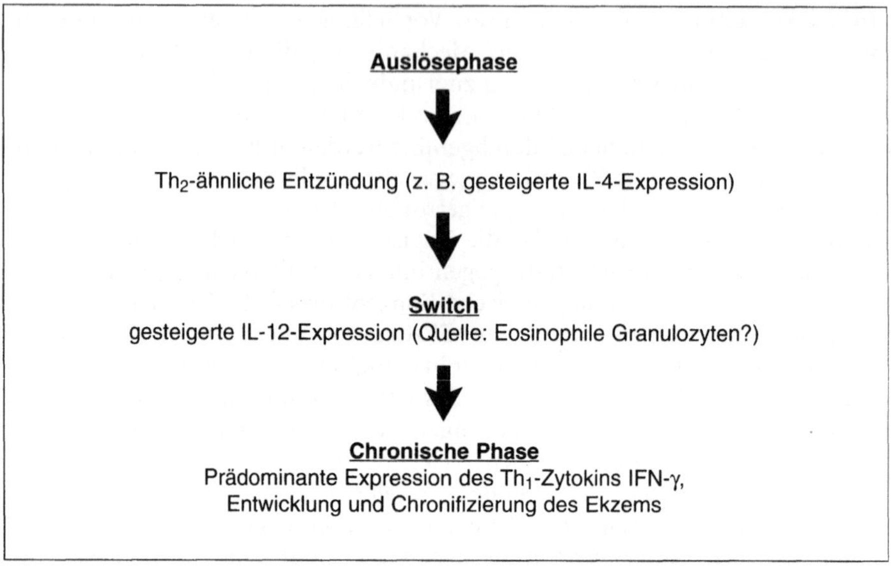

Auslösephase

Th$_2$-ähnliche Entzündung (z. B. gesteigerte IL-4-Expression)

Switch
gesteigerte IL-12-Expression (Quelle: Eosinophile Granulozyten?)

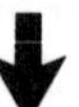

Chronische Phase
Prädominante Expression des Th$_1$-Zytokins IFN-γ,
Entwicklung und Chronifizierung des Ekzems

Abb. 1. Das 2-Phasenmodell der Immunpathogenese des atopischen Ekzems

therapeutische Verfahren, die monotherapeutisch über relativ kurze Zeitintervalle zur Behandlung der schwer exazerbierten atopischen Dermatitis eingesetzt werden sollten, und weniger effektive Formen der Phototherapie, die erfolgreich mit anderen Therapien kombiniert werden können und sich für die längerfristige Anwendung bei Patienten mit chronischer, moderat ausgeprägter atopischer Dermatitis eignen (Tabelle 1).

Neuere Untersuchungen weisen darauf hin, daß phototherapeutische Verfahren auch zur Prophylaxe der atopischen Dermatitis eingesetzt werden können. Daher sollen diese innovativen Verfahren am Ende dieses Kapitels kurz zusammengefaßt werden, um einen Ausblick auf mögliche zukünftige Entwicklungen in der Phototherapie des atopischen Ekzems zu ermöglichen.

Tabelle 1. Konzeptgebundene Phototherapie des atopischen Ekzems

Indikation	Therapieform	Kommentar
Akute, schwere AD	hochdosierte UVA1-Therapie	Monotherapie, Alternative zu Glukokortikosteroiden, Durchführung apparativ aufwendig
	systemische PUVA	Häufig Rebound, erhöhtes Hautkrebsrisiko, bei chronisch-intermittierenden Formen indiziert
	extrakorporale Photopherese	Sehr aufwendig (Bestrahlungsgerät und Personal), bei therapieresistenten Formen indiziert
Chronische, moderate AD	311 nm UVB UVA-UVB niedrigdosierte UVA1-Therapie Breitband-UVA	Kombinationstherapien, Reduktion des Steroidverbrauchs, als Erhaltungstherapie geeignet

2 Symptomatische Photo- und Photochemotherapie der atopischen Dermatitis

Zur Behandlung der schweren, akut exazerbierten atopischen Dermatitis stehen die hochdosierte UVA1-Therapie und die systemische PUVA-Therapie zur Verfügung, wohingegen die konventionelle UVA/UVB-Therapie, die 311-nm-UVB-Therapie und die niedrigdosierte UVA1-Therapie phototherapeutische Verfahren darstellen, die primär zur Behandlung der chronischen Stadien dieser Erkrankung geeignet sind (Tabelle 1).

2.1 Hochdosierte UVA1-Phototherapie der akuten, schwer exazerbierten atopischen Dermatitis

Erste klinische Untersuchungen zur Effektivität einer hochdosierten UVA1-Bestrahlung in der Behandlung von Patienten mit atopischem Ekzem wurden durch immunologische Studien stimuliert, in denen gezeigt werden konnte, daß eine einmalige Bestrahlung menschlicher Haut mit einer Dosis von 130 J/cm^2 UVA1 zu einer funktionellen Hemmung epidermaler Langerhans-Zellen führt [2]. Zur selben Zeit mehrten sich die Hinweise darauf, daß eben dieser Zellpopulation in der Pathogenese der atopischen Dermatitis eine Schlüsselrolle zukommt [5]. So wird heute angenommen, daß Langerhans-Zellen aufgrund ihrer Fähigkeit, IgE-Moleküle auf ihrer Oberfläche zu binden, inhalationsallergenspezifische T-Helferzellen aktivieren können. Zudem weisen klinische Untersuchungen darauf hin, daß bei einer UVB-Phototherapie des atopischen Ekzems eine Erweiterung des Emmissionsspektrums in den langwelligen UVA-Bereich (UVA/UVB) mit einer signifikanten Steigerung der therapeutischen Effektivität einhergeht [24].

Die Wirksamkeit einer UVA1-Bestrahlung bei Patienten mit atopischem Ekzem wurde erstmals in einer Pilotstudie untersucht, in der Patienten mit schwerer, akut exazerbierter atopischer Dermatitis 1mal täglich mit einer Einzeldosis von 130 J/cm^2 UVA1 (= hochdosierte UVA1-Phototherapie) an 15 Tagen bestrahlt wurden [30]. In dieser Untersuchung wurde die Effektivität der hochdosierten UVA1-Therapie mit der einer konventionellen UVA/UVB-Phototherapie verglichen. Beide Phototherapieverfahren wurden monotherapeutisch durchgeführt, d.h. die zusätzliche Behandlung war in beiden Gruppen identisch und auf die uneingeschränkte Anwendung wirkstofffreier Externa beschränkt. Zur Bestimmung der therapeutischen Wirksamkeit wurde ein etabliertes klinisches Scoresystem verwandt, das aus einem Schweregrad- und einem Ausdehnungsscore besteht [8]. Zudem wurden die Serumspiegel an eosinophilem kationischem Protein (ECP) bestimmt, da es sich hierbei um einen objektiv meßbaren Laborparameter für den Akuitätsgrad der atopischen Dermatitis handelt [9]. Die Analyse der klinischen Scores ergab, daß die hochdosierte UVA1-Phototherapie zu einer raschen und deutlichen Besserung der klinischen Symptomatik führte, denn bereits nach 6 Bestrahlungen war der Gesamtscore um 50 % reduziert. Im Vergleich zu einer konventionellen UVA/UVB-Photothe-

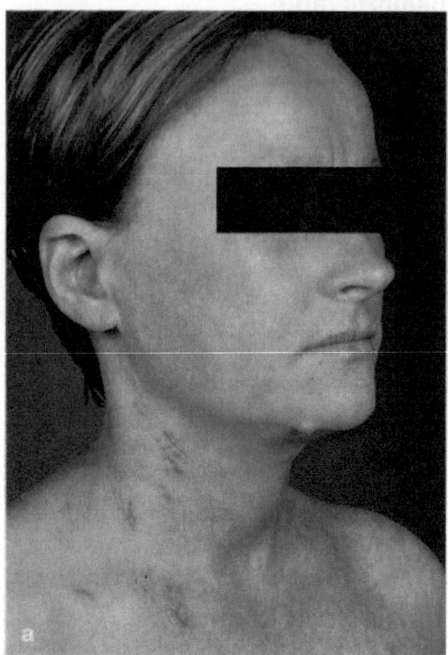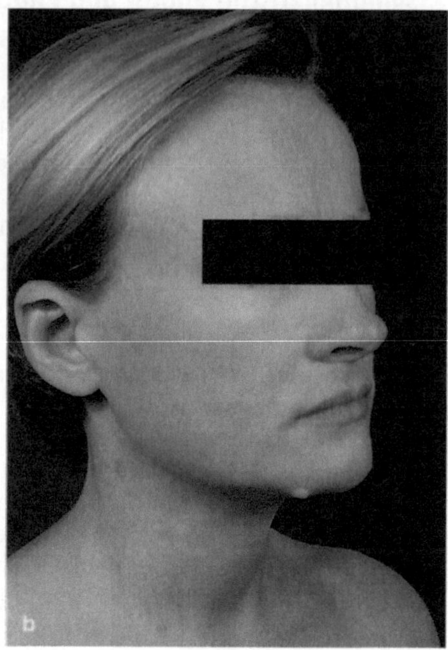

Abb. 2 a, b. Patientin mit schwerer, akut exazerbierter atopischer Dermatitis vor (a) und nach (b) 10 Bestrahlungen mit 130 J/cm² UVA1, die monotherapeutisch durchgeführt wurden

rapie ergaben sich nach 6 und nach 15 Bestrahlungen signifikante Vorteile zugunsten der hochdosierten UVA1-Therapie [28]. Parallel hierzu zeigte sich, daß die vor Therapie deutlich erhöhten Serum-ECP-Spiegel bei den mit hochdosierter UVA1-Bestrahlung, nicht aber den mit UVA/UVB-Strahlung behandelten Patienten, nach Therapie signifikant vermindert waren.

Diese ersten vielversprechenden Ergebnisse deuteten darauf hin, daß die hochdosierte UVA1-Therapie ein neues phototherapeutisches Verfahren darstellt, das effektiv zur monotherapeutischen Behandlung der schweren, akut exazerbierten atopischen Dermatitis geeignet ist. Allerdings wurde in dieser Pilotstudie die hochdosierte UVA1-Therapie nicht mit einer topischen Glukokortikosteroidtherapie, die z. Z. dem Goldstandard in der Behandlung von Patienten mit schwerer atopischer Dermatitis entspricht, verglichen. In einer kürzlich abgeschlossenen Multicenter-Studie wurden daher insgesamt 53 Patienten mit atopischer Dermatitis randomisiert entweder mit hochdosierter UVA1-Strahlung (1mal täglich 130 J/cm² UVA1 für insgesamt 10 Tage), einer topischen Fluocortolonbehandlung (1mal täglich für insgesamt 10 Tage) oder aber einer konventionellen UVA/UVB-Therapie (1mal täglich in Abhängigkeit von der UVB-MED, ebenfalls für 10 Tage) behandelt [31]. Es zeigte sich, daß es nach 10 Behandlungstagen in allen 3 Behandlungsgruppen zu einer Verminderung des klinischen Gesamtscores kam. Jedoch war die Reduktion des klinischen Scores und damit die Besserung der klinischen Symptomatik im Vergleich zur

UVA/UVB-Gruppe in Patienten, die mit Glukokortikosteroiden oder mit UVA1-Strahlung therapiert wurden, signifikant stärker ausgeprägt. Ein direkter Vergleich der hochdosierten UVA1-Therapie mit der Fluocortolon-Behandlung ergab signifikante Unterschiede zugunsten der UVA1-Therapie. Diese klinischen Ergebnisse konnten durch Laboruntersuchungen bestätigt werden. Hierbei zeigte sich eine signifikante Reduktion der vor Therapie erhöhten Serum-ECP-Spiegel und der Zahl eosinophiler Granulozyten nur bei den UVA1-therapierten oder den mit Fluocortolon behandelten, nicht jedoch bei den UVA/UVB-bestrahlten Patienten [31]. Somit bestätigt die Multicenter-Studie die in der Pilotstudie erhobenen Befunde, so daß die hochdosierte UVA1-Therapie als ein effektives, monotherapeutisch einsetzbares Verfahren zur Behandlung der schweren, akut exazerbierten atopischen Dermatitis angesehen werden kann und sich als Alternative zur Glukokortikosteroid- oder Cyclosporin-A-Therapie bei dieser Indikation anbietet.

Die hochdosierte UVA1-Therapie kann nicht bei Patienten durchgeführt werden, bei denen eine UVA1-sensitive atopische Dermatitis oder eine polymorphe Lichtdermatose besteht. Zum Ausschluß dieser Kontraindikationen ist daher vor Einleitung der Therapie routinemäßig die Durchführung einer Photoprovokationstestung mit 130 J/cm^2 UVA1, z.B. unter Verwendung eines UVA1-Teilkörpergeräts, unverzichtbar. Sowohl im Rahmen der Pilot- als auch der Multicenter-Studie wurden bei keinem der behandelten Patienten ernsthafte Nebenwirkungen beobachtet, die auf die UVA1-Therapie zurückzuführen waren. Bei Patienten, die außerhalb der genannten Studien mit hochdosierter UVA1-Bestrahlung behandelt wurden, kam es in Einzelfällen jedoch zum Auftreten eines Ekcema herpeticatum, das durch Einleitung einer Aciclovir-Behandlung problemlos beherrscht werden konnte.

Da die hochdosierte UVA1-Therapie erst seit 1992 Anwendung findet, läßt sich über mögliche Langzeitnebenwirkungen nur spekulieren. So ist es möglich, in haarlosen Skh-hr1-Albinomäusen durch hohe, kumulative UVA1-Dosen epitheliale Hauttumoren zu induzieren [54]. Es kann daher z.Z. nicht ausgeschlossen werden, daß der unkritische Einsatz der hochdosierten UVA1-Therapie über längere Zeitintervalle (Monate) zu einer Erhöhung des Hautkrebsrisikos führt. Ebenso ernst zu nehmen sind tierexperimentelle Untersuchungen, die darauf hinweisen, daß der Wellenlängenbereich, der für das Entstehen von malignen Melanomen verantwortlich ist, vor allem der langwelligen, d.h. der UVA-Strahlung entspricht [48]. Obwohl diese letztgenannten Untersuchungen hinsichtlich ihrer Übertragbarkeit auf die Melanomentstehung beim Menschen umstritten sind, unterstreichen sie doch eindrucksvoll die Notwendigkeit einer strengen Indikationsstellung bei der hochdosierten UVA1-Therapie. Wir sind daher der Auffassung, daß die hochdosierte UVA1-Therapie bei der Behandlung von Patienten mit atopischem Ekzem auf schwere, akut exazerbierte Formen beschränkt bleiben und daß in der Regel eine Behandlungszahl von 10–15 Bestrahlungen 1- bis 2mal pro Jahr nicht überschritten werden sollte. Die Anwendung der hochdosierten UVA1-Therapie als Dauertherapie bei der atopischen Dermatitis erscheint zum jetzigen Zeitpunkt als unverantwortbar.

Die therapeutische Effektivität der UVA1-Phototherapie beim atopischen Ekzem ist dosisabhängig. So ist eine mittlere UVA1-Dosis (50 J/cm^2) einer niedrigen Dosis (10 J/cm²) überlegen [27]. Ein direkter Vergleich zwischen einem niedrigen bzw. mittleren Dosierungsschema und einer hochdosierten UVA1-Therapie steht noch aus, aber neuere Untersuchungen haben gezeigt, daß eine UVA1-Bestrahlung mit 30 J/cm² einer UVA/UVB-Phototherapie unterlegen [25], eine hochdosierte UVA1-Therapie (130 J/cm²) der UVA/UVB-Phototherapie jedoch signifikant überlegen ist [30]. Eine von der UVA1-Dosis abhängige therapeutische Wirksamkeit ließ sich zudem auch bei einer anderen Indikation, nämlich der zirkumskripten Sklerodermie, beobachten [53].

Die photoimmunologischen Mechanismen, auf denen die therapeutische Effektivität der hochdosierten UVA1-Therapie des atopischen Ekzems beruht, konnten in den letzten Jahren z.T. aufgeklärt werden [38]. In diesen Studien zeigte sich, daß es unter einer hochdosierten UVA1-Therapie zu einer Herabregulation der zuvor erhöhten Expression des proinflammatorischen, von Th_1-Zellen gebildeten Zytokins IFN-γ kommt. Die für diesen antientzündlichen Effekt der hochdosierten UVA1-Therapie verantwortlichen Mechanismen sind detailliert an anderer Stelle (Kap. Krutmann, Wirkmechanismen der Photo- und Photochemotherapie) abgehandelt worden. Hier sei daher nur noch einmal zusammenfassend darauf hingewiesen, daß sowohl eine direkte Beeinflussung der die Haut infiltrierenden T-Helferzellen durch Hemmung der IFN-γ-Expression und insbesondere durch die Induktion von T-Helferzellapoptose und eine damit einhergehende Reduktion des entzündlichen Infiltrates als auch indirekte Mechanismen in Form parakrin wirkender, von UVA1-bestrahlten Keratinozyten produzierter antientzündlicher Zytokine wie z.B. dem IL-10 hierbei eine wichtige Rolle spielen [18, 19]. Erwähnt werden sollte zudem, daß neben T-Helferzellen auch dermale Mastzellen und dermale sowie epidermale dendritische Zellen Zielstrukturen bei der hochdosierten UVA1-Therapie sind [14].

Molekularbiologische Untersuchungen weisen darauf hin, daß UVA1-induzierte genregulatorische und damit auch immunmodulatorische Effekte wesentlich durch oxidative Prozesse, insbesondere die Generation von Singulettsauerstoff, vermittelt werden [15]. Dies würde bedeuten, daß durch das Quenchen von Singulettsauerstoff bestimmte, evtl. therapeutisch günstige Wirkungen der UVA1-Strahlung verhindert werden. In diesem Zusammenhang ist von großem Interesse, daß die Ausbildung antioxidativer Systeme in der menschlichen Haut interindividuell variiert. So beobachten wir in der Tat, daß die hochdosierte UVA1-Therapie bei ca. 20 % der behandelten Patienten mit atopischem Ekzem wirkungslos bleibt, und es ist daher denkbar, daß Therapieversager in ihrer Haut besonders gut ausgeprägte antioxidative Systeme aufweisen.

2.2 PUVA-Therapie der atopischen Dermatitis

Bei der systemischen Photochemotherapie wird die orale Gabe von Psoralenen mit einer anschließenden Ganzkörperbestrahlung mit Breitband-UVA-Strahlung kombiniert (*Psoralen plus UVA = PUVA*) [57]. Die PUVA-Therapie wurde vor ca. 30 Jahren zur Behandlung entzündlicher Hauterkrankungen eingeführt [35]. Hierzu gehören neben zahlreichen anderen Dermatosen auch die atopische Dermatitis, und zwar nicht nur moderat ausgeprägte, sondern auch schwere und sogar erythrodermische Verlaufsformen [1, 3, 26, 35, 36, 48, 51, 56]. Trotz der unbestrittenen Effektivität der PUVA-Therapie beim atopischen Ekzem darf nicht übersehen werden, daß sie bei dieser Indikation mit einer Reihe schwerwiegender Nachteile behaftet ist. Es hat sich gezeigt, daß die Anzahl an PUVA-Behandlungen, die zum Abheilen des atopischen Ekzems notwendig ist, im Vergleich zur PUVA-Therapie der Psoriasis relativ hoch ist. Darüber hinaus führt das Absetzen der PUVA-Therapie beim atopischen Ekzem ohne die gleichzeitige Gabe von Glukokortikosteroiden bei vielen Patienten zu einem Rebound des Ekzems. Es ist daher oft erforderlich, die Erhaltungstherapie über viele Monate und manchmal sogar Jahre fortzuführen. Das Durchschnittsalter der Patienten mit atopischem Ekzem liegt in der Regel niedrig (Beginn der Erkrankung häufig im Kindes- und Jugendalter). Der therapeutischen Effektivität der PUVA-Langzeittherapie des atopischen Ekzems steht daher das bei langfristiger Anwendung signifikant erhöhte Hautkrebsrisiko als eine gewichtige Nebenwirkung gegenüber [55]. Nachteilig wirkt sich zudem die für Stunden nach Einnahme des Psoralens bestehende erhöhte UV-Empfindlichkeit aus, die beispielsweise zur Folge hat, daß die Patienten während dieser Zeit zur Vermeidung von Katarakten eine Sonnenbrille tragen müssen. Ein bedeutender Anteil der Patienten (ca. 20 %) klagt zudem nach Einnahme insbesondere des 8-Methoxypsorsalens über systemische Nebenwirkungen wie z.B. Nausea. Darüber hinaus ist eine einmal durchgeführte PUVA-Therapie aufgrund der erwiesenen Mutagenität eine Kontraindikation für die Durchführung immunsuppressiver Behandlungsverfahren wie z.B. einer Cyclosporin-A-Therapie. Aus diesen Gründen stellt die PUVA-Therapie keine vollwertige Alternative zur Glukokortikosteroidbehandlung oder hochdosierten UVA1-Phototherapie bei der Behandlung der schweren, akut exazerbierten atopischen Dermatitis dar und sollte nur bei ausgewählten Patienten eingesetzt werden. Besonders geeignet scheinen chronisch-intermittierende Verlaufsformen, wie sie insbesondere bei der Spätmanifestation des atopischen Ekzems jenseits des 40. Lebensjahres beobachtet werden.

2.3 Extrakorporale Photopherese zur Behandlung der therapieresistenten atopischen Dermatitis

Jüngere Untersuchungen weisen darauf hin, daß auch die extrakorporale Photopherese mit Erfolg zur Behandlung der atopischen Dermatitis eingesetzt werden kann [40, 45]. Bei der extrakorporalen Photopherese wird nach oraler 8-Methoxypsoralen-Gabe das 8-MOP-haltige Plasma zusammen mit den mononukleären Zellen des Patienten einer extrakorporalen UVA-Bestrahlung unterzogen und im Anschluß daran die derart behandelten Zellen dem Patienten reinfundiert [11] (s. auch das Kap. Knobler, Extrakorporale Photopherese).

Die extrakorporale Photopherese wurde ursprünglich zur Behandlung von Patienten mit Sézary-Syndrom sowie der erythrodermischen Formen des kutanen T-Zellymphoms eingesetzt. Eine Reihe neuerer Untersuchungen hat jedoch gezeigt, daß diese Therapie als ein adjuvantes immunsupprimierendes Verfahren zur Behandlung von Patienten mit akuter oder chronischer Graft-vs.-Host-Erkrankung [13, 45] oder in der Transplantationsimmunologie [11] effektiv ein-

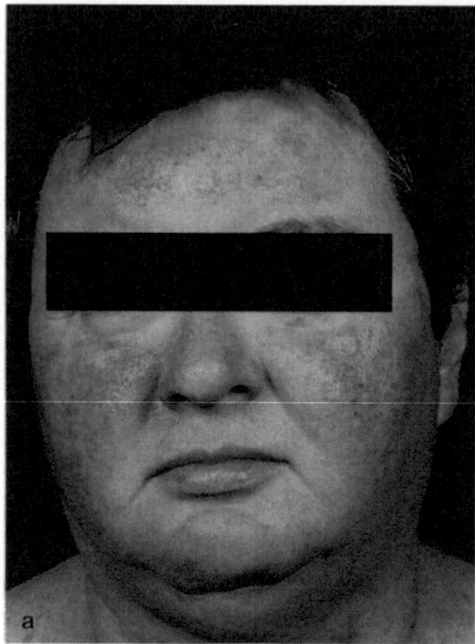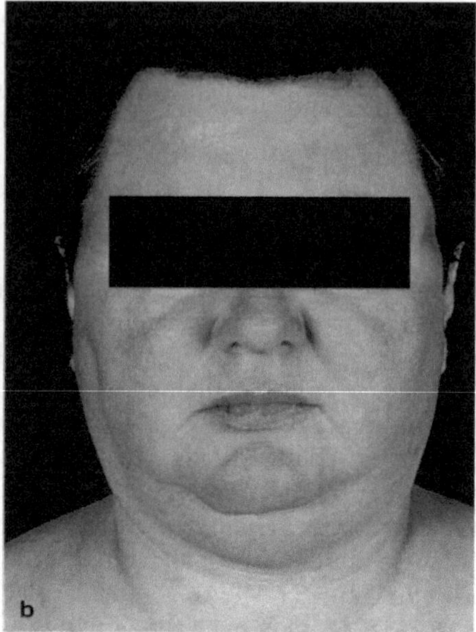

Abb. 3 a, b. Patientin mit zuvor therapieresistenter atopischer Dermatitis vor (**a**) und nach (**b**) 4 Behandlungszyklen mit extrakorporaler Photopherese, die monotherapeutisch in 2wöchigen Abständen durchgeführt wurden

gesetzt werden kann. Untersuchungen zum Wirkmechanismus haben ergeben, daß vor allem T-Lymphozyten Zielzellen in der extrakorporalen Photopherese darstellen. Diese Annahme steht in Einklang mit der kürzlich von Prinz et al. [40] gemachten Beobachtung, daß die extrakorporale Photopherese effektiv zur Behandlung von ansonsten therapieresistenten Formen der atopischen Dermatitis eingesetzt werden kann. In dieser Pilotstudie wurden insgesamt 3 Patienten behandelt, bei denen de facto lebenslang ein atopisches Ekzem bestand, das schließlich gegenüber konventionellen Therapien wie z. B. Glukokortikosteroiden resistent wurde. Es zeigte sich, daß eine in 4wöchigen Abständen durchgeführte extrakorporale Photopherese zu einer deutlichen Besserung der klinischen Symptomatik und einem Absinken der zuvor erhöhten Serum-IgE-Spiegel führte. In dieser Untersuchung wurde die extrakorporale Photopherese jedoch nicht monotherapeutisch eingesetzt, sondern in Kombination mit einer topischen Prednicarbanbehandlung, die jedoch für sich allein genommen offenbar nicht ausreichend war, um das atopische Ekzem bei diesen Patienten zu kontrollieren. Bestätigt und erweitert wurden diese ersten Beobachtungen kürzlich durch eine zweite Pilotstudie, in der 3 Patienten mit therapieresistentem atopischem Ekzem mittels extrakorporaler Photopherese behandelt wurden [46]. Die extrakorporale Photopherese wurde monotherapeutisch in 2wöchigen Abständen durchgeführt (Abb. 3). Es zeigte sich bei allen Patienten bereits nach 3–4 Zyklen eine deutliche Besserung der klinischen Symptomatik und eine Reduktion der erhöhten Serum-IgE- und Serum-ECP-Spiegel. Bei einem Patienten wurde aufgrund der raschen und ausgeprägten Besserung des Hautbefundes nach 3 Behandlungszyklen das Zeitintervall zwischen den Behandlungen von 2 auf 3 Wochen verlängert. Hierdurch kam es zu einer erneuten Exazerbation der atopischen Dermatitis, und die daraufhin vorgenommene Verkürzung der Behandlungsintervalle auf 2 Wochen führte wiederum zu einer prompten klinischen Besserung. Nach insgesamt 10 Behandlungszyklen konnte die extrakorporale Photopherese bei allen Patienten abgesetzt werden, ohne daß es zu einem Rebound kam. Die Tatsache, daß die extrakorporale Photopherese in dieser Studie monotherapeutisch eingesetzt werden konnte und daß eine Verlängerung der behandlungsfreien Intervalle mit einer Verschlechterung, eine Verkürzung hingegen mit einer Besserung einherging, weist darauf hin, daß dieses photochemotherapeutische Verfahren in der Tat bei der Behandlung des atopischen Ekzems von Nutzen sein könnte. In diesem Zusammenhang darf jedoch nicht übersehen werden, daß die Durchführung der extrakorporalen Photopherese zeit- und kostenaufwendig ist und diese Therapieform daher nur bei ausgewählten Patienten mit atopischem Ekzem eingesetzt werden sollte. Wir halten daher die extrakorporale Photopherese nur bei Patienten mit atopischem Ekzem für indiziert, bei denen andere potente Behandlungsmethoden versagt haben.

2.4 Phototherapie der chronischen, moderat ausgeprägten atopischen Dermatitis

Zur Behandlung des moderat ausgeprägten atopischen Ekzems stehen mit der Breitband-UVB-Therapie, der kombinierten UVA/UVB-Bestrahlung, der 311-nm-UVB-Therapie oder der niedrigdosierten UVA1-Therapie eine Vielzahl effektiver Phototherapieverfahren zur Verfügung [10, 12, 21, 22, 24, 25, 36, 39, 41, 48]. Wichtig ist, daß diese Behandlungsverfahren in der Regel nicht monotherapeutisch, sondern in Kombination mit anderen Therapien, z. B. topisch applizierten Glukokortikosteroiden mit dem Ziel der Steroidersparnis eingesetzt werden. Neuere Untersuchungen weisen darauf hin, daß eine kombinierte Bestrahlung mit UVB + UVA, d. h. eine UVA/UVB-Phototherapie, oder aber eine Bestrahlung mit Wellenlängen im langwelligen UVB-Bereich, d. h. eine 311-nm-UVB-Therapie, einer konventionellen UVB-Therapie, aber auch einer konventionellen UVA-Therapie sowie einer niedrigdosierten UVA1-Therapie überlegen sind. In 2 vergleichenden Studien zeigten Jekler u. Larkö [24], daß eine Breitband-UVB-Therapie einer Placebobehandlung überlegen ist und daß eine niedrigdosierte UVB-Therapie (0,4 MED) einer höherdosierten (0,8 MED) hinsichtlich der therapeutischen Effektivität gleichwertig ist. Dieselben Autoren konnten unter Verwendung eines klinischen Scoresystems zudem zeigen, daß eine UVA/UVB-Therapie einer Breitband-UVB-Therapie signifikant überlegen ist [24]. In dieser Studie wurde die Phototherapie nicht monotherapeutisch durchgeführt, vielmehr verwendeten die Patienten topische Glukokortikosteroide und zusätzlich wurde in Abhängigkeit von der UVB-MED eine 8wöchige UVA/UVB-Therapie mit 3 Bestrahlungen pro Woche durchgeführt. Diese und weitere Untersuchungen [25, 34] zeigen, daß eine UVA-UVB-Therapie einer konventionellen UVB-Therapie bei der Behandlung des atopischen Ekzems vorzuziehen ist.

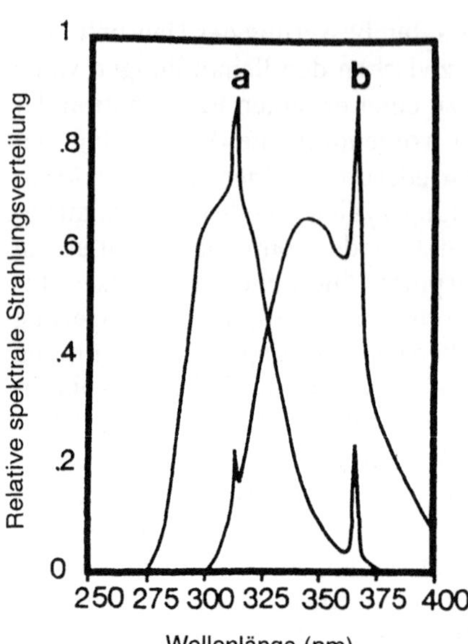

Abb. 4. Spektrenvergleich: Breitband-UVB/ Philipps TL-12 (**a**) vs. UVA-UVB/Wolf-Helarium-System (**b**)

Patienten mit atopischem Ekzem klagen häufig darüber, daß es insbesondere unter einer UVA-Phototherapie zum Schwitzen und in Folge zu einer Zunahme des Pruritus kommt. George et al. [12] haben daher kürzlich eine 311-nm-UVB-Bestrahlungseinheit mit einer Klimaanlage ausgerüstet. Unter Verwendung von 50 100-W-TL01-Fluoreszenzröhren, die mit Reflektoren ausgestattet waren, war es ihnen möglich, eine Bestrahlungsleistung von 5 mW/cm^2 zu erreichen. Hierdurch konnten die maximalen Behandlungszeiten und damit die Hitzebelastung auf weniger als 10 min begrenzt werden. Unter Verwendung dieser 311-nm UVB-Therapieanlage wurde in einer sehr sorgfältig durchgeführten Studie bei Patienten mit chronischem, moderat ausgeprägtem atopischem Ekzem sowohl die klinische Symptomatik als auch der Verbrauch an glukokortikosteroidhaltigen Externa 12 Wochen vor Beginn, 12 Wochen während und 24 Wochen nach Absetzen der Phototherapie untersucht. Es zeigte sich, daß mit Beginn der 311-nm-UVB-Therapie nicht nur der klinische Gesamtscore absank und sich damit der Hautbefund bei den Patienten besserte, sondern daß es zudem zu einer signifikanten Reduktion des Verbrauchs an Glukokortikosteroiden kam [12]. Interessanterweise ließen sich diese Effekte auch noch nach Absetzen der Phototherapie bei der Mehrzahl der untersuchten Patienten nachweisen. Diese Untersuchungen weisen darauf hin, daß die 311-nm-UVB-Phototherapie das phototherapeutische Verfahren der Wahl zur Langzeitbehandlung der atopischen Dermatitis darstellen könnte. Wir favorisieren daher in unserer Klinik z. Z. ein Therapieregime, bei dem die Mehrzahl der Patienten nach Durchführung einer hochdosierten UVA1-Therapie, die initial zur Besserung der schweren, akut exazerbierten atopischen Dermatitis eingesetzt wird, nach 10–15 Bestrahlungen auf eine 311-nm-UVB-Phototherapie umgestellt werden. Hierdurch ist es möglich, eine effektive und vermutlich relativ nebenwirkungsarme Erhaltungstherapie durchzuführen [59].

3 Prophylaktische Phototherapie der atopischen Dermatitis

Ein prophylaktischer phototherapeutischer Ansatz bei der Behandlung der atopischen Dermatitis hätte zur Voraussetzung, daß UV-Strahlen in der Lage sind, die Auslösephase des atopischen Ekzems zu beeinflussen bzw. zu inhibieren. In diesem Zusammenhang ist von großem Interesse, daß eine wiederholte UVA1-Bestrahlung in hohen Dosen zu einer Hemmung der Auslösbarkeit des Atopiepatchtests führt [58]. Der Atopiepatchtest oder Inhalationsallergenpatchtest beruht auf der Beobachtung, daß es bei ca. 45–50 % aller Patienten mit atopischer Dermatitis möglich ist, durch epikutane Applikation eines Inhalationsallergens, gegen das der Patient sensibilisiert ist, in nichtläsionaler Haut nach 24–48 h eine ekzematöse Hautreaktion hervorzurufen [6, 7, 17, 43, 44, 46, 58].

Zahlreiche immunhistochemische und insbesondere immunologische Untersuchungen haben gezeigt, daß die derart provozierten Hautveränderungen keine unspezifischen Irritanzreaktionen darstellen, sondern vielmehr spezifisch durch das epikutan applizierte Inhalationsallergen hervorgerufen werden. Der Atopiepatchtest wird daher als ein mögliches Modell zur Untersuchung der Initiations- oder Auslösephase des atopischen Ekzems angesehen, da es unter Verwendung dieses Hauttestverfahrens möglich ist, unter standardisierten Bedingungen das Zeitintervall zwischen Auftreffen des Allergens auf die menschliche Haut und dem Auftreten des atopischen Ekzems zu untersuchen. Der Atopiepatchtest kann nicht bei allen Patienten ausgelöst werden, aber er zeichnet sich durch eine hohe (> 90 %) intraindividuelle Reproduzierbarkeit aus [58]. Diese Beobachtung erlaubte es uns zu untersuchen, inwieweit eine UVA1-Bestrahlung menschlicher Haut in der Lage ist, die Entwicklung ekzematöser Hautveränderungen im Atopiepatchtest zu unterdrücken. Es zeigte sich, daß eine Vorbestrahlung menschlicher Haut mit UVA1-Dosen von 130 J/cm^2 bei 7 von 7 untersuchten Patienten die Atopiepatchtestreaktion, nicht hingegen eine bei denselben Patienten durch epikutane Applikation von Natriumlaurylsulfat hervorge-

Abb. 5. Positiver Atopiepatchtest auf Dermatophagoides-pteronyssinus- und Lieschgras-Allergenextrakt 48 h nach epikutaner Allergenapplikation

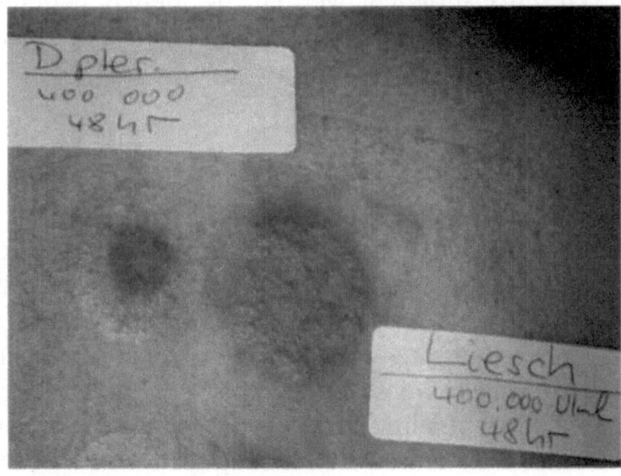

Tabelle 2. Hemmung des Atopiepatchtests durch repetitive UVA1-Bestrahlung

Proband	Allergen	Atopie-Patchtest in		Irritanzreaktion in	
		unbestrahlter Haut	bestrahlter Haut	unbestrahlter Haut	bestrahlter Haut
1	Lieschgras	+	−	n. d.	n. d.
2	D. pter.	++	−	+++	+++
3	D. pter.	+	−	++	+++
4	D. pter.	++	−	+++	+++
5	D. pter.	++	−	+++	++
6	D. pter.	+	−	n. d.	n. d.
7	D. pter.	+	−	n. d.	n. d.
8	D. pter.	++	++	n. d.	n. d.

D. pter. Dermatophagoides pteronyssinus; *n. d.* nicht determiniert; + Erythem; ++ Erythem, Papeln; +++ Blasenbildung, Erosionen.

rufene Irritanzreaktion, zu unterdrücken vermag [58] (Tabelle 2). Diese vorläufigen Beobachtungen deuten darauf hin, daß die wiederholte UVA1-Bestrahlung menschlicher Haut einen protektiven Effekt zur Folge haben könnte, der das inhalationsallergeninduzierte Auftreten von ekzematösen Hautveränderungen verhindern kann. Diese Annahme ist in Übereinstimmung mit der klinischen Beobachtung, daß das Absetzen der hochdosierten UVA1-Phototherapie bei Patienten mit atopischem Ekzem nicht mit einem Rebound oder einem sofortigen Wiederaufflammen des atopischen Ekzems einhergeht. Weitere Untersuchungen werden zeigen, durch welche immunologischen Mechanismen UVA1-Strahlung in der Lage ist, die Auslösbarkeit des Atopiepatchtests zu unterdrücken. Diese unter Verwendung von UVA1-Strahlung erhobenen Befunde zeigen erstmals, daß es möglich ist, durch eine UV-Bestrahlung menschlicher Haut protektive Effekte bei Patienten mit atopischem Ekzem zu induzieren. In zukünftigen Studien gilt es zu untersuchen, inwieweit diese Eigenschaft spezifisch für die UVA1-Bestrahlung ist oder aber ob durch Strahlung anderer Wellenlängen, insbesondere durch eine 311-nm-UVB-Therapie, ähnliche Effekte erreicht werden können. Basierend auf diesen Untersuchungen könnte in Zukunft die Entwicklung phototherapeutischer Verfahren ermöglicht werden, bei denen Patienten mit atopischem Ekzem im beschwerdefreien Zustand in definierten Zeitintervallen bestrahlt werden, um der Reexazerbation der Erkrankung vorzubeugen.

4 Ausblick

Die Verfügbarkeit neuartiger phototherapeutischer Verfahren zur Behandlung der atopischen Dermatitis hat zur Folge gehabt, daß heute zur Behandlung dieser chronisch-rezidivierenden, an Häufigkeit ständig zunehmenden entzündlichen Dermatose ein außerordentlich diversifiziertes Spektrum sehr potenter Behandlungsmöglichkeiten zur Verfügung steht. Die in diesem Kapitel vorgestellte konzeptgebundene Phototherapie des atopischen Ekzems, bei der für den jeweiligen Patienten in Abhängigkeit vom Schweregrad der Erkrankung das geeignetste Therapieverfahren ausgewählt wird, könnte wesentlich mit dazu beitragen, daß bei der phototherapeutischen Behandlung dieser Erkrankung die Maxime „therapeutische Effektivität" und „therapeutische Sicherheit" in optimaler Weise miteinander kombiniert werden.

Literatur

1. Atherton DJ, Carabott F, Glover MT, Hawk JM (1988) The role of psoralen photochemotherapy (PUVA) in the treatment of severe atopic eczema in adolescents. Br J Dermatol 118: 791–795

2. Baadsgard O, Lisby S, Lange-Wantzin G, Wulf HC, Cooper KD (1989) Rapid recovery of Langerhans cell alloreactivity, without induction of autoreactivity, after in vivo ultraviolet A, but not ultraviolet B exposure of human skin. J Immunol 142: 4213–4217

3. Binet O, Aron-Brunetiere C, Cuneo M, Cesaro M-J (1982) Photochimiotherapie par voie orale et dermatite atopique. Ann Dermatol Venereol 109: 589–590

4. Bos JD, Wierenga EA, Smitt JHS, van der Heijden FL, Kapsenberg ML (1992) Immune dysregulation in atopic eczema. Arch Dermatol Res 128: 1509–1514

5. Bruynzeel-Koomen C (1986) IgE on Langerhans cells: new insights into the pathogenesis of atopic dermatitis. Dermatologica 172: 181–184

6. Bruynzeel-Koomen CAFM, van Wichen DF, Spry CJF, Venge P, Bruynzeel PLB (1988) Active participation of eosinophils in patch test reactions to inhalant allergens in patients with atopic dermatitis. Br J Dermatol 118: 222–233

7. Buckely CC, Ivison C, Poulter LW, Rustin MHA (1992) FceR11/CD23 receptor distribution in patch test reactions to aeroallergens in atopic dermatitis. J Invest Dermatol 99: 184–188

8. Costa C, Rillet A, Nicolet M, Sauret JH (1989) Scoring atopic dermatitis: the simpler the better. Acta Derm Venereol (Stockh) 69: 41–47

9. Czech W, Krutmann J, Schöpf E, Kapp A (1992) Serum eosinophil cationic protein is a sensitive measure for disease activity in atopic dermatitis. Br J Dermatol 126: 351–355

10. Falk ES (1985) UV-light therapies in atopic dermatitis. Photodermatol Photoimmunol Photomed 2: 241–246

11. Gasparro F, Edelson RL (1995) Extracorporeal photochemotherapy. In: Krutmann J, Elmets CA (eds) Photoimmunology. Blackwell, Oxford, pp 231–245

12. George SA, Bilsland DJ, Johnson BE, Fergusson J (1993) Narrow-band (TL01) UVB air-conditioned phototherapy for chronic severe adult atopic dermatitis. Br J Dermatol 128: 49–56

13. Gollnick H, Owsianowski M, Siegert W, Orfanos CE (1994) Successful treatment of chronic graft-versus-host disease with extracorporeal photopheresis. Bone Marrow Transplant 14: 845–848

14. Grabbe J, Welker P, Humke S, Grewe M, Schöpf E, Henz BM, Krutmann J (1996) High-dose ultraviolet A1 (UVA1), but not UVA/UVB therapy decreases IgE-binding cells in lesional skin of patients with atopic eczema. J Invest Dermatol 107: 419–422

15. Grether-Beck S, Olaizola-Horn S, Schmitt H et al. (1997) Activation of transcription factor AP2 mediates ultraviolet-A radiation- and singlet oxygen-induced expression of the human ICAM-1 gene. Proc Natl Acad Sci USA (in press)

16. Grewe M, Gyufko K, Schöpf E, Krutmann J (1994) Lesional expression of interferon-γ in atopic eczema. Lancet 343: 25–26

17. Grewe M, Walther S, Gyufko K, Czech W, Schöpf E, Krutmann J (1995) Analysis of the cytokine pattern expressed in situ in inhalant allergen patch test reactions of atopic dermatitis patients. J Invest Dermatol 105: 407–410

18. Grewe M, Gyufko K, Krutmann J (1995) Interleukin-10 production by cultured human keratinocytes: regulation by ultraviolet B and A1 radiation. J Invest Dermatol 104: 3–6

19. Grewe M, Duvic M, Aragane Y, Schwarz T, Ullrich SE, Krutmann J (1995) Lack of induction of IL-10 expression in human keratinocytes. Reply. J Invest Dermatol 106: 1330–1331

20. Hamid Q, Boguniewicz M, Leung DYM (1994) Differential in situ cytokine gene expression in acute versus chronic atopic dermatitis. J Clin Invest 94: 870–876

21. Hannuksela M, Karvonen J, Husa M, Jokela R, Katajamäki L, Leppisaari M (1985) Ultraviolet light therapy in atopic dermatitis. Acta Derm Venereol (Stockh) Suppl 114: 137–139

22. Jekler J, Larkö O (1988) UVB phototherapy of atopic eczema. Br J Dermatol 119: 697–705

23. Jekler J (1992) Phototherapy of atopic dermatitis with ultraviolet radiation (diss). Graphics Systems AB, Univ of Göteborg, Göteborg, p 10

24. Jekler J, Larkö O (1990) Combined UV-A-UV-B versus UVB phototherapy for atopic dermatitis. J Am Acad Dermatol 22: 49–53

25. Jekler J, Larkö O (1991) Phototherapy for atopic dermatitis with ultraviolet A (UVA), low-dose UVB and combined UVA and UVB: two paired comparison studies. Photodermatol Photoimmunol Photomed 8: 151–156

26. Kavli G (1978) Fotokjemoterapi med psoralen og langbolget ultrafiolett lys. 1 1/2 ars erfaring fra hudavdelingen in Tromso. Tidsskr Nor Laegeforen 98: 269–271

27. Kowalszick L, Kleinhenz A, Weichenthal M et al. (1995) Low dose versus medium dose UV-A1 treatment in severe atopic eczema. Acta Derm Venereol (Stockh) 75: 43–45

28. Krutmann J (1995) UVA1-induced immunomodulation. In: Krutmann J, Elmets CA (eds) Photoimmunology. Blackwell, Oxford, pp 46–256

28. Krutmann J, Schöpf E (1992) High-dose UVA1 therapie: a novel and highly effective approach for the treatment of patients with acute exacerbation of atopic dermatitis. Acta Derm Venereol (Stockh) 176: 120–122

29. Krutmann J (1996) Phototherapy for atopic eczema. Dermatol Ther 1: 24–31

30. Krutmann J, Czech W, Diepgen T, Niedner R, Kapp A, Schöpf E (1992) High-dose UVA1 therapy in the treatment of patients with atopic dermatitis. J Am Acad Dermatol 26: 225–230

31. Krutmann J, Diepgen T, Luger TA et al. (1996) High-dose UVA1 therapy for atopic dermatitis: a multicenter trial (zur Publ eingereicht)

33. Lomhold S (1944) Hudsygdommene og deres behandling, 2nd edn. Copenhagen, p 425

34. Midelfart K, Stenvold S-E, Volden G (1985) Combined UVB and UVA phototherapy of atopic eczema. Dermatologica 171: 95–98

35. Morison WL (1991) Phototherapy and photochemotherapy of skin disease, 2nd edn. Raven Press, New York, pp 148–152

36. Morison WL, Parrish JA, Fitzpatrick TB (1978) Oral psoralen photochemotherapy of atopic eczema. Br J Dermatol 98: 25–30

37. Nexmand P-H (1948) Clinical studies of Besnier's prurigo (diss). Rosenkilde and Bagger, Copenhagen

38. Norrling R (1946) Prurigo Besnier. A clinical-experimental study of its pathogenesis with special reference to acute infections of the respiratory tract (diss). Acta Derm Venereol (Stockh) [Suppl 13]

39. Potekaev NS, Sevidova LY, Vladimirov VV, Kochergin NG, Shinaev NN (1987) Selective phototherapy and dimociphon immunocorrective therapy in atopic dermatitis. Vestn Dermatol Venereol 9: 39–42

40. Prinz B, Nachbar E, Plewig G (1994) Treatment of severe atopic dermatitis with extracorporeal photopheresis. Arch Dermatol Res 287: 48–52

41. Pullmann H, Möres E, Reinbach S (1985) Wirkungen von Infrarot- und UVA-Strahlen auf die menschliche Haut und ihre Wirksamkeit bei der Behandlung des endogenen Ekzems. Z Hautkr 60: 171–177

42. Rajka G (1980) Recent therapeutic events: Cimetidine and PUVA. Acta Derm Venereol (Stockh) [Suppl 92]: 117–118

43. Ramb-Lindhauer CH, Feldmann A, Rotte M, Neumann CH (1991) Characterization of grass pollen reactive T-cell lines derived from lesional atopic skin. Arch Dermatol Res 283: 71–76

44. Reitamo S, Visa K, Kähönen K, Stubb S, Salo OP (1986) Eczematous reactions in atopic patients caused by epicutaneous testing with inhalant allergens. Br J Dermatol 114: 303–308

45. Richter H, Stege H, Ruzicka T, Soehngen D, Heyll A, Krutmann J (1997) Extracorporeal photopheresis in the treatment of acute-graft-versus-host disease. J Am Acad Dermatol (in press)

46. Richter H, Grewe M, Stege H, Berneburg M, Billmann-Eberwein C, Ruzicka T, Krutmann J (1997) Successful monotherapy of atopic dermatitis with extracorporeal photopheresis. J Am Acad Dermatol (zur Veröff einger)

47. Sager N, Feldmann A, Schilling G, Kreitsch P, Neumann C (1992) House dust-mite specific T cells in the skin of subjects with atopic dermatitis: frequency and lymphokine profile in the allergen patch test. J Allergy Clin Immunol 89: 801–807

48. Setlow RB, Grist E, Thompson K, Woodhead AD (1993) Wavelengths effective in induction of malignant melanoma. Proc Natl Acad Sci USA 90: 6666–6670

49. Salo O, Lassus A, Juvaksoski T, Kanerva L, Lauharanta J (1983) Behandlung der Dermatitis atopica und der Dermatitis seborrhoica mit selektiver UV-Phototherapie und PUVA. Dermatol Monatsschr 169: 371–375

50. Sannwald C, Ortonne JP, Thivolet J (1979) La photochimiotherapie orale de l'eczema atopique. Dermatologica 159: 71–77

51. Soppi E, Viander M, Soppi A-M, Jansen CT (1982) Cell-mediated immunity in untreated and PUVA-treated atopic dermatitis. J Invest Dermatol 79: 213–217

52. Stege H, Schöpf E, Ruzicka T, Krutmann J (1996) High-dose UVA1 for urticaria pigmentosa. Lancet 347: 64

53. Stege H, Berneburg M, Humke S et al. (1997) High-dose ultraviolet A1 (UVA1) radiation therapy for localized scleroderma. J Am Acad Dermatol (in press)

54. Sterenbroigh HCJM, van der Leun JC (1990) Tumorigenesis by a long wavelength UV-A source. Photochem Photobiol 51: 325–330

55. Stern RS, Members of the Photochemotherapy Follow-Up Study (1990) Genital tumors among men with psoriasis exposed to psoralen and ultraviolet A radiation (PUVA) and ultraviolet B radiation. N Engl J Med 322: 1093–1096

56. Vaatainen N, Hannuksela M, Karvonen J (1979) Local photochemotherapy in nodular prurigo. Acta Dermatol 59: 544–547

57. Volcz-Platzer B, Hönigsmann H (1995) Photoimmunology of PUVA and UVB therapy. In: Krutmann J, Elmets CA (eds.) Photoimmunology. Blackwell, Oxford, pp 265–273

58. Walter S, Grewe M, Gyufko K et al. (1994) Inhalant allergen patch tests as a model for the induction of atopic dermatitis: analysis of the in situ cytokine pattern and modulation by UVA1 (abstr). Arch Dermatol Res 286: 220

59. Young AR (1995) Carcinogenicity of UVB phototherapy assessed. Lancet 345: 1431–1432

Photo- und Photochemotherapie von Photodermatosen

Adrian Tanew, Harald Maier

Inhalt

1 Einleitung

Der Begriff Photodermatosen bezeichnet dermatologische Erkrankungen, die bei ansonsten gesunden Individuen durch Bestrahlung der Haut mit ultraviolettem (UV) oder sichtbarem Licht ohne Einwirkung eines externen Photosensibilisators ausgelöst werden. In diese Gruppe fallen die polymorphe Lichtdermatose, die Hydroa vacciniforme, die aktinische Prurigo und die solare Urtikaria. All diesen Erkrankungen ist gemeinsam, daß sie durch Sonnenlicht oder künstliches ultraviolettes, teilweise auch sichtbares Licht ausgelöst werden und die exakten Pathomechanismen, die zur klinischen Manifestation dieser Krankheitsbilder führen, bis zum heutigen Zeitpunkt nur bruchstückhaft bekannt sind. Insbesonders ist noch völlig ungeklärt, welches die verantwortlichen Chromophore in der Haut sind, die durch die Bestrahlung mit natürlichem oder artefiziellem Licht photochemisch aktiviert werden und als Initialzündung für den in der Folge ablaufenden entzündlich-immunologischen Prozeß fungieren. Ein weiteres Charakteristikum dieser auch als „idiopathisch" bezeichneten Photodermatosen ist der Umstand, daß ihre Diagnostik in erster Linie auf Phototestungen beruht und histopathologischen oder Laboruntersuchungen nur eine untergeordnete Rolle zukommen.

Die Indikationsstellung zur Photo- oder Photochemotherapie (PUVA) erfolgt bei den Photodermatosen in präventiver, nicht in kurativer Absicht. Das therapeutische Ziel ist, den Ausbruch der Erkrankung zu verhindern und den betroffenen Patienten einen weitgehend normalen Umgang mit der Sonne zu ermöglichen. Im folgenden werden der Einsatz der Photo- und Photochemotherapie bei den einzelnen Photodermatosen getrennt abgehandelt, wobei jeweils nach einem kurzgefaßten Abriß der Erkrankung auf etwaige Besonderheiten beim therapeutischen Vorgehen und die zu erzielenden Resultate eingegangen wird.

2 Polymorphe Lichtdermatose

Die polymorphe Lichtdermatose (PLD) unterscheidet sich in bezug auf die Häufigkeit ihres Vorkommens in der Bevölkerung diametral von den anderen Photodermatosen. Die Prävalenz der PLD wird in verschiedenen Studien zwischen 3 % bis über 17 % angegeben, im Gegensatz dazu sind Hydroa vacciniforme, aktinische Prurigo und die solare Urtikaria äußerst selten vorkommende Erkrankungen. Gehäuft findet man bei Patienten mit PLD eine positive Familienanamnese. Ein autosomal-dominanter Vererbungsmodus mit inkompletter Penetranz wird angenommen, jedoch läßt sich ein gehäuftes Auftreten bestimmter HLA-Typen nicht nachweisen. Frauen scheinen vermehrt von der PLD betroffen zu sein; zusätzlich dürfte beim weiblichen Geschlecht eine höhere Bereitschaft bestehen, sich wegen einer PLD in ärztliche Behandlung zu begeben.

Die Erkrankung zeigt naturgemäß eine jahreszeitliche Abhängigkeit und tritt zumeist mit Beginn der sonnenintensiven Jahreszeit oder bei Urlaubsaufenthalten in sonnenreichen Gegenden auf [37]. Das Intervall zwischen Beginn der Sonnenexposition und Ausbruch des Exanthems kann zwischen weniger als einer Stunde und einigen Tagen liegen. Charakteristisch ist ein starker Juckreiz, der dem Auftreten von papulösen, plaqueförmigen oder vesikulösen Läsionen in sonnenexponierten Hautarealen vorausgeht [13].

Der wesentlichste diagnostische Schritt ist die Durchführung eines Phototests. Dabei werden nach Bestimmung der minimalen Erythemdosis (MED) für UVA und UVB ehemals befallene Hautareale wiederholt mit erythematogenen Dosen von UVA bzw. UVB bestrahlt, um spezifische Läsionen zu induzieren. Durch diesen PLD-Provokationstest kann einerseits die Diagnose, die oft nur auf anamnestischen Angaben beruht, bestätigt werden, andererseits kann das die PLD auslösende UV-Spektrum festgestellt werden, was für das weitere präventiv-therapeutische Vorgehen bedeutsam ist. Phototestungen an größeren Patientenkollektiven haben ergeben, daß die PLD bei ca. 50–75 % der Patienten durch UVA, bei 10–15 % durch UVB und bei 15–35 % durch UVA und UVB ausgelöst wird [12, 26].

2.1 Phototherapie der polymorphen Lichtdermatose

Auf den ersten Blick erscheint es paradox, als Prophylaxe einer durch den ultravioletten Anteil des Sonnenlichtes hervorgerufenen Erkrankung eine vorherige Bestrahlung mit künstlichem ultraviolettem Licht durchführen zu wollen. Viele Patienten geben an, daß nach anfänglichen Eruptionen der PLD die Schübe im Lauf der Sommermonate schwächer werden oder gänzlich sistieren. Dieser

Gewöhnungseffekt im Sinne einer allmählich zunehmenden Toleranz gegenüber dem UV-Licht wird auch als „Hardening-Phänomen" bezeichnet. Als diesem Phänomen zugrundeliegende Wirkmechanismen werden einerseits die erhöhte Lichtfilterwirkung der Haut infolge vermehrter Melaninbildung und Verdickung des Stratum corneum, andererseits eine durch die Sonnenbestrahlung veränderte immunologische Reaktivität der Haut angenommen.

Der Photo- oder Photochemoprävention der PLD liegen vermutlich dieselben Wirkmechanismen zugrunde. Durch eine kurze Serie von Bestrahlungen mit künstlichem UV-Licht wird ein „Hardening-Effekt" herbeigeführt. Theoretisch und auch praktisch kann es dabei vorkommen, daß die PLD durch die Bestrahlung ausgelöst statt verhindert wird. Es bieten sich 2 Möglichkeiten an, die Therapie so zu gestalten, daß es darunter zu keiner oder einer nur milden PLD-Eruption kommt. Einerseits kann man die Therapie mit dem UV-Spektrum, das im Phototest keine PLD hervorgerufen hat, durchführen, andererseits kann man die therapeutische UV-Dosis so wählen, daß sie unter der zur Auslösung der PLD erforderlichen Schwellendosis liegt.

Aus diesen Überlegungen folgt, daß sich die Phototherapie der PLD mit Breitband-UVB insbesondere bei Patienten anbietet, deren PLD durch UVA ausgelöst wird. Es wurde in verschiedenen Studien nachgewiesen, daß 12–15 UVB-Bestrahlungen mit einer Frequenz von 3–5 Expositionen pro Woche zu einer deutlich erhöhten Toleranz von Sonnenlicht führen [24, 25].

In unserer Abteilung werden üblicherweise 3 Expositionen pro Woche über 4 Wochen, insgesamt also 12 Bestrahlungen, durchgeführt. Es ist unserer Erfahrung nach nicht erforderlich, die Patienten mit erythematogenen UVB-Dosen zu bestrahlen, obwohl es dazu keine kontrollierten Studien gibt. Die therapieinduzierte Bräunung ist kein verläßlicher Gradmesser des therapeutischen Effektes, da es auch Patienten gibt, die trotz minimaler Pigmentierung ausgezeichnet vor einer PLD geschützt sind.

Die Vorteile der Breitband-UVB-Therapie sind die unkomplizierte Durchführbarkeit und das äußerst geringe Risiko für akute oder langfristige Nebenwirkungen.

In einer rezenten Studie wurde über den Einsatz von Schmalband (311-nm-)-UVB-Therapie im Vergleich zu PUVA bei 25 Patienten mit PLD berichtet [3]. Den Autoren zufolge erwiesen sich beide Therapien als gleichwertig. Da es sich um ein kleines Patientenkollektiv handelte und die beiden Bestrahlungen nicht in Form einer Halbseitenvergleichsstudie evaluiert wurden, bedürfen diese Ergebnisse allerdings noch der Bestätigung durch größere klinische Studien.

Mit diesem Vorbehalt scheint die phototherapeutische Prävention der PLD mit Schmalband-UVB gegenüber Breitband-UVB den Vorteil der größeren Wirksamkeit zu haben. Im Vergleich zu PUVA kommen wie bei der Phototherapie mit Breitband-UVB die Vorzüge der einfacheren Handhabung und des geringeren Nebenwirkungspotentials zum Tragen. Hinsichtlich der Langzeitkanzerogenität der 311-nm-Phototherapie wird z.Z. angenommen, daß sie in etwa derjenigen von Breitband-UVB entspricht. Inwieweit sich diese Einschätzung in Langzeitnachbeobachtungsstudien an Patienten bewahrheitet, muß abgewartet werden.

2.2 Photochemotherapie der polymorphen Lichtdermatose

Bei der Photochemotherapie der PLD kommt zum Tragen, daß aufgrund der Verabreichung eines Photosensibilisators nur sehr geringe UVA-Dosen benötigt werden, die weit unter der zur Auslösung einer PLD erforderlichen Schwellendosis liegen, dennoch aber pigmentinduzierende und immunmodulierende Wirkungen in der Haut ausüben. Bereits gegen Ende der 70er Jahre erschienen die ersten Berichte über die erfolgreiche Induktion einer Sonnenlichttoleranz bei Patienten mit PLD durch den Einsatz einer PUVA-Behandlung [9, 27]. Alle Patienten hatten eine langjährige PLD und Lichtschutzmittel ohne Erfolg angewendet. 5/5 beziehungsweise 9/10 Patienten hatten nach der PUVA-Therapie entweder überhaupt keine oder eine nurmehr gering ausgeprägte PLD-Eruption. Die ausgezeichnete Wirksamkeit der Photochemotherapie in der Prophylaxe der PLD wurde durch viele weitere klinische Studien mit vergleichbar guten therapeutischen Resultaten bestätigt [2, 22, 25, 26]. Es wurde auch gezeigt, daß die Photochemotherapie einer Behandlung mit Breitband-UVB deutlich überlegen ist. Während mit PUVA bei 90–100 % der Patienten eine weitgehende bis komplette Erscheinungsfreiheit zu erzielen ist, liegt die therapeutische Ansprechrate für Breitband-UVB zwischen 60–80 %. Auf den Vergleich PUVA gegen Schmalband-UVB wurde bereits oben eingegangen.

Wir führen das „PUVA-hardening" ausschließlich bei Patienten mit ausgeprägter und durch Lichtschutzmittel nicht vermeidbarer PLD durch. Die Behandlung wird 4 Wochen vor Beginn der Sommermonate oder eines geplanten Urlaubes eingeleitet und erfolgt 3mal wöchentlich. Insgesamt werden 12 Expositionen verabreicht. Als Photosensibilisator ist speziell bei dieser Indikation das 5-Methoxypsoralen (5-MOP) dem 8-Methoxypsoralen (8-MOP) aus 2 Gründen vorzuziehen: 1. kommt es nach Einnahme von 5-MOP fast nie zu gastrointestinalen Unverträglichkeitsreaktionen, 2. ist 5-MOP stärker pigmentogen als 8-MOP. Wie bei der Phototherapie korreliert aber die Intensität der PUVA-induzierten Bräunung nicht unbedingt mit dem Ausmaß des erzielten „hardening". Es scheint, daß Bestrahlungen, die über eine bestimmte kumulative Schwellendosis hinausgehen, keinen zusätzlichen therapeutischen Effekt bringen [22].

Trotz der niedrigen UVA-Dosen, die zur Bestrahlung eingesetzt werden, ist bei manchen Patienten in der Anfangsphase der Therapie die Auslösung einer – zumeist abgeschwächten – PLD zu beobachten. Dies deutet darauf hin, daß es PUVA-spezifische Mechanismen der PLD-Induktion gibt. Eine Unterbrechung der Therapie oder Reduktion der UVA-Dosis ist in solchen Fällen selten erforderlich, meist genügt eine vorübergehende symptomatische Behandlung mit einer topischen Kortikosteroidzubereitung.

Ein wichtiger Punkt ist schließlich die Frage, ob der therapeutische Nutzen einer zumeist über viele Jahre durchgeführten Photochemoprävention der PLD in Relation zu den möglichen Langzeitnebenwirkungen steht. Die Fülle an Nachbeobachtungsdaten über PUVA-behandelte Psoriatiker hat gezeigt, daß bei kumulativen UVA-Dosen von 1000 J/cm^2 und mehr das Risiko, ein Plattenepithelkarzinom zu entwickeln, signifikant ansteigt [34, 35]. Bei der Photochemotherapie der PLD kommen jährlich allerdings nur sehr geringe kumulative UVA-

Dosen (je nach Hauttyp und verwendetem Photosensibilisator zwischen 15 und 40 J/cm²) zur Anwendung, da die Therapie auf wenige Expositionen beschränkt ist. Aufgrund der geringen UVA-Belastung und des Umstandes, daß von den Betroffenen die Erkrankung zumeist als sehr beeinträchtigend empfunden wird, hat die photochemotherapeutische Behandlung der PLD bei Unwirksamkeit anderer präventiver Maßnahmen durchaus ihre Indikation und besitzt eine hohe Akzeptanz bei den Patienten.

3 Hydroa vacciniforme

Als Hydroa vacciniforme wird eine sehr seltene Photodermatose bezeichnet, die aus lichtinduzierten papulovesikulösen Effloreszenzen vorwiegend im Gesichts- und Brustbereich sowie an den Unterarmen und Händen besteht. Die Papulovesikel gehen in serös-hämorrhagische Blasen mit Nekrose der Epidermis über, was zu den für diese Erkrankung charakteristischen pockenähnlichen Vernarbungen führt. In seltenen Fällen sind auch die Augen in Form von Konjuktivitis mit begleitender Photophobie oder Hornhautulzerationen mitbeteiligt. Eine mildere, nicht vernarbende Verlaufsform der Hydroa vacciniforme wird auch als Hydroa aestivale bezeichnet.

Die Erkrankung beginnt zumeist in der Kindheit und zeigt einen über viele Jahre chronisch-rezidivierenden Verlauf mit häufigen Spontanremissionen im frühen Erwachsenenalter. Männer sind häufiger betroffen als Frauen.

Mehrere Arbeiten der letzten Jahre haben übereinstimmend ergeben, daß das Aktionsspektrum der Hydroa vacciniforme im UVA-Bereich liegt [6, 8, 10, 18, 20]. Durch wiederholte UVA-Bestrahlungen mit Dosen zwischen 30 und 60 J/cm² können die spezifischen Läsionen reproduziert werden.

Die Behandlung der Hydroa vacciniforme gestaltet sich generell wesentlich schwieriger als die der polymorphen Lichtdermatose. Herkömmliche, nichtopaque Lichtschutzmittel bieten aufgrund ihrer beschränkten Filterwirkung im UVA-Bereich oft einen nur ungenügenden Schutz vor neuerlichen Eruptionen. Dasselbe trifft auf β-Karotin oder Antimalariamittel zu. Dies rückt die Bedeutung der Phototherapie und Photochemotherapie für die Behandlung der Hydroa vacciniforme in den Vordergrund.

3.1 Phototherapie der Hydroa vacciniforme

Zur Behandlung der Hydroa vacciniforme mit Breitband-UVB existieren aufgrund des seltenen Vorkommens der Erkrankung nur ganz vereinzelt Berichte über gute Erfolge [10]. Sonnex et al. [33] erwähnen in einer Zusammenfassung von 10 Patienten mit Hydroa vacciniforme, daß 2 dieser Patienten nach einer UVB-Phototherapie in den Sommermonaten erscheinungsfrei blieben.

Vergleichbar wenig Daten gibt es zur Therapie mit Schmalband-UVB. Collins u. Ferguson [4] haben in einer Untersuchung über die Wirksamkeit der 311-nm-Phototherapie in der Prävention von Photodermatosen u.a. 4 Patienten mit Hydroa vacciniforme behandelt, von denen 2 erfolgreich auf die Therapie ansprachen. Wir selbst haben einen Patienten mit ausgeprägter Hydroa vacciniforme, der nach 3maliger UVA-Exposition mit 35 J/cm^2 eine massive hämorrhagisch-bullöse Reaktion aufwies, einer Phototherapie mit 311 nm zugeführt. Nach insgesamt 19 Bestrahlungen wurde die Behandlung abgebrochen, da der UVA-Photoprovokationstest unverändert positiv blieb.

3.2 Photochemotherapie der Hydroa vacciniforme

In Analogie zum erfolgreichen Einsatz der Photochemotherapie bei der polymorphen Lichtdermatose wurde erstmals 1982 von einem Patienten mit Hydroa vacciniforme berichtet, bei dem durch 12 PUVA-Expositionen eine den ganzen Sommer anhaltende Erscheinungsfreiheit erzielt werden konnte [18]. Bei einem anderen Patienten konnte nach 12 bzw. 8 PUVA-Bestrahlungen kein kompletter Schutz vor dem Ausbruch der Erkrankung, sondern lediglich eine Abschwächung der Eruption verzeichnet werden [8].

Wir haben in den letzten Jahren in 2 weiteren Fällen die Photochemotherapie über mehrere Jahre mit weitgehendem Erfolg angewendet. Während die gesunde Haut der Patienten nach der Photochemotherapie völlig erscheinungsfrei blieb, kam es in den bereits vernarbten Hautarealen zum diskreten Auftreten von Läsionen. Das Therapieschema entspricht dem bei der polymorphen Lichtdermatose und besteht aus 3 PUVA-Bestrahlungen pro Woche über insgesamt 4 Wochen.

4 Aktinische Prurigo

Eine ebenfalls sehr seltene und vermutlich unterdiagnostizierte Lichtdermatose ist die aktinische Prurigo [1, 14]. Es handelt sich dabei um eine chronische Erkrankung mit Beginn in der Kindheit und überwiegendem Befall von Frauen. Sehr häufig findet sich eine positive Anamnese hinsichtlich Vorliegen einer Atopie oder familiärer Photosensitivität. Das klinische Bild ist distinkt und besteht aus pruriginösen Hautveränderungen, die vorwiegend, jedoch nicht ausschließlich, in sonnenlichtexponierten Hautarealen lokalisiert sind. Im Gesicht ist typischerweise das distale Drittel der Nase mitbetroffen, ebenso findet sich häufig eine exfoliative Cheilitis mit Betonung der Unterlippe. Die Akutreaktion auf Sonnenlicht äußert sich in Form von ödematösen Erythemen, aus denen sich in der Folge allmählich die pruriginösen Läsionen entwickeln. Bei den meisten Patienten geht im Verlauf der Erkrankung die saisonale Manifestation in eine perenniale über, mit deutlicher Verschlechterung während der Sommermonate. Im Erwachsenenalter kann es wiederum zu einer Abschwächung oder sogar Spontanremission der aktinischen Prurigo kommen.

Die Phototestung kann sowohl normale wie erniedrigte Erythemschwellen im UVB- und/oder UVA-Bereich ergeben. Durch Photoprovokation lassen sich dermatitische Hautveränderungen induzieren, wobei das Aktionsspektrum den gesamten ultravioletten Bereich umfaßt mit Überwiegen des UVA-Bereiches [14].

4.1 Phototherapie der aktinischen Prurigo

Die Phototherapie mit Schmalband-UVB erwies sich bei 6 Patienten mit aktinischer Prurigo als ausgezeichnet wirksam und erhöhte die tägliche Sonnenlichttoleranz auf 6 Stunden und mehr [4]. Bei 2 der 6 Patienten war es zu einem früheren Zeitpunkt auch eine Behandlung mit Breitband-UVB erfolgreich gewesen, 4 der Patienten hatten zuvor einmal eine PUVA-Therapie mit vergleichbarem Erfolg erhalten. Die Schmalband-UVB-Therapie wurde entweder 3mal wöchentlich über 5 Wochen oder unter stationären Bedingungen 5mal wöchentlich über 2 Wochen durchgeführt. Als Nebenwirkungen der Therapie war bei 5 Patienten Pruritus, bei 4 Patienten eine Provokation der aktinischen Prurigo zu verzeichnen.

4.2 Photochemotherapie der aktinischen Prurigo

Farr u. Diffey [7] unterzogen 5 Patienten mit aktinischer Prurigo einer 2mal wöchentlichen Photochemotherapie mit 8-MOP über insgesamt 15 Wochen. Bereits nach 4 Wochen berichteten die Patienten über eine verminderte Lichtempfindlichkeit, nach dem Ende der Therapie blieben alle Patienten während des gesamten Sommers trotz langer Aufenthalte in der Sonne komplett erscheinungsfrei. Die Therapie wurde bis auf sporadische Erythemreaktionen problemlos vertragen, die mittlere kumulative UVA-Dosis betrug 58 J/cm².

5 Solare Urtikaria

Die solare Urtikaria ist eine sehr selten vorkommende Erkrankung, die durch das Auftreten urtikarieller Hautreaktionen nach Sonnenlichtexposition oder Bestrahlung mit künstlichen Lichtquellen (z. B. Solarien) charakterisiert ist. Die urtikariellen Veränderungen treten zumeist innerhalb weniger Minuten auf, beschränken sich auf die lichtexponierten Hautareale und sind von starkem Juckreiz begleitet. Bei ausgedehnten Hautreaktionen kann es im Extremfall zu einer Systembeteiligung mit Schockfragmenten oder dem Vollbild eines Schockzustandes kommen. Eine abgeschwächte Variante dieser Photodermatose ist die „fixe Lichturtikaria", bei der sich die urtikarielle Reaktion nur in umschriebenen Hautbezirken äußert [31].

Das Aktionsspektrum ist von Individuum zu Individuum unterschiedlich und reicht vom kurzwelligen ultravioletten bis hin zum sichtbaren Bereich. Da fast alle Patienten auf UVA- und/oder sichtbares Licht reagieren, sind Sonnenschutzmittel in der Regel weitgehend wirkungslos. Dokumentiert ist auch das Phänomen der Photoinhibition, welches die Unterdrückung einer lichtinduzierten urtikariellen Reaktion durch nachfolgende Bestrahlung mit längerwelligem (ganz vereinzelt auch kürzerwelligem) Licht bezeichnet [17].

Die Phototestung hat bei der solaren Urtikaria einen auch für das therapeutische Vorgehen entscheidenden Stellenwert. Durch Bestrahlung mit graduierten Dosen von UVB, UVA und sichtbarem Licht wird die „minimale urtikarielle

Dosis" (MUD) bestimmt. Dies dient nicht nur zur Bestätigung der Diagnose, sondern ist auch Richtschnur dafür, welche Dosen von ultraviolettem Licht der Patient zu Beginn einer Photo- oder Photochemotherapie tolerieren kann. Ein weiterer Teil der Phototestung ist die Untersuchung auf einen photoreaktiven Faktor im Serum [15]. Dabei wird dem Patienten Serum entnommen, in vitro mit dem aktivierenden Lichtspektrum bestrahlt und anschließend intrakutan reinjiziert. Bei positivem Ergebnis kann der Versuch einer Eliminierung dieses Faktors durch Plasmapherese unternommen werden [5].

5.1 Phototherapie der solaren Urtikaria

Es ist bekannt, daß Patienten mit solarer Urtikaria in chronisch lichtexponierten Hautarealen wie dem Gesichts- oder Handrückenbereich mehr Sonnenlicht tolerieren als an lichtgeschützten Körperteilen. Ebenso wurde gezeigt, daß nach Auslösung einer solaren Urtikaria die betroffenen Hautareale über mehrere Stunden gegenüber einer erneuten Lichtprovokation refraktär bleiben. Daraus wurde das Konzept der Desensibilisierung entwickelt, das vorsieht, die Patienten durch wiederholte Expositionen mit den die solare Urtikaria auslösenden Wellenlängen in einen chronisch anhaltenden Refraktärzustand zu versetzen [30]. Für diese Form der Therapie wird zumeist UVA-Strahlung verwendet, das bei vielen Patienten Teil des Aktionsspektrums ist. Es liegen aber auch Berichte über Toleranzinduktion durch UVB-Strahlung vor [19].

In der Anfangsphase der Desensibilisierung werden die Bestrahlungen mehrere Male pro Tag mit Dosen unter dem Schwellenwert der MUD durchgeführt. Danach werden das Zeitintervall zwischen den Bestrahlungen und die Bestrahlungsdosis so lange erhöht, bis das individuelle Maximum der Toleranzinduktion erreicht ist. Als Ursache der Toleranz wird angenommen, daß das durch die Bestrahlung formierte Photoallergen die Bindungsstellen der mastzellgebundenen IgE-Antikörper blockiert und dadurch eine erneute Mastzelldegranulation verhindert wird [21].

Der Nachteil der Desensibilisierungsbehandlung ist, daß die Lichttoleranz zumeist nach 1–2 Tagen wieder rapide abnimmt und daher mehrmalige Bestrahlungen pro Woche über viele Monate erforderlich sind.

Eine 2. Form der Phototherapie bei der solaren Urtikaria ist die UVB-Bestrahlung von Patienten mit einem Aktionsspektrum im UVA- und/oder sichtbaren Bereich [23]. Hierbei wird also das aktivierende Spektrum nicht therapeutisch angewendet, sondern im Gegenteil vermieden. Zweck der UVB-Bestrahlung ist in diesem Fall, den Lichtschutzfaktor der Haut durch Pigmentierung und Induktion der Lichtschwiele zu erhöhen und dadurch die Lichtempfindlichkeit zu reduzieren.

Über die Anwendung von 311-nm-Phototherapie bei der solaren Urtikaria gibt es keine ausreichenden Daten. Ferguson et al. haben eine kleine Zahl von besonders lichtempfindlichen Patienten mit Schmalband-UVB behandelt, konnten aber nur einen sehr kurz anhaltenden therapeutischen Effekt feststellen (pers. Mitt.).

5.2 Photochemotherapie der solaren Urtikaria

Die Wirksamkeit der Photochemotherapie bei der solaren Urtikaria wurde in den 8oer Jahren durch mehrere Arbeiten dokumentiert [1, 28, 29]. Die Überlegenheit von PUVA gegenüber der Phototherapie begründet sich darauf, daß die Lichttoleranz bei PUVA-behandelten Patienten wesentlich länger anhält.

Die PUVA-Therapie erfolgt nach dem Standardprotokoll mit 8-MOP in einer Dosierung von 0,6 mg/kg KG. Die Therapie mit 5-MOP benötigt wesentlich höhere UVA-Dosen und ist daher primär dann eine Alternative, wenn das Aktionsspektrum im UVB- oder sichtbaren Bereich liegt. Die initiale UVA-Dosis wird so gewählt, daß sie knapp unter der Schwellendosis für die Auslösung der solaren Urtikaria liegt. Bei sehr UVA-empfindlichen Patienten kann durch eine kurzzeitige Phototherapie mit UVA die Toleranz gegenüber der UVA-Strahlung erhöht und im Anschluß daran mit einer PUVA-Behandlung fortgefahren werden [32]. Hudson-Peacock et al. [16] berichteten über einen Patienten mit nachweisbarem Photoallergen im Plasma, bei dem die Photochemotherapie aufgrund der hohen Empfindlichkeit gegenüber UVA nicht durchgeführt werden konnte. Nach 5 Plasmapheresebehandlungen war die MUD_{UVA} von 0,05 J/cm^2 auf 1,3 J/cm^2 angestiegen und eine PUVA-Therapie möglich.

Im 1. Abschnitt der Therapie wird die Lichttoleranz der Patienten allmählich so weit erhöht, daß ein längerer Aufenthalt im Freien ohne Ausbruch der solaren Urtikaria möglich wird. In dieser Behandlungsphase wird die Bestrahlungsfrequenz mit 4mal pro Woche konstant gehalten, die UVA-Dosis hingegen kontinuierlich gesteigert. Sobald ein Patient ausreichend vor dem Sonnenlicht geschützt ist, geht man auf eine Erhaltungstherapie über, wobei 1–2 Expositionen pro Woche in der Regel genügen.

Über den Wirkmechanismus von PUVA bei der solaren Urtikaria ist wenig bekannt. Neben der durch die Stimulation der Melanogenese und Verdickung des Stratum corneum erhöhten Lichtfilterwirkung der Haut werden Effekte auf die Mastzelldegranulation und die Antigen-IgE-Interaktion bzw. eine Hinabregulation der IgE-Produktion diskutiert.

Literatur

1. Addo HA, Frain-Bell W (1984) Actinic prurigo – a specific photodermatosis? Photodermatology 1: 119–128
2. Addo HA, Sharma SC (1987) UVB phototherapy and photochemotherapy (PUVA) in the treatment of polymorphic light eruption and solar urticaria. Br J Dermatol 116: 539–547
3. Bilsland D, George SA, Gibbs NK, Aitchison T, Johnson BE, Ferguson J (1993) A comparison of narrow band phototherapy (TL-01) and photochemotherapy (PUVA) in the management of polymorphic light eruption. Br J Dermatol 129: 708–712
4. Collins P, Ferguson J (1995) Narrow-band UVB (TL-01) phototherapy: an effective preventive treatment for the photodermatoses. Br J Dermatol 132: 956–963
5. Duschet P, Leyen P, Schwarz T, Höcker P, Greiter J, Gschnait F (1987) Solar urticaria – effective treatment by plasmapheresis. Clin Exp Dermatol 12: 185–188
6. Eramo LR, Garden JM, Esterly NB (1986) Hydroa vacciniforme. Diagnosis by repetitive ultraviolet-A phototesting. Arch Dermatol 122: 1310–1313

7. Farr PM, Diffey BL (1989) Treatment of actinic prurigo with PUVA: mechanism of action. Br J Dermatol 120: 411–418
8. Galosi A, Plewig G, Ring J, Meurer M, Schmoeckel C, Schurig V, Dorn M (1985) Experimentelle Auslösung von Hauterscheinungen by Hydroa vacciniformia. Hautarzt 36: 566–572
9. Gschnait F, Hönigsmann H, Brenner W, Fritsch P, Wolff K (1978) Induction of UV light tolerance by PUVA in patients with polymorphous light eruption. Br J Dermatol 99: 293–295
10. Halasz CLG, Leach EE, Walther RR, Poh-Fitzpatrick MB (1983) Hydroa vacciniforme: induction of lesions with ultraviolet A. J Am Acad Dermatol 8: 171–176
11. Hölzle E, Hofmann C, Plewig G (1980) PUVA-treatment for solar urticaria and persistent light reaction. Arch Dermatol Res 269: 87–91
12. Hölzle E, Plewig G, Hofmann C, Roser-Maass E (1982) Polymorphous light eruption. Experimental reproduction of skin lesions. J Am Acad Dermatol 7: 111–125
13. Hölzle E, Plewig G, von Kries R, Lehmann P (1987) Polymorphous light eruption. J Invest Dermatol 88: 32s–38s
14. Hölzle E, Rowold J, Plewig G (1992) Aktinische Prurigo. Hautarzt 43: 278–282
15. Horio T, Minami K (1977) Solar urticaria: photoallergen in a patient's serum. Arch Dermatol 113: 157–160
16. Hudson-Peacock MJ, Farr PM, Diffey BL, Goodship THJ (1993) Combined treatment of solar urticaria with plasmapheresis and PUVA. Br J Dermatol 128: 440–442
17. Ichihashi M, Hasei K, Hayashibe K (1985) Solar Urticaria. Further studies on the role of inhibition spectra. Arch Dermatol 121: 503–507
18. Jaschke E, Hönigsmann H (1981) Hydroa vacciniforme – Aktionsspektrum. UV-Toleranz nach Photochemotherapie. Hautarzt 32: 350–353
19. Kalimo K, Jansen C (1986) Severe solar urticaria: active and passive action spectra and hyposensitizing effect of different UV modalities. Photodermatology 3: 194–195
20. Leenutaphong V (1991) Hydroa vacciniforme: an unusual clinical manifestation. J Am Acad Dermatol 25: 892–895
21. Leenutaphong V, Hölzle E, Plewig G (1990) Solar urticaria: studies on mechanisms of tolerance. Br J Dermatol 122: 601–606
22. Leonard F, Morel M, Kalis B et al. (1991) Psoralen plus ultraviolet A in the prophylactic treatment of benign summer light eruption. Photodermatol Photoimmunol Photomed 8: 95–98
23. Machet L, Vaillant L, Muller C, Henin P, Brive D, Lorette G (1991) Traitement par UVB therapie d'une urticaire solaire induite par les UVA. Ann Dermatol Venereol 118: 535–537
24. Morison WL, Momtaz K, Mosher DB, Parrish JA (1982) UV-B phototherapy in the prophylaxis of polymorphous light eruption. Br J Dermatol 106: 231–233
25. Murphy GM, Logan RA, Lovell CR, Morris RW, Hawk JLM, Magnus IA (1987) Prophylactic PUVA and UVB therapy in polymorphic light eruption – a controlled trial. Br J Dermatol 116: 531–538
26. Ortel B, Tanew A, Wolff K, Hönigsmann H (1986) Polymorphous light eruption: action spectrum and photoprotection. J Am Acad Dermatol 14: 748–753
27. Parrish JA, Le Vine MJ, Morison WL, Gonzalez E, Fitzpatrick TB (1979) Comparison of PUVA and beta-carotene in the treatment of polymorphous light eruption. Br J Dermatol 100: 187–191
28. Parrish JA, Jaenicke KF, Morison WL, Momtaz K, Shea C (1982) Solar urticaria: treatment with PUVA and mediator inhibitors. Br J Dermatol 106: 575–580
29. Plewig G, Hölzle E, Lehmann P (1986) Phototherapy for photodermatoses. Curr Probl Derm 15: 254–264
30. Ramsay CA (1977) Solar urticaria treatment by inducing tolerance to artificial radiation and natural light. Arch Dermatol 113: 1222–1225

31. Reinauer S, Leenutaphong V, Hölzle E (1993) Fixed solar urticaria. J Am Acad Dermatol 29: 161–165
32. Roelandts R (1985) Pre-PUVA UVA desensitization for solar urticaria. Photodermatology 2: 174–176
33. Sonnex TS, Hawk JLM (1988) Hydroa vacciniforme: a review of ten cases. Br J Dermatol 118: 101–108
34. Stern RS, Laird N (1994) The carcinogenic risk of treatments for severe psoriasis. Cancer 73: 2759–2764
35. Studniberg HM, Weller P (1993) PUVA, UVB, psoriasis, and nonmelanoma skin cancer. J Am Acad Dermatol 29: 1013–1022
36. Tanew A, Ortel B, Hönigsmann H (1988) 5-Methoxypsoralen (Bergapten) for photochemotherapy. J Am Acad Dermatol 18: 333–338
37. Tanew A (1996) Die polymorphe Lichtdermatose. Akt Dermatol 33: 43s–46s

Photo- und Photochemotherapie des kutanen T-Zell-Lymphoms

Harald Maier, Franz Trautinger, Herbert Hönigsmann, Adrian Tanew

Inhalt

1 Einleitung

Unter den kutanen T-Zell-Lymphomen (CTCL) versteht man eine Gruppe verschiedener Non-Hodgkin-Lymphome, die sich primär an der Haut manifestieren und deren Infiltrate zum Großteil aus malignen T-Lymphozyten bestehen. Die häufigste klinische CTCL-Variante ist die sogenannte Mycosis fungoides (MF). Die MF gehört zu den niedrigmalignen Non-Hodgkin-Lymphomen, deren klinischer Verlauf durch eine langsame Progression von einem frühen Plaquestadium über ein Tumorstadium bis hin zur Lymphknoten- und Organbeteiligung gekennzeichnet ist. Häufig überlappen sich jedoch die klinischen Stadien, oder es kommt zum Überspringen einzelner Stadien. Das Sézary-Syndrom (SS) ist eine Sonderform der MF mit generalisiertem Hautbefall im Sinne einer Erythrodermie und einer Leukozytose mit malignen Lymphozyten. Weitere typische klinische Zeichen sind Befall der Handflächen und Fußsohlen mit palmoplantarer Hyperkeratose und tumoröse Infiltrate des Gesichtes (Facies leonina). MF und SS sind histopathologisch durch infiltrierende und/oder zirkulierende kleine T-Lymphozyten mit zerebriformen Zellkernen gekennzeichnet, die typischerweise den T-Helferphänotyp aufweisen (CD3+, CD4+, CD8+).

Neben der MF umfaßt die Gruppe der CTCL eine Vielzahl seltener, z. T. unzureichend charakterisierter Entitäten: pagetoide Retikulose, CD8+ T-Zell-Lymphome der Haut, „granulomatous slack skin", primär kutane CD30+ T-Zell-Lymphome, lymphomatoide Granulomatose (angiozentrisches T-Zell-Lymphom der Haut). Zur Vereinheitlichung der diagnostischen Kriterien und zur besseren prognostischen Einstufung wurde versucht, die CTCL in bestehende Klassifikationssysteme zu integrieren. Es stellte sich jedoch heraus, daß weder die Kiel-Klassifikation [25] noch die „Working Formulation" [19] noch die Klassifikation der International Lymphoma Study Group [6] den tumorbiologischen und histopathologischen Besonderheiten der CTCL gerecht werden. Trotz gleicher oder ähnlicher histopathologischer Erscheinungsbilder unterscheiden sich nodale und kutane Lymphome oftmals grundlegend in Verlauf und Prognose. Das war der Grund für die Konzeptionierung einer eigenständigen Klassifikation für kutane Lymphome [30]. Ein allgemein anerkanntes System gibt es aber bisher nicht. Dieser Mangel an eindeutigen diagnostischen und prognostischen Kriterien ist z. T. für den Mangel an epidemiologischen Daten verantwortlich. Beispielsweise werden Parapsoriasis und lymphomatoide Papulose von einigen Autoren als benigne oder „prämaligne" Erkrankungen eingestuft, von anderen aber bereits zu den malignen Lymphomen gerechnet [14, 29].

Für die Wahl der geeigneten Behandlungsmethode und die Beurteilung ihres therapeutischen Erfolges sind neben der Tumorklassifikation auch geeignete Stagingverfahren erforderlich. Zum Staging der CTCL werden klinisches Erscheinungsbild, Art (Flecken, Plaques, Tumore) und Ausmaß ($\pm$ 10%) der Hautbeteiligung, Lymphknotenstatus und Beteiligung innerer Organe herangezogen (Tabelle 1). Neben der histopathologischen Untersuchung wurden auch

Tabelle 1. TNM-Stadieneinteilung der kutanen T-Zellymphome

Stadium	T^a	N^b	M^c
IA	1	0	0
IB	2	0	0
IIA	1–2	1	0
IIB	3	0–1	0
III	4	0–1	0
IVA	1–4	2–3	0
IVB	1–4	0–3	0

[a] T: Hautbeteiligung

T1	Plaques, <10% der Körperoberfläche
T2	Plaques, >10% der Körperoberfläche
T3	Tumoren
T4	Erythrodermie

[b] N: Lymphknoten

N0	Klinisch und pathologisch unauffällige Lymphknoten
N1	Vergrößerte Lymphknoten, histopathologische ohne Lymphominfiltration
N2	Klinisch unauffällige Lymphknoten, histopathologisch Nachweis von Lymphominfiltrationen
N3	Vergrößerte Lymphknoten mit Lymphominfiltration

[c] M: Viszerale Organe

M0	Organbeteiligung nicht nachweisbar
M1	Organbeteiligung

molekularbiologische Methoden etabliert, die aufgrund prädominanter T-Zell-Rezeptorrearrangements mit hoher Sensitivität monoklonale T-Zell-Populationen im Blut und im Gewebe nachweisen können [31]. Die Bedeutung dieser molekularbiologischen Befunde für Diagnosestellung, Staging und Prognose ist jedoch nicht eindeutig definiert. Daher sind histopathologische und immunhistologische Gewebeuntersuchungen nach wie vor der Standard der Diagnostik.

Da bei den meisten MF-Patienten über Jahre hinweg die klinischen Manifestationen auf die Haut beschränkt bleiben und auch durch einen frühen Einsatz aggressiver, systemischer Therapieverfahren keine Verbesserung der Prognose erzielt werden konnte [13], stellen verschiedene Formen der Lokaltherapie die Grundlage der CTCL-Behandlung dar: topische Chemotherapie (Mechlorethamin, Carmustine), Photochemotherapie, Strahlentherapie (schnelle Elektronen, Röntgenstrahlung). Es ist allerdings anzunehmen, daß bereits in frühen MF-Stadien eine subklinische Ausschwemmung maligner Zellen in andere Organe stattfindet. Häufig werden daher topische mit systemischen Therapieverfahren (Retinoide, Interferon-α) kombiniert. Bei nachweisbarem Befall von Lymphknoten, Knochenmark oder anderen Organen sollte in jedem Fall eine systemische Therapie mit einem „immune response modifier" und/oder einer systemischen Chemotherapie zum Einsatz kommen. Es ist allerdings zu bedenken, daß es sich auch dabei um palliative Therapieeinsätze handelt, da wahrscheinlich mit keiner der derzeit zur Verfügung stehenden Einzel- oder Kombinationstherapien eine Heilung kutaner CTCL herbeigeführt werden kann. Außerhalb klinischer Studien sollten daher nur Verfahren mit nachgewiesener Wirksamkeit und günstigem Nebenwirkungsprofil angewendet werden [3].

Prospektive klinische Studien bilden die Grundlage für die Beurteilung der Wirksamkeit lokaler und systemischer Therapien. Die vorliegenden Daten über die CTCL-Behandlung beruhen jedoch hauptsächlich auf retrospektiven Analysen, und die meisten Studien sind aufgrund der oben erwähnten Klassifikationsprobleme und unterschiedlich definierter Studienendpunkte nicht direkt vergleichbar. Die Situation wird durch die Anwendung der bereits genannten molekularbiologischen Methoden zusätzlich erschwert. Dadurch ist es möglich, auch bei klinischer Erscheinungsfreiheit residuelle Tumorzellen nachzuweisen. Die Bedeutung dieser Diskrepanz zwischen klinischem und pathologischem Befund für die Prognose ist jedoch nach dem derzeitigen Wissensstand nicht abzuschätzen. Zum gegenwärtigen Zeitpunkt kann daher auch keine eindeutige Aussage über Sinnhaftigkeit histopathologischer oder molekularbiologischer Untersuchungsergebnisse als Endpunkt von Therapiestudien getroffen werden.

2 Phototherapie und Photochemotherapie der Mycosis fungoides

2.1 Allgemeine Betrachtungen

Seit langer Zeit ist bekannt, daß Herde der MF an Hautarealen, die keiner Sonnenbestrahlung ausgesetzt sind, am deutlichsten ausgeprägt sind (behaarte Kopfhaut, Intertrigoareale, Badehosenareal). UVB (Wellenlänge 280–320 nm) wurde daher schon sehr früh zur Behandlung der MF angewandt. Für die Photochemotherapie geeignete Bestrahlungsquellen, die UVA (Wellenlänge 320–400 nm) mit ausreichend hoher Intensität emittieren, stehen erst seit Anfang der 70er Jahre zur Verfügung. 1976 setzten Gilchrest et al. [5] und Hönigsmann et al.[10] unabhängig voneinander erstmals die Photochemotherapie mit oralen Psoralenen und nachfolgender UVA-Bestrahlung erfolgreich bei der MF ein. Die Überlegenheit von PUVA gegenüber einer UVB-Therapie wird auf die starke zytotoxische Wirkung der Photochemotherapie und auf die größere Eindringtiefe von UVA in die Haut zurückgeführt. Ungefähr 60 % der auf die Haut auftreffenden UVA-Dosis erreichen die Dermis, in der sich das Gros des malignen Lymphozyteninfiltrates befindet. Die UVB-Strahlung erreicht hingegen vorwiegend epidermale Zielstrukturen.

Vor der Besprechung der therapeutischen Ansätze wollen wir noch einmal nachdrücklich darauf hinweisen, daß die MF eine maligne Krankheit mit tödlichem Verlauf ist, und zur Behandlung nur Methoden mit gesicherter Effektivität zum Einsatz kommen dürfen. Bei der Auswahl des geeigneten Verfahrens spielt das aktuelle Krankheitsstadium eine entscheidende Rolle. Während die frühen Stadien (I A, I B, II A) sehr gut auf Phototherapie und Photochemotherapie ansprechen, und in vielen Fällen jahrelange Remissionen herbeigeführt werden können, kommt der UV-Therapie bei den fortgeschrittenen Stadien (II B, III, IV) nur eine palliative Rolle zu.

Der folgende Text stützt sich quellenmäßig auf Therapiestudien, die nach 1980 publiziert wurden und genügend Daten angeben, um einen Vergleich der Resultate zu ermöglichen. Fallberichte und Arbeiten über kleine Patientenkollektive fanden keine Berücksichtigung. Die Ergebnisse von Studien, die auch Patienten mit Parapsoriasis einschlossen, wurden auf die MF-Patientenzahlen korrigiert.

2.2 UV-Phototherapie der MF

2.2.1 Behandlungsergebnisse

Resnik und Vonderheid [21] veröffentlichten 1993 eine Langzeitnachbeobachtung einer Gruppe von 31 MF-Patienten (21 Stadium I A, 9 Stadium I B, 1 Stadium II A) mit Heim-UV-Phototherapie. Während der Behandlungsphase bestrahlten sich die Patienten zu Hause täglich mit Fluoreszenzlampen, die UV-Strahlung der Wellenlänge 280–350 nm emittierten. Nach einer mittleren Behandlungsphase von 5 (1–38) Monaten stellte sich bei 23 (74 %) Patienten eine komplette Remission ein. Bei diesen Patienten schloß sich eine 3–12 Monate dauernde Erhaltungsphase mit konstanten Bestrahlungsdosen alternierend an jedem 2. Tag an. Die mediane Remissionsdauer betrug 51 (5–180) Monate. Zur Beurteilung des kurativen Potentials der Phototherapie standen die Langzeitnachbeobachtungsdaten von 19 Patienten zur Verfügung. Dabei zeigte sich, daß von dieser Gruppe mit initialer, kompletter Remission 12 (63 %) Patienten, meist nach Absetzen der Erhaltungstherapie, rezidivierten. Während es bei 5 Rezidivpatienten (4 Stadium I A, 1 Stadium I B) zu einer Tumorprogression kam, die bei

2 Patienten mit initialem Stadium IA zum Tode führte, verblieben alle anderen Patienten im gleichen Stadium. Nur 7 (37 %) Patienten (5 Stadium IA, 1 Stadium IB, 1 Stadium IIA) blieben in Remission.

Ähnliche Ergebnisse fanden Ramsey et al. [20] bei einer Gruppe von 34 MF-Patienten (24 Stadium IA, 6 Stadium IB, 2 Stadium IIA, 2 Stadium IIB). Bei 25 (73 %) Patienten (20 Stadium IA, 5 Stadium IB) gelang es, nach dem ersten UVB-Zyklus mit einer medianen Dauer von 5 (1–33) Monaten eine komplette Remission herbeizuführen. Dies entspricht einer Remissionsrate von 86 % im Stadium I. Die mediane Remissionsdauer betrug 22 (3–74) Monate. Bei 1 (3 %) Patienten (Stadium IB) kam es zu einer inkompletten Remission, bei 5 (15 %) Patienten (4 Stadium IA, 1 Stadium IIA) trat keine Änderung ein und bei 3 (9 %) Patienten (1 Stadium IIA, 2 Stadium IIB) kam es trotz Therapie zu einer Tumorprogression. 20 (80 %) Patienten mit initialer Erscheinungsfreiheit waren auch am Ende der Nachbeobachtungsphase tumorfrei. Bis auf einen Patienten mit UV-induziertem Juckreiz traten keine akuten oder chronischen Nebenwirkungen auf.

2.2.2 Anmerkungen zur UV-Phototherapie

Wir wenden die Breitband-UVB-Phototherapie vorwiegend bei Patienten mit großflächiger Parapsoriasis en plaque an. UVB stellt allerdings auch eine alternative Behandlungsform in jenen MF-Fällen im Stadium I dar, bei denen PUVA relativ oder absolut kontraindiziert ist. Mit Ausnahme dieser Fälle sollte eine gesicherte MF unserer Meinung nach immer mit einer Photochemotherapie behandelt werden. Obwohl der biologische Effekt der UVB-Strahlung, gemessen an der minimalen erythemauslösenden Dosis (MED), 1000mal höher ist als jener der UVA-Strahlung, ist die Wirksamkeit von UVB durch das geringere Eindringvermögen eingeschränkt. Dies erklärt auch, warum das Behandlungsergebnis durch die Tiefe des malignen lymphozytären Infiltrates und nicht durch die flächenmäßige Ausdehnung bestimmt wird [21]. Mögliche Nebenwirkungen der Phototherapie sind: Hauttrockenheit, UVB-Erythem, Herpes solaris, vorzeitige Hautalterung und Entwicklung von nichtmelanozytären Hauttumoren. Das Nebenwirkungsrisiko ist jedoch als gering einzustufen und rechtfertigt keinesfalls eine Verzögerung oder Unterlassung einer konsequenten Bestrahlungstherapie zum frühestmöglichen Zeitpunkt nach Diagnosestellung.

In den kommenden Jahren gilt es, in bezug auf die UV-Phototherapie folgende offenen Fragen zu klären: Ist die Schmalband-UVB-Therapie (Wellenlänge 311 nm) wirkungsvoller als die Breitband-UVB-Therapie und sind, wie bei der Psoriasis, erythematogene Dosen eine Voraussetzung für den Behandlungserfolg, oder sind dafür suberythematogene Einzeldosen ausreichend?

2.3 Photochemotherapie der MF

2.3.1 Behandlungsergebnisse

Die Photochemotherapie der MF mit oralen Psoralenen (8-MOP, 5-MOP) und nachfolgender UVA-Bestrahlung (PUVA) geht auf die Arbeiten von Gilchrest et al. [5] und Hönigsmann et al. [10] zurück.

Gilchrest et al. [5] schlossen 9 Patienten mit fortgeschrittener MF ein, die erfolglos vorbehandelt worden waren (Glukokortikosteroide, Stickstofflost, Bleomycin, Grenzstrahlen, Methotrexat, Elektronenstrahlen) und konnten bei 4 Patienten eine Remission erzielen. 6 Patienten erhielten zusätzlich zur PUVA-Therapie Steroide und/oder eine Bestrahlung mit schnellen Elektronen.

1984 publizierten Hönigsmann et al. [11] die Ergebnisse der ersten Langzeitnachbeobachtung von 44 PUVA-behandelten MF-Patienten (9 Stadium I A, 26 Stadium I B, 7 Stadium II B, 2 Stadium III). Die Patienten waren gemäß dem Europäischen PUVA-Protokoll [7] behandelt worden. Patienten im Tumorstadium der Erkrankung erhielten eine längere Erhaltungstherapie oder zusätzliche topische Therapiemaßnahmen (lokale PUVA, ionisierende Strahlen). Obwohl bei allen Patienten durch dieses modifizierte Behandlungsprotokoll eine Remission erzielt werden konnte, zeigte sich, daß das Rezidivrisiko vom Stadium der Erkrankung vor Beginn der PUVA-Behandlung abhing. Alle Patienten mit erythrodermatischer Verlaufsform und im Tumorstadium rezidivierten. Die Patienten im Stadium II B entwickelten bereits während der Therapie Tumorrezidive und erhielten nach einer nicht näher definierten Zeit neben einer Dauererhaltungstherapie zusätzlich eine systemische Polychemotherapie und/oder Röntgenbestrahlung. Trotzdem war die Krankheit bei allen 7 Patienten progredient, und 4 verstarben an ihrer Tumorkrankheit. Ein Tumorpatient war zwar nach PUVA frei von Hauteffloreszenzen, entwickelte aber einen Lymphknotenbefall. Im Gegensatz dazu blieben 15 (42 %) Patienten mit MF-Stadium I (5 Stadium I A, 10 Stadium I B) während der 6–84 Monate dauernden Nachbeobachtungsperiode rezidivfrei. Die 20 anderen Patienten im Stadium I hatten z. T. mehrere Rezidive, von denen ein Patient infolge rascher Progredienz verstarb. Eine Gruppe von 14 Patienten (11 Stadium I, 3 Stadium II B) mit initialer, kompletter Erscheinungsfreiheit wurden mehr als 5 Jahre nachkontrolliert. Während alle 3 Patienten im Stadium II B rezidivierten, verblieben 5 (45 %) der 11 Patienten im Stadium I in Remission. Dies gab zu der Vermutung Anlaß, daß es durch den Einsatz von PUVA im Frühstadium der MF zu einer vollständigen, lebenslangen Heilung kommen könnte. Nebenwirkungen der PUVA-Therapie wurden von den Autoren nicht berichtet.

1985 veröffentlichten Rosenbaum et al. [22] die Behandlungsergebnisse von 36 MF-Patienten (4 Stadium I A, 19 Stadium I B, 5 Stadium II B, 8 Stadium III) und 7 Patienten mit großflächiger Parapsoriasis. Überraschenderweise gab es nur in 39,5 % der Fälle eine Übereinstimmung der klinischen Diagnose MF mit der histopathologischen. Die Patienten erhielten eine PUVA-Behandlung, die sich grundlegend vom Europäischen PUVA-Protokoll unterschied. Die Bestrahlung erfolgte 2- bis 3mal wöchentlich bis zum Abheilen der Läsionen. Während dieser Phase wurden die Einzeldosen konstant um 0,5 Joule/cm^2 pro Sitzung gesteigert. Anschließend erhielten die Patienten eine Erhaltungstherapie mit abnehmender Häufigkeit, aber konstanten Dosen, die sich als Dauererhaltungstherapie mit einer Bestrahlung pro Monat fortsetzte. 18 (50 %) der MF-Patienten (3 Stadium I A, 9 Stadium I B, 2 Stadium II B, 4 Stadium III) hatten eine vollständige, 4 (11 %) Patienten (1 Stadium I A, 3 Stadium I B) eine inkomplette Remission. Bei 14 (39 %) führte PUVA zu keiner Besserung (7 Stadium I B, 3 Stadium II B, 4 Stadium III). Während der mittleren Nachbeobachtungsperiode von 38,4 (4–67) Monaten kam es trotz Dauererhaltungstherapie bei 12 (67 %) der 18 MF-Patienten mit initialer kompletter Remission zu einem Rezidiv. Die Rezidivgruppe setzte sich mit Ausnahme eines Patienten mit erythrodermatischer CTCL-Variante nur aus Patienten mit Stadium II und III zusammen. Nur 6 (33 %) Patienten (1 Stadium I A, 4 Stadium I B, 1 Stadium III) blieben rezidivfrei. Als einzige Nebenwirkung berichteten die Autoren über ein Plattenepithelkarzinom bei einem Patienten, der zusätzlich zur PUVA-Behandlung eine Bestrahlung mit schnellen Elektronen erhalten hatte.

Abel et al. [2] behandelten 29 MF-Patienten (2 Stadium I A, 10 Stadium I B, 3 Stadium II A, 10 Stadium III, 4 Stadium IV) gemäß dem bei Rosenbaum et al. [22] erwähnten PUVA-Protokoll. 17 (58,6 %) Patienten (2 Stadium I A, 5 Stadium I B, 2 Stadium II A, 7 Stadium III, 1 Stadium IV) hatten initial eine komplette und 9 (31 %) Patienten eine inkomplette Remission. Kein Therapieerfolg stellte sich bei 3 (10 %) Patienten (2 Stadium III, 1 Stadium IV A) ein. Von den 6 Patienten (3 Stadium III, 3 Stadium IV A) mit leukämischem Krankheitsverlauf erreichte keiner eine initiale Remission. Nach einer mittleren Nachbeobachtungsdauer von 52,7 (7–104) Monaten waren nur 3 von 15 Patienten (2 der ursprünglich 17 erscheinungsfreien Patienten erschienen nicht zur Nachkontrolle) mit initialer kompletter Remission trotz Dauererhaltungstherapie tumorfrei. Ein Patient mit Langzeitremission war im Stadium I, die beiden anderen im Stadium III.

Diese Studie ist aus 2 Gründen von besonderem Interesse: Erstens wurden die Behandlungsergebnisse einer Untergruppe von 10 Patienten mit erythrodermatischer CTCL-Variante (3 von ihnen hatten ein Sezary-Syndrom) berichtet, und zweitens enthält die Arbeit eine detaillierte Liste aller beobachteten Nebenwirkungen.

5 (17 %) Patienten entwickelten Plattenepithelkarzinome, 3 (10 %) Patienten Basaliome, und bei 4 (14 %) traten Keratoakantome auf. Bei einem Patienten wurde ein malignes Histiozytom diagnostiziert. Der Großteil des Studienkollektives hatte jedoch bereits vor PUVA verschiedene, z. T. karzinogene Behandlungen (Chemotherapie, UVB, ionisierende Strahlen) erhalten. Eine Abschätzung des Tumorrisikos bei PUVA-behandelten MF-Patienten ist aber nicht möglich, da die individuellen Vortherapien der einzelnen Patienten mit Sekundärtumoren nicht angeführt wurden.

Von Herrmann et al. [9] stammt die aktuellste Studie über die Lanzeitergebnisse PUVA-behandelter MF-Patienten. 82 MF-Patienten (19 Stadium I A, 49 I B, 6 Stadium II A, 1 Stadium II B, 6 Stadium III, 1 Stadium IV A) wurden gemäß dem bei Rosenbaum et al. [22] und Abel et al. [1] beschriebenen Bestrahlungsprotokoll behandelt. Nur ein kleiner Teil dieses Studienkollektivs war vor PUVA mit anderen Methoden (Glukokortikosteroide, UVB, ionisierende Strahlen, Stickstofflost, Polychemotherapie, Interferon, Retinoiden) behandelt worden.

Tabelle 2. Remissionsraten nach PUVA bei MF

Quelle	Behandlungs-protokoll	Ret	Psoralen	Zahl der (%) der MF-Patienten in kompletter Remission nach dem 1. PUVA-Zyklus							
				Gesamt	IA	IB	IIA	IIB	III	IV	NW
Hönigsmann et al. [11]	EU[a]	N	8-MOP	44/44 (100)	9/9 (100)	26/26 (100)	–	7/7 (100)	2/2 (100)	–	∅
				37/44 (84)[c]	9/9	26/26		0/7	2/2		
Rosenbaum et al. [22]	AM[b]	N	8-MOP	18/36 (50)	3/4 (75)	9/19 (47)	–	2/5 (40)	4/8 (50)	–	+
Abel et al. [2]	AM[b]	N	8-MOP	17/29 (59)	2/2 (100)	5/10 (50)	2/3 (67)	–	7/10 (70)	1/4 (25)	+++
Herrmann et al. [9]	AM[b]	N	8-MOP	53/82 (65)	15/19 (79)	29/49 (59)	5/6 (83)	1/1 (100)	2/6 (33)	1/1 (100)	++

[a] Europäisches PUVA-Protokoll nach [7].
[b] In USA gebräuchliches Behandlungsprotokoll nach [5].
[c] Nach Abrechnung der Patienten mit Stadium IIB, die schon während der Therapie rezidivierten.

Tabelle 3. Langzeitremissionsraten nach PUVA bei MF

Quelle	Nachbeobach-tungszeitraum	Zahl (%) der MF-Patienten in kompletter Remission						
		Gesamt	IA	IB	IIA	IIB	III	IV
Hönigsmann et al. [11]	>5 Jahre	5/14 (36)	3/4	2/7	–	0/3	–	–
Rosenbaum et al. [22]	med. 29,5 (2–58) Monate	6/18 (33)	1/3	4/9	–	0/2	1/4	–
Abel et al. [2]	mean 52,7 (7–104) Monate	3/15 (20)		1/7[a]			2/8[a]	
Herrmann et al. [9]	med. 43 (2–177) Monate	32/53 (60)	10/15	18/29	3/5	0/1	0/2	1/1

[a] Eine Differenzierung der einzelnen Stadien wurde nicht vorgenommen.

53 (65%) der Patienten (15 Stadium I A, 29 Stadium I B, 5 Stadium II A, 1 Stadium II B, 2 Stadium III und 1 Stadium IV A) hatten nach dem ersten PUVA-Zyklus eine komplette Remission, 25 (31%) eine inkomplette Remission (3 Stadium I A, 17 Stadium I B, 1 Stadium II A, 4 Stadium III). Keine Besserung stellte sich bei 4 (5%) der Fälle (1 Stadium I A, 3 Stadium I B) ein. Nach einer medianen Nachbeobachtungsperiode von 43 (2–177) Monaten waren 32 (39%) Patienten (10 Stadium I A, 18 Stadium I B, 3 Stadium II A, 1 Stadium IV A) rezidivfrei. Erwähnenswert ist, daß der Patient im Stadium IV A, der nach Entfernung eines neoplastisch infiltrierten, axillären Lymphknotens auf eigenen Wunsch nur mit PUVA behandelt worden war, bei der Fünfjahreskontrolle tumorfrei war. Bei allen Patienten mit erythrodermatischer MF und der Hälfte der Patienten im Tumorstadium der Erkrankung entwickelten sich Rezidive. Bei Patienten mit leukämischer Variante führte PUVA zu keiner Abnahme der zirkulierenden Tumorzellen, unabhängig davon, ob sich klinische Erscheinungsfreiheit einstellte oder nicht. An Langzeitnebenwirkungen wurden beobachtet: Basaliome bei 3 Patienten, Plattenepithelkarzinome bei 3 Patienten und schwere aktinische Hautschäden bei 10 Patienten. Allerdings hatten die meisten dieser Patienten mit Sekundärmalignomen eine potentiell karzinogene Vortherapie erhalten.

Eine Übersicht der wichtigsten Daten der im Text erwähnten Studien geben Tabellen 2 und 3.

2.3.2 Nebenwirkungen der Photochemotherapie bei MF

Eine von Herrmann et al. 1995 [9] durchgeführte Metaanalyse von 200 PUVA-behandelten CTCL-Patienten zeigte, daß die häufigsten akuten Nebenwirkungen der Photochemotherapie Schwindel, Übelkeit, Erbrechen, phototoxische Dermatitis durch Überdosierung, Photoonycholyse, „PUVA-itch", PUVA-Schmerz und rezidivierender Herpes simplex sind. Alle sind harmlos und können mit einfachen Maßnahmen behandelt werden. Die wichtigste Langzeitnebenwirkung einer hochdosierten PUVA-Behandlung ist das Sekundärtumorrisiko. In einer rezenten Untersuchung fanden Smoller und Markus [24] nichtmelanozytäre Hauttumoren bei 7 (10 %) von 71 CTCL-Patienten, die eine Langzeit-PUVA-Behandlung erhalten hatten. Von dieser Studiengruppe hatten jedoch alle bis auf 6 (8 %) Patienten eine potentiell karzinogene Vorbehandlung (Stickstofflost, Betatron, systemische Chemotherapie) erhalten. Bei allen Patienten mit Sekundärtumoren war in der Vorgeschichte zumindest ein zusätzlicher karzinogener Risikofaktor erhebbar. Bedauerlicherweise wird von den Autoren nur die mittlere kumulative UVA-Dosis (110 J/cm^2) des Kollektivs, nicht aber die individuelle kumulative UVA-Dosis bis zur Diagnose des Sekundärtumors angegeben. Die häufigste Tumorart war das Plattenepithelkarzinom (7 Patienten), gefolgt vom Keratoakanthom (2 Patienten) und Basaliom (1 Patient). Diese Reihenfolge der Sekundärtumorhäufigkeit wird von einer Studie bestätigt, die über 7 Fälle berichtet [1]. Wie wir bei einer Nachuntersuchung an einer Gruppe von 496 mit PUVA behandelten Psoriatikern zeigen konnten, wirkt PUVA bei der Entstehung von Plattenepithelkarzinom der Haut als komplettes Karzinogen, erhöht aber das Basaliomrisiko nicht. Das Plattenepithelkarzinomrisiko steigt linear mit zunehmender kumulativer UVA-Dosis an und erhöht sich dramatisch beim Vorhandensein anderer karzinogener Risikofaktoren [17]. Daher sollten auch bei der Behandlung der MF wie bei der Photochemotherapie der Psoriasis-dosissparende Maßnahmen ergriffen werden (Kombination mit Interferon-α und/oder Retinoid, Dosimetrie, lokale Extra-PUVA).

2.3.3 Kombinationsbehandlung der MF mit Retinoiden und PUVA (Re-PUVA)

Die Wirksamkeit der Retinoide bei MF ist auf deren immunmodulatorische und anti-neoplastische Eigenschaften zurückzuführen. Darüber hinaus erleichtert die durch Retinoidbehandlung verdünnte Epidermis die UVA-Penetration.

So berichten Serri et al. [23], daß 32 (80 %) von 40 MF-Patienten (12 Stadium I B, 11 Stadium II A, 8 Stadium II B, 4 Stadium III, 5 Stadium IV A) und 6 (75 %) von 8 Patienten mit Sezary-Syndrom durch eine Kombinationsbehandlung mit Etretinat und PUVA (8-MOP) in Remission gebracht werden konnten. Die Patienten erhielten bis zur vollständigen Abheilung eine tägliche Etretinatdosis von 1,0–1,5 mg/kg Körpergewicht (L). Während der PUVA-Erhaltungstherapie (1–2 Sitzungen/Woche) wurde die Retinoidtherapie reduziert und mit einer niedrigeren Dosis (0,2–0,3 mg/kg KG) fortgeführt. Histologisch fand sich eine deutliche Verringerung des malignen lymphozytären Infiltrates, aber selbst bei Patienten mit klinischer Erscheinungsfreiheit konnten in tiefen Schichten der Dermis weiterhin atypische Lymphozyten nachgewiesen werden. Bis auf 9 (24 %) Patienten (4 Stadium I B, 4 Stadium II A, 1 Stadium II B) entwickelten alle ein Rezidiv. Bemerkenswert ist, daß bei dieser Patientengruppe keine sekundären Hauttumoren auftraten.

Die in diesem Zusammenhang wichtigste Frage, ob nach einer Re-PUVA-Therapie die Remissionsrate höher liegt als nach einer PUVA-Monotherapie, wurde von der skandinavischen MF-Gruppe [28] untersucht. Die Nachbeobachtung von 69 Patienten zeigte, daß die Erfolgsrate der Re-PUVA-Therapie (Isotretinoin, Etretinat, 8-MOP) gleich hoch lag wie die der PUVA-Monotherapie. Eine komplette Remission stellte sich in 73 % der Re-PUVA-behandelten Patientengruppe und in 72 % der PUVA-behandelten Patientengruppe ein, eine partielle

Remission bei 27% der Re-PUVA- und 28% der PUVA-Gruppe. Wurde bei PUVA 4mal wöchentlich angewandt und mit Etretinat (0,3–1,0 mg/kg KG) oder Isotretinoin (0,5–1,5 mg/kg KG) kombiniert, stellte sich eine komplette Remission nach 15 Behandlungen ein. In der Re-PUVA-Untergruppe mit 2 Bestrahlungen pro Woche kam es erst nach 19 Sitzungen zu einer Abheilung der Dermatose. Patienten mit PUVA-Monotherapie und 4 Bestrahlungen pro Woche waren nach 20 Bestrahlungen erscheinungsfrei, Patienten mit PUVA-Monotherapie und 2 Bestrahlungen pro Woche erst nach 42 Sitzungen. Während die Rezidivraten in beiden Gruppen gleich groß sind, scheint die Dauer der Erscheinungsfreiheit laut Angaben der Autoren in der Re-PUVA-Gruppe länger zu sein als in der Gruppe mit PUVA-Monotherapie. Daten, die diese Aussage untermauern, werden in der Arbeit allerdings nicht mitgeteilt.

2.3.4 Kombinationsbehandlung der MF mit Interferon-α und PUVA

Interferon (IFN) wird seit dem Beginn der 70er Jahre bei der Behandlung verschiedener Tumorkrankheiten eingesetzt. Aus der Gruppe der IFN liegt mit IFN-α die größte klinische Erfahrung vor. IFN-α wird sowohl intraläsional als auch systemisch verabreicht. Die s.c. Anwendung hat sich gegenüber der i.m. Injektion durchgesetzt, da der Wirkstoffspiegel länger anhält und sehr hohe Konzentrationsgipfel unterbleiben. Thestrup-Pedersen [27] untersuchte die Wirksamkeit von IFN-α als Mono- oder Kombinationstherapeutikum in einer Metaanalyse von 9 Studien mit insgesamt 118 MF-Patienten. In 2 Studien wurde IFN-α mit einer systemischen Chemotherapie, in 2 weiteren Studien mit Retinoiden kombiniert. Eine kleine Patientengruppe erhielt IFN-γ, und in nur 4 Arbeiten wurde eine IFN-α-Monotherapie eingesetzt. Bei 17% aller IFN-behandelten Patienten konnte eine komplette und bei 37% eine partielle Remission erzielt werden. 42% sprachen auf die Behandlung nicht an. Betrachtet man allerdings nur die Gruppe mit einer IFN-α-Monotherapie, ergeben sich folgende Werte: Komplette Remission 11%, partielle Remission 35%, kein Therapieerfolg 54%. Beim Vergleich der Ergebnisse der Studien mit hoher und niedriger IFN-Dosierung zeigte sich, daß die hohe Dosierung keinen Vorteil gegenüber der niedrigen Dosierung brachte.

Die Wirksamkeit einer Kombinationstherapie mit IFN-α und PUVA wurde an einer Gruppe von 39 MF-Patienten (14 Stadium I B, 5 Stadium II A, 6 Stadium II B, 8 Stadium III, 5 Stadium IV A, 1 Stadium IV B) von Kuzel et al. [15] untersucht. Bei den meisten Patienten war es nach verschiedenen anderen Vorbehandlungen (Glukokortikosteroide, UVB, Elektronenstrahlen, Chemotherapie, Photopherese) zu Rezidiven gekommen. Während der Behandlungsphase erhielten sie hochdosiertes, systemisches IFN-α (12mal 10^6 U/m^2 3mal/Woche) kombiniert mit einer 8-MOP-Photochemotherapie (3mal/Woche). Daran schloß sich eine Erhaltungsphase zuerst mit IFN/PUVA-Kombinations- und dann mit einer PUVA-Monotherapie an. Endpunkte der Studie waren: eine rezidivfreie Nachbeobachtungsphase von 2 Jahren, Tumorprogression oder das Auftreten schwerer Nebenwirkungen. Eine histologisch gesicherte, komplette Remission wurde bei 24 (62%) der Patienten (11 Stadium I B, 4 Stadium II A, 2 Stadium II B, 5 Stadium III, 2 Stadium IV) beobachtet, eine inkomplette Remission bei 11

(28 %) Patienten (2 Stadium I B, 1 Stadium II A, 3 Stadium II B, 2 Stadium III, 3 Stadium IV). Kein Erfolg war bei je einem Patienten der Stadien I B, II B, III und IV B zu erzielen. 19 Patienten mit initialer Remission entwickelten ein Rezidiv, 11 bereits während der IFN/PUVA-Erhaltungsbehandlung, 8 während der PUVA-Monoerhaltungsbehandlung. Die Mehrzahl der unerwünschten Wirkungen der Kombinationstherapie waren auf IFN zurückzuführen und von leichter bis mittelschwerer Ausprägung. 7 Patienten entwickelten allerdings z.T. schwere Nebenwirkungen (1 Nierenversagen, 1 Diarrhö, 3 erhöhte Leberfunktionsparameter, 1 Leukopenie, 1 Kardiopathie).

Auch die Untersuchung von Mostow et al. [18] an 5 Patienten im Plaquestadium der Erkrankung beweist, daß IFN-α die Ergebnisse der Photochemotherapie bei der Behandlung der MF im Frühstadium verbessert und einen dosissparenden Effekt hat. Diese Patienten waren bereits vorher erfolglos mit PUVA behandelt worden. Durch eine Kombinationsbehandlung aus niedrigdosiertem IFN-α und Photochemotherapie konnte bei allen 5 Patienten schließlich eine Remission herbeigeführt werden. Während das beste Ergebnis bei einer PUVA-Monotherapie durch eine UVA-Gesamtdosis von durchschnittlich 262 J/cm^2 erzielt werden konnte, kam es bei der IFN-α/PUVA-Kombinationstherapie schon nach durchschnittlich 155 J/cm^2 zu einer kompletten Remission.

Ob INF-α die Prognose der MF im fortgeschrittenen Stadium verbessert, bedarf weiterer Untersuchungen. Bis jetzt gibt es keinen Konsens über die Dosierung von INF-α. Daher wird die Frage nach der wirksamsten Dosierung unterschiedlich gehandhabt. Am gebräuchlichsten ist eine Dosis von 3mal 10^6 I.E. pro Woche. Auch wir setzen diese Wochendosis ein.

2.3.5 Anmerkungen zur Photochemotherapie

Seit dem Erscheinen der ersten Berichte [5, 10] hat sich die orale Photochemotherapie zur Behandlungsmethode der Wahl der MF im Frühstadium (I A, I B, II A) entwickelt. PUVA ist anderen topischen Behandlungsprinzipien (Carmustin, Mechlorethamin) zumindest ebenbürtig [9]. Die hohe Effektivität wird durch die Daten des schwedischen Zentralbüros für Statistik in Stockholm bestätigt. In einem Vergleich der Vor-PUVA-Ära mit der PUVA-Ära zeigte sich, daß die CTCL-Mortalität im Zeitraum nach der Einführung der Photochemotherapie um ca. 50 % zurückgegangen ist [26]. Die initiale Remissionsrate bei Patienten mit Stadium I–II A liegt zwischen 100 % [11] und 50 % [22]. Rezidive nach PUVA [2] sowie nach dem Einsatz anderer Behandlungsstrategien können mittels Photochemotherapie in Remission gebracht werden [5]. Die hohe Akzeptanz durch die Patienten ist auf die geringe Nebenwirkungsrate und den als angenehm empfundenen Bräunungseffekt zurückzuführen und trägt wesentlich zur hohen Compliance der Patienten bei.

Nach wie vor ist ungeklärt, ob PUVA eine echte Heilung der MF bewirkt. Während Hönigsmann et al. [11] bei 17 histologisch nachkontrollierten MF-Fällen in unterschiedlichen Krankheitsstadien nach der PUVA-Therapie keine malignen Lymphozyten mehr nachweisen konnten, fanden Lowe et al. [16] in 9 von 10 Fällen lymphoide Zellen in der Dermis. Die Epidermis war jedoch auch in dieser Untersuchung bei 9 Patienten frei von lymphoiden Infiltraten. In den oben zitierten Arbeiten werden kleine Patientengruppen beschrieben, die nach einem ersten PUVA-Zyklus zum Zeitpunkt der Nachkontrolle erscheinungsfrei waren. Bis auf die Arbeit von Hönigsmann et al. [11], sind die Nachbehandlungszeiträume der meisten Untersuchungen kurz und zeigen starke Abweichungen vom Mittelwert. Nachbeobachtungsperioden von unter 10 Monaten, die ebenfalls in die „Langzeitergebnisse" einfließen, sind für die Beurteilung eines kurativen Effekts der Methode naturgemäß nicht verwertbar.

Darüber hinaus liegt allen angeführten Arbeiten ein retrospektives Studiendesign zugrunde, das eine Vielzahl methodischer Unschärfen gegenüber einem prospektiven Design aufweist. Die niedrigen Fallzahlen und die Aufteilung in Stadien mit unterschiedlicher Prognose machen konkrete Aussagen ebenso schwierig wie die mangelnde Vergleichbarkeit der Studien durch Anwendung verschiedener, z.T. stadienabhängig modifizierter Behandlungsprotokolle. Wo es die Datenlage erlaubt, beschränkten wir unsere Analyse auf Fälle mit gesicherter Diagnose. Positiv anzumerken ist, daß in den meisten Arbeiten ausführlich über das Schicksal jener Patienten berichtet wird, die nicht der jeweiligen Langzeitbeobachtungsgruppe angehören. Trotz dieser methodischen Kritik konnte in allen Studien gezeigt werden, daß PUVA allein, bzw. kombiniert mit Retinoiden zum gegenwärtigen Zeitpunkt der Goldstandard der Behandlung der MF im Frühstadium (I A, I B, II A) ist. Laut Literatur lassen sich bei einer MF im Stadium I durch eine UVB-Phototherapie gleich gute Ergebnisse erzielen wie mit PUVA. Wegen der kürzeren Remissionsdauer nach UVB geben wir an unserem Zentrum jedoch der Photochemotherapie den Vorzug.

Bei der MF in fortgeschrittenen Stadien (II B–IV) kann PUVA dazu dienen, die Gesamttumormasse zu reduzieren [12]. Komplette Remissionen sind bei Patienten im Tumorstadium unter PUVA extrem selten zu beobachten und meist von kurzer Dauer. Bei der Mehrzahl der Patienten kommt es trotz Langzeiterhaltungstherapie sehr früh zu Rezidiven und zur Krankheitsprogression. In diesen Fällen sollte daher so bald wie möglich mit einer Kombinationstherapie begonnen werden. Die Tumore, Lymphknoten- und Organinfiltrate bedürfen aggressiver, topischer und/oder systemischer Maßnahmen. Neben einer Strahlentherapie einzelner Tumore stehen bei größerer Krankheitsausdehnung systemische Immuntherapie (Poly-)Chemotherapie und Ganzkörperbetatronbestrahlungen allein oder in Kombination zur Verfügung. Die Prognose PUVA-behandelter Patienten mit erythrodermatischer MF-Variante hängt davon ab, ob die Krankheit einen leukämischen oder aleukämischen Verlauf nimmt. Während es mittels Photochemotherapie gelingt, bis zu 50% der aleukämischen Fälle klinisch in Remission zu bringen [2, 8, 22], versterben Patienten mit leukämischer Variante innerhalb kurzer Zeit infolge einer raschen Tumorprogression [2, 8].

Es ist nicht geklärt, welches PUVA-Behandlungsprotokoll zu bevorzugen ist. Das von Gilchrest et al. [5] eingeführte und in den USA gebräuchliche Behandlungsschema unterscheidet sich von dem Europäischen PUVA-Protokoll einerseits durch das starre Dosissteigerungsschema, andererseits durch die Dauererhaltungstherapie. Den größten Behandlungserfolg erzielten Hönigsmann et al. [11] mit dem Europäischen PUVA-Protokoll. Darüber hinaus ist diese Studie die einzige, in der eine größere Zahl von Patienten über einen Zeitraum von mehr als 5 Jahren ohne Dauererhaltungstherapie in Remission blieb. Ob es mittels Photochemotherapie möglich ist, eine echte Heilung herbeizuführen, kann allerdings erst durch eine kontrollierte, prospektive Studie geklärt werden.

Bei keiner Dermatose ist es so wichtig, daß die gesamte Hautoberfläche gleichmäßig bestrahlt wird wie bei der MF. Häufig sind die intertriginösen und behaarten Hautareale unterdosiert. An unserem Zentrum werden daher MF-Patienten bevorzugt in Liegekabinen behandelt und besonderes Augenmerk auf die richtige Lagerung gerichtet. Der Befall der Anogenitalregion bedarf nicht selten einer zusätzlichen, lokalen Photochemotherapie. Bei Befall der behaarten Kopfhaut, der Achselhöhlen und der Genitalregion sollten die Haare vor der Bestrahlung rasiert werden.

Die Häufigkeit der akuten Nebenwirkungen der Photochemotherapie kann durch adäquate Dosimetrie gering gehalten werden. An Langzeitnebenwirkungen stellt die Entwicklung nicht-melanozytärer Hauttumore zweifellos die größte Gefahr einer Langzeit-PUVA-Behandlung dar. Alle angeführten Studien zeigen jedoch, daß diese Tumore in erster Linie bei Patienten mit zusätzlichen karzinogenen Behandlungsmethoden gefunden wurden. Wie bei der Photochemotherapie der Psoriasis scheint auch hier das in Amerika gebräuchliche PUVA-Protokoll mit seinem starren Steigerungsschema und den daraus resultierenden höheren kumulativen UVA-Dosen mit einem höheren Tumorrisiko verknüpft zu sein. Die Möglichkeit der Entwicklung dieser biologisch wenig aggressiven Sekundärtumore darf aber die frühestmögliche und konsequente Anwendung der Photochemotherapie bei gesicherter Diagnose auf keinen Fall verzögern oder verhindern. Trotzdem sollte durch Einsatz dosissparender Methoden die kumulative UVA-Dosis so gering wie möglich gehalten werden. So zeigt sich, daß die UVA-Gesamtdosis, die notwendig ist, um eine Remission herbeizuführen, durch Kombination von PUVA mit Retinoiden signifikant verringert werden kann [28]. Die Kombination von PUVA mit IFN-α erbrachte in 2 Studien eine höhere Remissionsrate als die PUVA-Monotherapie [18]. Eine Kombination von Re-PUVA mit Interferon-α verspricht eine weitere Verbesserung der Wirksamkeit; allerdings stehen repräsentative Untersuchungen zu dieser Fragestellung noch aus. Bei allem Optimismus darf aber nicht außer acht gelassen werden, daß das Nebenwirkungsrisiko, wie bei jeder anderen Kombinationstherapie, mit der Zahl der Kombinationspartner ansteigen kann. In nächster Zeit ist weiterhin zu klären, ob in Analogie zur PUVA-Therapie der Psoriasis mit suberythematogenen UVA-Dosen gleichgute Ergebnisse erzielt werden können wie mit erythematogenen UVA-Dosen. Diese offenen Probleme sollen uns die Wichtigkeit von repräsentativen, prospektiven Untersuchungen noch einmal deutlich vor Augen führen.

Literatur

1. Abel EA, Sendagorta E, Hoppe RT (1986) Cutaneous malignancies and metastic squamous cell carcinoma following topical therapies for mycosis fungoides. Dermatology 14: 1029–1038

2. Abel EA, Sendagorta E, Hoppe RT, Hu C (1987) PUVA treatment of erythrodermic and plaque-type mycosis fungoides. Ten-year follow-up study. Arch Dermatol 123:897–901
3. Bunn PA, Hoffman SJ, Norris D, Golitz LE, Aeling JL (1994) Systemic therapy of cutaneous T-cell lymphomas (mycosis fungoides and Sézary syndrome). Ann Intern Med 121:592–602
4. Edelson R (1980) Cutaneous T-cell lymphoma: mycosis fungoides, Sézary's syndrome and other variants. J Am Acad Dermatol 2:89–106
5. Gilchrest BA, Parrish JA, Tanenbaum L, Haynes HA, Fitzpatrick TB (1976) Oral methoxsalen photochemotherapy of mycosis fungoides. Cancer 38:683–689
6. Harris NL, Jaffe ES, Stein H et al. (1994) A revised European-American classification of lymphoid neoplasms: a proposal from the International Lymphoma Study Group. Blood 84:1361–1392
7. Henseler T, Hönigsmann H, Wolff K, Christophers E (1981) Oral 8-methoxypsoralen photochemotherapy of psoriasis. The European PUVA Study: A cooperative study among 18 European centres. Lancet I:853–857
8. Herrmann JJ, Roenigk HH, Hönigsmann H (1995) Ultraviolet radiation for treatment of cutaneous T-cell lymphoma. Hematol Oncol Clin North Am 9:1077–1088
9. Herrmann JJ, Roenigk HH, Hurria A, Kuzel TM, Samuelson E, Rademaker AW, Rosen ST (1995) Treatment of mycosis fungoides with photochemotherapy (PUVA): Long-term follow-up. J Am Acad Dermatol 33:234–242
10. Hönigsmann H, Konrad K, Gschnait F, Wolff K (1976) Photochemotherapy of mycosis fungoides. VIIth International Congress of Photobiology, Rome, book of abstracts 222
11. Hönigsmann H, Brenner W, Rauschmeier W, Konrad K, Wolff K (1984) Photochemotherapy for cutaneous T-cell lymphoma. J Am Acad Dermatol 10:238–245
12. Jörg B, Kerl H, Thiers BH, Bröcker E, Burg G (1994) Therapeutic approaches in cutaneous lymphoma. Dermatol Clin 12 (2): 433–441
13. Kaye FJ, Bunn PA, Steinberg SM et al. (1989) A randomized trial comparing combination electron-beam radiation and chemotherapy with topical therapy in the initial treatment of mycosis fungoides. N Engl J Med 321:1784–1790
14. King-Ismael D, Ackerman AB (1992) Guttate parapsoriasis/digitate dermatosis (small plaque parapsoriasis) is mycosis fungoides. Am J Dermatopathol 14:518–530
15. Kuzel TM, Roenigk HH, Samuelson E, Herrmann JJ, Hurria A, Rademaker AW, Rosen ST (1995) Effectiveness of interferon alfa-2a combined with phototherapy for mycosis fungoides and the Sezary syndrome. J Clin Oncol 13:257–263
16. Lowe NJ, Cripps DJ, Dufton PA, Vickers CF (1979) Photochemotherapy for MF: A clinical and histological study. Arch Dermatol 115:50–53
17. Maier H, Schemper M, Ortel B, Binder M, Tanew A, Hönigsmann H (1996) Skin tumors in photochemotherapy for psoriasis. A single center follow-up of 496 patients. Dermatology 193:185–191
18. Mostow EN, Neckel SL, Oberhelman L, Anderson TF, Cooper KD (1993) Complete remissions in psoralen and UVA (PUVA)-refractory mycosis fungoides-type cutaneous T-cell lymphoma with combined interferon alfa and PUVA. Arch Dermatol 129:747–752
19. National Cancer Institute sponsored study of classifications of non-Hodgkin's lymphomas: summary and description of a working formulation for clinical usage 1982. Cancer 49:2112–2135
20. Ramsay DL, Lish KM, Yalowitz CB, Soter NA (1992) Ultraviolet-B phototherapy for early-stage cutaneous T-cell lymphoma. Arch Dermatol 128:931–933
21. Resnik KS, Vonderheid EC (1993) Home UV phototherapy of early mycosis fungoides: Long-term follow-up observations in thirty-one patients. J Am Acad Dermatol 29:73–77
22. Rosenbaum MM, Roenigk HH, Caro WA, Esker A (1985) Photochemotherapy in cutaneous T-cell lymphoma and parapsoriasis on plaques. Long-term follow-up in forty-three patients. J Am Acad Dermatol 13:613–622

23. Serri F, De Simone C, Venier A, Rusciani L, Marchetti F (1990) Combination of retinoids and PUVA (Re-PUVA) in the treatment of cutaneous T-cell lymphomas. Curr Probl Dermatol 19:252–257
24. Smoller BR, Marcus R (1994) Risk of secondary cutaneous malignancies in patients with long-standing mycosis fungoides. J Am Acad Dermatol 30:201–204
25. Stansfield AG, Diebold J, Kapanacy Y (1988) Updated Kiel classification for lymphomas. Lancet I:292–293
26. Swanbeck G, Roupe G, Sandström MH (1994) Indications of a considerable decrease in the death rate in mycosis fungoides by PUVA treatment. Acta Dermatol Venereol (Stockh) 74:465–466
27. Thestrup-Pedersen K (1990) Interferon therapy in cutaneous T-cell lymphoma. Curr Probl Dermatol 19:258–263
28. Thomsen K, Hammar H, Molin L, Volden G (1989) Retinoids plus PUVA (Re-PUVA) and PUVA in mycosis fungoides, plaque stage. A report from the Scandinavian Mycosis Fungoides Group. Acta Dermatol Venereol (Stockh) 69:536–538
29. Willemze R, Beljaards RC (1993) Spectrum of primary cutaneous CD30 (Ki-1)- positive lymphoproliferative disorders. A proposal for classification and guidelines for management and treatment. J Am Acad Dermatol 28:973–980
30. Willemze R, Beljaards RC, Meijer CJLM (1994) Classification of primary cutaneous T-cell lymphomas. Histopathology 24:405–415
31. Zelickson BD, Peters MS, Muller SA, Thibodeau SN, Lust JA, Quam LM, Pittelkow MR (1991) T-cell receptor gene rearrangement analysis: cutaneous T cell lymphoma, peripheral T cell lymphoma, and premalignant and benign cutaneous lymphoproliferative disorders. J Am Acad Dermatol 25:787–796

Photo- und Photochemotherapie der Vitiligo

Bernhard Ortel, Salvador Gonzalez

Inhalt

1 Einleitung

Dieses Kapitel beschäftigt sich mit der Anwendung von Photochemotherapie und Phototherapie bei Vitiligo. Zunächst wird die Krankheit definiert und werden Differentialdiagnosen und assoziierte Phänomene beschrieben. Allgemeine therapeutische Maßnahmen und Alternativen zu phototherapeutischen Verfahren folgen. Den Hauptteil bildet die Beschreibung der praktischen Durchführung und Wirkung der Bestrahlungsbehandlung mit oder ohne Photosensibilisator sowie von kombinierten Therapieformen.

2 Diagnose

Die Vitiligo ist ein erworbener, oft schubhaft verlaufender Verlust des Hautpigments an umschriebenen Stellen, bedingt durch den Untergang der Melanozyten in der befallenen Haut (Ortonne et al. 1983; Le Poole et al. 1993 b). Die Prävalenz in Europa liegt bei bis zu 1%. Bei etwa der Hälfte der Patienten liegt der Erkrankungsbeginn vor dem 20.Lebensjahr. Die Vitiligo ist also eine Erkrankung vor allem junger Menschen. Der bevorzugte Befall akraler Haut und des Gesichtes bei generalisierter Vitiligo macht diese Erkrankung meist deutlich sichtbar und deshalb oft zur schweren psychischen Belastung für den Patienten (Frenk 1993).

2.1 Klinik

Die Primärläsion der Vitiligo ist eine scharf begrenzte Makula ohne Melaninpigment (Leukoderm) mit (poly-)zyklischer Begrenzung. Die Diagnose ist bei hellhäutigen Patienten oft schwierig, wie auch die Unterscheidung zwischen Hypopigmentierung und völligem Pigmentverlust bei Patienten aller Hauttypen schwierig sein kann. Sehr selten kann bei Vitiligo ein leicht geröteter, infiltrierter Rand der Läsion gesehen werden, was einem entzündlichen Infiltrat entspricht (Badri et al. 1993). Eine ebenfalls seltene Präsentation der Erkrankung ist die sog. trichrome Vitiligo, bei der neben und am Rand von Arealen mit völligem Pigmentverlust Bereiche verminderten Pigmentgehaltes gesehen werden.

2.1.1 Verteilungsmuster

Die generalisierte Vitiligo ist symmetrisch verteilt und zeigt eine Prädilektion für akrale Haut, die Streckseiten der großen Gelenke und für periorifizielle Bereiche (perioral und -orbital sowie perianogenital). Vor allem bei längerem Bestehen kann es zu einem Pigmentverlust der Haare kommen (Poliose). Bei der segmentalen Vitiligo finden sich Läsionen im Bereich eines oder mehrerer Dermatome. Dieses Verteilungsmuster findet sich manchmal als Teil einer generalisierten Vitiligo. Die fokale Vitiligo zeigt ebenfalls Läsionen in einem umschriebenen Bereich, der aber keinen Dermatomen zugeordnet werden kann.

2.1.2 Verlauf

Der Spontanverlauf der Vitiligo ist unvorhersehbar. Oft wird ein schubhafter Verlauf beobachtet mit plötzlichem Auftreten und rascher Ausbreitung, gefolgt von stabilen Perioden mit teilweiser Repigmentierung durch Sonnenexposition, bisweilen aber wieder rascher Verschlechterung. Andererseits kann sowohl dieser schubhafte Verlauf als auch die Vitiligo mit chronisch-progredientem Verlauf permanent zum Stillstand kommen. Die fokale und die segmentale Vitiligo sind meist recht bald nach Auftreten stabil. Manchmal kann eine segmentale Vitiligo als Teil einer generalisierten Erkrankung auftreten und dann dieser auch vorangehen.

2.2 Differentialdiagnose

Zahlreiche Dermatosen können zu einer Verminderung oder zu einem Verlust der Melaninpigmentierung der Epidermis führen (Nordlund u. Ortonne 1992; Westerhof 1993). Der wichtige Schritt zur Therapie der Vitiligo ist daher die Sicherung der Diagnose, die vor allem deswegen wichtig ist, weil manche der Erkrankungen, die fälschlich als Vitiligo angesehen werden, einfach zu behandeln sind (z.B. Pityriasis versicolor), behandelt werden müssen (z.B. Lepra) oder aber auf übliche Vitiligotherapien nicht ansprechen (z.B. Piebaldismus). Die Betrachtung unter UVA-Strahlung (sog. „black light") kann die Unterscheidung zwischen Hypopigmentierung und totalem Pigmentverlust erleichtern oder überhaupt erst möglich machen. Ebenso kann die Inspektion des Anogenitalbereiches wegen der stärkeren Grundpigmentierung und des häufigen Mitbefalls der Region bei generalisierter Vitiligo diagnostisch hilfreich sein. Eine Biopsie und deren Verwendung für eine sog. Dopafärbung kann den Verlust von tyrosinasepositiven Melanozyten histologisch belegen.

In der folgenden Übersicht sind Differentialdiagnosen der Vitiligo aufgelistet. Wesentliche Kriterien bei der Diagnose der generalisierten Vitiligo sind die symmetrische akrale und die periorifizielle Verteilung, sowie die Progression. Bei kongenitalen Leukodermen und Hypomelanosen ist die Verteilung oft typisch (z.B. Piebaldismus), und die Läsionen sind stationär. Zahlreiche entzündliche Dermatosen wie z.B. atopisches Ekzem, Lupus erythematodes, Psoriasis u.a. können eine postinflammatorische Hypopigmentierung zurücklassen.

Differentialdiagnose bei Vitiligo

Chemisch induziertes Leukoderm
Pityriasis versicolor
Piebaldismus
Waardenburg-Syndrom
Vogt-Koyanagi-Harada-Syndrom
Tuberöse Sklerose
Postinflammatorische Hypopigmentierung
      (z.B. Psoriasis, Lupus erythematodes,
       atopische Dermatitis)
Incontinentia pigmenti achromians
Postinfektiöse Hypopigmentierung
      (z.B. Lepra, Syphilis, Leishmaniose)
Hypomelanosis guttata idiopathica
Nævus depigmentosus
Nævus anæmicus

Wichtig ist die Abgrenzung jener Hypopigmentierungen, denen eine behandlungsbedürftige infektiöse Erkrankung zugrunde liegt. Die Lepra ist in Zentraleuropa nicht endemisch, kann aber wegen der globalen Migration unserer Tage als Ursache eines vitiligoartigen Erscheinungsbildes vereinzelt angetroffen werden. Auch syphilitische Leukoderme sind selten geworden. Die wohl häufigste Ursache einer Hypopigmentierung ist Malassezia furfur, der Erreger der Pityriasis versicolor. Der Ausschluß eines chemischen Leukoderms ist wegen der gebotenen Vermeidung der auslösenden Substanz (Phenol und seiner Derivate) wichtig. Die Läsionen sind hier klinisch von einer Vitiligo praktisch nicht abgrenzbar.

2.3 Assoziierte Phänomene

Vitiligo kann mit einer Reihe von Phänomenen assoziiert sein, die einerseits diagnostisch wichtig sein können, andererseits auch Hinweise auf die Pathogenese geben. Als Köbner-Phänomen oder isomorpher Reizeffekt wird das Auftreten spezifischer Läsionen im Bereich physischer Traumen bezeichnet. Hierbei ist das Erstauftreten oder eine schubhafte Verschlechterung der Vitiligo nach einem Sonnenbrand typisch.

Die Koexistenz von Autoantikörpern, Autoimmunphänomenen und Vitiligo wurde beschrieben. Die klinische Relevanz von Laborbefunden allein, wie z.B. Antikörper gegen thyreoideale Antigene, Mitochondrien oder Parietalzellen der Magenschleimhaut, ohne klinisches Korrelat ist allerdings zweifelhaft (Schallreuter et al. 1994a). Die folgende Übersicht zeigt Störungen, die in Assoziation mit Vitiligo gefunden wurden. Die Mehrzahl der Vitiligopatienten muß allerdings mit Ausnahme des Pigmentverlustes als gesund angesehen werden. Die Erstuntersuchung des Vitiligopatienten sollte die Suche nach klinischen und anamnestischen Hinweisen auf möglicherweise assoziierte Erkrankungen einschließen. Ein ausgedehntes serologisches Screening ist nicht notwendig.

Mit Vitiligo assoziierte Störungen

Schilddrüsenerkrankungen[a]
Diabetes mellitus Typ I[a]
Perniziöse Anämie[a]
Myasthenia gravis[a]
M. Addison[a]
Hypoparathyreoidismus[a]
Alopezia areata
Lichen simplex
Morphea
Melanom[a]
Halonävus[a]

[a] Zeigt den möglichen Nachweis spezifischer Autoantikörper an.

Vitiligoassoziierte Verluste von extrakutanen Melanozyten können zu Chorioretinitis und fokalem Pigmentverlust im Auge führen. Diese Veränderungen machen höchst selten klinische Beschwerden, aber ein ophthalmologisches Konsilium ist angezeigt.

Compoundnävi, die von einem konzentrischen Ring depigmentierter Haut umgeben sind, werden als Halonävi bezeichnet. Sie können bei Vitiligo – evtl. auch als Vorläuferläsionen – entstehen, aber auch ohne erkennbare Assoziation isoliert auftreten.

Die Assoziation der Vitiligo mit malignen Melanomen ist ein Hinweis auf die Immunpathogenese der Vitiligo (Cui u. Bystryn 1995). Sie ist auch eine Warnung, daß bei der Erstuntersuchung eines Vitiligokranken auf melanozytäre Tumore geachtet werden muß.

2.4 Pathogenese

Als Pathogenese wird am häufigsten die Autoimmungenese der Vitiligo vermutet (Naughton et al. 1986; Cui et al. 1995; Le Poole et al. 1996). Dieses Konzept wird von der serologischen und klinischen Assoziation mit Autoimmunphänomenen und dem Ansprechen auf immunmodulierende Therapien unterstützt. Bei der segmentalen Vitiligo wird eine primär neurogene Störung als Ursache des Pigmentverlustes vertreten (Koga 1977; Al'Abadie et al. 1994). Die klinische Ähnlichkeit des chemischen Leukoderms mit der generalisierten Vitiligo unterstützt eine autozytotoxische Genese, bei der Metaboliten des Melaninstoffwechsels involviert sein sollen (Schallreuter 1992). In der jüngsten Vergangenheit wurde ein pathogenetisches Konzept entwickelt, das eine primäre Störung des Keratinozytenstoffwechsels für den Pigmentverlust verantwortlich macht (Schallreuter et al. 1994b). Es ist aber auch möglich, daß mehrere Mechanismen bei der Pathogenese zusammenspielen (Le Poole et al. 1993a).

3 Psychosozialer Stellenwert der Erkrankung

Vitiligo ist eine ernst zu nehmende Erkrankung. Obwohl sie in bezug auf Mortalität und physische Morbidität als harmlos anzusehen ist, kann der Leidensdruck beim Betroffenen enorm sein. Ein großer Teil der Patienten erkrankt in der Pubertät, und kosmetische Störungen sind in dieser Phase der Persönlichkeitsentwicklung stark belastend. Die Sichtbarkeit des Pigmentverlusts, der sozial interaktive Areale wie Gesicht und Fingerspitzen bevorzugt, und die oft unverhohlene Neugier anderer Menschen läßt viele Patienten im Glauben, sie würden dauernd angestarrt. Patienten berichten auch, daß nicht ein physisches Trauma, sondern eine schwere seelische Belastung zum Ausbruch der Erkrankung oder zu einer schubhaften Verschlechterung geführt hätten. Für den Außenstehenden erscheint der Leidensdruck oft unverhältnismäßig groß, eine Tatsache, die von vielen Patienten als Mangel an Verständnis erfahren wird. Es ist sehr wichtig, daß der Arzt um diese Gefühle der Patienten weiß, da er sie sonst unweigerlich verstärkt. Zwar ist es wichtig, nach der Diagnosesicherung dem Betroffenen die relative Harmlosigkeit der Erkrankung zu bestätigen, damit darf es aber nicht getan sein. Besonders Patienten, die die Diagnose und Prognose bereits kennen und wegen eines persistenten Therapiewunsches den Arzt aufsuchen, werden eine ausführlichere Beratung brauchen und verlangen. Hilfreich kann für die Patienten auch die Erfahrung anderer Betroffener und der Kontakt mit ihnen sein. In vielen Ländern gibt es Interessengemeinschaften von Vitiligopatienten, die Informationsmaterial, Erfahrungsaustausch und gegenseitige Unterstützung anbieten.

4 Therapie der Vitiligo

Therapiemaßnahmen zielen auf die Verbesserung des kosmetischen Erscheinungsbildes. Im wesentlichen sind 3 Strategien möglich, um dies zu erreichen: das Verbergen der Läsionen, die Repigmentierung der Vitiligohaut oder die irreversible Depigmentierung der unbefallenen Epidermis. Obwohl dies ein Kapitel über phototherapeutische Methoden ist, wird hier der gesamte Bereich der Therapie besprochen, da bei der Therapie der Vitiligo eine Kombination oder Sequenz verschiedener Maßnahmen notwendig und daher in die therapeutischen Erwägungen einzuschließen ist (Frenk 1986; Antoniou u. Katsambas 1992).

4.1 Sonnenschutz

Die wichtigste Maßnahme bei allen Vitiligopatienten ist der konsequente Sonnenschutz mit einem Präparat mit hohem Sonnenschutzfaktor. Aufgrund des Fehlens des Melanins ist die Vitiligohaut viel empfindlicher gegen UV-Bestrahlung als unbefallene Haut und kann schon nach relativ kurzer Sonnenexposition schmerzhafte Sonnenbrände entwickeln. Bei Patienten mit Köbner-Phänomen kann ein Sonnenbrand zur schubhaften Verschlechterung der Erkrankung führen. Am besten sind Sonnenschutzmittel, die auch im UVA-Bereich schützen, um zu vermeiden, daß der UVA-Anteil im Sonnenlicht zu einer verstärkten Pigmentierung der normalen Haut führt. Dies würde ja wiederum den Kontrast zwischen normaler und Vitiligohaut verstärken. Bei Hellhäutigen kann konsequenter Sonnenschutz überhaupt ausreichen, um ein deutliches Sichtbarwerden der Vitiligo zu vermeiden.

4.2 Camouflage

Der Gebrauch von pigmenthaltigem Make-up kann bei geringer konstitutiver Melaninpigmentierung ausreichend sein. Stärkerer Kontrast zwischen unbefallener Haut und Vitiligo erfordert mehr Geschick und spezielle Kosmetika. Produkte wie z.B. Covermark können auf die Hautfarbe des Patienten abgestimmt werden, auch wenn diese saisonal variiert. Eine 2. wichtige Eigenschaft ist die Wasserfestigkeit, die es erlaubt, die zeitraubende Applikationsroutine nur alle 2–3 Tage durchführen zu müssen. Einige Patienten ziehen professionelle Theaterschminke diesen medizinischen Kosmetika vor.

Selbstbräunungscremes enthalten als aktive Substanz Dihydroxyaceton, das das Stratum corneum durch eine chemische Reaktion mit den Proteinen der Hornschicht braun färbt. Die Färbung wäscht sich nicht ab, aber die Lokalisierung im Stratum corneum macht regelmäßig wiederholte Anwendungen notwendig. Diese Bräunung verleiht nur geringen Schutz gegen Sonnenbrand und einen mäßigen Schutz im UVA-Bereich. Daher sollte diese kosmetische Maßnahme immer von konsequentem Sonnenschutz begleitet sein.

Eine orangefarbene bis bräunliche Färbung der Haut kann durch die Einnahme von β-Karotin und/oder Canthaxanthin erreicht werden. Der Farbton wird meist als nicht ideal empfunden, kann aber gemeinsam mit Sonnenschutz bei Hauttyp I und II eine Alternative zur Repigmentierung darstellen.

4.3 Repigmentierung

4.3.1 Immunmodulation

Die Verwendung von Kortikosteroiden beruht auf dem pathogenetischen Konzept der Vitiligo als Autoimmunerkrankung. Die therapeutische Wirksamkeit von Modulatoren der Immunantwort unterstützt diese Sicht. Steroide können lokal und systemisch verwendet werden (Bleehen 1976; Pasricha u. Khaitan 1993; Khalid et al. 1995).

Alle Applikationsarten bringen spezifische Nebenwirkungen mit sich. Systemische Steroide werden wegen der langdauernden Therapieerfordernis entweder als Stoßtherapien verabreicht oder z.B. mit zytotoxischen Medikamenten kombiniert. Auch Cyclosporin A (Brown et al. 1989), Cyclophosphamid (Gokhale u. Parakh 1983), 5-Fluouracil (Tsuji u. Hamada 1983; Szekeres u. Morvay 1985), Levamisol (Pasricha u. Khera 1994) und Isoprinosin wurden zur Immunmodulation bei Vitiligo mit stark unterschiedlichem Erfolg verwendet. Eine

Monotherapie oder Kombination mit solchen Medikamenten mit potentiell ernsten Nebenwirkungen ist zur Behandlung einer vital nicht bedrohlichen Erkrankung kritisch zu betrachten. Die jüngste Entwicklung ist die Verwendung eines immunmodulatorisch und antioxidativ wirksamen Extraktes des Farns Polypodium leucotomos (s. 5.7.2).

4.3.2 Melanozytentransfer

Die Transplantation autologer Melanozyten von unbefallener Haut in vitiliginöse Bereiche ist eine Methode, die bei klinisch stabiler segmentaler oder fokaler Vitiligo oder bei Restläsionen nach PUVA durchgeführt wird. Dazu wird die Epidermis der Leukoderme entfernt und diese Areale dann mit normaler Haut (in Form von Spalthaut oder Saugblasendecken) gedeckt. Eine Alternative ist die Verwendung in vitro expandierter autologer Melanozyten (Lerner et al. 1987; Falabella 1988; Falabella et al. 1995).

4.3.3 Alternative Therapieformen

Manche Vitiligokranke wenden sich entweder primär oder, wenn sie von Therapieversuchen mit etablierten Methoden der Schulmedizin enttäuscht sind, alternativen Therapeuten und Methoden zu. Es gibt auch Therapieerfolge, die quantitativ schwer bewertbar sind, da diese Therapien nicht in kontrollierten Studien angewandt werden. Außerdem ist z.B. für die chinesische Kräutermedizin die Toxizität nicht etabliert. Neben tatsächlich alternativen Methoden kann auch die als alternative Heilmethode „verkleidete" Anwendung von Kortikosteroiden und Psoralenen beobachtet werden.

Unter die Alternativtherapien muß auch Melagenina erwähnt werden, da es zwar von Ärzten in Kuba entwickelt wurde (Miyares-Cao 1986), mit anderen Alternativtherapien aber die mangelnd definierte Zusammensetzung des Therapeutikums und das Fehlen größerer kontrollierter Studien teilt (Nordlund u. Halder 1990). Unabhängige Studien zeigten einen gewissen Therapieeffekt, der quantitativ aber weit unter den Prognosen der Erstbeschreiber und weit unter den üblichen Therapieergebnissen mit PUVA liegt (Suite u. Quamina 1991). Die Kosten der Melageninatherapie sind sehr hoch, sie ist sehr zeitaufwendig und die Effizienz nicht zufriedenstellend. Da auch die Reinheit in bezug auf mögliche infektiöse Partikel wie beispielsweise Viren nicht gesichert ist, kann diese Therapie derzeit nicht empfohlen werden.

4.4 Depigmentierung

Bei Patienten mit mehr als 50 % Vitiligobefall und fehlendem Ansprechen auf repigmentierende Therapien kann eine komplette Depigmentierung mit dem Monobenzyläther von Hydrochinon erwogen werden. Diese Induktion eines totalen chemischen Leukoderms ist irreversibel und wird nur in Ausnahmefällen therapeutisch in Erwägung gezogen (Mosher et al. 1977).

5 Phototherapeutische Methoden zur Repigmentierung

5.1 Geschichte

Die Repigmentierung der Vitiligo mittels Photochemotherapie ist eine der ältesten schriftlich überlieferten Therapien, die heute noch im wesentlichen unverändert angewandt wird (Pathak u. Fitzpatrick 1992). In verschiedenen Teilen der vorchristlichen Welt wurde als therapeutischer Effekt von örtlich aufgetragenen Pflanzensäften und nachfolgender Sonnenbestrahlung die Wiederpigmentierung der Vitiligohaut beobachtet. Später wurden photochemotherapeutische Behandlungsschemata entwickelt, die z.T. in der Volksmedizin z.B. des indischen Subkontinents und Nordafrikas bis heute weiterleben (Abb.1e). Wir wissen heute, daß wahrscheinlich alle diese Präparationen verschiedene Psoralene oder verwandte Photosensibilisatoren enthalten. Die Photochemotherapie der Vitiligo lebte neu auf und eroberte die Akzeptanz der Schulmedizin, als El Mofty vor fast 50 Jahren die guten Erfolge seiner therapeutischen Versuche veröffentlichte und in weiterer Folge Psoralene als die wirksamen Verbindungen identifizierte (El Mofty 1948). PUVA ist derzeit noch immer die potenteste Monotherapie für Vitiligo.

5.2 Allgemeine Bemerkungen

Die Vitiligo stellt keine Bedrohung des Patienten dar, und eine Therapie ist nicht immer notwendig. Die Indikationsstellung ist daher primär von der Intensität des Therapiewunsches beim Patienten abhängig. Sowohl der Therapeut als auch der Patient müssen die Bedeutung und die äußeren Bedingungen einer Phototherapie oder Photochemotherapie kennen und bereit sein, mit diesen für eine gewisse Zeit zu leben. Jedes phototherapeutische Verfahren zur Behandlung der Vitiligo ist zeitaufwendig; der Patient muß mit 100–300 Bestrahlungen rechnen, sowohl hinsichtlich der Zeitplanung als auch der Kosten. Längere Unterbrechungen der Therapie sind ungünstig. Auch gibt es keine Garantie für einen kosmetisch zufriedenstellenden Therapieeffekt. Dazu kommt der Nachteil, daß es – abhängig vom Hauttyp des Patienten – in der anfänglichen Therapiephase zu einer Verstärkung des Kontrastes zwischen Vitiligo und unbefallener Haut kommt. Der Dermatologe muß daher immer alternative und zusätzliche Therapien und Maßnahmen (z.B. Steroide, Camouflage etc.) anbieten, um für beide Seiten frustrierende Erfahrungen zu vermeiden. Die Besprechung der Therapiealternativen und die Aufklärung über die Phototherapie oder die Photochemotherapie sollten dokumentiert werden. Die Behandlung kann erst begonnen werden, wenn der Patient sein Einverständnis schriftlich gegeben hat. Es bewährt sich, Merkblätter zu verwenden, die sowohl Informationen zur Erkrankung als auch zur geplanten Therapie enthalten.

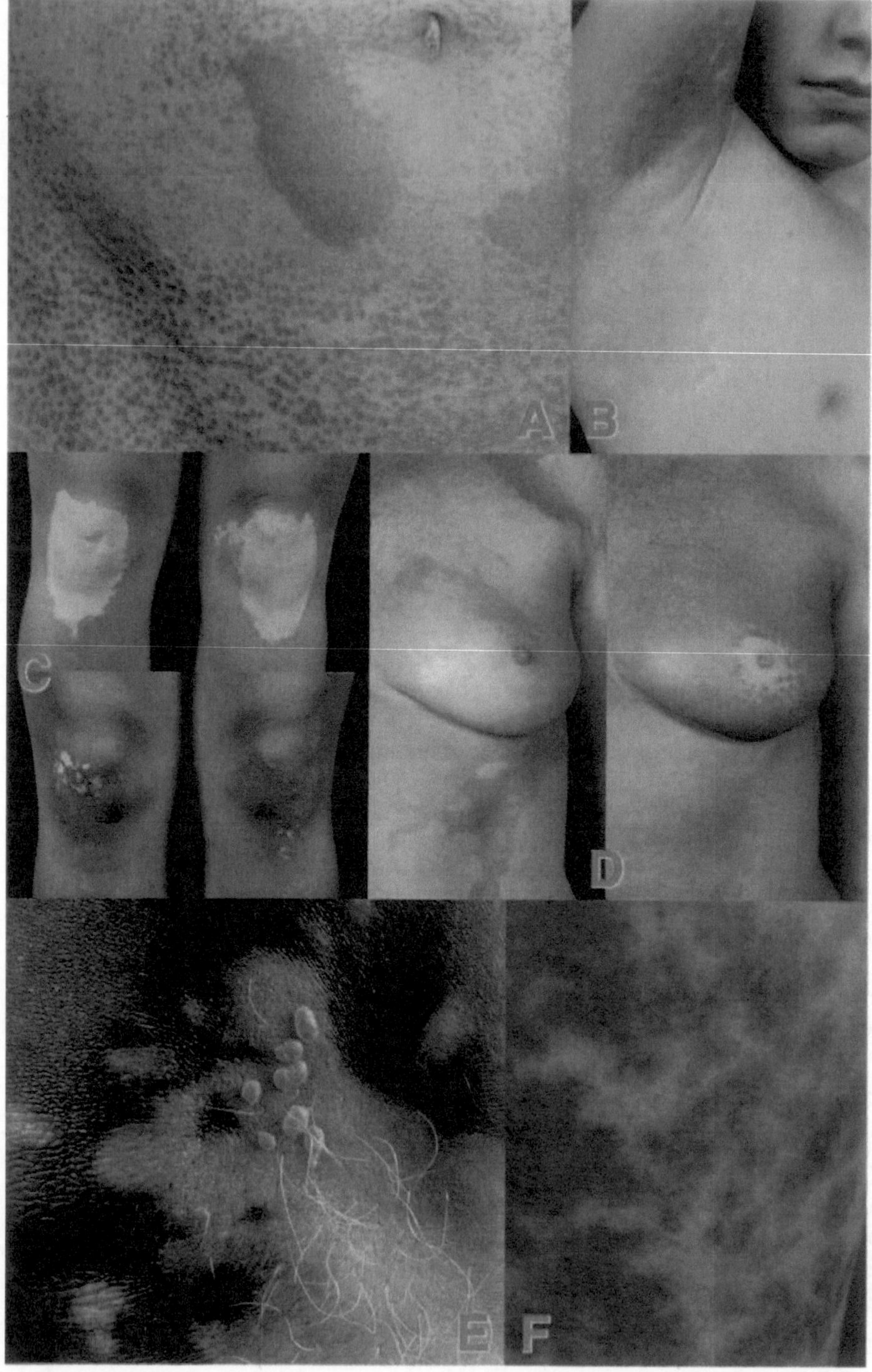

5.3 Phototherapie

Während der Sommermonate wird in sonnenexponierten Arealen von vielen Patienten eine follikuläre Repigmentierung vitiliginöser Haut beobachtet. Diese Besserung der Erkrankung ist meist reversibel, aber auch wiederholbar. Sonnenbestrahlung allein reicht in gemäßigten Zonen wegen der nur saisonalen und unverläßlichen Verfügbarkeit der Sonne als Lichtquelle für eine völlige Repigmentierung nicht aus. In einer Studie mit lokaler Khellinanwendung zeigten allerdings die nur mit Sonnenlicht behandelten Kontrollareale ebenfalls einen guten therapeutischen Effekt (Orecchia u. Perfetti 1992). Obwohl unter den phototherapeutischen Methoden die Photochemotherapie mit Psoralenen derzeit sicher im Vordergrund steht, kann mittelwellige ultraviolette Strahlung (UVB, 280–320 nm) aus künstlichen Strahlungsquellen bei genügend lange dauernder und konsequenter Behandlung einen guten therapeutischen Effekt erzielen. Kontrollierte Studien sind kaum veröffentlicht worden, und die UVB-Phototherapie gilt allgemein als weniger wirksam. Eine Untersuchung von Koster u. Wiskemann (1990) zeigte allerdings einen guten therapeutischen Effekt der UVB-Phototherapie bei Vitiligo. UVB wird auch als Teil von Kombinationstherapien eingesetzt (s. 5.7.1) (Schallreuter et al. 1995).

5.3.1 Therapiebeginn

Die Phototherapie der Vitiligo muß vorsichtig begonnen werden, um ein zu starkes UVB-induziertes Erythem in den Vitiligoarealen zu vermeiden. Die Erythemschwelle der unpigmentierten Haut kann dramatisch reduziert sein. Deshalb ist es wichtig, die individuelle UVB-Sensibilität zu bestimmen. Der MED-Test ist in einem Vitiligoareal durchzuführen, das üblicherweise nicht sonnenexponiert ist (vorzugsweise auf dem Rücken oder Abdomen und nicht z.B. auf dem dorsalen Unterarm). Chronische Sonnenexposition führt nämlich auch bei mangelndem Pigmentschutz zu adaptativen Veränderungen, die in einer verminderten UVB-Empfindlichkeit (erhöhten MED) zum Ausdruck kommen (Miescher 1930; Tham et al. 1987). Die Anfangsdosis sollte sich daher nicht an derart adaptierten Arealen, sondern an den UVB-empfindlichsten Vitiligoarealen orientieren, um phototoxische Nebenwirkungen in der Anfangsphase zu

---

◄ **Abb. 1 a–f.** Klinische Effekte von Phototherapie und Photochemotherapie. **a** Follikuläre Repigmentierung bei systemischer PUVA mit TMP. **b** Inhomogene, aber fast völlige Repigmentierung nach 4 Monaten Phototherapie mit Schmalband-(311 nm-)UVB. **c** Repigmentierung unter 5-MOP + UVA; mangelnder Therapieeffekt im Narbenbereich am rechten Knie nach 1 Jahr. **d** Großflächige Repigmentierung mit PUVA, fehlender Effekt im Problembereich Areola. **e** Phototoxische Reaktion mit Erythem, Ödem und Blasenbildung. Dieser Patient wurde mit KUVA behandelt, die er von sich aus und ohne den Arzt zu informieren mit einer oralen psoralenhaltigen Präparation aus Libyen supplementierte. **f** Stationärer Repigmentierungszustand am distalen Unterschenkel, der sich auch mit prolongierter PUVA kaum beeinflussen läßt. Die Bilder stammen von Patienten der Phototherapeutischen Ambulanz (Leiter: Prof. Dr. H. Hönigsmann) der Universitätshautklinik in Wien

vermeiden. Die Testdosen für die MED-Bestimmung sollten im niedrigen Dosisbereich liegen, wie etwa üblicherweise für Hauttyp I verwendet, bei anamnestisch sehr ausgeprägter Photosensibilität auch darunter.

5.3.2 Therapieschemata

Übliche Phototherapieschemata bestehen in 3mal wöchentlichen Bestrahlungen. Als Anfangsdosis sollen etwa 70 % der in der Vitiligo bestimmten MED verwendet werden. Die weiteren Bestrahlungsdosen werden entsprechend der Hautreaktion in der Vitiligo gewählt. Die Steigerung zielt darauf ab, ein gerade wahrnehmbares Erythem in der Vitiligohaut zu induzieren. Dieses minimale Erythem ist der einzige praktisch anwendbare individuelle Parameter für die Bestimmung der Dosissteigerung. Andererseits soll ein stärkeres Erythem auf lange Sicht vermieden werden, und eine langsame prozentuelle UVB-Dosissteigerung (z.B. +10–20 % pro Woche) kann alternativ verwendet werden. Obwohl es dazu keine Untersuchungen gibt, sind weniger als 2mal wöchentliche Bestrahlungen für eine erfolgreiche Therapie wahrscheinlich nicht ausreichend. Überhaupt gibt es nicht genügend Berichte über die Phototherapie der Vitiligo, um eine generelle Therapieempfehlung auszusprechen oder ein bestimmtes Behandlungsschema zu favorisieren.

Tabelle 1. Therapien zur Repigmentierung der Vitiligo

	Systemisch	Lokal
Phototherapie		
Photochemotherapie		
– Psoralene	+	+
– Khellin	+	+
– Phenylalanin	+	
Kortikosteroide	+	+
Cyclophosphamid	+	
Isoprinosin	+	
Levamisole	+	
Cyclosporin A	+	
P.-leucotomos-Extrakt	+	
5-Fluoruracil		+
Melagenina		+
Pseudokatalase		+
Melanozytenübertragung		+

5.3.3 Lichtquellen und Dosimetrie

Jede UVB-Strahlungsquelle, die für phototherapeutische Zwecke (z.B. zur Psoriasisbehandlung) geeignet ist, kann auch zur Therapie der Vitiligo verwendet werden. Neben den weitverbreiteten Fluoreszenzröhren können Metallhalidlampen und SUP-Lampen verwendet werden. Auch die Schmalband-UVB-Fluoreszenzröhre (Philips TL01) scheint nach persönlicher Erfahrung einen therapeutischen Versuch zu rechtfertigen (Abb. 1 b). Detaillierte Daten von größeren Patientengruppen sind bisher nicht veröffentlicht worden. Da das therapeutische Aktionsspektrum für die Phototherapie der Vitiligo nicht bekannt ist, kann keiner bestimmten UVB-Strahlungsquelle der Vorzug gegeben werden.

Der Dosimetrie kommt bei der Vitiligotherapie ein wichtigerer Stellenwert als bei anderen Erkrankungen zu, da die Überdosierung zur Verschlechterung führen kann. Wichtig ist hier die regelmäßige Kontrolle mit einem geeigneten Dosimeter und die sorgfältige Dokumentation der verabreichten Bestrahlungen. Jede Änderung der Therapieroutine wie eine Erneuerung der Bestrahlungsröhren oder ein Wechsel zu einem anderen Behandlungszentrum birgt die Gefahr der Überdosierung und phototoxischer Nebenwirkungen in sich.

5.3.4 Nebenwirkungen

Die häufigste Nebenwirkung der Phototherapie ist die unerwünschte Phototoxizität. Als Folge dieser Nebenwirkung ist die Verschlechterung der Vitiligo aufgrund eines Köbner-Phänomens zu befürchten. Langzeitbehandlungen mit UVB bringt natürlich neben beschleunigter Hautalterung (Calanchini-Postizzi u. Frenk 1987) die Möglichkeit eines erhöhten Hautkarzinomrisikos mit sich. Da aber detaillierte Angaben über Phototherapie der Vitiligo an größeren Patientengruppen nicht vorliegen, kann über das Ausmaß eines solchen Risikos nur spekuliert werden. Die Erfahrungen mit Langzeit-UVB-Therapie bei Psoriasis (Studniberg u. Weller 1993; Stern u. Laird 1994) läßt bei Vitiligo ein minimales Risiko vermuten.

5.4 Photochemotherapie

Die Photochemotherapie erlaubt aufgrund der Kombination von Photosensibilisator und UVA eine größere Variabilität der Therapieschemata als die Phototherapie mit UVB. Sie ist daher flexibler und gestattet die Abstimmung der Behandlung auf den einzelnen Patienten. Es kann zwischen lokaler und systemischer Verabreichung des Photosensibilisators und unter verschiedenen Lichtquellen gewählt werden. Wie bei der Phototherapie ist es von höchster Wichtigkeit, Indikation und mögliche Kontraindikationen in Zusammenarbeit mit dem Patienten sorgfältig zu erwägen. Die Kontraindikationen für die PUVA von Vitiligo entspricht jenen, die bei Psoriasis zur Anwendung kommen, wie Alter unter 12 Jahren und Schwangerschaft. Natürlich sollte eine Vitiligotherapie nur begonnen werden, wenn der Patient die entsprechende Motivation hat und Läsionen behandelt werden, die üblicherweise gut ansprechen. Eine Therapie etwa von ausschließlich akraler Vitiligo ist nicht sinnvoll und daher kontraindiziert.

5.4.1 Therapiebeginn

Zunächst muß dem Patienten die Therapie sehr genau erklärt werden. Im optimalen Fall soll der Patient das Prinzip der Photochemotherapie verstehen, um die möglichen Nebenwirkungen besser abschätzen und bewußt vermeiden zu können. Alle Schutzmaßnahmen wie Augenschutz nach der Psoraleneinnahme und während der Bestrahlung müssen betont werden. Wie bei der Photochemotherapie anderer Erkrankungen müssen die allgemeinen Voruntersuchungen und Vorsichtsmaßnahmen beachtet werden. Am besten ist es, dem Patienten ausführliche schriftliche Informationen zu geben, die auch als Einverständniserklärungen verwendet werden. Es muß dem Patienten auch klar sein, daß es sich bei PUVA um eine sehr langwierige Therapie handelt. Nie sollten zu optimistische Prognosen bezüglich Zeitrahmen und Ausmaß des erwarteten Therapieerfolges gemacht werden, da diese sehr unterschiedlich sind. Wichtig ist auch, daß der Patient den therapeutischen Effekt von PUVA versteht. Die Vitiligo wird zuerst deutlicher sichtbar, da durch die pigmentstimulierende Wirkung auf die normale Haut der Kontrast verstärkt wird. Erst nach ein paar Wochen erfolgt dann eine zunächst follikuläre Repigmentierung (Abb.1a). Manche ungenügend aufgeklärte Patienten hegen die falsche Hoffnung, daß es zu einer graduellen, uniformen Repigmentierung der Leukoderme kommen könne.

5.4.2 Systemische Photochemotherapie

Bei der systemischen Photochemotherapie werden die Photosensibilisatoren oral verabreicht. Unter den Furokumarinen wurden Psoralen, 8-Methoxypsoralen (8-MOP, Abb.2), 5-Methoxypsoralen (5-MOP) und Trimethylpsoralen (TMP) erfolgreich verwendet (Pathak et al. 1980; Hann et al. 1991; Pathak u. Fitzpatrick 1992). Es stehen für die Vitiligo aber auch andere Photosensibilisatoren zur Verfügung: Khellin (Abb.2) ist ein Furanochromon mit struktureller Ähnlichkeit zu den Psoralenen, das auch im UVA-Bereich aktiviert wird (Morliere et al. 1988). Auch die Aminosäure L-Phenylalanin (PA) wird in Kombination mit UVA erfolgreich zur Vitiligobehandlung verwendet (Cormane et al. 1985). In Analogie zur gebräuchlichen Abkürzung PUVA für die Kombination von Psoralenen mit UVA werden diese Therapien KUVA und PAUVA genannt.

5.4.2.1 PUVA

Die Dosierung der Psoralene wird im Vergleich etwa zur Psoriasistherapie eher niedrig angesetzt, d.h. bei 8-MOP 0,3–0,6 mg/kg KG. 5-MOP und TMP werden in einer Dosis von 0,6–0,8 mg/kg KG verabreicht (Pathak et al. 1980; Ortel et al. 1986; Hann et al. 1991). Der Zeitpunkt der Verabreichung in Relation zur Bestrahlung ist einerseits vom Photosensibilisator, andererseits von seiner galenischen Zubereitung abhängig. Es gibt z.B. 8-MOP in kristalliner Form, in mikronisierter kristalliner Form und als Flüssigkapsel, und diese Präparationen

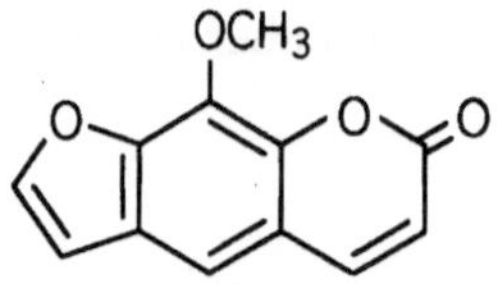

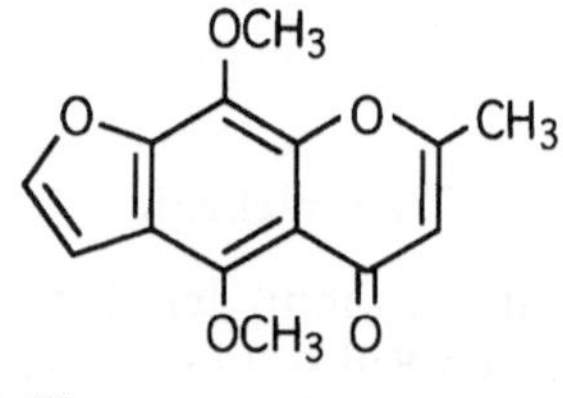

Abb.2. Chemische Struktur von 8-Methoxypsoralen und Khellin

Tabelle 2. Auswahl der Photosensibilatoren

Verwendung Photosensibilator	allgemein		bei Kindern		mit Sonnenlicht	
	lokal	oral	lokal	oral	lokal	oral
8-MOP	+	+	+			
5-MOP	+	+				+
TMP	+	+		+		+
Khellin	+	+	+		+	+
Phenylalanin		+		+		+

haben unterschiedliche Effekte auf Ausmaß, Zeitpunkt und Reproduzierbarkeit der maximalen Blutspiegel.

Wenn 8-MOP oder 5-MOP verwendet werden, ist eine MPD-Bestimmung sinnvoll, um phototoxische Nebenwirkungen zu vermeiden. Wie bei der MED-Bestimmung ist auch hier der Test bevorzugt in Vitiligohaut durchzuführen. Es wird anfangs sehr vorsichtig dosiert, mit etwa 50 % der MPD. Die UVA-Dosissteigerung soll ebenfalls vorsichtig erfolgen, öfter als einmal pro Woche soll nicht gesteigert werden. Generell werden Bestrahlungen 3mal wöchentlich gegeben, weniger als 2mal pro Woche ist nicht sinnvoll. Eine gerade merkbare Rötung der Vitiligohaut wird als Maßstab für die Dosissteigerung herangezogen. Es ist zwar nicht klar, ob dieses schwache Erythem tatsächlich ein Indikator optimaler Dosimetrie ist, es ist aber die einzige Möglichkeit, einen klinischen Effekt als Parameter heranzuziehen. Stärkeres Erythem muß jedenfalls vermieden werden, vor allem wegen drohender Verschlechterung im Rahmen einer Köbner-Reaktion. Tritt unerwünschtes Erythem auf, werden die Bestrahlungen ausgesetzt, bis die Symptome der Überdosierung abgeklungen sind. Dann werden die Bestrahlungen wieder mit reduzierter UVA-Dosierung aufgenommen. Bei Verwendung vor allem von 8-MOP können wiederholte phototoxische Episoden ein Hinweis darauf sein, daß die Psoralendosis reduziert werden sollte. Bei TMP treten phototoxische Reaktionen nicht auf, da die Blutspiegel im Vergleich zu den anderen Psoralenen extrem niedrig sind und akut phototoxische Spiegel nicht erreicht werden. Ein MPD-Test ist hier also sinnlos, und die UVA-Dosierung erfolgt nach einem fixen Schema, mit $1-2 \text{ J/cm}^2$ Anfangsdosis und wöchentlicher Steigerung um 1 J/cm^2 bis zur Erreichung einer Erhaltungsdosis von $10-15 \text{ J/cm}^2$. Die UVA-Dosis wird bei 8-MOP und 5-MOP so lange erhöht, bis die Bestrahlung die minimale Erythemreaktion ohne weitere Steigerung unterhält. Mit dieser Dosis wird die Therapie bis zum Ende fortgesetzt. Eine weitere Steigerung ist in den meisten Fällen nicht sinnvoll. Manche Zentren haben obere UVA-Dosierungsgrenzen etabliert, die als Erhaltungsdosis auch bei dann ausbleibender Erythemreaktion beibehalten werden. Diese orientiert sich am Hauttyp und liegt zwischen 5 und 15 J/cm^2.

5.4.2.2 KUVA

Khellin (Abb. 2) wurde für die Vitiligobehandlung in Ägypten entdeckt und dort primär mit Sonnenbestrahlung verwendet (Abdel-Fattah et al. 1982). Khellin wird in einer Standarddosis von 100 mg pro Behandlung verabreicht und erreicht verläßliche Plasmaspiegel nach $2^{1}/_{2}$ h (Ortel et al. 1988). Die 3mal wöchentliche Behandlung mit oralem Khellin und künstlichen Strahlungsquellen bestätigte die Wirksamkeit dieser Form der Photochemotherapie. Ein wesentlicher Vorteil dieser Behandlung ist die fehlende Erytheminduktion durch Khellin + UVA (Ortel et al. 1988). Dadurch ist lediglich der Effekt der UVA-Strahlung selbst ein limitierender Faktor und phototoxische Nebenwirkungen von KUVA treten nicht auf. Die UVA-Anfangsdosis kann daher höher angesetzt, und Steigerungen können rascher durchgeführt werden. Eine Erhaltungsdosis von 15 J/cm² wird empfohlen. Ein Vorteil von KUVA ist die Möglichkeit, die Sonne als Bestrahlungsquelle einzusetzen. Dies gibt dem Patienten die Möglichkeit des Urlaubs unter Fortsetzung der Therapie oder einer erleichterten Therapie während der Sommermonate, wenn die Sonnenbestrahlung ausreichend ist.

Obwohl die therapeutischen Erfolge gut sind, hat sich KUVA nicht nachhaltig durchgesetzt. Der Grund dürfte im Fehlen einer pharmakologischen Präparation dieser Verbindung liegen, obwohl Khellin über viele Jahre zur Behandlung von Angina pectoris verwendet wurde. Daher liegt auch keine Zulassung für die Behandlung der Vitiligo vor. Dazu kommt, daß bei über 30 % der Behandelten eine reversible Erhöhung der Leberfunktionsparameter auftrat, deren Mechanismus ungeklärt ist (Ortel et al. 1988; Duschet et al. 1989). Derzeit muß also die KUVA als eine attraktive Alternative gesehen werden, die aber vom Therapeuten selbst verantwortet werden muß.

5.4.2.3 PAUVA

PAUVA ist die Kombination der Aminosäure L-Phenylalanin mit UVA-Bestrahlungen. Es macht die Behandlung attraktiv, daß eine physiologische Substanz und kein xenobiotischer Sensibilisator verwendet wird (Cormane et al. 1985). L-Phenylalanin ist in Dosen von 50 und 100 mg als Standarddosis oder mit 200 mg/kg KG wirksam und wurde $^{1}/_{2}$–1 h vor Bestrahlung (3mal pro Woche) eingenommen (Cormane et al. 1985; Siddiqui et al. 1994). Auch L-Phenylalanin ist klinisch nicht phototoxisch und die UVA-Dosierung daher problemlos. Die Bestrahlungen wurden bis zu einer Höchstdosis von 12 J/cm² gesteigert. Obwohl Berichte guter Effizienz vorliegen, sind andere widersprüchlich (Rosenbach et al. 1993), und die Erfolge von PAUVA scheinen denen von PUVA nicht gleichzukommen (Thiele u. Steigleder 1987).

5.4.3 Lokale Photochemotherapie

Die Photochemotherapie mit örtlich angewandten Psoralenen wird erwogen, wenn entweder nur kleine Areale (weniger als 5 % der Körperoberfläche) befallen sind, oder bei Kindern unter 12 Jahren, bei denen systemische PUVA kontraindiziert ist. Lokale PUVA wird nur in der Arztpraxis und nie vom Patienten selbst angewandt, da die Gefahr schwerer phototoxischer Nebenwirkungen zu groß ist. 8-MOP wurde in Konzentrationen bis zu 1 % verwendet. Dieser hohe Konzentrationsbereich hat keinen besseren therapeutischen Effekt als niedrigere Konzentrationen (0,1 %), sondern nur eine erhöhte Inzidenz von phototoxischen Nebenwirkungen (Grimes et al. 1982). Daher sind Konzentrationen von 0,1 % 8-MOP oder auch darunter in alkoholischer Lösung oder in Cremegrundlage indiziert. Behandlungen werden 1- bis 3mal wöchentlich durchgeführt. Es ist wichtig, das Psoralen gleichmäßig aufzutragen, um Konzentrationsvariationen in der Haut zu vermeiden; daher sollte dies nicht vom Patienten selbst getan werden. Die Bestrahlung erfolgt 20–30 min nach der Applikation. Es wird mit UVA-Dosen von 0,25–0,5 J/cm^2 begonnen und langsam und sehr vorsichtig gesteigert. Nach der Bestrahlung wird die behandelte Haut sorgfältig mit Seife gewaschen und anschließend mit einem im UVA-Bereich wirksamen Sonnenschutzmittel bedeckt, um phototoxischen Nebenwirkungen durch unbewußte zusätzliche Sonnenexposition zu vermeiden. Auch TMP und 5-MOP können zur lokalen PUVA verwendet werden, doch sind diese bei lokaler Anwendung noch stärker phototoxisch als 8-MOP.

Khellin hat den Vorteil, auch bei lokaler Anwendung klinisch nicht phototoxisch zu sein. Daher kann diese Form lokaler Photochemotherapie in Kombination mit Sonnenbestrahlung verwendet werden. Eine 5%ige Präparation von Khellin hat sich als wirksam erwiesen, aber wegen der fehlenden Phototoxizität können auch höhere Konzentrationen verwendet werden (Alomar 1992; Ortel 1993). Die Größenordnung der Wirksamkeit lokaler KUVA im Vergleich zu oraler PUVA ist nicht klar. Kontroverse Ergebnisse verschiedener Studien deuten eine Abhängigkeit der Therapieeffizienz von der Khellinkonzentration und möglicherweise von der galenischen Präparation an (Orecchia u. Perfetti 1992). Es kann diese Behandlung wegen ihrer Gefahrlosigkeit für den Patienten z.B. als Versuch in den Sommermonaten mit Sonnenbestrahlung durchgeführt werden.

5.4.4 Lichtquellen und Dosimetrie

Künstliche Strahlungsquellen, die zur Photochemotherapie der Vitiligo verwendet werden, entsprechen den üblichen Breitband-UVA-Strahlern, wie sie für PUVA produziert werden. Diese sind entweder Fluoreszenzröhren oder Metallhalidlampen, bei deren Verwendung geeignete Filter die UVB-Anteile eliminieren müssen, um den in diesem Fall unerwünschten UVB-Anteil zu eliminieren. Wie bereits bei der Phototherapie besprochen, kommt der Dosimetrie bei Vitiligo ein besonderer Stellenwert zu, da ungenügende Sorgfalt zu schwerwiegenden Nebenwirkungen führen kann.

5.4.4.1 Photochemotherapie mit der Sonne als Strahlenquelle

PUVASol bezeichnet die Kombination von Psoralenen mit der Sonne als Strahlungsquelle. Diese Therapie erfordert mehr Verständnis vom Patienten als die Behandlung mit künstlichen Strahlungsquellen, bei der der Patient häufig vom Arzt gesehen wird. Die sehr ausführliche Information des Patienten ist bei PUVASol besonders wichtig, da die Nebenwirkungsquellen teilweise schwer kontrollierbar sind. Die Abklärung des Patienten vor Therapiebeginn muß wie bei regulärer PUVA erfolgen.

Systemisches 8-MOP ist für PUVASol nicht gut geeignet, wohl aber 5-MOP und TMP aufgrund der geringeren Phototoxizität nach oraler Einnahme. Keines der Psoralene wird zusammen mit der Sonne lokal angewandt. Khellin wird in Kombination mit Sonnenbestrahlung sowohl systemisch als auch lokal erfolgreich eingesetzt (Abdel-Fattah et al. 1982; Alomar 1992). Auch systemisches L-Phenylalanin mit Sonnenbestrahlung hat sich als wirksam erwiesen (Kuiters et al. 1986).

Die Sonne enthält einen UVB-Anteil, der unabhängig von der Therapie einen Sonnenbrand in der Vitiligohaut induzieren kann. Dies kann durch UVB-filternde Sonnenschutzmittel unterbunden werden, die das zur Aktivierung des Photosensibilisators notwendige UVA passieren lassen. Die meisten Vitiligopatienten wissen auch, wie lange sie sich ohne Gefahr eines Sonnenbrandes der Sonne aussetzen können. Auch hier ist es wichtig, in der Anfangsphase die Expositionszeiten sehr vorsichtig zu steigern. Zunächst sollten Bestrahlungen (zwischen 11 und 14 Uhr) nur etwa 5 min dauern, sie werden dann jedesmal um 2–5 min gesteigert, bis eine Erhaltungsdosis von 45 min erreicht wird. Diese Zeiten müssen natürlich bei einer Reise in den Süden entsprechend verkürzt werden. Bestrahlungen können 2- bis 3mal wöchentlich, nie aber an unmittelbar aufeinanderfolgenden Tagen durchgeführt werden. Der Patient soll unbedingt Aufzeichnungen über Medikamenteneinnahme, Bestrahlungszeiten, evtl. Nebenwirkungen und den Therapieerfolg führen, die es dem Arzt erlauben, die Therapie zu kontrollieren und etwaige Nebenwirkungsquellen zu eruieren.

5.4.4.2 Heimtherapie

Ähnlich der PUVASol-Therapie kann mit entsprechend motivierten Patienten eine Heimtherapie durchgeführt werden. Auch bei dieser Therapiealternative dürfen Kontraindikationen, Patienteninformation und Einverständniserklärung nicht vernachlässigt werden. Wie bei Gebrauch der Sonne bieten sich orales 5-MOP und TMP, orales oder lokales Khellin und L-Phenylalanin als Photosensibilisatoren an. Von oralem 8-MOP und lokaler Psoralensensibilisierung muß dringend abgeraten werden. Als Strahlungsquellen bieten sich Heimsolarien an, die UVA-Fluoreszenzröhren enthalten. Die Dosimetrie ist wichtig, da so dem Patienten Bestrahlungszeiten und Steigerungsraten empfohlen werden können. Nie sollte man sich auf Angaben des Herstellers über den Energieoutput verlassen. Bei niedriger Leistung oder geringer Größe der Einheiten kann eine therapeutisch sinnvolle Bestrahlung sehr zeitaufwendig sein. UVA-Geräte mit Metallhalidstrahlern haben eine höhere Leistung, sind aber teurer. Ein Nachteil ist ein entweder kleines oder inhomogenes Bestrahlungsfeld. In der Anfangsphase der Heimtherapie sind häufigere Kontrollen beim Arzt sinnvoll, um phototoxische Nebenwirkungen zu vermeiden, aber doch rasch genug in einen therapeutisch wirksamen Dosierungsbereich zu gelangen.

5.4.5 Nebenwirkungen

Die wichtigste akute Nebenwirkung einer Phototherapie oder Photochemotherapie der Vitiligo ist die überschießende Phototoxizität, da diese die Gefahr einer Verschlechterung der Erkrankung mit sich bringt. Symptome sind Juckreiz, Rötung verschiedenen Grades, Ödem und Blasenbildung (Abb. 1e). Die Behandlung besteht in lokalen Kortikosteroiden, bei massiver und ausgedehnter Phototoxizität kommen auch nichtsteroidale antiinflammatorische Medikamente und systemische Kortikosteroide zum Einsatz. Die Photochemotherapie wird unterbrochen und mit reduzierter Bestrahlung fortgesetzt, wenn die Symptome der Überdosierung verschwunden sind.

Langzeitnebenwirkungen von UVB, PUVA und anderen phototherapeutischen Verfahren sind die vorzeitige Hautalterung und die Induktion von Hautkarzinomen. Langzeittherapie der Vitiligo mit PUVA kann zu Xerosis cutis und Keratosenbildung (Harrist et al. 1984) sowie zur Induktion der sog. PUVA-Lentigines führen, die kosmetisch störend sein können. Selten wird eine Hypertrichose induziert (Cox et al. 1987). Eine erhöhte Inzidenz von kutanen Plattenepithelkarzinomen ist vor allem für die Photochemotherapie mit 8-MOP der Psoriasis in den USA dokumentiert. Die Größenordnung einer solchen Gefährdung durch die Photochemotherapie, wie sie zur Behandlung der Vitiligo eingesetzt wird, ist nicht bekannt. Die erhöhte Inzidenz von Hautkarzinomen bei Psoriatikern korreliert mit der kumulativen UVA-Gesamtdosis, und bei der Photochemotherapie der Vitiligo werden selten so hohe Bestrahlungsdosen wie bei schweren Psoriatikern akkumuliert. Daher ist für die Vitiligopatienten das Hautkrebsrisiko viel geringer, was sich auch in entsprechenden Berichten widerspiegelt (Wildfang et al. 1992; Halder et al. 1995). Es gibt nur wenige Berichte über Hautkarzinome bei Vitiligopatienten nach Photochemotherapie (Yagi et al. 1983; Buckley u. Rogers 1996). Die möglichen okulären Nebenwirkungen werden immer wieder betont, sind aber bei entsprechender Vorsicht nicht zu befürchten (Ronnerfalt et al. 1982; Calzavara-Pinton et al. 1994).

Neben diesen gemeinsamen Nebenwirkungen können noch für die einzelnen Therapien spezifische NW auftreten. Bei lokaler PUVA kann es zu einer starken Hyperpigmentierung im Randbereich der Läsionen kommen. Die orale Gabe von systemischen Photosensibilisatoren kann gastrointestinale und zentralnervöse Nebenwirkungen mit sich bringen, wobei 8-MOP und Khellin dies wesentlich häufiger bewirken als TMP oder 5-MOP. Für L-Phenylalanin sind keine spezifischen Nebenwirkungen beschrieben. Orales Khellin führt bei über 30 % der Patienten zu einer reversiblen Erhöhung der Leberfunktionsparameter (s. 5.4.2.2).

5.5 Therapieeffekt phototherapeutischer Verfahren

Es gibt keine Parameter, die für den individuellen Patienten eine Prognose des Therapieerfolges erlauben. Der Hauttyp ist mit dem Ansprechen korreliert, d.h. Patienten mit stärkerer konstitutiver Pigmentierung haben eine bessere Prognose, mit photochemotherapeutischen Verfahren eine signifikante, kosmetisch akzeptable Repigmentierung der Vitiligo zu erfahren. Die Therapie ist bei generalisierter Vitiligo effizienter als bei der fokalen oder der segmentalen Form, die auf PUVA oft gar nicht anspricht. Läsionen im Gesicht, am Hals und am Stamm sprechen rascher und besser auf die Therapie an als die Areale um die Orifizien (auch im Gesicht!) und an den Akren. Auch bei sehr gutem Ansprechen auf die Therapie bleiben periunguale Areale, Narben, das Genitale, die Areolen, sowie die Handflächen und Fußsohlen meist unpigmentiert (Abb.1c und d).

Interessant ist die Beobachtung, daß manche Patienten den Fortschritt einer Therapie viel besser beurteilen als der behandelnde Phototherapeut. Diese Patienten sind manchmal nicht gewillt, eine Phototherapie abzubrechen, die aus ärztlicher Sicht aufgrund eines zu geringen Therapieeffektes nicht gerechtfertigt erscheint.

5.5.1 Repigmentierungsverlauf

Der Verlauf der Reaktion einer Vitiligo auf Phototherapie und Photochemotherapie ist sehr ähnlich. Zunächst zeigt sich nur ein pigmentogener Effekt an der unbefallenen Haut, wodurch sich der Kontrast verstärkt und die Krankheit stärker sichtbar wird. Am stärksten ausgeprägt ist dieser Effekt sicher mit den Psoralenen, die den UVA-Effekt potenzieren. Bei KUVA ist lediglich der viel schwächere Effekt von UVA allein zu sehen. Gleichzeitig baut sich in der Vitiligohaut bereits ein Schutz vor weiterer Bestrahlung auf. Dieser graduelle Effekt, der keine Repigmentierung erfordert, wird von vielen Patienten sehr begrüßt, da er die Empfindlichkeit gegen Sonnenbestrahlung vermindert. Sowohl Phototherapie als auch alle Formen der Photochemotherapie haben diese durchaus wünschenswerte Wirkung gemein. Die Mechanismen dieses als Lichtschwiele bezeichneten Effekts inkludieren epidermale Hyperplasie und Hyperkeratose. Diese beiden Faktoren sind zwar belegt, sie allein sind allerdings nicht ausreichend, um den auch im UVA-Bereich wirksamen Schutz zu erklären.

Der eigentliche Therapieerfolg zeigt sich erst nach wenigen Wochen (etwa 15–20 Bestrahlungen) in Form von perifollikulären Pigmentierungen und eines randständigen Repigmentierungssaumes (Abb.1a). Diese Neupigmentierung ist meist etwas dunkler als die unbefallene Haut (Abb.1a und b). Wenn diese ersten Zeichen der Therapieeffizienz erschienen sind, folgt eine Phase relativ rasch progredienter Repigmentierung. Diese kann bis zur totalen Konfluenz der follikulären Areale führen (Abb.1b und c). Häufiger aber kommt es nach der initialen Phase zu einer progredienten Verlangsamung des Repigmentierungsprozesses, der auch völlig zum Stillstand kommen kann (Abb.1d und f). Tritt die Verlangsamung des Therapiefortschrittes ein, ist eine Erhöhung der UVA-Dosis meist nicht sinnvoll, da man so eher phototoxische Nebenwirkungen hervorruft, als einen zusätzlichen therapeutischen Effekt. Mehr Erfolg bringt der Wechsel zu einem anderen Photosensibilisator (z.B. von Khellin oder 8-MOP zu 5-MOP) oder zu einer Psoralenkombination (z.B. 8-MOP + TMP) (Pathak et al. 1980).

5.5.2 Wirkungsmechanismen

Weder ist die Pathogenese der Vitiligo bekannt, noch sind Wirkungsmechanismen von phototherapeutischen Verfahren völlig geklärt. Sowohl UVB als auch PUVA stimulieren die kutanen Melanozyten und die Pigmentbildung in normaler Haut. Allerdings scheint dieser Effekt von der die Repigmentierung der Vitiligo induzierenden Wirkung unabhängig zu sein: Kontrollexperimente bei KUVA zeigten das gleiche Ausmaß an Pigmentinduktion für UVA und KUVA an normaler Haut, aber nur die Kombination induzierte eine Repigmentierung der Vitiligo. Die deutet auch an, daß vor allem lokale Mechanismen wirksam sind, oder zumindest, daß ein systemischer Effekt der KUVA allein nicht zur Repigmentierung führt (Ortel et al. 1988).

Sowohl für UVB als auch für PUVA sind unterdrückende Effekte auf die kutane zelluläre Immunantwort gezeigt worden. Die Expressionsmuster von Zytokinen in der Haut wird durch UVB-Bestrahlung und Psoralenphotosensibi lisierung verändert. Diese Wirkungen auf die Haut in ihrer Rolle als Immunorgan und die therapeutische Effizienz der phototherapeutischen Verfahren stehen im Einklang mit der hypothetischen Autoimmungenese der Vitiligo.

5.5.3 Langzeitergebnisse

Die Daten über die Permanenz von therapieinduzierter Repigmentierung sind nicht sehr reichlich. Daten liegen vor allem für PUVA vor, die eine Permanenz der Repigmentierung über viele Jahre bei der überwiegenden Mehrheit der Patienten zeigten (Kenney 1971). Dies scheint vor allem für jene Patienten zuzutreffen, die „ausbehandelt" wurden, das bedeutet, daß sie die Behandlung bis zum Stillstand des Repigmentierungsprozesses erhielten. In einer Studie zeigten allerdings 40 % der Behandelten nach Beendigung von PUVA wieder eine Verschlechterung der Erkrankung (Wildfang et al. 1992). Für andere phototherapeutische Verfahren liegen nicht genügend Daten für eine Beurteilung vor.

5.6 Vitiligo bei Kindern

Das Alter von 12 Jahren gilt wegen der höheren UVA-Durchlässigkeit des vorderen Augenabschnittes im Kindesalter als Untergrenze für eine PUVA-Behandlung. Überhaupt wird man bestrebt sein, bei Kindern systemische Therapien mit hohem Nebenwirkungspotential zu vermeiden. Primäre Therapieversuche werden also mit lokalen Kortikosteroiden (z.B. Clobetasolpropionat) bestehen. Die lokale Psoralensensibilisierung mit 8-MOP ist nur bei sehr limitiertem Befall sinnvoll und wegen der relativ hohen Nebenwirkungsrate dem erfahrenen Phototherapeuten vorbehalten. Die lokale Khellintherapie (5 %; Ortel 1993) ist gefahrlos und kann auch bei größeren Arealen ohne Phototoxizität angewandt werden. Die Kombination von oralem L-Phenylalanin und UVA wurde für Kinder empfohlen; über bedeutende Nebenwirkungen wurde nichts berichtet (Schulpis et al. 1989). Systemische TMP-Sensibilisierung wurde erfolgreich auch in Verbindung mit Sonnenbestrahlung verwendet (Sehgal 1971). Orales Khellin muß aufgrund der möglichen hepatalen Nebenwirkungen mit Vorsicht angewandt werden, die Phototoxizität ist aber auch hier kein Problem.

5.7 Kombinationstherapien

Kombinationstherapien zielen i.allg. auf eine höhere Effizienz und ein schnelleres Therapieergebnis oder auf die Reduktion der Nebenwirkungen. Bei kombinierten Behandlungen der Vitiligo wird fast immer ein phototherapeutisches Verfahren einbezogen. Phototherapie oder Photochemotherapie haben dabei den Vorteil, bei geringen Nebenwirkungen auch für sich allein sehr effizient zu sein. Besonders PUVA hat eine exquisite stimulierende Wirkung auf die Pigmentierung normaler Haut und die Repigmentierung der Vitiligo. Es gibt keine etablierten Kombinationstherapien mit spezifischem Indikationsspektrum, aber einige als experimentell anzusehende Strategien könnten für die Zukunft wegweisend sein:

5.7.1 Pseudokatalase und UVB

Vor kurzem wurde eine Multicenterstudie begonnen, bei der eine UVB-Phototherapie als Teil einer Kombinationstherapie mit einem lokal wirksamen metabolischen Modifikator (einer sog. Pseudokatalase) verwendet wird. Das UVB dient hier der Repigmentierung, während die Lokaltherapie die Krankheitsaktivität zum Stillstand bringen soll. Ein erster Bericht über klinische Ergebnisse ist vielversprechend (Schallreuter et al. 1995), aber das verwendete Medikament (Pseudokatalase) ist noch nicht im Handel erhältlich; dafür müssen wohl die Ergebnisse der Multicenterstudie abgewartet werden.

5.7.2 Polypodium leucotomos und PUVA

Der Farn P. leucotomos und seine Extrakte wurden schon vor 200 Jahren in der Volksmedizin Südamerikas verwendet. In der jüngeren Vergangenheit wurden immunmodulatorische Effekte von wäßrigen P.-leucotomos-Extrakten (Anapsos, Calagualine) beschrieben (Bernd et al. 1995). Obwohl Anapsos (Difur, 7–10 mg/kg KG) schon länger in der Vitiligotherapie eingesetzt wurde und ein erster anekdotischer Bericht höchste Effizienz versprach (Azmi 1989), wurden größere Studien noch nicht durchgeführt. Wir fanden in persönlich durchgeführten Untersuchungen einen guten therapeutischen Effekt (S. Gonzalez, Jahrestagung der American Academy of Dermatology 1994). Es wurde auch gezeigt, daß Sonnenlicht – und mehr noch die Kombination mit PUVA – die Effizienz dieser immunmodulatorischen Therapie verstärken und den Behandlungserfolg beschleunigen können. Der Extrakt hat interessanterweise neben den immunmodulatorischen Wirkungen auch antioxidative Effekte (Gonzalez u. Pathak 1996).

5.7.3 Melanozytentransfer und PUVA

Die beschriebenen Erfolge der Behandlung der Vitiligo mit autologer Spalthaut könnten verbessert werden, wenn die zentrifugale Ausbreitung der chirurgisch eingebrachten Melanozyten mittels PUVA stimuliert würde (Skouge u. Morison 1995).

6 Schlußwort

Die Photochemotherapie mit Psoralenen stellt derzeit die effizienteste Monotherapie der generalisierten Vitiligo dar. Neben Psoralenen haben sich auch Khellin und L-Phenylalanin in Kombination mit UVA als wirksam erwiesen. Die Wahl des Photosensibilisators und der Anwendungsroute hängt von klinischen Parametern wie der Ausdehnung der Läsionen, dem Alter des Patienten und der verwendeten Bestrahlungsquelle ab. Auch bei Kombinationstherapien bringt die Phototherapie oder Photochemotherapie vor allem jene Wirkung ein, die zur Repigmentierung der erkrankten Haut führt.

Literatur

Abdel-Fattah A, Aboul-Enein MN, Wassel GM, El-Menshawi BS (1982) An approach to the treatment of vitiligo by khellin. Dermatologica 165: 136–140

Al'Abadie MS, Senior HJ, Bleehen SS, Gawkrodger DJ (1994) Neuropeptide and neuronal marker studies in vitiligo. Br J Dermatol 131: 160–165

Alomar A (1992) Some new treatment of vitiligo vulgaris: phototherapy with topical khellin. In: Dermatology: progress and perspectives, 18th World Congress of Dermatology, New York, pp 517–520

Antoniou C, Katsambas A (1992) Guidelines for the treatment of vitiligo. Drugs 43: 490–498

Azmi M (1989) Vitiligo repigmentation with Polypodium leucotomos. Int J Dermatol 28: 479

Badri AM, Todd PM, Garioch JJ, Gudgeon JE, Stewart DG, Goudie RB (1993) An immuno-histological study of cutaneous lymphocytes in vitiligo. J Pathol 170: 149–155

Bernd A, Ramirez-Bosca A, Huber H et al. (1995) In vitro studies on the immunomodulating effects of Polypodium leucotomos extract on human leukocyte fractions. Arzneim Forsch 45: 901–904

Bleehen SS (1976) The treatment of vitiligo with topical corticosteroids. Light and electronmicroscopic studies. Br J Dermatol 94 [Suppl 12]: 43–50

Brown MD, Gupta AK, Ellis CN, Rocher LL, Voorhees JJ (1989) Therapy of dermatologic disease with cyclosporin A. Adv Dermatol 4: 3–27

Buckley DA, Rogers S (1996) Multiple keratoses and squamous carcinoma after PUVA treatment of vitiligo. Clin Exp Dermatol 21: 43–45

Calanchini-Postizzi E, Frenk E (1987) Long-term actinic damage in sun-exposed vitiligo and normally pigmented skin. Dermatologica 174: 266–271

Calzavara-Pinton PG, Carlino A, Manfredi E, Semeraro F, Zane C, De Panfilis G (1994) Ocular side effects of PUVA-treated patients refusing eye sun protection. Acta Dermatol Venereol [Suppl 186]: 164–165

Cormane RH, Siddiqui AH, Westerhof W, Schutgens RB (1985) Phenylalanine and UVA light for the treatment of vitiligo. Arch Derm Res 277: 126–130

Cox NH, Jones SK, Downey DJ, Tuyp EJ, Jay JL, Moseley H, Mackie RM (1987) Cutaneous and ocular side-effects of oral photochemotherapy: Results of an 8-year follow-up study. Br J Dermatol 116: 145–152

Cui J, Bystryn JC (1995) Melanoma and vitiligo are associated with antibody responses to similar antigens on pigment cells. Arch Dermatol 131: 314–318

Cui J, Arita Y, Bystryn JC (1995) Characterization of vitiligo antigens. Pigment Cell Res 8: 53–59

Duschet P, Schwarz T, Pusch M, Gschnait F (1989) Marked increase of liver transaminases after khellin and UVA therapy. J Am Acad Dermatol 21: 592–594

El Mofty AM (1948) A preliminary clinical report on the treatment of leukoderma with Ammi majus Linn. J R Egypt Med Assoc 31: 651–665

Falabella F (1988) Treatment of localized vitiligo by autologous minigrafting. Arch Dermatol 124: 1649–1655

Falabella R, Barona M, Escobar C, Borrero I, Arrunategui A (1995) Surgical combination therapy for vitiligo and piebaldism. Derm Surg 21: 852–857

Frenk E (1986) Behandlung der Vitiligo. Hautarzt 37: 1–5

Frenk E (1993) Was ist Vitiligo? Akt Dermatol 19: 77–79

Gokhale BB, Parakh AP (1983) Cyclophosphamide in vitiligo. Ind J Dermatol 28: 7–10

Gonzalez S, Pathak MA (1996) Inhibition of ultraviolet-induced formation of reactive oxygen species, lipid peroxidation, erythema, and skin photosensitization by Polypodium leucotomos. Photoderm Photoimmunol Photomed 12: 45–56

Grimes PE, Minus HR, Chakrabarti SG, Enterline J, Halder R, Gough JE, Kenney JA (1982) Determination of optimal topical photochemotherapy for vitiligo. J Am Acad Dermatol 7: 771–778

Halder RM, Battle EF, Smith EM (1995) Cutaneous malignancies in patients treated with psoralen photochemotherapy (PUVA) for vitiligo. Arch Dermatol 131: 734–735

Hann SK, Cho MY, Im S, Park YK (1991) Treatment of vitiligo with oral 5-methoxypsoralen. J Dermatol 18: 324–329

Harrist TJ, Pathak MA, Mosher DB, Fitzpatrick TB (1984) Chronic cutaneous effects of long-term psoralen and ultraviolet radiation therapy in patients with vitiligo. Natl Cancer Inst Monogr 66: 191–196

Kenney JA (1971) Vitiligo treated by psoralens. A long-term follow-up study of the permanency of repigmentation. Arch Dermatol 103: 475–480

Khalid M, Mujtaba G, Haroon TS (1995) Comparison of 0.05% clobetasol propionate cream and topical Puvasol in childhood vitiligo. Int J Dermatol 34: 203–205

Koga M (1977) Vitiligo: a new classification and therapy. Br J Dermatol 97: 255–261

Koster W, Wiskemann A (1990) Phototherapie mit UV-B bei Vitiligo. Zeitschr Hautkrankh 65: 1022–1024

Kuiters GR, Hup JM, Siddiqui AH, Cormane RH (1986) Oral phenylalanine loading and sunlight as source of UVA irradiation in vitiligo on the Caribbean island of Curacao NA. J Trop Med Hyg 89: 149–155

Le Poole IC, Das PK, van den Wijngaard RM, Bos JD, Westerhof W (1993a) Review of the etiopathomechanism of vitiligo: a convergence theory. Exp Dermatol 2: 145–153

Le Poole IC, van den Wijngaard RM, Westerhof W, Dutrieux RP, Das PK (1993b) Presence or absence of melanocytes in vitiligo lesions: an immunohistochemical investigation. J Invest Dermatol 100: 816–822

Le Poole IC, van den Wijngaard RM, Westerhof W, Das PK (1996) Presence of T cells and macrophages in inflammatory vitiligo skin parallels melanocyte disappearance. Am J Pathol 148: 1219–1228

Lerner AB, Halaban R, Klaus SN, Moellmann GE (1987) Transplantation of human melanocytes. J Invest Dermatol 89: 219–224

Miescher G (1930) Das Problem des Lichtschutzes und der Lichtgewöhnung. Strahlentherapie 35: 403

Miyares-Cao (1986) Melagenina: ein kubanisches Produkt. Ein neues und wirksames Medikament zur Behandlung der Vitiligo (spanisch). Reihe Nationaler Berichte. Republic of Cuba, Habana, p 18

Morliere P, Honigsmann H, Averbeck D et al. (1988) Phototherapeutic, photobiologic, and photosensitizing properties of khellin. J Invest Dermatol 90: 720–724

Mosher DB, Parrish JA, Fitzpatrick TB (1977) Monobenzylether of hydroquinone: a retrospective study of 18 vitiligo patients and a review of the literature. Br J Dermatol 97: 669–679

Naughton GK, Reggiardo D, Bystryn JC (1986) Correlation between vitiligo antibodies and extent of depigmentation in vitiligo. J Am Acad Dermatol 15: 978–981

Nordlund JJ, Halder R (1990) Melagenina. An analysis of published and other available data. Dermatologica 181: 1–4

Nordlund JJ, Ortonne JP (1992) Vitiligo and depigmentation. Curr Probl Dermatol 21: 3–29

Orecchia G, Perfetti L (1992) Photochemotherapy with topical khellin and sunlight in vitiligo. Dermatology 184: 120–123

Ortel B (1993) Die Photochemotherapie der Vitiligo – PUVA und KUVA. Akt Dermatol 19: 90–94

Ortel B, Tanew A, Honigsmann H (1986) Vitiligo treatment. Curr Probl Dermatol 15: 265–271

Ortel B, Tanew A, Honigsmann H (1988) Treatment of vitiligo with khellin and ultraviolet A. J Am Acad Dermatol 18: 693–701

Ortonne JP, Mosher DB, Fitzpatrick TB (1983) Vitiligo and other hypomelanoses of the skin. Plenum, New York

Pasricha JS, Khaitan BK (1993) Oral mini-pulse therapy with betamethasone in vitiligo patients having extensive or fast-spreading disease. Int J Dermatol 32: 753–757

Pasricha JS, Khera V (1994) Effect of prolonged treatment with levamisole on vitiligo with limited and slow-spreading disease. Int J Dermatol 33: 584–587

Pathak MA, Fitzpatrick TB (1992) The evolution of photochemotherapy with psoralens and UVA (PUVA): 2000 BC to 1992 AD. J Photochem Photobiol B – Biol 14: 3–22

Pathak MA, Mosher DB, Fitzpatrick TB, Parrish JA (1980) Relative effectiveness of three psoralens & sunlight in repigmentation of 365 Vitiligo patients. J Invest Dermatol 74: 252

Ronnerfalt L, Lydahl E, Wennersten G, Jahnberg P, Thyresson-Hok M (1982) Ophthalmological study of patients undergoing long-term PUVA therapy. Acta Derm Venereol 62: 501–505

Rosenbach T, Wellenreuther U, Nürnberger F, Czarnetzki BM (1993) Behandlung der Vitiligo mit Phenylalanine und UV-A. Hautarzt 44: 208–209

Schallreuter KU (1992) Klinik und Pathogenese der Vitiligo. In: Macher E, Kolde G, Broecker EB (eds) Jahrbuch der Dermatologie 1991/92. Biermann

Schallreuter KU, Lemke R, Brandt O et al. (1994a) Vitiligo and other diseases: coexistence or true association? Hamburg study on 321 patients. Dermatology 188: 269–275

Schallreuter KU, Wood JM, Pittelkow MR et al. (1994b) Regulation of melanin biosynthesis in the human epidermis by tetrahydrobiopterin. Science 263: 1444–1446

Schallreuter KU, Wood JM, Lemke KR, Levenig C (1995) Treatment of vitiligo with a topical application of pseudocatalase and calcium in combination with short-term UVB exposure: a case study on 33 patients. Dermatology 190: 223–229

Schulpis CH, Antoniou C, Michas T, Strarigos J (1989) Phenylalanine plus ultraviolet light: preliminary report of a promising treatment for childhood vitiligo. Pediat Dermatol 6: 332–335

Sehgal VN (1971) Oral trimethylpsoralen in vitiligo in children: a preliminary report. Br J Dermatol 85: 454–456

Siddiqui AH, Stolk LM, Bhaggoe R, Hu R, Schütgens RB, Westerhof W (1994) L-phenylalanine and UVA irradiation in the treatment of vitiligo. Dermatology 188: 215–218

Skouge J, Morison WL (1995) Vitiligo treatment with a combination of PUVA therapy and epidermal autografts. Arch Dermatol 131: 1257–1258

Stern RS, Laird N (1994) The carcinogenic risk of treatments for severe psoriasis. Cancer 73: 2759–2764

Studniberg HM, Weller P (1993) PUVA, UVB, psoriasis, and nonmelanoma skin cancer. J Am Acad Dermatol 29: 1013–1022

Suite M, Quamina DB (1991) Treatment of vitiligo with topical melagenine – a human placental extract. J Am Acad Dermatol 24: 1018–1019

Szekeres E, Morvay M (1985) Repigmentation of vitiligo macules treated topically with Efudix cream. Dermatologica 171: 55–59

Tham SN, Gange RW, Parrish JA (1987) Ultraviolet-B treatment of psoriasis in patients with concomitant vitiligo. Arch Dermatol 123: 26–27

Thiele B, Steigleder GK (1987) Repigmentierungsbehandlung der Vitiligo mit L-Phenylalanine und UVA-Bestrahlung. Zeitschr Hautkrankh 62: 519–523

Tsuji T, Hamada T (1983) Topically administered fluorouracil in vitiligo. Arch Dermatol 119: 722–727

Westerhof W (1993) Differentialdiagnose bei Vitiligo – ein Bildbericht. Akt Dermatol 19: 80–86

Wildfang IL, Jacobsen FK, Thestrup-Pedersen K (1992) PUVA treatment of vitiligo: a retrospective study of 59 patients. Acta Dermatol Venereol 72: 305–306

Yagi S, Hanawa S, Morishima T (1983) Morbus Bowen und bowenoide Läsion in Vitiligohaut während prolongierter Phototherapie (japanisch). Nippon Hifuka Gakkai Zasshi – Japan J Dermatol 93: 741–745

Photo- und Photochemotherapie der „graft versus host disease"

Beatrix Volc-Platzer

Inhalt

1 Klinische, histologische und immunpathologische Grundlagen der GvHD

Die allogene Knochenmarktransplantation (KMT) ist heute die Therapie der Wahl bei der Behandlung maligner hämatologischer Erkrankungen wie der akuten und chronischen myeloischen Leukämie (AML, CML) und der akuten lymphatischen Leukämie (ALL). Die „graft versus host disease" (GvHD) ist die Hauptkomplikation und häufigste Ursache der Morbidität und Mortalität nach allogener KMT [36]. Obwohl in der überwiegenden Zahl der Fälle nur Knochenmark (KM) HLA-identer Spender verwendet wird, kommt es in etwa 50 % der Fälle zum Auftreten der GvHD. Die Alloreaktion zwischen den immunkompetenten T-Zellen des HLA-passenden und MLC-nichtreaktiven, verwandten (oder zunehmend auch nichtverwandten!) Spenders mit „minor histocompatibility antigens" (miHA) an Zielgeweben und -organen des Empfängers ist die immunpathologische Basis der Graft-versus-host-Reaktion (GvHR) [11]. Zielgewebe bzw. -organe der akuten Verlaufsform der GvHD innerhalb der ersten 3 Monate nach KMT sind die Haut, die Leber und der Darm. Etwa ab dem Tag +100 nach KMT ist mit dem Auftreten der Symptome der chronischen Verlaufsform zu rechnen. Auch diese manifestiert sich in erster Linie an der Haut und an den Schleimhäuten (> 90 %). An der Haut finden sich lichenoide oder sklerodermiforme Veränderungen oder Übergänge zwischen denselben. Die übrigen Organe sind im Sinne eines Multiorganbefalls betroffen, vergleichbar den Manifestationen verschiedener Autoimmunerkrankungen, wie z.B. des systemischen Lupus erythematodes (SLE).

Die Risikofaktoren für die Entstehung der GvHD sind u. a. das Alter von Spender und Empfänger (je älter, desto höher das Risiko), die Anzahl der infundierten T-Lymphozyten und das Geschlecht (bei der Kombination: Empfänger männlich/Spender weiblich besteht ein größeres Risiko als umgekehrt) [11].

Die GvHD der Haut Grad I ist in dieser milden Verlaufsform (Exanthem von bis zu 25% der Körperoberfläche, histologisch lediglich Vakuolisierung der basalen Keratinozyten [25]) ein nicht unerwünschter Effekt. Das Vorliegen einer GvHD wird als „Beweis" für die Entwicklung eines Graft-versus-leukemia-(Gvl-)Effekts [38] angesehen. Der Gvl-Effekt wird durch Spender-T-Zellen mediiert, wobei mindestens $1 \cdot 10^7$ CD3+-T-Zellen erforderlich sind [26]. Bisher gibt es jedoch keine Marker, mit Hilfe derer zwischen GvHD- und Gvl-induzierenden T-Zellsubpopulationen unterschieden werden und somit eine Trennung durchgeführt werden könnte. Derzeit wird sogar durch die Gabe von Cyclosporin A (CsA) nach autologer KMT (Spender und Empfänger des KM ist ein und dieselbe Person) bewußt eine GvHD milder Verlaufsform induziert, um den Gvl- bzw. den Graft-versus-tumor-Effekt zu gewährleisten oder sogar zu verstärken [39]. Damit wird jedoch wiederum das Risiko der Induktion einer kutanen , insbesondere einer lichenoiden GvHD erhöht [27, 39].

Die Behandlung der akuten GvHD erfolgt ab dem histologischen Grad II [25] mittels (standardisierten) Kombinationen von systemisch verabreichten Immunsuppressiva wie Kortikosteroiden, Cyclosporin A oder Azathioprin, die oft in hohen Dosen und über Jahre gegeben werden müssen [34] und dementsprechend mit einem erhöhten Risiko opportunistischer Infektionen und sekundärer Malignome als Langzeitkomplikationen behaftet sind.

Da die Haut sowohl bei der akuten als auch bei der chronischen GvHD als Hauptzielorgan betroffen ist, bieten sich Photo- und Photochemotherapie als zusätzliche Behandlungsformen zwecks Einsparung klassischer Immunsuppressiva oder überhaupt als alternative Therapien an.

2 UVB

Die Phototherapie mit UVB hat keinen Stellenwert in der Behandlung der kutanen GvHD. Zahlreiche tierexperimentelle Untersuchungen und In-vitro-Daten sprechen jedoch sehr für eine prophylaktische Wirkung der UVB-Bestrahlung des Spender-KM sowie der T-Zellen oder der dendritischen Zellen (DC) des Spenders bei der KM-Abstoßung und der GvHD-Entwicklung (s. unten).

3 PUVA = 8-Methoxypsoralen + UVA

3.1 Chronische GvHD

Die klassischen Indikationen für die Photochemotherapie (8-Methoxypsoralen + UVA = PUVA) waren zunächst die Psoriasis vulgaris und die Mycosis fungoides [16]. Die Beobachtung, daß auch Hautmanifestationen von bekannten oder vermuteten Autoimmunerkrankungen wie die Vitiligo, die Alopezia areata und vor allem der Lichen ruber planus auf die PUVA-Therapie mit einer Besserung ansprachen [29], führte zu dem Therapieversuch mit PUVA zunächst bei der lichenoiden Variante der chronisch-kutanen GvHD [18]. In den Jahren zwischen 1985 und 1994 wurde vielfach über den Therapieerfolg von PUVA zusätzlich zur systemischen Immunsuppression bei therapieresistenten Formen der lichenoiden GvHD berichtet [3, 4, 9, 15, 18–20, 37].

Über die Erfolge bei der sklerodermiformen GvHD herrscht weniger Einigkeit. Unsere eigene Erfahrung hat gezeigt, daß es bei umschriebenen, eher früh auftretenden morpheaähnlichen Verlaufsformen zu einer Verbesserung kommt, daß aber schwere Varianten mit ausgeprägter Sklerose des Bindegewebes und Kontrakturen keine Besserungstendenz zeigen (Volc-Platzer, Tanew u. Hönigsmann, unveröff. Beobachtungen).

Es gibt Hinweise darauf, daß PUVA nicht nur lokal, sondern auch systemisch wirkt. So konnten wir die Besserung und schließlich die Abheilung erosiver Mundschleimhautveränderungen bei der chronischen lichenoiden GvHD beobachten [37]. Auch über eine Verbesserung der Leberparameter bei GvHD-Patienten unter PUVA wurde berichtet [15]. Diese Beobachtung ist auch deshalb von Wichtigkeit, weil sie die Befürchtung, daß Psoralene bei Leber-GvHD wegen einer möglicherweise beeinträchtigten Metabolisierung nicht gegeben werden sollten, relativiert.

Das Therapieschema unterscheidet sich nicht von dem für die Behandlung der Psoriasis, des kutanen T-Zell Lymphoms (Mycosis fungoides) etc. 2 h vor UVA-Bestrahlung wird 8-Methoxypsoralen in einer Dosierung von 0,6 mg/kg KG verabreicht. Während der Bestrahlung wird eine Schutzbrille getragen. Nach eigenen Erfahrungen beträgt die initiale UVA-Dosis 0,5–1,0 J/cm². Sofern nicht eine minimale Erythemdosis (MED) bestimmt wird, schwanken die Angaben anderer Autoren für die gewählte Anfangsdosis zwischen 0,3 und 2,0 J/cm². Man sollte zu Beginn jedoch nicht zu hoch dosieren, um Erytheme und eine mögliche Reaktivierung der GvHD zu vermeiden. Die UVA-Dosis sollte nach jeder 2.–4. Exposition um 0,5 J/cm² gesteigert werden. Die Bestrahlungen erfolgen zu Beginn 3- bis 4mal wöchentlich, um mit Eintreten der Erscheinungsfreiheit auf 2mal und zuletzt einmal wöchentlich („maintenance") reduziert zu werden.

3.2 Akute GvHD

PUVA wurde in den letzten Jahren auch bei der akuten kutanen GvHD, vor allem in Kombination mit Standardimmunsuppressiva, eingesetzt [2–4, 9, 31]. In dem Bericht von Aschan [2] läßt die Durchführung von PUVA keinen Vorteil erkennen, weder als Monotherapie noch in Kombination mit Kortikosteroiden, Kortikosteroiden + CSA oder MTX. Reinauer et al. [31] setzten PUVA bei 6 Patienten mit akuter kutaner GvHD Grad II–III unter Beibehaltung der CSA-Basisimmunsuppression ein. Bei allen Patienten konnte eine Besserung der Hautveränderungen nach 5–12 Behandlungen und ein Abklingen nach 8–18 Expositionen verzeichnet werden. Nur 2 Patienten entwickelten nach 3 bzw. nach 12 Monaten eine chronische GvHD der Haut, mit Lichen-ruber-planus-artigen Läsionen, Poikilodermie und Siccasymptomatik. Eppinger et al. [9]

berichteten über 4 Patienten mit akuter GvHD der Haut. Zwei dieser Patienten mit früh nach KMT auftretender GvHD konnten nicht ausreichend evaluiert werden. Bei 2 weiteren Patienten, die erst spät (um den Tag +70) Exazerbationen der akuten GvHD entwickelten, kam es 28 bzw. 40 Tage nach Beginn von PUVA zur Abheilung der Hautveränderungen. In der Nachbeobachtungsphase zwischen 4 und 20 Monaten wurde weder über ein Rezidiv der akuten kutanen GvHD noch über die Entwicklung einer chronischen kutanen GvHD berichtet.

Das Therapieschema entspricht dem bereits für die chronische GvHD beschriebenen. Auch bei der akuten GvHD gilt, die initiale Dosis des UVA nicht zu hoch zu wählen. Reinauer et al [31] geben bis zu 2,5 J/cm^2 Anfangsdosis an, ohne Überdosierungserscheinungen zu provozieren.

Über Exazerbationen der kutanen oder extrakutanen GvHD-Manifestationen durch PUVA wurde bisher nicht berichtet. Auch über das Auftreten kutaner Neoplasien oder präinvasiver Läsionen gibt es bisher nur einen Bericht [1], der jedoch einen eindeutigen Zusammenhang zwischen PUVA und dem Entstehen kutaner Plattenepithelkarzinome vermissen läßt. Bei dem beschriebenen Patienten traten unter PUVA-Therapie multiple mäßig differenzierte oberflächliche Plattenepithelkarzinome auf. Obwohl PUVA als auslösende Ursache für die Sekundärmalignome nicht völlig ausgeschlossen werden kann, lagen bei diesem Patienten doch reichlich Risikofaktoren anderer Natur vor: Konditionierung vor KMT mit Ganzkörperbestrahlung und hochdosiertem Cyclophosphamid, KMT in der Blastenkrise einer CML, Fremdspender, akute GvHD der Haut, der Leber und des Darmes, Therapie der akuten GvHD mit Kortikosteroiden und mit Antithymozytenglobulin, „progressive onset", chronisch-sklerodermiforme GvHD, Behandlung derselben mit einer immunsuppressiven Kombination von Kortikosteroiden, CSA, Azathioprin und Thalidomid.

Obwohl das Risiko der Plattenepithelkarzinomentstehung durch PUVA nicht mit völliger Sicherheit ausgeschlossen werden kann, ist bei den von uns empfohlenen UVA-Dosierungen die Entwicklung von derartigen Sekundärmalignomen nicht zu erwarten. Die engmaschigen Kontrollen der PUVA-behandelten Patienten sind jedoch unbedingt, insbesondere nach Beendigung der Bestrahlungsserien, durch erfahrene Dermatologen durchzuführen, da bei den Patienten üblicherweise ein oder mehrere andere Risiken für die Tumorentstehung vorliegen!

4 Bade-PUVA-Photochemotherapie (Bade-PUVA)
(s. auch Beitrag Röcken u. Plewig)

Einzelberichte zur erfolgreichen Behandlung von Fällen mit zirkumskripter Sklerodermie [21] und Lichen ruber planus [22] gaben Anlaß, sowohl an der Münchner Hautklinik als auch an der hiesigen Klinik Bade-PUVA bei ausgewählten Fällen von lichenoider und sklerodermiformer GvHD anzuwenden.

Wir behandelten bisher 2 Kinder und einen jugendlichen Erwachsenen mit chronisch-sklerodermiformer GvHD unterschiedlich starker Ausprägung mit Bade-PUVA. 8-MOP wurde in einer 0,001%igen Konzentration eingesetzt, die Badedauer betrug 20 min, die anfängliche Bestrahlungsdosis lag bei 0,5 J/cm^2. Während die disseminierte morpheaähnliche GvHD ein gutes Ansprechen mit einer Teilremission zeigte, konnte bei der lineär-sklerodermiformen Variante keine eindeutige Besserung erzielt werden.

Im Unterschied dazu wurden von Röcken u. Plewig (pers. Mitt. 1996) deutliche Besserungen in 2 Fällen von lichenoider und 4 Fällen von sklerodermiformer GvHD angegeben.

5 Extrakorporale Photochemotherapie (Photopherese, ECP)
(s. auch Beitrag Knobler)

Ursprünglich wurde die Photopherese bei kutanen T-Zell-Lymphomen eingesetzt [8]. Als Wirkmechanismen werden bisher die Induktion der Apoptose in malignen Zellen [40] und eine Verstärkung der Immunogenität von MHC-Klasse-I-assoziierten Peptiden an der Oberfläche maligner Zellen [5] angenommen. Auch an nichtmalignen, autoreaktiven T-Lymphozyten kommt es möglicherweise zu einer Veränderung von Oberflächenrezeptoren bzw. Idiotypen und in der weiteren Folge zur Induktion antiidiotypisch wirksamer zytotoxischer T-Zellen [8]. So konnte auch über den erfolgreichen Einsatz der Photopherese bei verschiedenen Autoimmunerkrankungen berichtet werden [8].

Die ersten Erfahrungen in der Behandlung vor allem der chronisch-kutanen GvHD sind vielversprechend, jedoch fast ausschließlich Einzelbeobachtungen [12, 30, 32].

Erste eigene Erfahrungen an bisher 14 Patienten mit akuter oder chronisch-lichenoider und sklerodermiformer GvHD sprechen für ein promptes Ansprechen früh auftretender, lichenoider Verlaufsformen der kutanen GvHD [12], für eine jedoch äußerst langsame Verbesserung der sklerodermiformen GvHD (Knobler u. Volc-Platzer, Ms. in Vorb.). Auch die akuten Formen der GvHD zeigten ein wenn auch unterschiedlich schnelles Ansprechen auf die Photopherese. In einer nichtrandomisierten Studie an 20 Patienten [33] zeigte sich ein gutes Ansprechen vor allem von Patienten mit chronischer GvHD der Haut auf die Photopheresebehandlung. In einer weiteren nichtrandomisierten Studie zur präventiven Wirksamkeit zeigte sich, daß keiner der 10 behandelten Patienten eine Progression in eine akute GvHD Grad III-IV aufwies [33]. Sichere Hinweise auf eine systemische Wirkung mit Besserung von anderen Organmanifestationen der GvHD gibt es derzeit jedoch noch nicht.

Behandlungsschema: 2 h nach der Einnahme von 0,6 mg/kg 8-MOP wird eine diskontinuierliche Leukapherese durchgeführt. Eine Modifikation besteht darin, die orale Gabe von 8-MOP zu vermeiden und 10 ml 8-MOP (20 mg/ml) in den Sammelbeutel zuzugeben [23]. Etwa 240 ml Plasma/Leukozytenfraktion wird mit 300 ml Plasma des Patienten und 200 ml steriler physiologischer Kochsalzlösung gemischt. Der Leukozytengehalt im Sammelbeutel sollte schließlich 25–50 % der gesamten peripheren Leukozyten des Patienten betragen. Die Leukozyten werden 90 min einer UVA Bestrahlung ausgesetzt (die Dosis pro Leukozyt beträgt dabei etwa 2 J/cm^2 UVA). Danach werden die bestrahlten Leukozyten dem Patienten reinfundiert. Die Behandlung erfolgt in der Initialphase in 14tägigen Abständen, danach einmal monatlich an 2 aufeinanderfolgenden Tagen.

6 Prävention der KM-Abstoßung und der GvHD mittels Photo- und Photochemotherapie

Während für die Therapie der kutanen GvHD ausschließlich Phototherapien in Kombination mit UVA eingesetzt werden, wurde in den meisten experimentellen Studien zur Prävention von Alloreaktionen, die zu Transplantatabstoßung und GvHD führen, UVB oder (seltener) UVC eingesetzt.

Für die Abstoßungsreaktion sind sowohl strahlenresistente T-Lymphozyten des Empfängers als auch vor allem T-Zellen und/oder aktivierte „Killerzellen" des Spenders befähigt. Eine weitere wichtige Schlüsselrolle spielen dendritische Zellen (DC) im transplantierten KM, die imstande sind, die Alloreaktion mit T-Zellen des Empfängers zu induzieren und somit die KM-Abstoßung hervorzurufen. Diese DC haben sich als extrem UVB- und UVC-sensitiv erwiesen [10]. In erster Linie scheint es zu einer Beeinträchtigung der „Cluster"-Bildung mit T-Lymphozyten zu kommen, und zwar durch die verminderte Produktion/Expression kostimulatorischer Moleküle wie B7/BB-1, ICAM-1, Klasse II Alloantigene [14, 24, 41]. Direkte und indirekte Hinweise in verschiedenen Tiermodellen (Übersicht bei [17]) lassen die UVB-, aber auch die UVC-Bestrahlung als äußerst nützlich erscheinen, um einerseits das Angehen des KM zu begünstigen [17], andererseits aber auch die sensibilisierende Wirkung von DC in Transfusionen herabzusetzen (Übersicht bei [7]). Weitere Untersuchungen zur Toleranzinduktion gegenüber Transplantaten wie Haut, Kornea, Herz und KM) haben gezeigt, daß auch die Bestrahlung des Empfängers nach Transplantation [17, 35] bzw. die Gabe von cis-Urocaninsäure ebenso wirksam ist [28].

Die bisherigen Untersuchungen haben aber auch gezeigt, daß bei der Wahl der UVB-Dosis auf die Erhaltung der Viabilität der Stammzellen Rücksicht zu nehmen ist [13]. So konnte gezeigt werden, daß frühe Stammzellen weniger UVB-sensitiv als „committed progenitor cells" sind. Das schmale therapeutische Fenster um die GvHD-induzierende Kapazität der Spender-T-Zellen zu unterdrücken, die hämatopoietische Kapazität aber nicht zu beeinträchtigen, dürfte nach Gowing et al [13] bei 4000 J/m^2 UVB liegen.

Derzeit gibt es noch keine wirklich befriedigende Strategie, um das rasche Angehen des KM zu ermöglichen und dabei gleichzeitig die GvHD zu verhindern. Die Ergebnisse tierexperimenteller Studien mit UVB-Bestrahlung des Spender-KM sind vielversprechend. Die durch DC mediierte Allograftabstoßung kann durch UVB-Bestrahlung verhindert werden. Auch die UV Bestrahlung nach Transplantation scheint ein gangbarer Weg zu sein, um die Inzidenz der GvHD herabzusetzen und Toleranz gegenüber transplantierten Organen zu erzeugen. Es wird in Untersuchungen an KMT-Patienten zu zeigen sein, ob diese bisher im Tiermodell durchgeführten Ansätze auch in der humanen Situation Gültigkeit haben und, wenn ja, in welchem Ausmaß.

7 Zusammenfassung

Das Auftreten der Graft-versus-host Erkrankung nach allogener Knochenmarktransplantation bei etwa 50% der Patienten stellt ein großes therapeutisches Problem dar. Die Haut einschließlich Mund-und Genitalschleimhaut ist als Hauptzielorgan von der GvHD am häufigsten betroffen. Die akute GvHD tritt 14–21 Tage nach KMT auf als makulopapulöses Exanthem unterschiedlich starker Ausprägung mit der Maximalvariante der toxischen epidermalen Nekrolyse (TEN). Mit der chronischen Verlaufsform ist ab Tag +100 zu rechnen. Die klinischen Manifestationen ähneln dem Lichen ruber planus, dem Lichen sclerosus, der zirkumskripten Sklerodermie oder entsprechen einer Vitiligo oder einem Sicca-Syndrom. Auch Symptome anderer Autoimmunerkrankungen werden gelegentlich beobachtet. Die Therapie erfordert den Einsatz systemischer Immunsuppressiva wie Kortikosteroide, Cyclosporin A (CsA), Azathioprin, Methotrexat oder Antithymozytenglobulin, zumeist in Kombination. Trotzdem tritt bei vielen Patienten keine Besserung oder sogar eine Progression insbesondere der chronischen GvHD auf, so daß nach alternativen oder zusätzlichen Therapien gesucht werden muß. Die Phototherapie mit UVB und die Photochemotherapie mit UVA einschließlich der Bade-PUVA-Chemotherapie und der extracorporalen Photopherese werden seit Jahren erfolgreich bei Krankheiten eingesetzt, bei denen so wie bei der kutanen GvHD T-Zell-mediierte Immunmechanismen involviert sind (Psoriasis vulgaris, atopische Dermatitis, Lichen ruber planus, Vitiligo, kutanes T Zell-Lymphom (CTCL). Die immunmodulatorischen Wirkungen der Phototherapien wurden bereits in zahlreichen Studien untersucht. Daher wurden diese Therapieformen bereits seit 1985, beginnend mit der PUVA-Therapie, bei kutanen Formen der GvHD eingesetzt.

Literatur

1. Altman JS, Adler SS (1994) Development of multiple cutaneous squamous cell carcinomas during PUVA treatment for chronic graft-versus-host disease. J Am Acad Dermatol 31:505–507
2. Aschan J (1994) Treatment of moderate to severe acute graft-versus-host disease: a retrospective analysis. Bone Marrow Transplant 14:601–607
3. Atkinson K, Weller P, Ryman W, Biggs J (1986) PUVA therapy for drug-resistant graft-versus-host disease. Bone Marrow Transplant 1:227–236
4. Aubin F, Brion A, Deconinck, Plouvier E, Herve P, Humbert P, Cahn JY (1995) Phototherapy in the treatment of cutanous graft-versus-host disease. Transplant 59:151–155
5. Berger CL, Wang N, Christensen I, Longley J, Heald P, Edelson RE (1996) The immune response to class I-associated tumor-specific cutanous T-cell lymphoma antigens. J Invest Dermatol 107:392–397
6. Deeg HJ (1988) Ultraviolet irradiation in transplantation biology. Transplant 45:845–851
7. Deeg HJ (1994) Prophylaxis and treatment of acute graft-versus-host disease:current state, implications of new immunopharmacologic compounds and future strategies to prevent and treat acute GVHD in high-risk patients. Bone Marrow Transplant 14:S56-S61

8. Edelson RL, Perez M, Heald P, Berger C (1994) Extracorporeal photochemotherapy. In: DeVita VT, Hellman S, Rosenberg SA (eds) Biologic therapy of cancer, vol 4. Lippincott, Philadelphia, pp 2–12

9. Eppinger T, Ehninger G, Steinert M, Niethammer D, Dopfer R (1990) 8-methoxypsoralen and ultraviolet A therapy for cutaneous manifestations of graft-versus-host disease. Transplantation 50:807–811

10. Everson MP, Spalding DM, Koopman WJ (1989) Exquisite sensitivity of dendritic cells to ultraviolet radiation and temperature changes. Transplantation 48:666–671

11. Ferrara JLM, Deeg HJ (1991) Graft-versus-host disease. N Engl J Med 324:667–674

12. Gerber M, Gmeinhart B, Volc-Platzer B, Kalhs P, Greinix H, Knobler R (1997) Complete remission of lichen-planus-like graft-versus-host disease (GvHD) by extracorporeal photochemotherapy (ECP). Bone Marrow Transplant (in press)

13. Gowing H, Lawler M, Hagenbeek A et al. (1996) Effect of ultraviolet-B light on lymphocyte activity at doses at which normal bone marrow stem cells are preserved. Blood 87:1635–1643

14. Gruner S, Volk H-D, Noack F, Meffert H, Baehr R (1986) Inhibition of HLA-DR antigen expression and of the allogeneic mixed leukocyte reaction by photochemical treatment. Tissue Antigens 27:147–154

15. Honig B, Morison WL, Karp D (1994) Photochemotherapy beyond psoriasis. J Am Acad Dermatol 31:775–790

16. Hönigsmann H, Fitzpatrick TB, Pathak MA, Wolff K (1993) Oral photochemotherapy with psoralens and UVA (PUVA): principles and practice. In: Fitzpatrick TB, Eisen K, Wolff K, Freedberg IM, Austen KF (eds) Dermatology in general medicine. McGraw-Hill, New York, pp 1728–175

17. Hudson JG, Lawler M, Pamphilon DH (1994) Ultraviolet irradiation for the prevention of graft-versus-host disease and graft rejection in bone marrow transplantation. Bone Marrow Transplant 14:511–516

18. Hymes SR, Morison WL, Farmer ER, Walters LL, Tutschka PJ, Santos (1985) Grenzwerthypertonie. Methoxypsoralen and ultraviolet A radiation in treatment of chronic cutaneous graft-versus-host reaction. J Am Acad Dermatol 12:30–37

19. Jampel RM, Farmer ER, Vogelsang GB, Wingard J, Santos, Morison WL (1991) Grenzwerthypertonie. PUVA therapy for chronic cutaneous graft-vs-host disease. Arch Dermatol 127:1673–1678

20. Kapoor N, Pelligrini AE, Copelan EA, Cunningham I, Avalos BR, Klein JL, Tutschka PJ (1992) Psoralen plus ultraviolet A (PUVA) in the treatment of chronic graft versus host disease: preliminary experience in standard treatment resistant patients. Sem Hematol 29:108–112

21. Kerscher M, Volkenandt M, Meurer M, Lehmann P, Plewig G, Röcken M (1994) Treatment of localised scleroderma with PUVA bath photochemotherapy. Lancet I:1233

22. Kerscher M, Volkenandt M, Lehmann P, Plewig G, Röcken M (1995) PUVA-bath photochemotherapy of lichen planus. Arch Dermatol 131:1210–1211

23. Knobler RM, Trautinger F, Graninger W, Macheiner W, Gruenwald C, Neumann R, Ramer W (1993) Parenteral administration of 8-methoxypsoralen in photopheresis. J Am Acad Dermatol 28:580–584

24. Krutmann J, Khan IU, Wallis RS et al (1990) Cell membrane is a major locus for ultraviolet B-induced alterations in accessory cells. J Clin Invest 85:1529–1536

25. Lerner KG, Kao GF, Storb R, Buckner CD, Clift RA, Thomas ED (1974) Histopathology of graft-versus-host reaction (GvH-R) in human recipients of marrow from HLA-matched sibling donors. Transplant Proc 6:367

26. Mackinnon S, Papadopoulos EB, Carabasi MH, et al (1995) Adoptive immunotherapy evaluating escalating doses of donor leukocytes for relapse of chronic myeloid leukemia after bone marrow transplantation: separation of graft-versus-host leukemia responses from graft-versus-host disease. Blood 86:1261–1268

27. Martin III RW, Farmer ER, Altomonte VL, Vogelsang GB, Santos GW (1995) Lichenoid graft-vs-host disease in an autologous bone marrow transplant recipient. Arch Dermatol 131:333–335
28. Noonan F, de Fabo EC (1992) Immunosuppression by ultraviolet B radiation: initiation by urocanic acid. Immunol Today 13:250–254
29. Ortonne JP, Thivolet J, Sannwald C (1978) Oral photochemotherapy in the treatment of lichen planus (LP). Clinical results, histological and ultrastructural observations. Br J Dermatol 99:77–88
30. Owsianowski M, Gollnick H, Siegert W, Schwerdtfeger R, Orfanos CE (1994) Successful treatment of chronic graft-versus-host disease with extracorporeal photopheresis. Bone Marrow Transplant 14:845–848
31. Reinauer S, Lehmann P, Plewig G, Heyll A, Söhngen D, Hölzle E (1993) Photochemotherapie (PUVA) der akuten Graft-versus-Host Erkrankung. Hautarzt 44:708–712
32. Rossetti F, Zulian F, Dall'Amico R, Messina C, Montini G, Zacchello F (1995) Extracorporeal photochemotherapy as single therapy for extensive, cutaneous, chronic graft-versus-host disease. Transplantation 59:149–151
33. Sniecinski I (1996) Treatment and prevention of GvHD by ECP. Jpn J Apheresis 15S: 26
34. Sullivan KM, Shulman HM, Storb R et al. (1981) Chronic graft-versus-host disease in 52 patients: adverse natural course and successful treatment with combination immunosuppression. Blood 57:267–276
35. Tamaki K, Iijima M (1989) The effect of ultraviolet B irradiation on delayed type hypersensitivity, cytotoxic T lymphocyte activity and skin graft rejection. Transplantation 47:372–376
36. Thomas ED, Storb R, Clift R, et al (1975) Bone marrow transplantation. N Engl J Med 292:832–843, 895–902
37. Volc-Platzer B, Hönigsmann H, Hinterberger W, Wolff K (1990) Photochemotherapy improves chronic cutaneous graft-versus-host disease. J Am Acad Dermatol 23:220–228
38. Weiden PL, Flournoy N, Thomas ED, Prentice R, Fefer A, Buckner CD, Storb R (1979) Antileukemic effect of graft-versus-host disease in human recipients of allogeneic-marrow grafts. N Engl J Med 300:1068–1073
39. Yeager Am, Vogelsang GB, Jones RJ, Farmer ER, Altomonte V, Hess AD, Santos GW (1992) Induction of cutaneous graft-versus-host disease by administration of cyclosporine to patients undergoing autologous bone marrow transplantation for acute myeloid leukemia. Blood 79:3031–3035
40. Yoo EK, Rook AH, Elenitsas R, Gasparro FP, Vowels BR (1996) Apoptosis induction by ultraviolet light A and photochemotherapy in cutaneous T cell lymphoma: relevance to mechanism of therapeutic action. J Invest Dermatol 107:235–242
41. Young JW, Baggers J, Soergal SA (1993) High-dose UVB radiation alters human dendritic cell costimulatory activity but does not allow dendritic cells to tolerize T lymphocytes to alloantigens in vitro. Blood 81:2987–2997

Photo- und Photochemotherapie: Seltenere Indikationen

Anita Rütter, Helge Riemann, Thomas Schwarz

Inhalt

Der Einsatz von Photo- und Photochemotherapie wurde in den letzten Jahren ständig erweitert. Neben den klassischen Indikationen wie z. B. Psoriasis vulgaris, atopische Dermatitis, Mycosis fungoides, polymorphe Lichtdermatose, Vitiligo wurden diese Behandlungen auch bei vielen anderen Dermatosen versuchsweise mit recht unterschiedlichen Erfolgen eingesetzt. Die Anzahl der Dermatosen, bei denen die UV-Therapie als Standardregime neben anderen etablierten Therapieverfahren angesehen werden kann, hat daher stetig zugenommen, z. B. bei Sklerodermie, Urticaria pigmentosa, Lichen ruber. Darüber hinaus gibt es eine Vielzahl von Berichten über den erfolgreichen Einsatz von Photo- bzw. Photochemotherapie bei den verschiedensten Dermatosen. Es handelt sich allerdings oft nur um Einzelbeobachtungen, aus denen keine verallgemeinernden Schlüsse gezogen werden sollten. Der endgültige Stellenwert der UV-Therapie bei diesen Dermatosen wird erst durch kontrollierte Studien mit größeren Fallzahlen zu beurteilen sein, was jedoch bei der geringen Fallzahl dieser Krankheitsbilder in nächster Zeit nicht zu erwarten sein wird. Im folgenden wird daher eine kurze Übersicht über diese selteneren Indikationen der Photo- und Photochemotherapie gegeben. Da aus Platzgründen nicht die genauen, oft sehr unterschiedlichen Details der Studien bzw. Kasuistiken wiedergegeben werden können, sollte vor Einsatz dieser Behandlungsformen bei seltenen Indikationen auf die Originalliteratur zurückgegriffen werden.

1 Lichen ruber ·

Der erfolgreiche Einsatz von PUVA beim Lichen ruber wurde relativ rasch nach Einführung der PUVA-Therapie beschrieben. In der Studie von Brenner et al. [7] zeigten 15 Patienten mit exanthematischem Lichen ruber nach ca. 16 Bestrahlungen systemischer PUVA-Therapie Erscheinungsfreiheit. Ortonne et al. [72] konnten ähnliche Beobachtungen machen, wobei 6 von 7 Patienten mit ausgedehntem Lichen ruber nach einer oralen Photochemotherapie erscheinungsfrei wurden. Nachfolgende Studien haben eine Ansprechrate von 50–90% gezeigt, was beweist, daß der Lichen ruber gegenüber PUVA resistenter als die Psoriasis ist und auch mehr Bestrahlungen bis zur Remission benötigt werden. Die PUVA-Therapie dürfte auch einen gewissen systemischen Effekt beim Lichen ruber haben, da Gonzalez et al. [19] mit halbseitiger Bestrahlung bei 50% der Patienten auch eine Besserung der nicht bestrahlten Körperseite beobachten konnten. Die Lichen-ruber-Effloreszenzen heilen auch nach einer PUVA-Therapie meist mit einer sehr starken Hyperpigmentierung ab, die u.U. vom Patienten als kosmetisch störend empfunden werden kann. Helander et al. [26] konnten bereits 1987 zeigen, daß auch die Bade-PUVA-Therapie einen günstigen Effekt auf den Lichen ruber hat. In einer Vergleichsstudie schnitt die Bade-PUVA-Therapie sogar besser ab als die orale Photochemotherapie; allerdings waren in beiden Gruppen nach Absetzen der Therapie bald Rezidive zu beobachten.

Der positive Effekt der Bade-PUVA-Therapie wurde bereits 1981 von Väätainen et al. [100] beschrieben, wobei, wie in den meisten skandinavischen Studien, Trioxsalen verwendet wurde. Der erfolgreiche Einsatz von Bade-PUVA mit 8-Methoxypsoralen wurde unlängst auch von Kerscher et al. [42] anhand von 4 Patienten bestätigt. In dieser Studie fallen die niedrigen kumulativen UVA-Dosen ($7,2–11,2 \text{ J/cm}^2$) auf, die für die Abheilung nötig waren. Interessanterweise konnte auch bei 3 Patienten eine Besserung der Veränderungen an der Mundschleimhaut beobachtet werden. Dies unterstützt die Annahme, daß die PUVA-Therapie auch einen positiven systemischen Effekt hat. Dennoch ist ein komplettes Abheilen der Mundschleimhautläsionen bei ausschließlicher Bestrahlung der Haut nicht zu erwarten.

Da ausgedehnte spezifische Mundschleimhautveränderungen im Rahmen eines Lichen ruber nach wie vor ein therapeutisches Problem sind, wurde sogar eine intraorale Photochemotherapie versucht. Als Bestrahlungsquelle benutzten Jansén et al. [35] eine Lampe, die zur Härtung von Zahnfüllungen verwendet wird, mit ensprechender Filtervorschaltung. Das Psoralen wurde systemisch verabreicht, bei 7 von 8 Patienten konnte eine wesentliche Besserung beobachtet werden. Obwohl der Effekt einer intraoralen PUVA-Therapie auch in weiteren Studien [51,68] und unlängst sogar im Halbseitenversuch belegt werden konnte [54], stellt die homogene und vor allem großflächige Ausleuchtung der Mundhöhle ein technisch ungelöstes Problem dar, so daß diese Therapie aufwendig und bei ausgedehntem Befall wahrscheinlich nicht durchführbar ist.

Bei ausgedehnten bzw. hyperkeratotischen Formen des Lichen ruber bewährt sich die Kombination von Retinoiden + PUVA. Empfehlenswert ist eine Retinoidvorbehandlung über 2–3 Wochen vor Einleitung der PUVA-Therapie ähnlich dem Regime, das bei der Psoriasis eingesetzt wird [17]. Dieses Vorgehen ist vor allem bei hyperkeratotischen Formen angebracht, wobei auch die Konditionierung für die PUVA-Therapie durch entsprechende lokaltherapeutische Maßnahmen unterstützt werden kann.

Die PUVA-Therapie scheint demnach eine wesentliche Behandlungsoption für Patienten mit ausgedehntem Lichen ruber zu sein, der sich jedoch als wesentlich therapieresistenter erweist als z.B. die Psoriasis. Daher sind oft längere Behandlungszeiträume und höhere kumulative Dosen erforderlich. Darüber hinaus besteht eine relativ hohe Rezidivneigung. Zusätzlich ist zu berücksichtigen, daß ein Lichen ruber aktinisch induziert werden kann [87]. In diesen Fällen ist selbstverständlich eine Verschlechterung unter einer PUVA-Therapie zu erwarten [19].

2 Pityriasis lichenoides und lymphomatoide Papulose

Sowohl die akute als auch die chronische Form der Pityriasis lichenoides sind manchmal im Verlauf recht hartnäckige Dermatosen unklarer Genese. Der positive Effekt von Sonnenlicht auf den Verlauf einer Pityriasis lichenoides chronica ist seit langem bekannt und konnte auch von LeVine [52] durch den erfolgreichen Einsatz einer UVB-Therapie bestätigt werden. Nach Ausschluß einer zugrundeliegenden Ursache (Fokussuche) kann daher die UVB-Therapie zur Behandlung der Pityriasis lichenoides chronica empfohlen werden. Obwohl auch ein guter Effekt von PUVA auf die Pityriasis lichenoides chronica beschrieben wurde [5, 29, 79], sollte diese wegen des im allgemeinen guten Ansprechens auf eine UVB-Therapie resistenten Fällen vorbehalten bleiben [30]. Brenner et al. [7] behandelten erstmals Patienten mit Pityriasis lichenoides acuta mit gutem Erfolg. Dies wurde auch von Powell et al. [79] bestätigt. Da die Läsionen der akuten Pityriasis lichenoides meist indurierter sind, zu Exulzerationen neigen und ein geringeres Ansprechen auf UVB zeigen, empfehlen Honig et al. [30] die PUVA-Therapie als Behandlung der Wahl bei diesem Krankheitsbild. Mit Rezidiven ist jedoch u.U. zu rechnen.

In der Studie von Brenner et al. [7] wurden neben 5 Patienten mit Pityriasis lichenoides auch eine Patientin mit lymphomatoider Papulose erfolgreich mit PUVA behandelt. Allerdings trat trotz der Durchführung einer Intervalltherapie über 3 ½ Monate 4 Monate nach Absetzen der Therapie ein Rezidiv auf. Lange-Wantzin u. Thomsen [46] konnten den positiven Effekt von PUVA bei der lymphomatoiden Papulose anhand von 5 Patienten zwar bestätigen, zeigten aber auch die Grenzen der Therapie bei diesem Krankheitsbild auf. Ein Patient erfuhr eine komplette Remission, partielle Remissionen waren bei den anderen 4 zu beobachten. Da nach Absetzen sehr häufig ein Rezidiv zu beobachten ist, müßte die Therapie u.U. permanent durchgeführt werden, was allerdings im

Hinblick auf die Langzeitnebenwirkung problematisch ist. Willemze u. Beljaards [106] sehen daher bei der lymphomatoiden Papulose nur eine relative Behandlungsnotwendigkeit, allerdings sind engmaschige Kontrollen angebracht, um Übergänge in maligne Lymphome rechtzeitig zu diagnostizieren.

3 Pityriasis rosea

Die Pityriasis rosea ist eine benigne Dermatose mit einem selbstlimitierten Verlauf, so daß eine spezifische Therapie eigentlich nicht erforderlich ist. Arndt et al. [2] untersuchten erstmals in kontrollierter Weise den Effekt einer UVB-Therapie bei diesem Krankheitsbild. 20 Patienten wurden in einem Halbseitenversuch einer UVB-Therapie unterzogen. Initial wurden 5 Bestrahlungen, beginnend mit 80 % der minimalen Erythemdosis, gegeben. Etwa 50 % der Patienten gaben eine deutliche Besserung des Juckreizes auf der behandelten Seite an. Im Durchschnitt bestand die Pityriasis rosea bereits seit etwa 9 Tagen. Basierend auf ihren Untersuchungen empfehlen Arndt et al. [2] den frühzeitigen Einsatz der Phototherapie. Der positive Effekt von UVB auf die Pityriasis rosea wurde unlängst von Leenutaphong u. Jiamton [49] bestätigt. In einer bilateralen Vergleichsstudie wurden 17 Patienten einer UVB-Therapie unterzogen. Um eine subjektive Komponente auszuschließen, wurde die Placeboseite nicht unbehandelt gelassen, sondern mit 1 J/cm^2 UVA bestrahlt. Die Behandlung wurde 5mal pro Woche über insgesamt 2 Wochen durchgeführt. Die Evaluierung erfolgte entsprechend einem Intensitätsindex, der bereits nach 3 Bestrahlungen auf der UVB-Seite deutlich reduziert war. Allerdings zeigt sich zu einem späteren Zeitpunkt kein Unterschied zwischen beiden Seiten. Darüber hinaus blieb der Pruritus weitestgehend unbeeinflußt. Dies zeigt, daß die Pityriasis rosea lediglich eine relative Indikation für eine UVB-Therapie ist, insbesondere auch wegen des selbstlimitierten benignen Verlaufes. Von der Bestrahlung einer Pityriasis rosea irritata sollte eher abgeraten werden, da die Gefahr einer weiteren Reizung besteht und außerdem das Krankheitsbild sehr rasch mit lokalen bzw. systemischen Kortikosteroiden beherrscht werden kann.

4 Seborrhoische Dermatitis

UV-Licht hat einen positiven Effekt auf den Verlauf einer seborrhoischen Dermatitis (Besserung im Sommer), ähnliche Effekte sind auch mit einer UVB-Bestrahlung zu erreichen. Die PUVA-Therapie wurde auch zur Behandlung von Fällen erythrodermischer seborrhoischer Dermatitis eingesetzt [12]. In diesen speziellen 3 Fällen wurde die PUVA-Behandlung im Rahmen eines Steroidentzuges nach langjährigem Steroidabusus bei seborrhoischer Dermatitis erfolgreich eingesetzt. Interessant in diesem Zusammenhang erscheint jedoch die Beobachtung, daß bei ca. 8 % der Psoriatiker, die mit PUVA behandelt wurden, einem seborrhoischen Ekzem im Gesicht ähnliche Veränderungen induziert werden konnten [98].

5 Palmoplantare Ekzeme

Das chronische kontaktallergische Handekzem kann auch heute noch ein schweres therapeutisches Problem darstellen, vor allem, wenn das auslösende Allergen nicht identifiziert bzw. gemieden werden kann. Für diese Fälle wird nach wie vor nach therapeutischen Alternativen anstelle der chronischen Anwendung topischer Steroide gesucht. Mørk u. Austad [65] behandelten 1983 erstmals kontaktallergische Handekzeme mit UVB. Die rationale Basis für diesen Einsatz waren die immunsuppressiven Effekte von UVB-Licht [3, 43]. Obwohl 7 von 10 Patienten sehr gut auf die Phototherapie ansprachen, mußte für einen dauerhaften Effekt die Bestrahlung zumindest einmal pro Woche fortgesetzt werden.

Sjövall u. Christensen [89] verglichen die lokalen und systemischen Effekte von UVB und UVA auf die Patchtestreaktion bei Nickelallergikern. Während UVA keinen Einfluß auf die Epikutantestungen hatte, waren nach UVB-Bestrahlung die Testreaktionen deutlich vermindert. Abgeschwächte Reaktionen waren auch zu beobachten, wenn nicht die Testfelder direkt, sondern nur das übrige Integument bestrahlt wurde, was auf einen systemischen Effekt schließen läßt. Aus diesem Grunde sollten Epikutantests nicht an unmittelbar zuvor sonnenexponierter Haut durchgeführt werden. Basierend auf diesen Untersuchungen überprüften Sjövall u. Christensen [90] den lokalen und systemischen Effekt von UVB auf chronische Handekzeme. 18 Patienten mit Kontaktekzemen auf unterschiedliche Allergene wurden einer Placebobestrahlung, bei der das UVB gefiltert wurde, einer UVB-Bestrahlung der Hände oder einer UVB-Bestrahlung der Hände und des Körpers unterzogen. Während sich der Zustand in der Placebogruppe nicht wesentlich veränderte, war eine deutliche Besserung nach der Handbestrahlung, eine noch deutlichere bei Hand- und Ganzkörperbestrahlung zu beobachten. Allerdings traten in Übereinstimmung mit den Untersuchungen von Mørk u. Austad [65] nach Absetzen rasch Rezidive auf. Bruynzeel et al. [8] führten bei 6 von 9 Patienten mit allergischem Kontaktekzem erfolgreich eine systemische PUVA-Therapie durch. Nach durchschnittlich 23 Bestrahlungen war eine völlige Erscheinungsfreiheit festzustellen. Um den Therapieerfolg aufrechtzuerhalten, war allerdings eine ziemlich frequente Erhaltungstherapie notwendig. Auch Hawk u. LeGrice [24] kommen zu dem Schluß, daß sowohl systemische als auch lokale PUVA-Therapie bei chronischen Hand- und Fußekzemen wirksam sind, allerdings bei ausgedehntem Befall mit Versagern zu rechnen ist und rasch Rezidive auftreten. In diese Untersuchung wurden neben chronischen Ekzemen auch palmoplantare Pustulosen und Psoriasis palmoplantaris inkludiert; die Erfolge waren ähnlich, wie bei den Ekzemen.

Der erfolgreiche Einsatz von lokaler wie systemischer PUVA-Therapie bei der palmoplantaren Pustulose wurde von mehreren Gruppen bestätigt [64, 66, 77]. LeVine et al. [53] berichten über positive Effekte systemischer PUVA-Therapie beim dyshidrotischen Ekzem. Der positive Effekt von Photo- und Photochemotherapie bei palmoplantaren Ekzemen kann auch aus eigener Erfahrung bestätigt werden, allerdings liegt unserer Erfahrung nach die Rate der Therapieversager wesentlich höher als in der Literatur berichtet. Dies mag vielleicht daran liegen, daß man geneigt ist, eher über Erfolge als über Mißerfolge zu berichten. Letzeres geschieht nur selten [34].

6 Keratosis lichenoides chronica

Die Keratosis lichenoides chronica ist eine extrem chronische Dermatose, die den Patienten zwar in seiner Lebenserwartung nicht gefährdet, allerdings aufgrund der typischen linearen und retikulären hyperkeratotischen Läsionen, der Beteiligung des Gesichtes und der aufgetriebenen, manchmal extrem hyperkeratotischen Nagelfalze kosmetisch sehr störend sein kann. Lang [45] berichtete erstmals über den positiven Effekt einer PUVA-Therapie bei einem Patienten, der sich als ausgesprochen therapieresistent erwiesen hatte. Obwohl der positive Effekt von PUVA als Monotherapie von Ryatt et al. [82] bestätigt werden konnte, erscheint in besonders ausgeprägten Fällen die Kombination systemischer Retinoide mit PUVA empfehlenswert [13, 14].

7 Pigmentpurpura

Die Pigmentpurpura ist ein harmloses aber meist therapieresistentes Krankheitsbild, das bei entsprechender Ausdehnung kosmetisch sehr störend sein kann. Simon u. Hunyadi [88] berichteten erstmals über den positiven Effekt einer PUVA-Therapie bei einer ekzematidartigen Purpura. Wong u. Ratnam [108] konnten mit Hilfe eines Halbseitenversuches bei einem Patienten ausschließen, daß das Ansprechen der Pigmentpurpura auf PUVA auf eine Spontanremission zurückzuführen war. Darüber hinaus wurde beobachtet, daß ein Patient sich einer UVB-Therapie gegenüber als resistent erwies, sehr wohl aber auf eine systemische PUVA-Behandlung ansprach. Krisza et al. [44] konnten den positiven Effekt von PUVA anhand von 7 Patienten bestätigen, so daß die PUVA-Therapie heute nach Ausschluß zugrundeliegender Ursachen, z.B. Induktion durch Medikamente, als Therapie der Wahl bei der Pigmentpurpura betrachtet werden kann.

8 Sklerodermie

Die zirkumskripte Sklerodermie (Morphaea) ist ein relativ selten zu beobachtendes Krankheitsbild, das jedoch als ausgesprochen therapieresistent angesehen wird. Eine deutliche Häufung des Auftretens ist im jüngeren Erwachsenenalter mit Präferenz für das weibliche Geschlecht zu beobachten; etwa 15 % der Patienten sind Kinder unter 10 Jahren. Bei der disseminierten zirkumskripten Sklerodermie (Morphaea generalisata) können sogar Bewegungseinschränkungen der Gliedmaßen sowie Einschränkungen der Atemexkursionen beobachtet werden. Die Ätiologie ist unbekannt; diskutiert wurden bislang genetische, immunologische, toxische, virale, hormonelle oder vaskulär angreifende Faktoren. Ebenso wurde vermutet, daß zumindest in Einzelfällen Borrelia burgdorferi als auslösender oder Manifestationsfaktor in Frage kommt, was den therapeutischen Einsatz von Antibiotika, z.B. Penicillin, vor allem bei den entzündlichen Formen rechtfertigt.

Bei den Fällen, die auf eine Antibiotikatherapie nicht ansprachen, kamen zahlreiche Therapiekonzepte zum Einsatz z.B. Phenytoin, Chloroquin, Griseofulvin, Penicillamin, aromatisches Retinoid, allerdings mit mäßigem Erfolg. Ein echter Durchbruch in der Behandlung der Sklerodermie dürfte erst mit dem Einsatz der Bade-PUVA-Therapie gelungen sein. Kerscher et al. [40] beschrieben 1994 erstmals den Einsatz einer Bade-PUVA-Therapie bei 2 Patienten mit zirkumskripter Sklerodermie. Bei beiden Patienten handelte es sich um eine schwere Form mit längerer Krankheitsdauer nach Ausschöpfung der zur Verfügung stehenden Behandlungskonzepte. Beide Patienten erhielten nach einem 20 minütigen Vollbad in einer 8-Methoxypsoralen-haltigen Lösung eine UVA-Bestrahlung mit initial 0,2 J/cm^2. Über einen Zeitraum von 5 Wochen erfolgten 4 Bestrahlungen pro Woche. Nach diesen insgesamt 20 Behandlungen wurde die Bestrahlungsfrequenz auf 2mal pro Woche über einen weiteren Zeitraum von 5 Wochen reduziert. Nach 30 Behandlungen zeigte sich bei beiden Patienten eine nahezu komplette Remission der sklerotischen Hautveränderungen. Klinisch waren alle sklerotischen Läsionen weicher geworden. Nachbiopsien zeigten histopathologisch keine Zeichen der Sklerose mehr.

Diese Beobachtungen wurden in der Zwischenzeit von mehreren Arbeitsgruppen bestätigt, so daß die Bade-PUVA-Therapie als Behandlung der Wahl bei der zirkumskripten Sklerodermie angesehen werden kann. Eine Behandlungsdauer von 6–8 Wochen erscheint notwendig; über die Rezidivrate kann derzeit noch keine Aussage gemacht werden. Nach eigenen Erfahrungen mit wenigen Patienten ist mit oraler Photochemotherapie ein gleichguter Effekt zu erzielen. Eine ähnlich erfolgreiche Wirkung der systemischen PUVA-Therapie wurde bei der Behandlung einer schweren „disabling pansclerotic morphaea of childhood" bei einem 8 Jahre alten Mädchen beobachtet [84]. Bei diesem Kind lag eine rapid progredient verlaufende Form der Morphaea vor mit bereits durch die Dermatosklerose verursachten Kontrakturen der Gelenke. Im vorliegenden Fall waren ebenfalls diverse Vorbehandlungen mit systemischen Corticosteroiden, Interferon-γ sowohl als Monotherapie als auch in Kombination mit Pentoxiphyllin ohne Erfolg durchgeführt worden. Die systemische PUVA-Therapie wurde mit einer Dosis von 15 mg 8-Methoxypsoralen und einer UVA-Dosis von 0,5 J/cm^2 begonnen. Es wurden in der Initialphase 4 Bestrahlungen pro Woche vorgenommen, bei Erhöhung der UVA-Dosis auf maximal 1,8 J/cm^2 während der folgenden 2 Monate. Danach wurde eine Erhaltungsphase über einen Zeitraum von 6 Monaten angeschlossen, in der 2 Bestrahlungen pro Woche vorgenommen wurden. Insgesamt erfolgten 68 Behandlungen. Komplikationen oder Nebenwirkungen wurden nicht beobachtet. Es kam zu einer deutlichen Reduktion der Dermatosklerose neben einer kompletten Abheilung der Ulzerationen und ebenso zu einer Rückkehr der Beweglichkeit. Im Nachbeobachtungszeitraum der nächsten 14 Monate trat kein Rezidiv auf.

Kürzlich wurde ebenso der erfolgreiche Einsatz von UVA-Phototherapie bei zirkumskripter Sklerodermie von Kerscher et al. [41] beschrieben. Im Rahmen dieser Studie wurden insgesamt 10 Patienten mit ausgedehnter zirkumskripter

Sklerodermie mit UVA1 behandelt. Über einen Zeitraum von insgesamt 6 Wochen erhielten die Patienten 4mal pro Woche eine Bestrahlung mit einer Einzeldosis von 20 J/cm^2. Die kumulative Dosis betrug 480 J/cm^2. Bei allen Patienten kam es zu einer deutlichen Rückbildung dermatosklerotischer Veränderungen bereits nach 15 oder weniger Bestrahlungen. Nach Applikation von insgesamt 24 Bestrahlungen waren über 80% der sklerotischen Läsionen in Rückbildung begriffen. Histopathologische wie auch sonographische Untersuchungen (20 MHz Ultraschall) zeigten einen signifikanten Rückgang der Hautdicke in sklerotischer Haut verglichen mit der Hautdicke von Normalhaut. Bei allen Patienten hatten ebenfalls Vorbehandlungen mit Penicillin, Penicillamin, Interferon-γ bzw. topischen und systemisch verabreichten Kortikosteroiden stattgefunden.

Die unbestrittene Effektivität sowohl der systemischen als auch der Bade-PUVA-Therapie bei der Sklerodermie kann bislang nicht hinreichend erklärt werden. Zur möglichen Wirkungsweise kann die Pathogenese der zirkumskripten Sklerodermie herangezogen werden, bei der es aufgrund einer Zunahme der Kollagensynthese zur dermalen Sklerose kommt. In-vitro- und In-vivo-Studien haben gezeigt, daß bereits die Applikation von ultraviolettem Licht die Synthese von Kollagenase induziert, was einen vermehrten Abbau von Kollagen zur Folge haben könnte [107]. Darüber hinaus induzieren sowohl UVA als auch PUVA die Freisetzung einer Reihe von Zytokinen, z.B. Tumornekrosefaktor α und Interleukin-6. Beide Mediatoren inhibieren die Kollagensynthese und induzieren die Bildung von Kollagenase. Aufgrund dieser Beobachtungen kann man spekulieren, daß der Effekt der Phototherapie auf die Sklerodermie darauf zurückzuführen ist. Ob die nachgewiesenen immunsuppressiven Effekte von UV-Licht zusätzlich eine Rolle spielen, kann bisher nicht klar beantwortet werden.

9 Granuloma anulare

Das Granuloma anulare ist eine benigne Hauterkrankung, die – abgesehen von gelegentlichem Juckreiz – überwiegend symptomlos verläuft und einen selbstlimitierten Charakter hat. Zumal das Granuloma anulare meist lokalisiert auftritt, besteht nur eine relative Therapienotwendigkeit, die sich vorwiegend auf lokaltherapeutische Maßnahmen (z.B. Kryotherapie) beschränkt. Anders sieht die Situation beim disseminierten Granuloma anulare aus, wobei von den Patienten schon aus kosmetischen Gründen meist ein Behandlungswunsch geäußert wird. Da die Ursache des disseminierten Granuloma anulare nicht geklärt ist, verwundert es nicht, daß zahlreiche sehr unterschiedliche Therapieverfahren eingesetzt werden, z.B. Sulfone, Kaliumjodid, Chloroquin, Niacinamid, Gold, Kortikosteroide etc. Der erste Bericht über einen erfolgreichen Einsatz einer PUVA-Therapie bei Granuloma anulare stammt aus dem Jahr 1981 [56]. Hierbei handelte es sich bereits um eine lokale PUVA-Therapie, die mittels Auftragen einer 0,15%igen 8-Methoxypsoralenemulsion auf die betroffenen Hautareale durchgeführt wurde. In den Berichten über den Einsatz der systemischen PUVA-Therapie fällt die Diskrepanz zwischen den kumulativen Strahlendosen auf, die für die Rückbildung der Hautveränderungen notwendig waren; sie schwanken zwischen 10,5 J/cm^2 und 110–400 J/cm^2 [28, 39, 110]. Nach eigenen Erfahrungen ist die Bade-PUVA-Therapie genauso wirksam wie die systemische und daher eine ernstzunehmende Alternative. Die Wirkungsweise der PUVA-Therapie beim Granuloma anulare ist bislang nicht bekannt. Offenbar erklärt sich der Effekt der PUVA-Therapie im wesentlichen durch die Wirkung der kombinierten Psoralen-UVA-Anwendung auf das entzündliche Zellinfiltrat. Die Vielzahl der beim Granuloma anulare versuchsweise eingesetzten Therapeutika macht deutlich, daß ein optimaler Behandlungserfolg schwer zu erzielen und mit den zu erwartenden Nebenwirkungen und Risiken bei den einzelnen Therapeutika streng abzuwägen ist, zumal die Tendenz zur Spontanheilung gerade im jugendlichen und jungen Erwachsenenalter relativ hoch ist. Dies gilt natürlich auch in besonderem Maße für die orale Photochemotherapie.

10 Mastozytose

Die Mastozytosen umfassen ein Spektrum von Krankheitszuständen, die durch eine Anreicherung von Mastzellen in verschiedenen Organen, vor allem der Haut (Urticaria pigmentosa) gekennzeichnet sind. Da die Dignität von selbstlimitierenden benignen Verlaufsformen (Mastozytom) bis zur Mastzellenleukämie reicht, kommen sehr unterschiedliche Behandlungstrategien zum Einsatz. Da die im Säuglingsalter präferentiell auftretenden Mastozytome bzw. diffusen Mastozytosen eine starke Tendenz zur Spontanheilung aufweisen, ist in diesen Fällen eine abwartende Haltung angezeigt. Liegt eine systemische Mastozytose mit Infiltration innerer Organe vor, ist die systemische Applikation von Interferon-α bzw. sogar von Chemotherapeutika, z.B Chlorambucil, indiziert. Die subjektiven Symptome wie Flush, Durchfälle, Herzjagen etc. können meist mit H1- und H2-Blockern gut beherrscht werden. Die klassische Form der Urticaria pigmentosa ist durch eine disseminierte Aussaat makulopapulöser bräunlicher Läsionen am gesamten Integument gekennzeichnet. Auch wenn keine Allgemeinsymptome oder Organbeteiligungen vorliegen, besteht von Seiten der Patienten sehr häufig ein Therapiewunsch, nicht zuletzt auch aus kosmetischen Gründen. Die Urticaria pigmentosa gilt als eher therapieresistent. Häufig besteht jedoch beträchtlicher Juckreiz vor allem nach mechanischer Alteration (Darier Zeichen). Topische Applikation von Kortikosteroiden unter Okklusion sowie intraläsionale Steroidinjektionen eignen sich nur für umschriebene Herde. Eine ernstzunehmende Therapieoption der ausgedehnten Urticaria pigmentosa ohne Systembeteiligung ergab sich durch die Einführung der oralen Photochemotherapie. Über den erfolgreichen Einsatz wurde erstmals von Christophers et al. [10] berichtet: Bei allen 10 Patienten war eine wesentliche Besserung des Juckreizes und ein Rückgang des Darier-Zeichens zu beobachten, während vor allem die hyperpigmentierten Läsionen eine gewisse Persistenz aufwiesen. Vella Briffa et al. [101] behandelten 8 Urticaria-pigmentosa-Patienten – darunter einen mit Systembeteiligung – mit PUVA. Bei allen Patienten mit Ausnahme des Patienten mit systemischer Manifestation zeigte sich ein signifikanter Rückgang des Juckreizes und der urtikariellen Anschwellung spezifischer

Effloreszenzen. Im Verlauf der PUVA-Therapie trat dann mit zunehmender Pigmentierung ebenfalls eine Abblassung bzw. völliges Verschwinden der Makulae ein. In den meisten Fällen war in der Initialphase der PUVA-Therapie subjektiv zunächst eine Zunahme des Juckreizes zu verzeichnen; mit Zunahme des PUVA-induzierten Erythems traten diese Symptome allmählich in den Hintergrund. Bei ausgedehnter Mastozytose scheint der Einsatz einer PUVA-Therapie auch bei Kindern gerechtfertigt [91]. Bei 4 betroffenen Kindern, die ohne Erfolg diverse Vorbehandlungen erhalten hatten, führte die systemische PUVA-Therapie zu einer dramatischen Reduktion bzw. völligem Verschwinden der klinischen Symptome, wobei in einem Nachbeobachtungszeitraum von 6 Jahren bei keinem der Patienten ein Rezidiv auftrat.

Wegen der möglichen Freisetzung von Mastzellmediatoren ist eine wohldosierte Bestrahlung mit moderater Steigerung vor allem in der Anfangsphase angezeigt. Die Therapie wird auch bei dieser Erkrankung nach den üblichen Richtlinien (0,6 mg/kg KG 8-Methoxypsoralen, 4mal pro Woche) durchgeführt. Für die Evaluierung des Therapieerfolges können subjektive Eindrücke des Patienten (Rückgang des Pruritus, geringere Flushsymptomatik) und objektivierbare Kriterien (erschwerte Auslösung des Darier-Zeichens) herangezogen werden. Ebenso wurden Biopsien vor der PUVA-Therapie als auch während der Behandlung sowohl aus läsionaler Haut als auch unbefallener Haut entnommen. Vella Briffa et al. [101] fanden allerdings keine signifikanten Unterschiede bzw. Veränderungen hinsichtlich der quantitativen Mastzellverteilung in gesunder oder befallener Haut. Ebenso konnte keine Veränderung hinsichtlich der Histaminkonzentration in der Haut während der PUVA-Behandlung objektiviert werden. Im Gegensatz dazu stehen die Untersuchungen von Granerus et al. [21], die den Effekt der PUVA-Therapie hinsichtlich Pruritus, der quantitativen Mastzellpopulation in der Haut sowie der Ausscheidung von Histaminmetaboliten im Urin bei 3 Patienten mit Urticaria pigmentosa und auch systemischer Manifestation evaluierten. Ein signifikanter Abfall der Konzentration des Hauptmetaboliten von Histamin, der 1-Methyl-4-Imidazolessigsäure im Urin, war 2 Monate nach Therapiebeginn zu beobachten und auch in einem Nachbeobachtungszeitraum von 3 Monaten nach Beendigung der PUVA-Therapie noch evident. Ebenso fanden Granerus et al. [21] eine signifikante Reduktion der Mastzellen in Hautbiopsaten. Diese Veränderungen korrelierten klinisch mit einer Reduktion des Pruritus und partiellem Verschwinden der makulären Läsionen. Nach Berichten von Väätäinen et al.[100] stellt die Bade-PUVA-Therapie eine zusätzliche Alternative bei der Behandlung der Urticaria pigmentosa dar. In dieser Studie wurden 5 Patienten erfolgreich mit Trioxsalenbädern und anschließender UVA-Bestrahlung behandelt. Im Rahmen einer systemischen Mastozytose scheint die PUVA-Therapie keine Effektivität zu zeigen. Insgesamt stellt sich der Therapieeffekt bei der kutanen Urticaria pigmentosa langsam ein, ist oft nur partiell, Rezidive können nach Beendigung der PUVA-Therapie relativ rasch auftreten.

Ein relativ langanhaltender Effekt wurde unlängst nach Verabreichung einer hochdosierten UVA1-Therapie berichtet [95]. Bei 4 Patienten wurden Einzeldosen bis zu 130 J/cm² 5mal pro Woche über 2 Wochen gegeben. Bereits nach 3 Bestrahlungen war ein Rückgang des Juckreizes zu beobachten, überraschenderweise besserten sich auch die systemischen Symptome (Durchfälle, migräneartige Attacken), gleichzeitig war ein Rückgang der Histaminmetaboliten im Urin nachweisbar. Das remissionsfreie Intervall nach Absetzen der Therapie lag zwischen 10 und 23 (!) Monaten. Überraschend ist das gute Ansprechen und die lange Rezidivfreiheit nach lediglich 10 Bestrahlungen. Da es sich hierbei allerdings nur um 4 Einzelberichte handelt, muß diese interessante Beobachtung anhand eines größeren Kollektivs bestätigt werden.

11 Skleromyxödem

Das Skleromyxödem ist eine schwer zu therapierende chronisch progrediente Erkrankung mit zweifelhafter Prognose. Während im fortgeschrittenen Stadium mit Organmanifestation die Durchführung einer Chemotherapie z. B. mit Cyclophosphamid indiziert ist, muß vor allem im Frühstadium der Nutzen/Risiko-Faktor der Chemotherapie abgewogen werden. Eine Besserung des Hautzustandes kann mit einer oralen Photochemotherapie erzielt werden. Farr u. Ive [14] berichteten erstmals über den Einsatz von PUVA bei einer Patientin mit Skleromyxödem, die bereits einer Kombinationstherapie aus Cyclophosphamid und Steroiden mit mäßigem Erfolg zugeführt worden war. Nach 2 Monaten PUVA-Therapie war eine deutliche Besserung des Hautbefundes, vor allem ein Rückgang der Infiltration, zu beobachten. Schirren et al. [85] berichten über eine geringradige Besserung des Hautzustandes nach Beginn einer PUVA-Therapie in Kombination mit Melphalan. Es muß allerdings berücksichtigt werden, daß das Krankheitsbild bei diesem Patienten bereits sehr weit fortgeschritten war.

Nach eigenen Erfahrungen scheint der frühzeitige Einsatz eine PUVA-Therapie sinnvoll, bei einer 31jährigen Patientin konnte ein äußerst zufriedenstellendes Ergebnis unter einer kombinierten PUVA/Steroid-Therapie erzielt werden [94]. Die bisherigen Erfahrungen mit dem Einsatz von PUVA beim Skleromyxödem zeigen ganz klar, daß dadurch lediglich der Hautzustand gebessert werden kann, aber kein systemischer Effekt zu erwarten ist. So blieben z. B. die Paraproteinwerte auch bei deutlicher Besserung des Hautzustandes in allen berichteten Fällen unverändert. Auch bei befriedigendem Hautzustand sind daher engmaschige Kontrollen angezeigt, um das Fortschreiten der Erkrankung an inneren Organen rechtzeitig zu erkennen und eine entsprechende Therapie, in diesen Fällen meist mit Chemotherapeutika, einzuleiten. Eine UVB-Therapie scheint hingegen bei diesem Krankheitsbild nicht indiziert. Interessant ist in diesem Zusammenhang der Bericht über eine Exazerbation eines Lichen myxödematosus nach UVB-Therapie [109].

12 Histiocytosis X

Bei der Histiocytosis X ist die Situation bezüglich Phototherapie ähnlich wie beim Skleromyxödem. Während Organmanifestationen die Indikation für eine Chemotherapie darstellen, ist bei rein kutanen Läsionen vor allem bei Erwachsenen ein Therapieversuch mit PUVA empfehlenswert. Iwatsuki et al. [33]

behandelten 2 Erwachsene mit Histiocytosis X sowohl mit UVB als auch mit PUVA, wobei sich PUVA als effektiver herausstellte. Nach Absetzen der Therapie traten relativ rasch Rezidive auf, die wiederum sehr gut auf eine erneute PUVA-Serie ansprachen. Über ähnlich gute Erfahrungen berichten Neumann et al. [69] und Kaudewitz et al. [38]. In diesem Zusammenhang ist interessant zu erwähnen, daß die epidermale Langerhans-Zelle, die Ursprungszelle bei der Histiocytosis X, extrem UV-empfindlich ist [1].

13 Eosinophile Dermatosen

Das Hypereosinophiliesyndrom repräsentiert ein Krankheitsbild, das durch ausgeprägte Bluteosinophilie, disseminierte Organbeteiligung und Allgemeinsymptome gekennzeichnet ist, bei denen eine sekundäre Ursache der Eosinophilie wie z.B. eine parasitäre Infektion ausgeschlossen werden kann. Das Hypereosinophilie-Syndrom gehört wahrscheinlich in die Gruppe der eosinophilen Dermatosen, an deren Beginn die eosinophile Dermatitis Nir-Westfried und am Ende des Spektrums die Eosinophilenleukämie steht [71]. Im Vordergrund des Hypereosinophilie-Syndroms steht oft der ausgedehnte Pruritus, der sehr therapieresistent sein kann. Van den Hoogenband et al. [31] berichteten erstmals über gutes Ansprechen kutaner Läsionen im Rahmen eines Hypereosinophilie-Syndroms auf eine PUVA-Therapie. Bemerkenswert in diesem Falle ist die Resistenz der Hauterscheinungen gegenüber einer vorangegangenen systemischen Steroid- und Dapsontherapie. Wemmer et al. [105] beobachteten ebenfalls ein ausgezeichnetes Ansprechen auf eine PUVA-Therapie bei einer Patientin mit monosymptomatischem (d.h. lediglich Hautbefall ohne Organbeteiligung) Hypereosinophiliesyndrom. Bei monosymptomatischem Hypereosinophiliesyndrom scheint daher die PUVA-Therapie die Behandlung der Wahl zu sein, außerdem könnte sie aufgrund der systemischen Wirkung additiv in Kombination mit Steroiden bzw. Zytostatika auch in Fällen mit Organbeteiligung eingesetzt werden. Die Wirksamkeit der PUVA-Therapie beim Hypereosinophiliesyndrom wurde unlängst auch bei zugrundeliegender HIV-Infektion bestätigt [57].

Die eosinophile pustulöse Follikulitis Ofuji wurde als eine follikuläre Variante der subkornealen pustulösen Dermatose beschrieben, die durch asymmetrisch auftretende, zirkulär angeordnete Papeln und Papulopusteln auf gering infiltrierten Plaques vor allem im Gesicht und am Stamm gekennzeichnet ist. Die Therapie der Erkrankung kann unbefriedigend sein. Breit u. Röcken [6] beobachteten allerdings ein hervorragendes Ansprechen dieses Krankheitsbildes auf eine systemische PUVA-Therapie bei einem Patienten.

14 Pruritus

Zahlreiche Formen des Juckreizes bessern sich unter UVB-Therapie, so auch der diabetische Pruritus, der hepatische Pruritus und manche Fälle von Pruritus sine materia. Mehrere kontrollierte Studien zeigten, daß die UVB-Therapie den urämischen Pruritus wirksam beherrschen kann [18]. Hindson et al. [27] berichten über gute Erfolge bei 9 urämischen Patienten unter UVA-Bestrahlungen. Kurzfristig läßt sich auch Juckreiz bei der biliären Leberzirrhose mit UVB bessern [23]. Person [78] beobachtete bei einem Patienten eine wesentliche Besserung eines cholestatischen Pruritus unter UVA-Therapie. Sowohl Bade- als auch systemische PUVA-Therapie wurde als erfolgreich bei aquagenem Pruritus beschrieben [59, 92]. Bei 2 Patienten von Menage et al. [59] war der aquagene Pruritus jeweils mit einer Polycythämia vera bzw. mit einem myelodysplastischen Syndrom assoziiert. Der positive Effekt von PUVA auf Pruritus im Rahmen einer Polycythämia vera wurde auch von Swerlick [96] bestätigt. Da der Pruritus bei diesen hämatologischen Grunderkrankungen beträchtlich sein kann, scheint ein Versuch mit PUVA-Therapie gerechtfertigt [63]. Obwohl der Mechanismus des therapeutischen Effektes der PUVA-Therapie unklar ist, wird spekuliert, daß dies auf eine Veränderung der Mastzelldegranulation, Histaminsensitivität oder eine Erhöhung der nervalen Reizschwelle zurückzuführen ist [63]. Bereits 1982 konnten Fjellner u. Hägermark [16] zeigen, daß UVB, UVA und PUVA die Reaktion auf den Histimainliberator 48/80 signifikant reduzieren können. Wurde hingegen Histamin direkt injiziert, war eine Inhibition des Juckreizes nur nach UVB zu beobachten. Da längerfristige Bestrahlungen zu einer Austrocknung der Haut führen, die wiederum Ursache für Juckreiz sein kann, ist eine entsprechende fettende Hautpflege anzuraten.

15 HIV-assoziierte Dermatosen

Die Entscheidung, ob eine Photo- bzw. Phototchemotherapie bei HIV-Infektion durchgeführt werden sollte, ist besonders schwierig und kann nicht generell beantwortet werden, sondern sollte individuell getroffen werden. Einerseits treten im Rahmen der HIV-Erkrankung zahlreiche Dermatosen auf, die auf eine Photo- bzw. Phototchemotherapie gut ansprechen, z.B. Psoriasis, Pruritus sine materia, „pruritic papular eruption", ausgedehnte Follikulitis etc. Andererseits ist unbestritten, daß sowohl PUVA als auch UVB immunsuppressiv wirken [3, 43] und zusätzlich die HIV-Replikation induzieren können [86, 103, 111]. Unbestritten ist die Effektivität von UVB bei der pruritic papular eruption. Pardo et al. [74] unterzogen 8 HIV-positive Patienten mit dieser Dermatose einer UVB-Therapie 3mal pro Woche. Die Initialdosis betrug 60 % der minimalen Erythemdosis und wurde bei jeder Bestrahlung um 10 % gesteigert. Bei zufriedenstellendem Ergebnis wurde die Therapie nach einem Monat abgebrochen, bei Weiterbestehen der Beschwerden für einen weiteren Monat fortgesetzt. 7 der 8 Patienten sprachen erfolgreich auf die Therapie an. Das klinische Ansprechen ging mit einem Rückgang des entzündlichen Infiltrates, bestehend aus CD4+-, CD8+- und CD2+-Zellen einher, was bei dem Therapieversager nicht zu beobachten war. Nach Absetzen der Therapie war bei der Hälfte der Patienten innerhalb von 8 Wochen ein Rezidiv zu beobachten.

Die UVB-Therapie kann auch mit Erfolg bei der eosinophilen pustulösen Follikulitis im Rahmen einer HIV-Infektion eingesetzt werden. Buchness et al. [9] behandelten auf diese Weise 6 HIV-Patienten mit zufriedenstellendem

Ergebnis. Nach Weiss u. Taylor [104] spricht auch der HIV-assoziierte Pruritus gut auf eine UVB-Therapie an. Allerdings war bei dem Patienten bald nach Absetzen der Therapie ein Rezidiv zu beobachten. Gorin et al. [20] setzten zur Behandlung eines therapieresistenten HIV-assoziierten Pruritus PUVA ein. Insgesamt wurden 28 Bestrahlungen verabreicht. Nach 4 Wochen war eine wesentliche Besserung zu beobachten, die sich nicht nur auf den Pruritus, sondern auch auf die gleichzeitig bestehende Follikulitis bezog. Interessanterweise konnten Gorin et al. bei 4 anderen Patienten eine Besserung des Pruritus auf eine reine UVA-Therapie beobachten; diesen Patienten konnte wegen eines Leberschadens kein Psoralen verabreicht werden. Eine fast vollständige Rückbildung des Juckreizes im Rahmen eines Hypereosinophiliesyndroms bei 2 HIV-positiven Patienten im Rahmen einer PUVA-Therapie wurde von May et al. [57] berichtet. Der therapeutische Effekt der Photo- und Photochemotherapie ist auch bei der HIV-assoziierten Psoriasis unbestritten [32, 60].

Offen bleibt nach wie vor die Frage der Nebenwirkungen der Photo- und Photochemotherapie bei HIV-infizierten Patienten. Ranki et al. [80] unterzogen 5 HIV-positive Patienten einer oralen PUVA-Therapie. Die Hauterscheinungen (Psoriasis, seborrhoische Dermatitis, Follikulitis, Pruritus) sprachen während der ersten Wochen gut an. Bei 2 Patienten war ein leichter Rückgang der CD 4 +-Zellen zu beobachten, β_2-Mikroglobulin- und Neopterinwerte im Serum bzw. im Urin blieben konstant. Darüber hinaus war kein Anstieg des HIV-Antigens im Serum nachzuweisen. Interessanterweise waren 2 Patienten nach der PUVA-Therapie im Gegensatz zu dem negativen Ergebnis vor der Behandlung bei der intrakutanen Tuberkulinprobe positiv. Zu ähnlichen Ergebnissen kamen Horn et al. [32] bei 8 Patienten, die einer PUVA-Therapie unterzogen wurden. Auch nach 2 Monaten PUVA waren keine signifikanten Effekte auf die CD 4 +-Zellen und auf die Virusexpression im Serum zu beobachten.

Meola et al.[60] führten ähnliche Untersuchungen im Hinblick auf die Sicherheit der UVB-Therapie durch. 6 HIV-positive Patienten (5 Psoriasis, 1 Pruritus) wurden mit UVB über mehrere Wochen behandelt. Es waren keine signifikanten Veränderungen in Hinblick auf CD 4 +-, CD 8 +-Zellen und β_2-Mikroglobulin zu beobachten. Lediglich bei einem Patienten, der vor Beginn Antigen-p 24-negativ war, war das p 24-Antigen nach der Bestrahlungsserie nachzuweisen. Eine Zunahme opportunistischer Infektionen war in keiner der Studien zu beobachten. Diese sehr wichtigen Untersuchungen zeigen, daß die Durchführung einer UVB- bzw. PUVA-Therapie bei HIV-positiven Patienten vertretbar ist. In Anbetracht der In-vitro-Untersuchungen [86, 103, 111] muß allerdings die Indikation streng und individuell gestellt werden. Unabhängig davon bleibt die generelle Empfehlung für HIV-Infizierte, konsequenten Sonnenschutz zu betreiben, bestehen. Vor Beginn einer Phototherapie bei HIV-positiven Patienten muß man sich auch über das Risiko einer u. U. erhöhten Phototoxizität bzw. -sensitivität im klaren sein [73].

16 Alopecia areata

Die Behandlung der Alopecia areata ist nach wie vor eines der größten therapeutischen Probleme in der Dermatologie. Es überrascht daher nicht, daß neben vielen anderen Therapieversuchen auch die Photo- und vor allem die Photochemotherapie dabei zum Einsatz kamen. Bereits 1974 hatten Rollier u. Warcewski [81] einen positiven therapeutischen Effekt des systemischen Einsatzes von 8-Methoxypsoralen und anschließender Exposition mit natürlichem Sonnenlicht auf das Haarwiederwachstum bei Alopecia-areata-Patienten beschrieben. 1980 publizierten Lassus et al.[47] eine Studie, die den Einsatz von systemischer und lokaler PUVA-Therapie bei den unterschiedlichen Formen der Alopecia areata bei 41 Patienten verglich. Die besten Behandlungserfolge zeigten sich bei Patienten mit Formen der umschriebenen Alopecia areata. Am schlechtesten sprachen Patienten mit einer totalen oder universellen Form an. Auch schienen Patienten mit einer vorgegebenen atopischen Diathese insgesamt schlechter anzusprechen. Die Dauer der Alopecia areata korrelierte offenbar negativ mit dem Erfolg der PUVA-Therapie, Patienten mit einer Erkrankungsdauer von mehr als 8 Jahren sprachen schlecht bzw. nicht auf die Behandlung an. Insgesamt schienen die Ergebnisse von Lassus et al. befriedigend bzw. ließen die PUVA-Therapie als alternative Behandlungsform der Alopecia areata erscheinen, bei der Standardtherapien ausgeschöpft waren. 1983 beschrieben Claudy et al. [11] den Einsatz von PUVA bei 23 Patienten mit Alopecia areata. Auch hier wurde 8-Methoxypsoralen topisch oder systemisch verabreicht. 11 von 17 Patienten mit multiplen Alopecia-areata-Herden, Alopecia areata totalis oder Alopecia areata universalis zeigten ein komplettes bzw. mehr als 90 %iges Wiederwachstum der Haare nach systemischer PUVA-Therapie, bei 3 Patienten trat ein Rezidiv auf. Die durchschnittliche kumulative UVA-Dosis betrug immerhin 505 J/cm².

Van der Schar u. Sillevis Smitt [83] hingegen berichten über insgesamt wenig zufriedenstellende therapeutische Ergebnisse bei der Behandlung der Alopecia areata mit PUVA. Im Rahmen dieser klinischen Studie wurden insgesamt 30 Patienten einer systemischen Ganzkörper-PUVA-Therapie zugeführt. Lediglich 9 Patienten zeigten mehr als 60 % Wiederwachstum der Haare, bei wiederum 8 Patienten trat ein Rezidiv innerhalb der nächsten 7,7 Monate auf. Mit Zurückhaltung betrachten auch Mitchell u. Douglass [62] den Einsatz der lokalen PUVA-Therapie bei Alopecia areata bei 22 Patienten mit einer mittleren Erkrankungsdauer von 4,5 Jahren und klinisch ausgeprägtem Befund. Es zeigte sich zwar eine zufriedenstellende Befundbesserung in 45 % der Fälle, einschränkend muß hierzu jedoch angemerkt werden, daß das Ansprechen nicht mit einem Langzeiteffekt verbunden war. Mitchell und Douglass bewerten den Wert der lokalen PUVA-Therapie bei Alopecia areata mit Zurückhaltung und empfehlen, diese Therapie Fällen schwerer Alopecia areata vorzubehalten.

Die breitest angelegte Studie zum Einsatz von PUVA-Therapie bei Alopecia areata stammt aus dem Jahre 1993 von Healy u. Rogers [25] mit 102 Fällen über einen Gesamtbeobachtungszeitraum von 10 Jahren. Auch im Rahmen dieser klinischen Studie wurde 8-Methoxypsoralen entweder systemisch oder topisch appliziert, gefolgt von einer Kopf- oder Ganzkörperbestrahlung. Ein 90 %iges

Wiederwachstum der Haare war lediglich bei 53 % der Patienten zu beobachten. Die Autoren kommen daher zu dem Schluß, daß die PUVA-Therapie nicht zur effektiven Behandlung der Alopecia areata geeignet ist. Zu ähnlich unbefriedigenden Therapieerfolgen wie Healy et al. kommen auch Taylor u. Hawk [97], die über die Effektivität der PUVA-Therapie bei Alopecia areata partialis, totalis und universalis bei 70 Patienten berichten. In allen Fällen hatten diverse Vorbehandlungen mit unbefriedigendem Erfolg stattgefunden, bevor eine PUVA-Behandlung begonnen wurde. Insgesamt zeigte sich ein Erfolg unter PUVA-Therapie bei 6,3 % der Patienten mit Alopecia areata partialis, 12,5 % der Patienten mit Alopecia areata totalis und 13,3 % bei Patienten mit Alopecia areata universalis. Die Autoren sind der Ansicht, daß PUVA offenbar generell keine effektive Behandlungsoption bei Alopecia areata darstellt.

17 Acne vulgaris

Der Einsatz einer Photo- bzw. Photochemotherapie bei der Acne vulgaris ist heutzutage in Anbetracht der zur Verfügung stehenden sehr wirksamen Aknetherapeutika – z. B. Retinoide – nur mehr von historischem Wert. Die Besserung einer Acne vulgaris im Sommer ist eine altbekannte Tatsache, die viele Aknepatienten bestätigen können [61]. Zusätzlich gibt es vereinzelte Studien, die einen positiven Effekt von UVB (SUP) [48] und UVA [58] beschreiben. In einer größer angelegten Studie, die 126 Patienten inkludierte, konnte der Effekt sowohl einer Photo- als auch einer Photochemotherapie nicht bestätigt werden [61]. Dies stimmt mit den Beobachtungen von Parrish et al. [75] überein, die keinen positiven Einfluß einer systemischen PUVA-Therapie bei Acne vulgaris beobachten konnten. Nielsen u. Thormann [70] beobachteten die Induktion aknoider Eruptionen im Rahmen einer PUVA-Behandlung. Langfristige UVB-Bestrahlung hat sogar einen komedogenen Effekt. Aus all diesen Gründen kann daher die Photo- bzw. Photochemotherapie der Akne als nicht mehr zeitgemäß betrachtet werden.

18 Lupus erythematodes

Aufsehen erregt hat eine Kasuistik, bei der eine 71jährige Patientin mit subakut-kutanem Lupus erythematodes einer UVA1-Therapie unterzogen wurde, da relative Kontraindikationen gegenüber der Behandlung mit Kortikosteroiden und Immunsuppressiva bestanden [93]. In 2 Behandlungsserien wurden insgesamt 186 J/cm^2 innerhalb von 9 Wochen appliziert. Nach 6wöchiger Therapie zeigten sich die entzündlichen Hautveränderungen deutlich gebessert, und auch im weiteren Verlauf von mehreren Monaten kam es zu einer kontinuierlichen Verbesserung. Diese Beobachtung erscheint insofern überraschend, als der Lupus erythematodes als eine stark UV-induzierbare Erkrankung gilt. In diesem Zusammenhang muß allerdings berücksichtigt werden, daß das für die Exazerbation eines Lupus erythematodes relevante Aktionsspektrum vorwiegend im UVB-Bereich liegt [50]. Dennoch muß diese sicher interessante Beobachtung von Sönnichsen et al. [93] an einem größeren Patientenkollektiv bestätigt werden. Bis dahin ist diese Therapieempfehlung zurückhaltend zu handhaben.

19 Verschiedenes

Für die *transitorische akantholytische Dermatose (M. Grover)* ist i. allg. eine Exazerbation unter UV-Exposition typisch. Paul u. Arndt [76] konnten dennoch eine deutliche Besserung eines M. Grover durch eine systemische PUVA-Therapie beobachten. Eine zufällige Spontanremission konnte ausgeschlossen werden, da sich die Dermatose nur in den bestrahlten, nicht jedoch in den nichtexponierten Arealen besserte. Interessanterweise war nach den ersten Bestrahlungen eine deutliche Verschlechterung zu beobachten, die sich bei Fortsetzung der Therapie signifikant besserte.

Das *Papuloerythroderm* ist gekennzeichnet durch Pruritus, Eosinophilie und ausgedehnte braun-rote flache Papeln, die die Hautfalten aussparen, was als „deck chair sign" bezeichnet wird. Wakeel et al. [102] konnten bei einem Patienten mit Papuloerythroderm mit einer systemischen PUVA-Therapie Erscheinungsfreiheit, die über einen Nachbeobachtungszeitraum von 9 Monaten anhielt, erzielen.

Gutes Ansprechen auf eine systemische PUVA-Therapie wurde auch bei 2 Patienten mit *Ichthyosis linearis circumflexa* beobachtet [55, 67].

Die *Prurigo nodularis* ist ein extrem therapieresistentes Krankheitsbild, bei dem die Erfolge mit systemischer PUVA- bzw. UVB-Therapie nach eigenen Erfahrungen eher bescheiden sind. Väätäinen et al [99] und Karvonen et al. [37] hingegen berichten über gute Erfolge unter Bade-PUVA mit Trioxsalen. Im Rahmen der Renaissance der Bade-PUVA-Therapie ist daher zu erwarten, daß die Prurigo nodularis in Zukunft vermehrt diesem Therapieverfahren unterzogen und somit die Wertigkeit dieser Behandlung bei diesem extrem therapieresistenten Krankheitsbild reevaluiert werden kann.

Beacham u. Kurgansky [4] berichten über den erfolgreichen Einsatz von systemischer PUVA-Therapie bei *persistierenden Insektenstichreaktionen*. Da diese Veränderungen z. B. auf lokale Steroidinjektionen relativ gut ansprechen, wird auf eine systemische PUVA-Therapie nur in sehr seltenen Fällen zurückgegriffen werden müssen.

Halkier-Sørensen et al. [22] berichten über die erfolgreiche Anwendung einer lokalen PUVA-Therapie bei der „*twenty nail dystrophy*". 45 min vor UVA-Bestrahlung wurde eine 0,15 %ige 8-Methoxypsoralenlösung im Bereich der eponychialen Haut aufgetragen. Eine Besserung war nur bei den bestrahlten Fingernägeln zu beobachten, während die unbehandelten Zehennägel unverändert blieben. In Anbetracht der fehlenden therapeutischen Alternativen ist dies vielleicht ein interessanter Therapieansatz, auch wenn er auf einer Einzelbeobachtung beruht.

Kalimo et al. [36] behandelten 5 Patienten mit *Dermatitis herpetiformis Duhring,* die sich sowohl gegenüber einer glutenfreien Diät als auch gegenüber Dapson als resistent erwiesen, erfolgreich mit einer PUVA-Therapie. Da der M. Duhring i. allg. mit Sulfonen gut zu beherrschen ist, wird auf diese Therapie nur sehr selten zurückgegriffen werden müssen.

Literatur

1. Aberer W, Schuler G, Stingl G, Hönigsmann H, Wolff K (1981) Ultraviolet light depletes surface markers of Langerhans cells. J Invest Dermatol 76: 202–210
2. Arndt KA, Paul BS, Stern RS, Parrish JA (1983) Treatment of pityriasis rosea with UV radiation. Arch Dermatol 119: 381–382
3. Baadsgaard O (1991) In vivo ultraviolet irradiation of human skin results in profound perturbation of the immune system. Arch Dermatol 127: 99–109
4. Beacham BE, Kurgansky D (1990) Persistent bite reactions responsive to photochemotherapy. Br J Dermatol 693–694
5. Boelen RE, Faber WR, Lambers JCCA, Cormane RH (1982) Long-term follow-up of photochemotherapy in pityriasis lichenoides. Acta Dermatol Venerol 62: 442–44
6. Breit R, Röcken M (1991) Klassische Form einer eosinophilen pustulösen Follikulitis – erfolgreiche Therapie mit PUVA. Hautarzt 42: 247–250
7. Brenner W, Gschnait F, Höngismann H, Fritsch P (1978) Erprobung von PUVA bei verschiedenen Dermatosen. Hautarzt 29: 541–544
8. Bruynzeel DP, Boonk WJ, van Ketel WG (1982) Oral psoralen photochemotherapy of allergic contact dermatitis of the hands. Dermatosen 30: 16–20
9. Buchness MR, Lim HW, Hatcher VA, Sanchez M, Soter NA (1988) Esoinophilic pustular folliculitis in the acquired immunodeficiency syndrome. Treatment with ultraviolet B phototherapy. N Engl J Med 318: 1183–1186
10. Christophers E, Höngismann H, Wolff K, Langner A (1978) PUVA-treatment of urticaria pigmentosa. Br J Dermatol 98: 701–702
11. Claudy AL, Gagnaire D (1983) PUVA treatment of alopecia areata. Arch Dermatol 119: 975–978
12. Dahl KB, Reymann F (1977) Photochemotherapy on erythrodermic seborrhoic dermatitis. Arch Dermatol 113: 1295–1296
13. Duschet P, Schwarz T, Gschnait F (1987) Keratosis lichenoides chronica. Hautarzt 38: 678–682
14. Elbracht Ch, Wolf AF, Landes E (1983) Keratosis lichenoides chronica. Z Hautkr 58: 701–708
15. Farr PM, Ive FA (1984) PUVA treatment of scleromyxoedema. Br J Dermatol 110: 347–350
16. Fjellner B, Hägermark Ö (1982) Influence of ultraviolet light on itch and flare reactions in human skin induced by histamine and the histamine liberator compound 48/80. Acta Dermatol Venereol 62: 137–140
17. Fritsch PO, Hönigsmann H, Jaschke E, Wolff K (1978) Augmentation of oral methoxysalen-photochemotherapy with an oral retinoic acid derivative. J Invest Dermatol 70: 178–182
18. Gilchrest BA (1979) Ultraviolet phototherapy of uremic pruritus. Int J Dermatol 18: 741–748
19. Gonzalez E, Momtaz K, Freedman S (1984) Bilateral comparison of generalized lichen planus treated with psoralens and ultraviolet A. J Am Acad Dermatol 10: 958–961
20. Gorin I, Lessana-Leibowitch M, Fortier P, Leibowitch J, Escande JP (1989) Successful treatment of the pruritus of human immunodeficiency virus infection and acquired immunodeficiency syndrome with psoralen plus ultraviolet A therapy. J Am Acad Dermatol 20: 511–513
21. Granerus G, Roupe G, Swanbeck G (1981) Decreased urinary histamine metabolite after successful PUVA treatment of urticaria pigmentosa. J Invest Dermatol 76:1–3
22. Halkier-Sørensen L, Cramers M, Kragballe K (1990) Twenty-nail dystrophy treated with topical PUVA. Acta DermatolVenereol 70: 510–511
23. Hanid MA, Levi AJ (1980) Phototherapy for pruritus in primary biliary cirrhosis. Lancet II: 530

24. Hawk JLM, Le Grice P (1994) The efficacy of localized PUVA therapy for chronic hand and foot dermatoses. Clin Exp Dermatol 19: 479–482

25. Healy E, Rogers S (1993) PUVA treatment for alopecia areata – does it work? A retrospective review of 102 cases. Br J Dermatol 129: 42–44

26. Helander I, Jansén, Meurman L (1987) Long-term efficacy of PUVA treatment in lichen planus: comparison of oral and external methoxsalen regimens. Photodermatology 4: 265–268

27. Hindson C, Taylor A, Martin A, Downey A (1981) UVA light for relief of uraemic pruritus. Lancet I: 215

28. Hindson TC, Spiro JG, Cochrane H (1987) PUVA therapy of diffuse granuloma annulare. Clin Exp Dermatol 13:26–27

29. Hofmann C, Weissmann I, Plewig G (1979) Pityriasis lichenoides chronica – eine neue Indikation zur PUVA-Therapie? Dermatologica 159: 451–460

30. Honig B, Morison WL, Karp D (1994) Photochemotherapy beyond psoriasis. J Am Acad Dermatol 31:775–790

31. Hoogenband HM van den, Berg WHHW van den, Diggelen MW van (1985) PUVA therapy in the treatment of skin lesions of the hypereosinophilic syndrome. Arch Dermatol 121: 450

32. Horn TD, Morison WL, Frazadegan H, Zmudzka BZ, Beer JZ (1994) Effects of psoralen plus UVA radiation (PUVA) on HIV-1 in human beings: A pilot study. J Am Acad Dermatol 31: 735–740

33. Iwatsuki K, Tsugiki M, Yoshizawa N, Takigawa M, Yamada M, Shamoto M (1985) The effect of phototherapies on cutaneous lesions of histiocytosis X in the elderly. Cancer 57: 1931–1936

34. Jansén CT, Malmiharju (1981) Inefficacy of topical methoxsalen plus UVA for palmoplantar pustulosis. Acta Dermatol Venereol 61: 354–356

35. Jansén CT, Lehtinen R, Happonen RP, Lehtinen A, Söderlund K (1987) Mouth PUVA: a new treatment for recalcitrant oral lichen planus. Photodermatology 4: 165–166

36. Kalimo K, Lammintausta K, Viander M, Jansén CT (1986) PUVA treatment of dermatitis herpetiformis. Photodermatology 3: 54–55

37. Karvonen J, Hannuksela M (1982) Long term results of topical trioxsalen PUVA in lichen planus and nodular prurigo. Acta Dermatol Venereol [Suppl 120]: 53–55

38. Kaudewitz P, Przybilla B, Schmoeckel C, Gollhausen R (1986) Cutaneous lesions in histiocytosis X: Successful treatment with PUVA. J Invest Dermatol 86: 324–325

39. Kerker B, Huang CP, Morison WL (1990) Photochemotherapy of generalized granuloma annulare. Arch Dermatol 126:359–361

40. Kerscher M, Volkenandt M, Meurer M, Lehmann P, Plewig G, Röcken M (1994) Treatment of localised scleroderma with PUVA bath photochemotherapy. Lancet 343:1233

41. Kerscher M, Dirschka T, Vokenandt M (1995) Treatment of localised scleroderma by UVA1 phototherapy. Lancet 346:1166

42. Kerscher M, Volkenandt M, Lehmann P, Plewig G, Röcken M (1995) PUVA-bath photochemotherapy of lichen planus. Arch Dermatol 131: 1210–1211

43. Kripke ML (1990) Photoimmunology. Photochem Photobiol 52: 919–924

44. Krizsa J, Hunyadi J, Dobozy A (1992) PUVA treatment of pigmented purpuric lichenoid dermatitis (Gougerot-Blum) J Am Acad Dermatol 27:778–780

45. Lang PG (1981) Keratosis lichenoides chronica. Successful treatment with psoralen-ultraviolet-A therapy. Arch Dermatol 117: 105–108

46. Lange-Wantzin G, Thomsen K (1982) PUVA-treatment in lymphomatoid papulosis. Br J Dermatol 107: 687–690

47. Lassus A, Kianto U, Johansson E, Juvakoski (1980) PUVA treatment for alopecia areata. Dermatologica 161: 298–304

48. Lassus A, Salo O, Förström L, Lauharnta J, Kanerva L, Juvakoski T (1983) Behandlung der Akne mit selektiver Ultraviolettphototherapie (SUP). Dermatol Monatsschr 169: 376–379

49. Leenutaphong V, Jiamton S (1995) UVB phototherapy for pityriasis rosea: A bilateral comparison study. Arch Dermatol 33: 996–999

50. Lehmann P, Hölzle E, Kind P, Goerz G, Plewig G (1990) Experimental reproduction of skin lesions in lupus erythematosus by UVA and UVB radiation. J Am Acad Dermatol 22: 181–187

51. Lehtinen R, Happonen RP, Kuusilehto A, Jansén CT (1989) A clinical trial of PUVA treatment in oral lichen planus. Proc Finn Dent Soc 85: 29–33

52. LeVine MJ (1983) Phototherapy of pityriasis lichenoides. Arch Dermatol 119: 378–380

53. LeVine MJ, Parrish JA, Fitzpatrick TB (1981) Oral methoxsalen photochemotherapy (PUVA) of dyshidrotic eczema. Acta Dermatol Venereol 61: 570–571

54. Lundquist G, Forsgren H, Gajecki M, Emtestam L (1995) Photochemotherapy of oral lichen planus. Oral Surg Oral Med Oral Pathol Oral Radiol Endod 79: 554–558

55. Manabe M, Yoshiike T, Negi M, Ogawa H (1983) Successful therapy of ichthyosis linearis circumflexa with PUVA. J Am Acad Dermatol 8: 905–906

56. Marsch WCH, Stüttgen G (1981) Granuloma anulare – Eine Indikation für die Photochemotherapie? Z Hautkr 56:44–49

57. May LP, Kelly J, Sanchez M (1990) Hypereosinophilic syndrome with unusual cutaneous manifestations in two men with HIV infection. J Am Acad Dermatol 23: 202–204

58. Meffert H, Kölzsch J, Laubstein B, Sönnichsen N (1986) Phototherapie bei Akne vulgaris mit dem Teilkörperbestrahlungsgerät „TuR" UV10. Dermatol Monatsschr 172: 9–13

59. Menage HDP, Norris PG, Hawk JLM, Greaves MW (1993) The efficacy of psoralen photochemotherapy in the treatment of aquagenic pruritus. Br J Dermatol 129: 163–165

60. Meola T, Soter NA, Ostreicher R, Sanchez M, Moy JA (1993) The safety of UVB phototherapy in patients with HIV infection. J Am Acad Dermatol 29: 216–220

61. Mills OH, Kligman AM (1978) Ultraviolet phototherapy and photochemotherapy of acne vulgaris. Arch Dermatol 114: 221–223

62. Mitchell AJ, Douglass MC (1985) Topical photochemotherapy for alopecia areata. J Am Acad Dermatol 12: 644–649

63. Morison WL, Nesbitt JA (1983) Oral psoralen photochemotherapy (PUVA) for pruritus associated with polycythemia vera and myeolofibrosis. Am J Hematol 42: 409–410

64. Morison WL, Parrish JA, Fitzpatrick TB (1978) Oral methoxsalen photochemotherapy of recalcitrant dermatoses of the palms and soles. Br J Dermatol 99: 297–302

65. Mørk NJ, Austad J (1983) Short-wave ultraviolet light (UVB) treatment of allergic contact dermatitis of the hands. Acta Derm Venereol 63: 87–89

66. Murray D, Corbett MF, Warin AP (1980) A controlled trial of photochemotherapy for persistent palmoplantar pustulosis. Br J Dermatol 102: 659–663

67. Nagata T (1980) Netherton's syndrome which responded to photochemotherapy. Dermatologica 161: 51–56

68. Narwutsch M, Narwutsch M, Dietz H (1990) Erste Ergebnisse zum Langzeiteffekt des PUVA-therapierten Lichen ruber oralis. Dermatol Monatsschr 176: 349–355

69. Neumann C, Kolde G, Bonsmann G (1988) Histiocytosis X in an elderly patient. Ultrastructure and immunocytochemistry after PUVA photochemotherapy. Br J Dermatol 119: 385–391

70. Nielsen EB, Thormann J (1978) Acne-like eruptions induced by PUVA-treatment. Acta Dermatol Venerol 58: 374–375

71. Oppolzer G, Duschet P, Schwarz T, Hutterer J, Gschnait F (1988) Die Hypereosinophile Dermatitis (Nir-Westfried). Eine Variante im Spektrum des Hypereosinophiliesyndroms. Z Hautkr 63: 123–125

72. Ortonne JP, Thivolet J, Sannwald C (1978) Oral photochemotherapy in the treatment of lichen planus (LP). Br J Dermatol 99: 77–87

73. Pappert A, Grossman M, DeLeo V (1994) Photosensitivity as the presenting illness in four patients with human immunodeficiency viral infection. Arch Dermatol 130: 618–623

74. Pardo RJ, Bogaert MA, Penneys NS, Byrne GE, Ruiz P (1992) UVB phototherapy of the pruritic papular eruption of the acquired immunodeficiency syndrome. J Am Acad Dermatol 26: 423–428

75. Parrish JA, Strauss JS, Fleming TS, Fitzpatrick TB (1978) Oral Methoxsalen photochemotherapy for acne vulgaris. Arch Dermatol 114: 1241–1242

76. Paul BS, Arndt KA (1984) Response of transient acantholytic dermatosis to photochemotherapy. Arch Dermatol 120: 121–122

77. Paul R, Jansén CT (1983) Suppression of palmoplantar pustulosis symptoms with oral 8-methoxypsoralen and high-intensity UVA irradiation. Dermatolgica 167: 283–285

78. Person JR (1981) Ultraviolet A (UV-A) and cholestatic pruritus. Arch Dermatol 117: 684

79. Powell FC, Muller SA (1984) Psoralens and ultraviolet A therapy of pityriasis lichenoides. J Am Acad Dermatol 10: 59–64

80. Ranki A, Puska P, Mattinen S, Lagerstedt A, Krohn K (1991) Effect of PUVA on immunologic and virologic findings in HIV-infected patients. J Am Acad Dermatol 24: 404–410

81. Rollier R, Warcewski Z (1974) Le traitement de la pelade par la meladinine. Bull Soc Fr Dermatol Syph 81: 97

82. Ryatt KS, Greenwood R, Cotterill JA (1982) Keratosis lichenoides chronica. Br J Dermatol 106: 223–225

83. Schaar WW van der, Sillevis Smitt JH (1984) An evaluation of PUVA-Therapie for alopecia areata. Dermatologica 168: 250–252

84. Scharffetter-Kochanek K, Goldermann R, Lehmann P, Hölzle E, Goerz G (1995) PUVA therapy in disabling pansclerotic morphoea of children. Br J Dermatol 132:830–831

85. Schirren, CG, Bethe M, Eckert F, Przybilla B (1992) Skleromyxödem Arndt-Gottron. Fallbericht und Übersicht über die therapeutischen Möglichkeiten. Hautarzt 43: 152–157

86. Schreck S, Panozzo J, Milton J, Libertin CR, Woloschak GE (1995) The effects of multiple UV exposures on HIV-LTR expression. Photochem Photobiol 61: 378–382

87. Schroeff JG van der, Schothorst AA, Kanaar P (1983) Induction of actinic lichen planus with artificial UV sources. Arch Dermatol 119: 498–500

88. Simon M Jr, Hunyadi J (1986) PUVA-Therapie der Ekzematid-artigen Purpura. Akt Dermatol 12: 100–102

89. Sjövall P, Christensen OB (1986) Local and systemic effect of ultraviolet irradiation (UVB and UVA) on human allergic contact dermatitis. Acta Dermatol Venereol 66: 290–294

90. Sjövall P, Christensen OB (1987) Local and systemic effect of UVB irradiation in patients with chronic hand eczema. Acta Dermatol Venereol 67: 538–541

91. Smith ML, Orton PW, Chu H, Weston WL (1990) Photochemotherapy of dominant, diffuse, cutaneous mastocytosis. Pediatr Dermatol 7: 251–255

92. Smith RA, Ross JS, Staughton RCD (1994) Bath PUVA as a treatment for aquagenic pruritus. Br J Dermatol 131: 584

93. Sönnichsen N, Meffert H, Kunzelmann V, Audring H (1993) UV-A-1-Therapie bei subakut-kutanem Lupus erythematodes. Hautarzt 44: 723–725

94. Ständer, H., D. Nashan, T. Schwarz (1996) Skleromyxödem Arndt-Gottron: Erfolgreiche Behandlung mit einer kombinierten Steroid-PUVA-Therapie. Z Hautkr (submitted)

95. Stege H, Schöpf E, Ruzicka T, Krutmann J (1996) High dose UVA1 for urticaria pigmentosa. Lancet 347: 64

96. Swerlick RA (1985) Photochemotherapy treatment of pruritus associated with polycythemia vera. J Am Acad Dermatol 4: 675–677

97. Taylor CR, Hawk JLM (1995) PUVA treatment of alopecia areata partialis, totalis and universalis: audit of 10 years' experience at St John's Institute of Dermatology. Br J Dermatol 133: 914–918

98. Tegner E (1983) Seborrhoic dermatitis of the face induced by PUVA treatment. Acta Derm Venereol 63: 335–339

99. Väätäinen N, Hannuksela M, Karvonen J (1979) Local photochemotherapy in nodular prurigo. Acta Dermatol Venereol 59: 544–547

100. Väätäinen N, Hannuksela M, Karvonen J (1981) Trioxsalen baths plus UV-A in the treatment of lichen planus and urticaria pigmentosa. Clin Exp Dermatol 6: 133–138

101. Vella Briffa D, Eady RAJ, James MP, Gatti S, Bleehen SS (1983) Photochemotherapy (PUVA) in the treatment of urticaria pigmentosa. Br J Dermatol 109:67–75

102. Wakeel RA, Keefe M, Chapman RS (1991) Papuloerythroderma. Another case of a new disease. Arch Dermatol 127: 96–98

103. Wallace BM, Lasker JS (1992) Awakenings... UV light and HIV gene activation. Science 257: 1211–1212

104. Weiss DS, Taylor JR (1990) Treatment of generalized pruritus in an HIV-positive patient with UVB phototherapy. Clin Exp Dermatol 15: 316–317

105. Wemmer U, Thiele B, Steigleder GK (1988) Hypereosinophilie-Syndrom (HES) – erfolgreiche PUVA-Therapie. Hautarzt 39: 42–44

106. Willemze R, Beljaards RC (1993) Spectrum of primary cutaneous CD30 (Ki-1)-positive lymphoproliferative disorders. J Am Acad Dermatol 28: 973–980

107. Wlaschek M, Heinen G, Poswig A, Schwarz A, Krieg T, Scharffetter-Kochanek K (1994) UVA-induced autocrine stimulation of fibroblast-derived collagenase/MMP-1 by interrelated loops of interleukin-1 and interleukin-6. Photochem Photobiol 59:550–556

108. Wong K, Ratnam KV (1990) A report of two cases of pigmented purpuric dermatoses treated with PUVA therapy. Acta Dermatol Venereol 71:68–70

109. Yamazaki S, Fujisawa T, Yanatori A, Yamakage A (1995) A case of lichen myxedematosus with clearly exacerbated skin eruptions after UVB irradiation. J Dermatol 22: 590–593

110. Ziemer A, Göring HD (1989) Disseminiertes Granuloma anulare – Rückbildung unter PUVA-Therapie. Z Hautkr 64:1095–1097

111. Zmudzka BZ, Beer JZ (1990) Activation of human immunodeficiency virus by ultraviolet radiation. Photochem Photobiol 52: 1153–1162

III Spezielle phototherapeutische Verfahren

Lasertherapie in der Dermatologie

Kathrin Wiek, Wolfgang Vanscheidt

Inhalt

1 Einleitung

Die ersten Laser wurden 1960 konstruiert, 4 Jahre später fanden sie erstmals in der Medizin Anwendung. In den folgenden 2 Jahrzehnten wurden in der Dermatologie vor allem der Argonionenlaser, der Kohlendioxidlaser und der Neodym: YAG-Laser eingesetzt. Durch die Einführung der gepulsten Lasersysteme wurde das Spektrum der dermatologischen Lasertherapie sowohl quantitativ als auch qualitativ erweitert. Die Indikationsstellung zur Lasertherapie ist jedoch nach wie vor gegen andere mögliche konservative Verfahren genau abzuwägen und das zur Therapie der jeweiligen Hautveränderung geeignete Lasersystem sorgfältig auszuwählen. Hierzu ist nicht nur klinische Erfahrung notwendig, sondern auch die Kenntnis der theoretischen Grundlagen, um die Möglichkeiten und Grenzen der Lasertherapie verstehen und ausschöpfen zu können.

2 Physikalische Grundlagen

Licht kann sowohl als Welle als auch als Teilchen definiert werden. Bei seiner Entstehung wird Energie in Form von Photonen durch Atome emittiert, deren Elektronen von einer energiereicheren auf eine energieärmere Schale springen. Jedes Photon besitzt eine definierte Energie. Die Energie eines auf oben beschriebene Weise freiwerdenden Photons entspricht der Differenzenergie der beiden Schalen. Stellt man sich Licht als Welle vor, so entspricht die Energie dem Produkt von Plancksches Wirkungsquantum und Frequenz:

$$\Delta E = h\upsilon.$$

E = Energie,
h = Plancksches Wirkungsquantum,
υ = Frequenz.

Licht breitet sich immer mit Lichtgeschwindigkeit (c) aus. Die Lichtgeschwindigkeit ist das Produkt aus Frequenz υ und Wellenlänge λ:

$$c = \upsilon\lambda.$$

Die Differenzenergien der Schalen der Atome haben für das jeweilige Element charakteristische Werte, so daß von einem Stoff immer nur bestimmte Lichtfrequenzen ausgesendet werden können. Laserlicht weist im Gegensatz zum Licht herkömmlicher Lichtquellen einige besondere Eigenschaften auf. Es ist monochromatisch, kohärent und kollimiert. Das bedeutet, daß Laserlicht im Idealfall nur eine einzige Wellenlänge enthält, daß die Wellen des Laserlichts parallel im Takt schwingen und daß der Strahl des Laserlichts auch auf längere Strecken nicht divergiert.

Der Begriff „LASER" ist eine Abkürzung für „light amplification by stimulated emission of radiation" und beschreibt das Funktionsprinzip eines Lasers. Bei der Erzeugung von Laserlicht werden Elektronen der Atome oder Moleküle des Lasermediums angeregt und damit auf eine energetisch höhere Schale gehoben. Die bei der Anregung eines Atoms absorbierte Energie entspricht dabei genau der Differenzenergie zwischen beiden Schalen. Jedes Elektron ist nun bestrebt, vom angeregten Zustand in den stabileren Grundzustand zurückzukehren. Beim Zurückfallen in den Grundzustand wird Energie in Form von Photonen frei.

Trifft im angeregten Lasermedium, das aus Atomen oder Molekülen besteht, deren Elektronen auf eine energetisch höhere Schale gehoben wurden, nun eines der freiwerdenden Photonen auf ein angeregtes Atom oder Molekül, wird die Emission eines weiteren Photons gleicher Energie, Frequenz und Wellenlänge sowie gleicher Bewegungsrichtung ausgelöst. So entstehen Kaskaden von identischen Photonen. Diese Photonen werden im Resonator zwischen 2 Spiegeln reflektiert und durchlaufen dabei immer wieder das aktive Medium, wodurch wiederum gleichartige Photonen erzeugt werden und es zu einer Verstärkung der Strahlung kommt. Einer der beiden Spiegel ist partiell durchlässig. Die Photonen, die diesen Spiegel passieren, sind das austretende Laserlicht.

Von Bedeutung ist, daß sich im Lasermedium durch ständige Zuleitung von Energie mehr Atome im angeregten als im Grundzustand befinden. Dies wird als Besetzungsinversion bezeichnet. Da die Elektronen bestrebt sind, schnell wieder in den Grundzustand zurückzukehren, kann die Besetzungsinversion nur schwer aufrecht erhalten werden. Dieses Problem wird durch Lasermedien umgangen, deren Elektronen mehrere Energieniveaus besetzen können und jeweils von einem Niveau auf das nächstniedrigere Energieniveau zurückkehren.

Um eine Besetzungsinversion zu erhalten, muß dem Lasermedium ständig Energie zugeführt werden. Dies kann z.B. durch Einstrahlen von Licht, dem optischen Pumpen oder durch elektrische Gasentladungen entstehen. Als Lasermedien kommen sowohl Gase als auch Flüssigkeiten oder Festkörper in Betracht.

3 Laserwirkung im Gewebe

Wichtige Parameter bei der Beschreibung der Laserstrahlung, um deren Gewebewirkungen abschätzen zu können, sind Wellenlänge des Laserlichts, Ausgangsleistung, Bestrahlungsdauer- und -fläche. Die Leistung des Lasers wird in Watt angegeben:

Leistung (P = Power) = Watt [W].

Für die Beurteilung der Laserwirkung im Gewebe ist es wichtig anzugeben, auf welche Fläche sich der Laserstrahl, der vom Gerät mit einer bestimmten Leistung ausgestrahlt wird, verteilt. Hieraus ergibt sich die Leistungsdichte, die in Watt pro cm^2 angegeben wird:

Leistungsdichte (I = Intensität) = W/cm^2.

Entscheidend ist auch die Zeit, mit der das Laserlicht auf das Gewebe einwirkt. Wird sie mit eingerechnet, ergibt sich die Energiedichte oder Bestrahlungsdosis (D) in Joule pro cm^2:

Energiedichte (D) = [Ws/cm^2 = J/cm^2]; Joule = Energie.

Bei der Angabe der Bestrahlungsparameter müssen also angegeben werden: die Wellenlänge, die Leistung, die Zeitdauer des Laserimpulses und die Größe des bestrahlten Areals, der sog. Spotdurchmesser, der bei den meisten Lasergeräten variiert werden kann. Zwar tritt das Laserlicht aus dem Laser als ein Bündel paralleler Lichtstrahlen aus, wird jedoch bei fast allen medizinischen Lasern durch Linsen fokussiert. Man kann mit dem fokussierten Strahl also auf einer minimalen Fläche bestrahlen oder den defokussierten Strahl auf ein größeres Gewebeareal einwirken lassen. Hiermit erzeugt man bei gleicher Ausgangsleistung und gleicher Bestrahlungszeit eine geringere Leistungsdichte und Wirkung im Gewebe, da sich das Laserlicht auf eine größere Fläche verteilt.

Trifft Laserlicht auf biologisches Gewebe, gibt es 3 mögliche Formen der Interaktion: Reflexion, Transmission oder Absorption. Für die Laserwirkung im Gewebe ist vor allem die Absorption verantwortlich. Bei der Absorption von Lichtenergie werden die absorbierenden Materialien in Schwingung versetzt, und es entsteht Wärme. An den optischen Grenzflächen wird ein Teil des Laserlichts reflektiert. Dies kann sowohl an der Oberfläche der Gewebe als auch innerhalb des Gewebes an den Gewebestrukturen der Fall sein. An der Oberfläche des Stratum corneum werden ca. 4–7% des Lichts reflektiert [2]. Innerhalb der Epidermis wird Licht nur gering gestreut, stark dagegen an den Kollagenfasern der Dermis. Das Ausmaß der Streuung ist annähernd umgekehrt proportional zur Wellenlänge.

Die Eindringtiefe von Licht in die Haut wird sowohl von der Streuung als auch von der Absorption limitiert. Die Absorption ist ebenfalls abhängig sowohl von Gewebeeigenschaften als auch von Wellenlänge. Sie wird ausgedrückt im Absorptionskoeffizienten (Einheit cm^{-1}). Er beschreibt die Wahrscheinlichkeit, mit der ein Photon pro definierter Weglänge im Gewebe absorbiert wird.

In der Haut wird Laserlicht je nach Wellenlänge vor allem von Wasser und den Chromophoren der Haut, dem Melanin und dem Hämoglobin absorbiert. Für die jeweiligen Substanzen ergeben sich, bezogen auf die Wellenlänge, charakteristische Absorptionskurven (s. Abb. 1).

Die Absorption durch Melanin ist im ultravioletten Bereich relativ hoch und nimmt mit längeren Wellenlängen fast kontinuierlich ab. Oxigeniertes Hämoglobin besitzt seine Absorptionsmaxima bei 415, 540 und 577 nm, bei längeren Wellenlängen sinkt die Absorption wieder ab. Wasser hat seine niedrigste Lichtabsorption in den Bereichen des sichtbaren Lichts, die bei höheren Wellenlängen im infraroten Bereich ab- und bei ca. 1200 nm wieder zunimmt. In Bereichen kürzerer Wellenlängen ist der Melaningehalt der Epidermis der wesentliche limitierende Faktor für die Lichtdurchlässigkeit. Epidermis mit einem

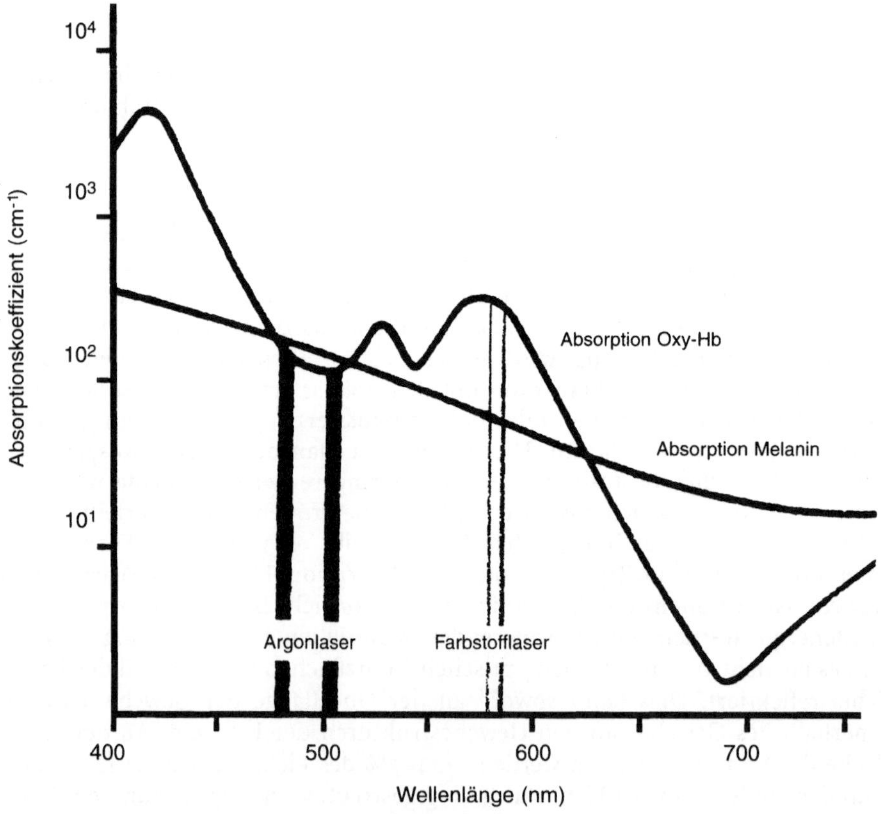

Abb. 1. Absorptionskurven des Oxyhämoglobins und des Melanins

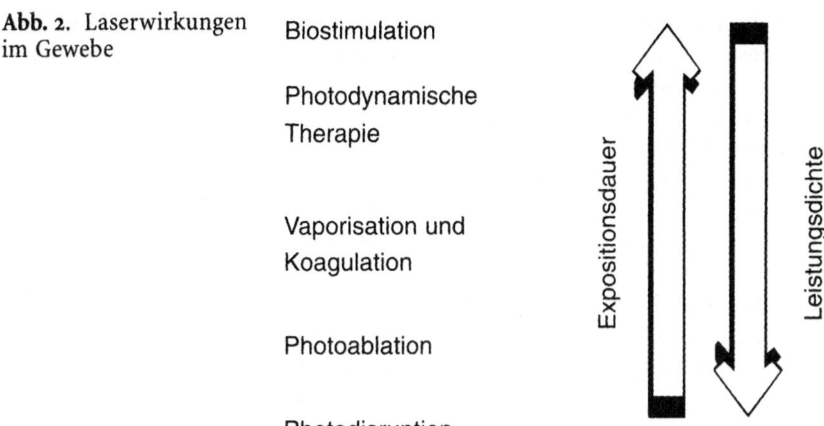

Abb. 2. Laserwirkungen im Gewebe

geringen Melaningehalt läßt bei 400 nm eine Transmission von ca. 50% des Lichts zu, während bei 1200 nm ca. 90% des Lichts die Epidermis passieren können. Eine stark melaninhaltige Epidermis erlaubt in den Bereichen des sichtbaren Lichts eine Transmission von ca. 20%, bei 1200 nm noch von 90% [13].

Die Wirkung der Laserstrahlung im Gewebe entsteht durch Absorption. Je nach Dauer des eingestrahlten Laserlichts und dessen Leistungsdichte beobachtet man unterschiedliche Interaktionen zwischen Laserlicht und Gewebe (s. Abb. 2).

Die *Biostimulation* stellt eine noch wenig erforschte Wirkung von Licht auf lebende Zellen dar. Man nimmt an, daß durch Licht zelleigene Stoffwechselvorgänge induziert oder auch unterdrückt werden können. Diese Prinzipien will man sich bei der Anwendung von Softlasern, die meist im Milliwattbereich mit roten Wellenlängen arbeiten, zunutze machen.

Photochemische Prozesse sind Konfigurationsänderungen durch den Einfluß von Licht. Man wendet dieses Prinzip bei der photodynamischen Therapie an. Es werden Photosensibilatoren zugeführt, die sich beispielsweise in Tumorgewebe anreichern. Ein häufig benutzter Stoff ist die δ-Aminolävulinsäure. Reichert sich dieser Stoff in einem Hauttumor an, zeigt der Tumor unter ultraviolettem (Wood-)Licht eine Fluoreszenz, die auch bei der Bestimmung der Flächenausdehnung Anwendung finden kann. Wird der Tumor anschließend mit Licht im Bereich der roten Wellenlängen bestrahlt, kommt es zu einer phototoxischen Reaktion, die das Tumorgewebe zerstört.

Thermische Vorgänge sind die Koagulation und Verdampfung von Gewebe durch Laserlicht.

Bei der *Photoablation* wird Gewebe ohne thermische Schädigung der umliegenden Gewebsstrukturen durch die Einwirkung hoher Energien und kurzer Impulsdauern sehr gezielt abgesprengt. Dieses Verfahren wird u.a. in der Augenheilkunde bei der Korrektur der Kornea angewendet.

Bei der *Photodisruption* kommt es zur Bildung freier Ionen und Elektronen im sog. Plasma, dessen explosionsartige Ausbreitung zur Bildung einer Schockwelle führt.

Für die *Dermatologie* wichtig ist vor allem die Kenntnis der thermischen Vorgänge im Gewebe: Werden im Gewebe Temperaturen von etwa 60 °C erreicht, kommt es zu einer Denaturierung von Proteinen und damit zu einer Koagulation. Bei 100 °C wird Gewebe ausgetrocknet, ab 150 °C karbonisiert, ab ungefähr 300 °C vaporisiert. Diese Zahlenwerte sind jedoch nicht absolut zu begreifen, sondern abhängig von der Dauer der Wärmeeinwirkung. Während eine kurzfristige Erhitzung auf 60 °C nur einen geringen Schaden hervorruft, können schon bei geringeren Temperaturen, die jedoch länger bestehen, erhebliche Gewebsdefekte auftreten [32].

Gewebe wird jedoch nicht nur unmittelbar durch die Absorption des Laserlichts erhitzt. Die im Gewebe entstehende erhöhte Temperatur wird in benachbarte Bereiche niedrigerer Temperatur abgeleitet, die sich nun ebenfalls, wenn auch geringer, erhitzen. So grenzt an eine Zone der Vaporisation durch Wärmeleitung u.U. auch eine Karbonisations- und eine Koagulationszone an (s. Abb. 3). Die Breite dieser Zonen hängt nicht nur von den Bestrahlungsparametern, sondern auch von den Gewebeeigenschaften, wie z.B. der Ausgangswärme der Gewebe, der Durchblutung etc. ab. Ziel der Lasertherapie ist es, unkontrollierte Gewebsdefekte zu vermeiden und die thermische Wirkung des Laserlichts auf die Zielgebiete zu beschränken. Dies kann durch Optimierung der Behandlungsparameter erreicht werden.

Zu den natürlicherweise in der Haut vorkommenden absorbierenden Gewebsbestandteilen Melanin, Hämoglobin und Wasser kommen u.U. noch artefiziell eingebrachte Partikel wie z.B. Tätowierungspigmente unterschiedli-

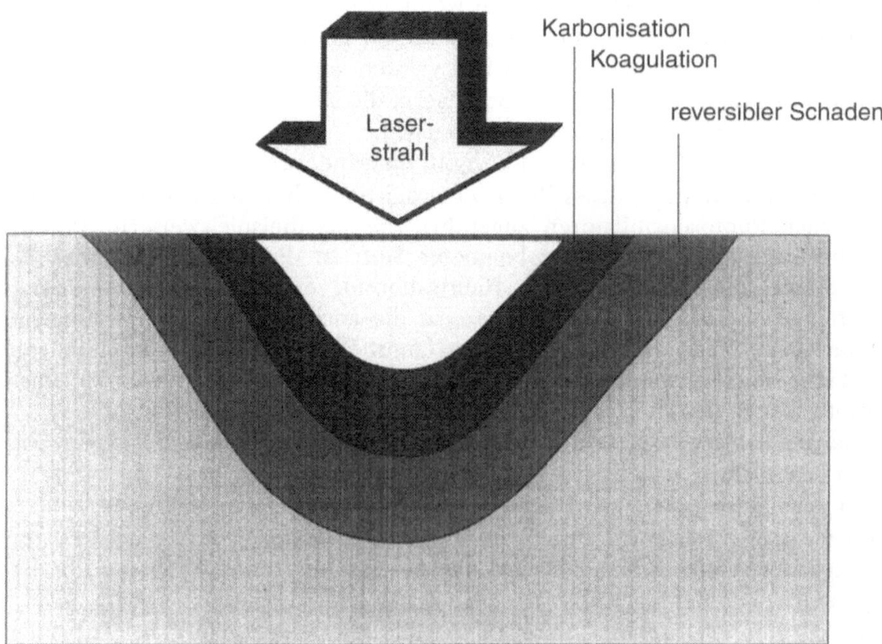

Abb. 3. Zonen der thermalen Schädigung im biologischen Gewebe

cher Farbe. Will man einen dieser Gewebsbestandteile durch Laserlicht zerstören, dann muß die Wellenlänge optimal auf dessen Absorptionseigenschaften abgestimmt sein, also möglichst im Absorptionsmaximum der Substanz liegen. Dabei ist jedoch zu berücksichtigen, daß die Eindringtiefe des Lichts in die Haut im Bereich des sichtbaren Spektrums mit der Wellenlänge zunimmt und oft erst mit längeren Wellenlängen ausreichende Eindringtiefen erreicht werden.

Ebenso wie die Wellenlänge müssen Laserleistung und Impulsdauer auf die Zielstruktur abgestimmt sein. Erwünscht ist, daß die Zielstruktur durch die Absorption stark genug erhitzt wird, um sie zu zerstören, die Erwärmung aber nicht ins umliegende Gewebe weitergeleitet wird und auch hier ein – unspezifischer – Schaden entsteht. Je länger das Laserlicht auf das Gewebe einwirkt, desto höhere Temperaturen können erreicht werden und desto stärker heizt sich die Umgebung des Zielgebietes auf. Die durch Diffusion erreichten Temperaturen der angrenzenden Gewebe sind also auch von der Dauer der Bestrahlung abhängig.

Die Dauer des Laserimpulses sollte kürzer sein als die Wärmerelaxationszeit der Zielstruktur, um unerwünschte Schädigungen des angrenzenden Gewebes durch Wärmeleitung zu vermeiden. Unter der Wärmerelaxationszeit versteht man die Zeit, in der sich eine Struktur wieder auf die Hälfte ihrer maximal erreichten Temperatur abkühlt. Der Laserimpuls sollte um so kürzer einwirken, je kleiner die Zielstruktur ist. Auch muß der Impulsdurchmesser auf die Größe der Zielstruktur abgestimmt werden. Auch hier sollte möglichst das angrenzende Gewebe geschont werden. Andererseits kann durch eine Vergrößerung des Laserimpulses bis zu einem gewissen Grad auch die Eindringtiefe des Laserlichts erhöht werden, da bei breiteren Impulsen mehr Licht durch Rückstreuung wieder in den Bereich des einfallenden Laserstrahls zurückgestreut wird als bei Impulsen kleineren Durchmessers.

4 Lasersicherheit

Einen wichtigen, aber leider oft vernachlässigten Aspekt der Lasertherapie stellt die Lasersicherheit dar.

Laser werden hinsichtlich der von ihnen ausgehenden Strahlung in 4 verschiedene Klassen eingeteilt.

Klasse 1: Laser, deren Strahlung ungefährlich ist.

Klasse 2: Laser, deren Wellenlänge im sichtbaren Spektralbereich liegt (400–700 nm), bei Bestrahlungsdauer bis 0,25 s ungefährlich für das Auge.

Klasse 3 a: Es gilt dasselbe wie für Laser der Klasse 2. Wird der Strahldurchmesser dieses Lasers jedoch durch optische Instrumente verkleinert, wird die Laserstrahlung für das Auge gefährlich.

Klasse 3 b: Die Laserstrahlung ist gefährlich für das Auge und in besonderen Fällen auch für die Haut.

Klasse 4: Die Laserstrahlung ist gefährlich für Auge und Haut. Auch diffus gestreutes Laserlicht kann gefährlich sein. Die Laserstrahlung kann Brände oder Explosionen verursachen.

Diese Klassifizierung ist in den Unfallverhütungsvorschriften festgelegt.

Da die meisten medizinischen Laser der Klasse 4 zuzuordnen sind, sind für den Laserbetrieb weitere Vorschriften zu beachten. Die wichtigsten sind hier kurz aufgeführt.

Der Betrieb dieser Laser ist der Berufsgenossenschaft und der für den Arbeitsschutz zuständigen Behörde anzuzeigen. In jeder Praxis oder Klinik muß ein Laserschutzbeauftragter benannt werden, der einen entsprechenden Sachkundenachweis vorzuweisen hat und für die Einhaltung des Laserschutzes zu sorgen hat. Auch an die räumlichen Gegebenheiten werden definierte Voraussetzungen gestellt:

Der Laserbereich muß deutlich gekennzeichnet sein. In geschlossenen Räumen muß der Laserbetrieb von Lasern der Klasse 4 an den Zugängen durch Warnleuchten gekennzeichnet sein.

Innerhalb der Räume sollten sich keine reflektierenden Flächen befinden. (Hierbei ist auch an reflektierendes chirurgisches Instrumentarium [56], Fensterglas oder Spiegel zu denken.) Weiterhin sollten keine leicht brennbaren Materialien Verwendung finden (z. B. alkoholische Desinfektionsmittel im Operationsgebiet). Geeignete Schutzkleidung und Augenschutz sind bereitzustellen.

Da medizinische Laser meist mit fokussiertem Laserstrahl und geringen Brennweiten arbeiten, divergiert die Laserstrahlung mit zunehmender Entfernung von der Lichtquelle, und damit nimmt die Leistungsdichte mit der Entfernung von der Lichtquelle ab. Das bedeutet, daß sich die Gefährdung mit zunehmendem Abstand vom Laser verringert.

Unverzichtbar im Umgang mit Lasern ist ein ausreichender Augenschutz. Laser, die mit Wellenlängen im Bereich des sichtbaren Spektrums arbeiten, stellen vor allem eine Gefahr für die Retina dar. Ins Auge eindringendes Laserlicht kann die brechenden Medien des Auges durchdringen und auf die Netzhaut fokussiert werden. Dagegen stellen der im infraroten Bereich arbeitende CO_2-Laser und der Eximerlaser vor allem eine Gefährdung für die Hornhaut dar. Im Handel werden Laserschutzbrillen angeboten, deren Schutzfilter auf die jeweilige Wellenlänge des Laserlichts abgestimmt sind, so daß für unterschiedliche Laser in der Regel auch unterschiedliche Schutzbrillen notwendig sind. Auf der jeweiligen Schutzbrille, die nach DIN genormt sind, ist angegeben, für welche Laserbetriebsform und Wellenlänge sowie Schutzstufe die Brille geeignet ist.

5 Lasertypen

Grundsätzlich unterscheidet man zwischen gepulsten und kontinuierlich strahlenden Lasern. Gepulste Laser geben ihre Energie nicht kontinuierlich ab, sondern in Pulsen, meist unter 1 ms Dauer. Beim sog. Q-switching oder der Güteschaltung wird durch zeitliche Änderung der Güte des Resonators die Laserenergie schlagartig in kurzen Impulsen im Nanosekundenbereich abgegeben.

Auch kontinuierlich strahlende Laser können mit Hilfe von mechanischen Shuttern getaktet werden und dabei Impulse im Bereich von Millisekunden produzieren.

5.1 Der Argonionenlaser

Beim Argonionenlaser stellt das aktive Medium ein Argonionen enthaltendes Gas dar. Es wird entweder durch elektrisches Pumpen oder durch Gasentladungen angeregt. Es entstehen 2 Hauptwellenlängen, 488 und 514,5 nm. Beide Wellenlängen liegen im Bereich des sichtbaren Spektrums. Die Lichtleitung erfolgt durch ein flexibles Lichtleiterkabel. In der Dermatologie angewendete Argonionenlaser haben eine Leistung bis zu 10 W.

Der Laserbetrieb erfolgt kontinuierlich und kann getaktet werden. Am Ende des Lichtleiterkabels ist ein fokussierbares Handstück angebracht, so daß auf der Haut mit verschiedenen Spotgrößen behandelt werden kann. Als Zielstrahl dient ein Teil des eigentlichen Laserlichts, das kontinuierlich ausgestrahlt wird.

Seit den 70er Jahren wird der Argonionenlaser in der Dermatologie angewendet. Sein wesentlicher Einsatzbereich liegt in der Koagulation von vaskulären und pigmentierten Veränderungen. In höheren Leistungsbereichen kann mit ihm auch Gewebe vaporisiert werden, wobei jedoch breite Koagulationszonen entstehen. Der Argonionenlaser stellt somit sicher das am vielseitigsten einzusetzende Lasersystem dar, obwohl viele Indikationen mittlerweile besser und nebenwirkungsärmer mit neueren Lasersystemen wie z.B. Farbstofflasern oder gütegeschalteten Festkörperlasern behandelt werden können.

Mit dem Argonionenlaser können Gefäße bis zu einer Tiefe von ca. 0,43 mm in der Haut verödet werden [35]. Der limitierende Faktor der Argonionenlaseranwendung ist zum einen die relativ große Absorption des Melanins in den Bereichen seiner Wellenlänge. Dadurch kommt es nach Anwendung häufig zu Hypopigmentierungen. Dunklere Hauttypen (IV–VI) und sonnengebräunte Patienten sind für die Therapie nur mit Einschränkungen geeignet. Zum anderen absorbiert das Hämoglobin das Licht des Argonionenlasers nur in geringem Ausmaß. So sind hohe Energiedichten notwendig, um eine Koagulation zu erreichen. Die dabei angewendeten Impulsdauern liegen bei 0,1–0,2 s, so daß es zu Wärmesummationseffekten und einer Wärmeleitung in die Umgebung kommt und das umliegende Gewebe geschädigt wird [11]. Nekrosezonen bis zu einer Breite von 1,6 mm wurden beobachtet [34].

Durch eine Optimierung der Behandlungsparameter und sorgfältige Auswahl der Patienten kann die Rate der Nebenwirkungen minimiert werden. Hierzu gehört vor allem eine Behandlung mit möglichst geringem Impulsdurchmesser und niedriger Impulsdauer. Kleine Gefäße können schon mit Impulsdurchmessern von 0,5 mm und einer Impulsdauer von 0,1 s verschlossen werden. Vor der eigentlichen Behandlung sind die optimalen Behandlungsparameter festzustellen. Die Energiedichte ist so lange zu erhöhen, bis auf der Oberfläche das sog. „Blanching" als weiße Verfärbung, bedingt durch eine Spongiose und Blasenbildung der Epidermis, auftritt. Weiterhin ist es wichtig, die einzelnen Impulse nicht überlappend und nicht flächig zu setzen, um einer sichtbaren Narbenbildung entgegenzuwirken.

Bis zur Einführung des Farbstofflasers stellten Naevi flammei das Hauptindikationsgebiet des Argonionenlasers dar. Die Therapie wurde dadurch eingeschränkt, daß Kinder wegen der erhöhten Gefahr der Narbenbildung für die Therapie nicht in Frage kamen und sich helle Naevi flammei wegen des gerin-

---

Indikationen

- Livide Naevi flammei bei Erwachsenen und
  tuberöse Anteile von Naevi flammei
- Angiokeratome des Skrotums
- Xanthelasmen
- Angiome der Mundhöhle
- Spider-nävi
- Teleangiektasien des Gesichts
- Rubeosis faciei
- Lippenangiome („venous lakes")
- Senile Angiome

---

gen Gehalts an absorbierendem Hämoglobin nur schlecht und mit einer größeren Nebenwirkungsrate aufhellen ließen [36]. Da gerade mit dem Farbstofflaser bei diesen Naevi flammei sehr gute Erfolge erzielt werden, ist hier keine Indikation mehr für den Argonionenlaser zu sehen. Er kann lediglich bei lividen Naevi flammei im Erwachsenenalter eingesetzt werden, wenn kein Farbstofflaser zur Verfügung steht, oder zur Behandlung tuberöser Anteile eines Naevus flammeus. Dabei sind die einzelnen Laserimpulse in der „Polka-dot-Technik" einzeln zu plazieren, ohne sich am Rand zu berühren.

Bei erweiterten Gefäßen des Gesichtsbereiches muß zwischen echten Teleangiektasien und einer Rubeosis faciei unterschieden werden. Teleangiektasien sind mit bloßem Auge als einzelne Gefäße zu differenzieren. Die Gefäße der Rubeosis faciei stellen ein feines Netz kleinster Gefäße dar, die mit bloßem Auge nicht erkennbar sind und als flächige Rötung imponieren. Sie kommt vor allem bei jungen Patienten mit einer glatten Haut auf den seitlichen Wangenpartien vor. Meist gehören diese Patienten dem Hauttyp I oder II an und weisen eine starke Neigung zum Erröten vor, und die Ausdehnung des Rubeosis faciei variiert bei psychischen Reizen, unter Temperatureinflüssen oder bei körperlicher Anstrengung.

Teleangiektasien des Gesichts stellen sowohl eine Indikation für den Farbstofflaser als auch für den Argonionenlaser dar. Mit dem Argonionenlaser gelingt auch nach wiederholten Sitzungen in der Regel keine vollständige Entfernung aller erweiterten Gefäße der Haut, jedoch können der Befund wesentlich verbessert und die auffälligsten Gefäße entfernt werden. Hierzu werden die Impulse des Argonionenlasers in Abständen von ca. 0,5 mm entlang der Gefäße gesetzt. Schon während der Behandlung ist ein Abblassen der Gefäße sichtbar. Nach der Behandlung kann es zur Bildung von kleinen Krusten kommen, die dem Impulsdurchmesser des Argonionenlasers entsprechen, nach ca. 1 Woche abfallen und bei sorgfältig gewählten Behandlungsparametern keine Narben hinterlassen.

Auch bei der Rubeosis faciei kann durch den Argonionenlaser weder eine vollständige Entfernung der Rötungen erzielt noch kann dem Patienten die Neigung zum Erröten genommen werden. Die Rötungen können jedoch deutlich gemildert werden. Die dem Typus entsprechenden Rötungen sind noch vorhanden, aber für die Umgebung weniger auffällig. Hierzu werden die Impulse, da einzelne Gefäße nicht zu unterscheiden sind, in der „Polka-dot-Technik" auf die Haut aufgebracht. In Bereichen starker Rötungen kann die Impulsdichte etwas höher sein als in blasseren Bezirken, um eine gleichmäßige Aufhellung zu erzielen. Wichtig ist dabei, den Impulsdurchmesser bei ca. 0,5 mm zu halten, um scharf abgegrenzte weiße Aufhellungspunkte zu vermeiden.

Senile Angiome des Körpers können mit dem Argonlaser sehr gut mit Impulsdauern von 0,2 s entfernt werden. Als Residuen bleiben häufig weiße Depigmentierungen zurück. Bei papulösen Veränderungen kann es sinnvoll sein, durch ein Glasplättchen (Objektträger) unter leichter Kompression zu bestrahlen, um die Eindringtiefe zu erhöhen.

Lippenangiome, die vor allem in höheren Lebensaltern vorkommen, stellen eine ideale Indikation für den Argonionenlaser dar. Sie können mit relativ hohen Energiedichten, u.U. in mehreren Sitzungen, entfernt werden. Eine Oberflächenanästhesie, z.B. mit Lidocainspray, sollte in dieser empfindlichen Lokalisation angewendet werden.

Xanthelasmen der Ober- und Unterlider können mit dem Argonionenlaser deutlich abgeflacht und der normalen Hautfarbe angeglichen werden. Hierzu sind jedoch mehrere Sitzungen erforderlich, und eine vollständige Entfernung ist nicht immer zu erreichen. Welcher Mechanismus für die Abflachung verantwortlich ist, bleibt jedoch unklar. Möglicherweise kommt es zu einer Fibrose des dermalen Bindegewebes, die einer weiteren Einlagerung entgegenwirkt. Xanthelasmen, die über dem Bulbus liegen, sollten nur nach Einlage lichtundurchlässiger Augenschalen behandelt werden.

Auch wenn der Argonionenlaser vielfältig eingesetzt werden kann, sollten doch einige der möglichen Indikationen nicht mehr mit ihm behandelt werden, da mittlerweile geeignetere Lasersysteme zur Verfügung stehen. Hierzu zählen u.a. Besenreiser. Sehr feine rote Besenreiser können auf die Therapie mit dem Argonionenlaser ansprechen. Häufig bilden sich jedoch punktförmige Hypopigmentierungen entlang des Gefäßes aus, das dann noch deutlicher hervortritt.

Auch nach der Therapie von Spider-Nävi, vor allem bei Kindern, können Hypopigmentierungen bestehen bleiben. Daher ist in diesen Fällen der Farbstofflaser zu bevorzugen. Pigmentierte Hautveränderungen können mit dem Argonionenlaser nur unter der Gefahr von Narbenbildungen entfernt werden. Für flache pigmentierte Hautveränderungen wie Café-au-lait-Flecken oder Lentigines seniles haben sich gütegeschaltete Laser bewährt, für die Vaporisation epidermaler Nävi ist der Kohlendioxidlaser geeigneter.

5.2 Der Kohlendioxid-(CO_2-)Laser

Der CO_2-Laser wurde 1960 von Patel entwickelt und 1964 für die Anwendung in der Chirurgie vorgestellt.

Das Medium des CO_2-Lasers besteht aus einem Gemisch aus Helium, Stickstoff und Kohlendioxid, wobei das Laserlicht von den Schwingungszuständen des CO_2-Moleküls ausgeht. Die Anregung des Mediums kann durch Gleichstrom oder Hochfrequenzen erreicht werden. Der CO_2-Laser kann kontinuierlich, mechanisch getaktet oder im gepulsten Modus betrieben werden. Die Ausgangsleistungen im kontinuierlichen Bereich können bis zu 100 W betragen, im gepulsten Betrieb kann in Spitzen das Fünffache erreicht werden. Emittiert wird infrarotes Licht von 10600 nm. Diese Wellenlängen liegen nicht mehr im sichtbaren Bereich des Spektrums, so daß parallel mit dem Strahl des CO_2-Lasers ein Pilotstrahl in Form eines Helium-Neon-Laserstrahls auf das Zielgebiet gelenkt wird. Lichtleiter aus Quarz oder Glas können nicht verwendet werden, da durch sie das Laserlicht absorbiert würde. So muß das Laserlicht über einen Spiegelgelenkarm auf die Haut geleitet werden.

Das Licht des CO_2-Lasers wird im Gewebe hauptsächlich von Wasser absorbiert, so daß eine unspezifische Vaporisation des bestrahlten Gewebes resultiert. Dabei kommt es jedoch zu einer starken Rauchentwicklung, die einerseits durch eine mögliche Kanzerogenität des Rauches, andererseits durch darin enthaltene Krankheitserreger eine Gefährdung für das laserchirurgisch tätige Personal darstellen kann. In einer Studie zeigten laserchirurgisch tätige Ärzte gegenüber den Patienten einer Klinik zwar keine erhöhte Inzidenz für Infektionen mit HPV, jedoch war die Häufigkeit von Papillomviruserkrankungen im Nasopharynx signifikant erhöht [21, 33]. Deshalb ist dafür zu sorgen, daß bei der Lasertherapie ein leistungsstarkes Rauchabsaugsystem zur Verfügung steht.

Durch Fokussierung des Laserstrahls kann ein Spotdurchmesser von 0,2 mm erreicht werden, womit Gewebe bei sehr hohen Leistungsdichten geschnitten werden kann. Bei Defokussierung ist es möglich, Gewebe flächig abzutragen, jedoch ist im kontinuierlichen Betrieb mit einer breiten Koagulationszone zu rechnen.

Durch die entstehende Hitze werden ebenfalls die Nervenendigungen des Gewebes koaguliert, so daß es zu geringeren postoperativen Schmerzen kommt. Gleichzeitig werden dadurch auch kleinere Gefäße bis zu einem Durchmesser von 0,5 mm verschlossen, so daß das Operationsfeld weitgehend blutleer und übersichtlich bleibt [43]. Auch Lymphgefäße können bei der Lasertherapie verschlossen werden, so daß die postoperative Schwellung vermindert ist.

Je nach Einwirkzeit können dabei aber seitlich des eintreffenden Laserstrahls Zonen thermaler Schädigung von bis zu 1000 µm entstehen [22]. Es resultieren u. U. höhere Raten von Keloiden als bei herkömmlichen Wunden [19]. Vermutlich ist die Zone thermaler Schädigung auch dafür verantwortlich, daß die Epithelisierung von CO_2-Laserwunden langsamer fortschreitet als von herkömmlichen chirurgischen Wunden [14]. Sie wird durch die auf der Wunde liegende Nekroseschicht behindert.

An die Zone der Vaporisation schließt sich beim CO_2-Laser im kontinuierlichen Betrieb außer einer Koagulationszone häufig eine sichtbare Karbonisationszone an. Da vor allem diese Verkohlungszone eine gute Wärmeleitfähigkeit in die Umgebung aufweist, kann hierdurch der unspezifische thermische Schaden verstärkt werden. Während der Lasertherapie werden die Verkohlungen, sofern sie sichtbar sind, immer wieder mit H_2O_2 entfernt.

Da die Wärmeleitung in die Umgebung wesentlich von der Expositionszeit des Laserlichts abhängig ist, kann durch eine Verminderung der Expositionszeit bei gleichzeitig erhaltender Energiedichte, also hoher Ausgangsleistung, die thermale Schädigung durch Wärmeleitung vermindert werden. Die Wärmerelaxationszeit für Wasser wird auf 325 µs, die für Haut auf 695 µs kalkuliert [52]. Wird die Expositionszeit des Laserstrahls unter dieser Grenze gehalten, so wird die thermische Schädigung des angrenzenden Gewebes auf ein Minimum begrenzt. Dies ist entweder dadurch möglich, daß ein kontinuierlicher Laserstrahl schnell über die Haut bewegt wird oder die Laserstrahlung in kurzen Impulsen abgegeben wird.

Für die Anwendung in der Dermatologie ist das Schneiden mit dem Laserstrahl von geringerer Bedeutung als die Möglichkeit, Gewebe flächig abzutragen. Hierzu kann entweder der kontinuierliche Laserstrahl mit Hilfe eines Scanners ein bestimmtes Hautareal abfahren, oder es können kurze Impulse hoher Leistungsdichte, u. U. ebenfalls mit Hilfe eines Scanners nebeneinander auf das Gewebe abgegeben werden. Ist der CO_2-Laser an ein Operationsmikroskop gekoppelt, so besteht die Möglichkeit, ihn mittels eines Mikromanipulators, der die Funktion eines Joy-sticks hat, zu bewegen.

5.2.1 Gepulste CO_2-Laser

Bei gepulsten Lasern unterscheidet man zwischen mechanisch getakteten Lasern, die Laserpulse von bis zu 0,05 s Dauer produzieren können, supergepulsten Lasern mit mittleren Pulsleistungen, dafür aber hohen Repititionsraten, und ultragepulsten Lasern mit sehr hoher Pulsenergie und Impulsdauern unter 1 ms und geringeren Repititionsraten. Bei kontinuierlich betriebenen und getakteten Lasern wird eine größere thermische Schädigung beobachtet als bei gepulsten Lasern [28, 42]. Da die supergepulsten Laser ihre relativ niedrige Pulsenergie durch eine hohe Repetitionsrate der Laserimpulse ausgleichen, um eine ausreichende Wirkung im Gewebe zu erzielen, werden hier – verglichen mit den ultragepulsten Lasern – breitere thermische Schädigungen der angrenzenden Schichten erwartet.

Klinische Anwendungen   *Benigne dermale Tumoren und Veränderungen.*
Bei der Therapie benigner dermaler und epidermaler Tumoren kann der CO_2-Laser von Vorteil sein, indem er gegenüber der Exzision mit dem Skalpell ein schnelleres Arbeiten in einem blutleeren Operationsfeld ermöglicht und bei oberflächlichen Hautveränderungen oftmals zu einer kosmetisch günstigeren Narbenbildung führt (Abb. 4). Nachfolgende Liste gibt einen Aufschluß über die mit dem CO_2-Laser zu behandelnden benignen Tumoren der Haut.

Flache seborrhoische Warzen können besser mit dem CO_2-Laser vaporisiert werden, als sie mit dem Rubinlaser entfernt werden können, mit dem oft mehrere Behandlungen nötig sind. Vor allem im Gesichtsbereich ist hier mit hervorragenden kosmetischen Ergebnissen zu rechnen. Dickere seborrhoische Keratosen, vor allem am Rumpf, werden einfacher und mit besseren kosmetischen Resultaten nach kurzer Vereisung mit dem scharfen Löffel entfernt.

Neurofibrome stellen, da sie häufig in großer Zahl vorkommen und leicht bluten, eine Indikation zur schnellen und blutarmen Entfernung mit dem CO_2-Laser dar. Sie sind am besten unter Zusammendrücken einer Hautfalte zu exprimieren und zu vaporisieren. Zu bedenken ist dabei jedoch, daß u. U. große Exkavationen entstehen, die nur mit einer entsprechenden Narbenbildung

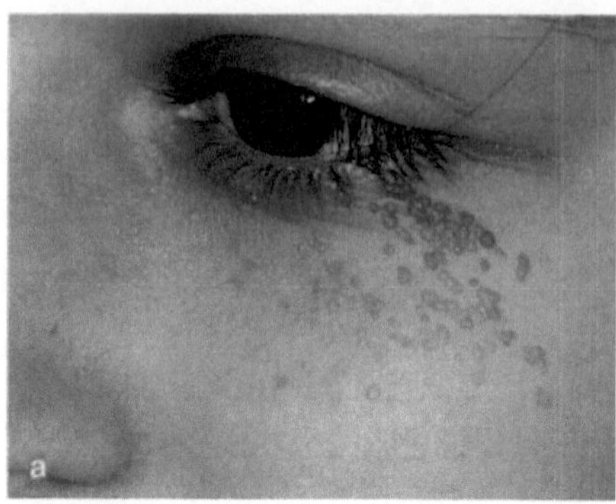
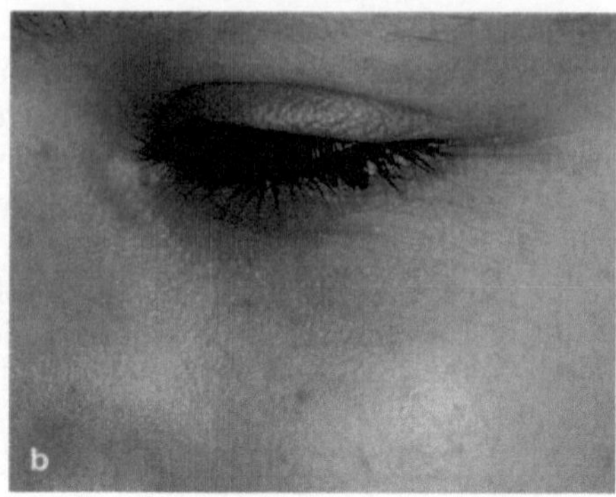

Abb. 4 a, b. Verruköser epidermaler Nävus einer 16jährigen Patientin vor und nach Vaporisation mit einem supergepulsten CO_2-Laser

abheilen. Eine Exzision mit intradermalem Wundverschluß ist zwar wesentlich zeitaufwendiger, kann aber zu besseren kosmetischen Ergebnissen führen.

Xanthelasmen können, vor allem auch, wenn eine chirurgische Entfernung wegen der Größe nicht mehr möglich ist, mit dem CO_2-Laser abgetragen werden. Hierbei ist eine gründliche Vaporisation aller Einlagerungen, die durch ihre gelbliche Farbe zu erkennen sind, erforderlich. Ein Operationsmikroskop ist dabei von Vorteil. Bei sehr breiten Xanthelasmen besteht die Gefahr einer Ektropiumbildung durch Narbenzug. Daher tragen wir bei sehr breiten Xanthelasmen nur maximal die Hälfte ab, und erst, wenn nach Abschluß der Wundheilung keine Lidkontrakturen aufgetreten sind, werden die verbleibenden Reste entfernt. Aufgrund der sehr guten Wundheilung im Lidbereich kommt es kaum zu sichtbaren Narbenbildungen und zu ausgezeichneten kosmetischen Ergebnissen. Rezidivraten werden in einer Größenordnung von 9% beschrieben [51].

Bei der Vaporisation der anderen o. g. Veränderungen ist Erfahrung erforderlich, um die Läsion in toto zu entfernen und Rezidive zu vermeiden. Bei der Laserbehandlung selbst kann der erfahrene Laserchirurg an der Färbung und dem Verhalten des Gewebes unter dem Laserstrahl unterscheiden, ob er sich noch innerhalb des Tumors oder im gesunden Gewebe befindet.

Die Abtragung eines Rhinophyms mit dem Laser bietet gegenüber der Dermabrasion den Vorteil einer blutfreien Operation, gegenüber der Elektrodessikation die Möglichkeit der feineren Modulation.

Viruswarzen	Flache seborrhoische Warzen
Neurofibrome	Trichoepitheliome
Adenoma sebaceum	Xanthelasmen
Syringome	M. Hailey Hailey
Talgdrüsenhyperplasie	Rhinophym
Solare Keratosen	Leukoplakie
Epidermale verruköse Nävi	Granulome pyogenicum
Chondrodermatitis nodularis	Falten
chronica helicis	Aknenarben

Tätowierungen. Tätowierungen stellen nach flächendeckender Einführung von gütegeschalteten Lasern, mit denen eine narbenfreie Entfernung in der Regel möglich ist, keine Indikation zur Entfernung mit dem Kohlendioxidlaser mehr dar. Da die Haut einschließlich der pigmenttragenden Schicht vaporisiert wurde, waren flächige Wunden und Narbenbildungen die Folge.

Warzen. Durch HPV-Viren hervorgerufene Warzen stellen eine der klassischen Indikationen für die Lasertherapie dar. Die Vaporisation muß bis ins gesunde dermale Gewebe, gelegentlich sogar bis zur Grenze des subkutanen Fettgewebes erfolgen, um Rezidive zu vermeiden.

Das Warzengewebe ist bei der Laserbehandlung vom gesunden Gewebe dadurch zu unterscheiden, daß es bei Erhitzung schaumartig-blasige Strukturen bildet, während das dermale Bindegewebe eine festere Struktur hat und sich bei Erhitzung zusammenzieht. Narbenbildungen können auch hier die Folge der Lasertherapie sein. Wird der CO_2-Laser als erstes therapeutisches Instrument in der Therapie von Verrucae vulgares der Palmae und Plantae angewendet, ergeben sich Heilungsraten zwischen 81 und 96% [4, 31]. Werden dagegen Warzen behandelt, bei denen vorher eine konservative oder chirurgische Therapie erfolglos war, so liegen auch bei der CO_2-Lasertherapie die Erfolgsquoten nur bei 32–71% [5, 44].

Aufgrund der erhöhten Keloidgefahr im Kindesalter sollten Warzen bei Kindern, die i. allg. eine hohe Spontanremissionsrate und ein gutes Ansprechen auf konservative Verfahren aufweisen, nur in Ausnahmefällen mit dem CO_2-Laser entfernt werden. Auch bei Erwachsenen bedarf die Lasertherapie einer engen Indikationsstellung. Vor allem Narben im Bereich der Plantae können funktionell stark behindernd sein.

Bei ausgedehnten Condylomata accuminata ist die Behandlung mit dem CO_2-Laser Therapie der Wahl. Eine Abtragung durch Laser kann wesentlich gezielter und dadurch mit geringerer Narbenbildung durchgeführt werden als mittels Elektrodesikkation.

Vor allem bei der Lasertherapie von Condylomata accuminata besteht, wenn auch in geringem Maße, das Risiko einer Infektion durch infektiöse Viruspartikel im Rauch. Virulente Viruspartikel konnten bei der Vaporisation boviner Warzen nachgewiesen werden [41]. Da Papillomviren auch Papillome des Respirationstraktes hervorrufen können, müssen hier geeignete Schutzmaßnahmen in Form einer leistungsstarken Rauchabsaugung und spezieller chirurgischer Masken getroffen werden.

Präkanzerosen/In-situ-Karzinome. Solare Keratosen stellen, wenn sie in größerer Zahl und Flächenausdehnung vorkommen, ein therapeutisches Problem dar. Da die Läsionen auf die Epidermis beschränkt sind, stellen sie eine Indikation für die Vaporisation mit dem CO_2-Laser dar. Zur Anästhesie genügt meist das Auftragen einer anästhesierenden Salbe (Emla-Creme, 2,5% Prilocain, 2,5% Lidocain). Die abgetragenen Stellen verheilen unter antibiotischen Externa meist problemlos innerhalb von 10 Tagen. Ebenso kann, nach histologischer Sicherung, eine Leukoplakie oder eine Erythroplasie Queyrat abgetragen werden.

Engmaschige klinische Nachkontrollen sind jedoch dringend angeraten.

Maligne Veränderungen. Maligne Hauttumoren sind unserer Meinung nach grundsätzlich keine Indikation für die Lasertherapie. Hier bleibt die chirurgische Exzision die Therapie der Wahl, weil nur so eine histologische Randkontrolle möglich ist. Eine Ausnahme sind Rumpfhautbasaliome. Wenn sie in großer Zahl auftreten, kann eine Entfernung mit dem CO_2-Laser erfolgreich durchgeführt werden.

Keloide. Keloide sind keine klare Indikation zur Lasertherapie, die jedoch der chirurgischen Exzision überlegen sein kann, da sich durch die Lasertherapie die Läsion im Gegensatz zur Exzision nicht vergrößert. Im Verlauf der Wundheilung ist darauf zu achten, daß sich kein neues Keloid ausbildet, was gerade bei durch den CO_2-Laser hervorgerufenen thermischen Schädigungen häufig der Fall ist. Falls man sich zu einer Laserbehandlung von Keloiden entschließt, ist durch intraläsionale Steroidinjektionen und Druckverbände einer erneuten Keloidbildung entgegenzuwirken.

Resurfacing. Unter diesem Begriff hat sich mit der Entwicklung computergesteuerter Scanner und ultragepulster Laser in den letzten Jahren ein neues Anwendungsgebiet des CO_2-Lasers erschlossen. Mit ihnen ist die gezielte und flächige Abtragung dünnster Hautschichten in einer Größenordnung von 100–150 µm Dicke unter weitgehender Vermeidung einer thermalen Koagulationszone möglich [15].

Anwendungsgebiete hierfür sind vor allem feine Fältchen, Aknenarben oder andere sehr oberflächliche Hautveränderungen wie z. B. epidermale verruköse Nävi (Abb. 5). Die Wirkung ist mit einer Dermabrasion vergleichbar, die Haut wird bis an die Grenze des Stratum reticulare abgetragen. Antiseptische Externa sind anzuraten, um Superinfektionen zu vermeiden. Die Methode hat gegenüber der Dermabrasion den Vorteil, daß sie bei kleineren Bereichen auch unter Oberflächenanästhesie mit einer betäubenden Salbe durchgeführt werden kann und eine größere Genauigkeit der Abtragtiefe ermöglicht.

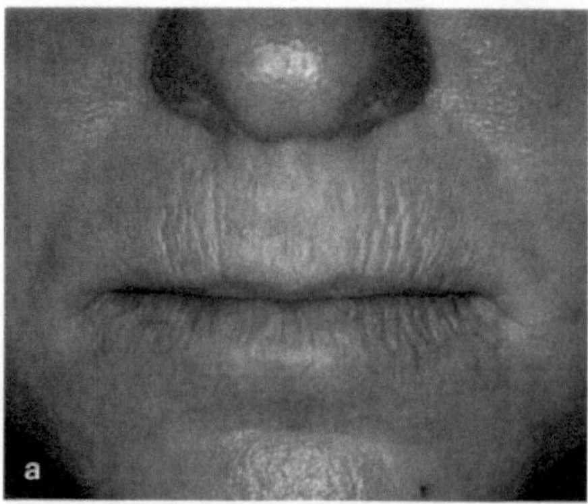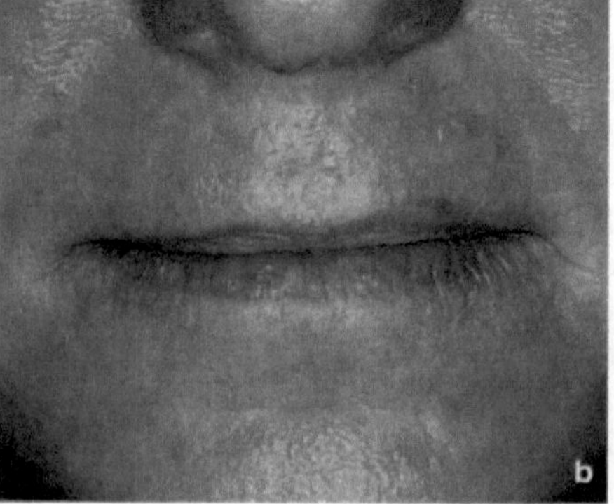

Abb. 5a, b. Rädiäre Falten der Oberlippe vor und 6 Wochen nach Laserdermabrasio mit dem CO_2-Laser

5.3 Der Erbium: YAG-Laser

Auch mit den CO_2-Lasern der neueren Generation ist eine Hautabtragung ohne Koagulationszone nicht möglich. Eine noch präzisere Abtragung der Haut mit weitgehend minimierter angrenzender Schädigungszone wurde durch den Erbium:YAG-Laser möglich. Seine Wellenlänge von 2940 nm liegt genau im Absorptionsmaximum des Wassers im infraroten Bereich [25]. Die Koagulationszonen des Erb:YAG-Lasers sind ca. um zwei Drittel schmaler als die des Kohlendioxidlasers im supergepulsten Modus [23]. Dadurch kommt es jedoch bei Eröffnung des Stratum papillare zu Blutungen, die die weitere Abtragung u.U. behindern können. Um diesen Mangel zu beheben, sind mittlerweile schon Erb:YAG-Laser auf dem Markt, deren Impuls eine abschließenden Koagulationsphase beinhaltet.

5.4 Der Blitzlampen-gepumpte gepulste Farbstofflaser

Basierend auf den theoretischen Überlegungen zu Absorption und Wärmeleitung der Haut wurde Anfang der 80er Jahre der Blitzlampen-gepumpte gepulste Farbstofflaser in die Therapie oberflächlicher vaskulärer Gefäßveränderungen eingeführt. Zunächst setzte man eine Wellenlänge von 577 nm, dem langwelligsten Absorptions-peak des Oxyhämoglobins, ein. Später fand man heraus, daß ohne Erhöhung der Nebenwirkungen mit einer Wellenlänge von 585 nm größere Eindringtiefen bis zu 1,16 mm erzielt werden konnten [46]. Die Impulsdauer liegt unter der Wärmerelaxationszeit kleiner Gefäße bei 450 µs. Seit kurzem ist ein weiteres Farbstofflasersystem auf dem Markt, dessen Wellenlänge wählbar bei 575 nm, 585 nm, 595 nm und 630 nm liegt und dessen Impulslänge 100, 200 oder 300 µs betragen kann. Klinische Studien größeren Umfangs liegen zu diesem Gerät jedoch noch nicht vor. Außerdem wird demnächst auf dem europäischen Markt ein Farbstofflaser mit einer gegenüber dem herkömmlichen System verlängerten Wellenlänge und Impulsdauer eingeführt werden. Er wurde speziell für die Lasertherapie von Besenreiservarizen entwickelt. Auch hier fehlen jedoch noch wissenschaftlich dokumentierte Studien.

Als Lasermedium wird in diesen Farbstofflasern in Methanol gelöstes Rhodamin genutzt, in welches mittels einer Blitzlampe Energie gepumpt wird. Da das Rhodaminmolekül verschiedene Rotationsschwingungsniveaus im Grundzustand aufweisen kann und die Elektronen beim Zurückfallen in den Grundzustand so auf verschiedene Energieniveaus treffen können, wird vom Farbstofflaser ein quasi kontinuierliches Spektrum eines begrenzten Wellenlängenbereiches emittiert. Im Resonator befindet sich ein Prisma, durch dessen Drehung die Wellenlänge selektiert werden kann.

Die Blitzlampe pumpt nicht kontinuierlich, sondern in Lichtimpulsen, so daß das Laserlicht nur gepulst abgegeben wird. Beim Laservorgang wird ein Teil des Farbstoffes verbraucht und muß durch neue Farbstofflösung ersetzt werden. Das Laserlicht kann durch ein flexibles Lichtleiterkabel zum Behandlungsort geleitet werden. Am Ende des Lichtleiters befindet sich ein Handstück mit Abstandshalter und Linse, das das Laserlicht je nach Brennweite in unterschiedlichen Spotgrößen auf die Haut leitet.

Durch die optimierten Behandlungsparameter und die dadurch minimale Narbenbildungsgefahr kann der Impulsdurchmesser bis auf üblicherweise 5 mm vergrößert werden. Dies trägt ebenso wie die längere Wellenlänge zu einer höheren Eindringtiefe bei.

Die einzelnen Laserimpulse werden ebenso wie die des Argonionenlasers als schmerzhaft empfunden. Bei Kindern und in besonders empfindlichen Regionen ist deshalb vor Behandlung das Auftragen einer anästhesierenden Salbe sinnvoll. Da die Energiedichte des Impulsprofils einer Gauß-Verteilung entspricht, im Randbereich also geringer ist als in der Mitte des Laserimpulses, ist es sinnvoll, die Lichtimpulse mit geringer Überlappung zu setzen, um Zwischenräume zu vermeiden [10].

Obwohl Melanin die Wellenlänge von 585 nm nur noch schlecht absorbiert, kann bei Patienten dunkleren Hauttyps die verstärkte Pigmentierung einen Teil der Laserstrahlung auffangen, was zu einer stärkeren Erwärmung der Epidermis mit Blasen- und Narbenbildung sowie bleibenden Pigmentierungsstörungen führen kann [7]. Auf diese Weise steht dann keine zur Verödung der Gefäße ausreichende Energie in den tieferen Schichten der Haut mehr zur Verfügung [50].

Die Nebenwirkungsrate ist bei der Behandlung von Naevi flammei mit dem Farbstofflaser außerordentlich gering. Es konnte anhand von 500 Patienten gezeigt werden, daß eine Narbenbildung bei weniger als 0,1% der Fälle auftrat. Vorübergehende Hypopigmentierungen kamen nur in 2,6% vor [29]. Vor allem im Kindesalter kann der Farbstofflaser sicher und ohne Gefahr von dauerhaften Nebenwirkungen angewendet werden [40]. Sofort nach der Lasertherapie bildet sich auf den behandelten Stellen eine grau-livide Verfärbung aus, die nach einigen Tagen rötliche Farbtöne annimmt, um sich nach ca. 2 Wochen wieder vollständig, u. U. unter Bildung einer hämorrhagischen Kruste, zurückzubilden. Die Ursache dieser Verfärbung konnte bis heute noch nicht eindeutig benannt werden. Vermutlich entspricht sie der intravasalen Koagulation der Erythrozyten. Hämorrhagien werden nur in Einzelfällen beobachtet.

Indikationen

Naevi flammei	Spider-Nävi
Teleangiektasien	Initiale kavernöse Hämangiome
Feine Besenreiser	Senile Angiome

Naevi flammei. Feuermale sind das Hauptindikationsgebiet des gepulsten Farbstofflasers. Die Gesamtfläche des Nävus wird mehrmals in Abständen von mindestens 6 Wochen mit gering überlappenden Impulsen behandelt. Die Behandlung kann schon in den ersten Lebenswochen erfolgen. Je nach Lokalisation, Farbe des Feuermals und Alter des Patienten variiert die Ansprechrate des Feuermals auf die Laserbehandlung [39]. Alster [1] beobachtete eine Aufhellung von 79% nach durchschnittlich 9,1 Behandlungszyklen. Zu einer vollständigen Aufhellung kann jedoch auch eine weit größere Zahl von Behandlungszyklen notwendig sein [26].

Bei Untersuchungen an Kindern konnte gezeigt werden, daß Aufhellungen von 100% nach 6,5 Behandlungszyklen erreicht werden. Kinder unter 7 Jahren sprachen dabei besser auf die Therapie an als ältere Kinder [45]. Die ausgeprägtesten Aufhellungsraten werden dabei während der ersten beiden Behandlungszyklen beobachtet. Hier konnten bei Erwachsenen nach durchschnittlich 2,16 Behandlungszyklen Aufhellungen zwischen 33% und 100% erzielt werden. Hellrote Naevi flammei zeigten dabei bessere Ansprechraten als livide Naevi flammei [54]. Dies scheint durch die histologische Struktur der Feuermale begründet zu sein, da bei lividen Naevi flammei, bedingt durch einen größeren Gefäßdurchmesser, eine größere Gefäßdichte in der Haut vorliegt als bei hellroten Naevi flammei [8]. Es konnte nachgewiesen werden, daß in Gefäßen mit einem Durchmesser von mehr als 200 µm nur die Endothelzellen im epidermisnahen Bereich des Gefäßes durch den Laser geschädigt werden, während die Endothelzellen des koriumwärts orientierten Gefäßanteils intakt bleiben.

In derselben Studie wurde gezeigt, daß Gefäße, die in Richtung des Laserlichts unter anderen Gefäßen liegen, nicht koaguliert werden können. Koagulierte Erythrozyten konnten bis zu einer Tiefe von 1,3 mm nachgewiesen werden, koagulierte Gefäßwände jedoch nur bis zu 0,65 mm [24]. Dies impliziert, daß Naevi flammei mit jedem Behandlungszyklus jeweils schichtweise verödet werden, was das Aufhellungsverhalten bezogen auf die Anzahl der Behandlungszyklen erklärt.

Grundsätzlich können Naevi flammei schon im Säuglingsalter mit dem Farbstofflaser behandelt werden. Meist genügt eine Oberflächenanästhesie mit EMLA-Salbe (2,5% Prilocain, 2,5% Lidocain). Für die Behandlung größerer Flächen bei Kindern können jedoch Allgemeinnarkosen notwendig sein. Durch eine frühzeitige Behandlung des Feuermals lassen sich Stigmatisierung und psychische Schäden vermeiden (Abb. 6).

Teleangiektasien. Bei der Behandlung von Teleangiektasien des Gesichts lassen sich mit dem Farbstofflaser sehr gute Erfolge erzielen [38]. Schon mit nur einem Behandlungszyklus läßt sich, wenn die Laserimpulse deckend gesetzt wurden, eine vollständige Aufhellung erzielen. Es muß jedoch darauf geachtet werden, daß sich die zu behandelnde Fläche gut von den nichtbehandelten Arealen abgrenzen läßt. Liegt im Bereich des gesamten Gesichts eine Grundrötung vor, von der sich vereinzelt stärker dilatierte Gefäße abheben, ist eine Farbstofflasertherapie kontraindiziert, da sich die Laserimpulse auf der Fläche als kreisrunde Aufhellungen abheben und die kosmetischen Resultate dadurch unbefriedigend sind. Dasselbe gilt für die Rubeosis faciei.

Besenreiser. Besenreiser sind Erweiterungen dermaler Venolen der unteren Extremität, die Verbindungen zu retikulären Varizen aufweisen. Man unterscheidet zwischen rötlichen teleangiektatischen Besenreisern mit einem Durchmesser bis zu ca. 0,4 mm und blauen mit einem Kaliber bis zu 1,1 mm. Die durchschnittliche Tiefe der teleangiektatischen Besenreiser liegt bei 0,43 mm, die der blauen bei 0,6 mm. Teleangiektatische Besenreiser von roter Farbe können mit dem gepulsten Farbstofflaser vollständig entfernt werden, jedoch sind dabei u.U. wiederholte Behandlungen derselben Stelle erforderlich. Blaue

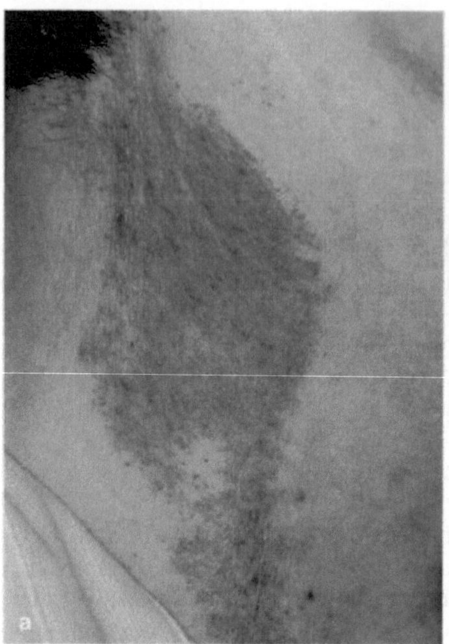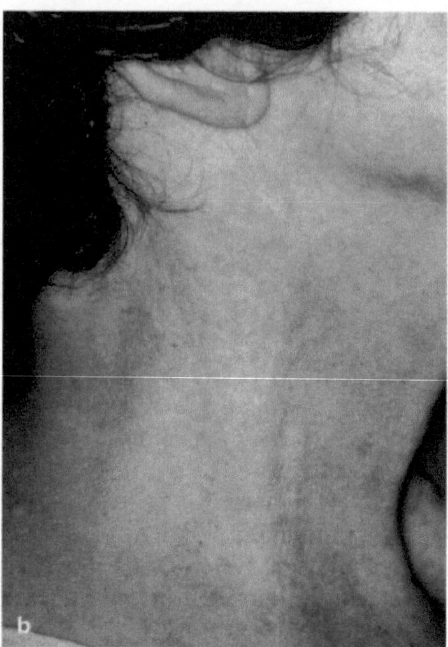

Abb. 6 a, b. Naevus flammeus einer 68jährigen Patientin vor und nach 4 Behandlungszyklen mit dem Blitzlampen-gepumpten gepulsten Farbstofflaser

Besenreiser sprechen deutlich schlechter auf die Farbstofflaserbehandlung an. Auch nach wiederholten Behandlungen ließen sich nur 30% der Gefäße koagulieren.

Die Rate der Nebenwirkungen bei Farbstofflasertherapie an den Beinen ist deutlich höher als im Gesichtsbereich. In 83% der Fälle wurden Hyperpigmentierungen, in 18% der Fälle Hypopigmentierungen beobachtet. Die Pigmentierungsstörungen waren abhängig vom Hauttyp und dem Grad der Bräunung. Bei Nachuntersuchungen nach 4 Monaten waren sie jedoch nicht mehr nachweisbar oder deutlich rückläufig [55].

Kavernöse Hämangiome. Kavernöse Hämangiome sind sich bei Geburt oder in den ersten Lebenswochen entwickelnde gutartige Gefäßtumoren. Obgleich sich ca. 80% der Hämangiome in der Involutionsphase wieder zurückbilden, können sie bis zum Wachstumsstillstand u.U. eine beachtliche Größe erreichen und durch verdrängendes Wachstum einzelne Organsysteme oder sogar vitale Funktionen bedrohen. Während man früher eher zu einem abwartenden Verhalten riet, tendiert man heute zu einem frühzeitigen Eingreifen bei Hämangiomen im Anogenitalbereich oder im Gesicht. Vor allem in der Frühphase, also in den ersten Lebenstagen und -wochen, kann durch eine Behandlung mit dem Farbstofflaser das in diesem Stadium noch sehr flache Hämangiom verödet werden. Auch bei Hämangiomen bis zu 4 mm Dicke kann durch Farbstofflasertherapie noch versucht werden, eine Regression anzuregen [20, 53].

5.5 Der cw-Neodym: YAG-Laser

Der Neodym: YAG-Laser wird in der Dermatologie sowohl als kontinuierlich strahlender wie auch als gütegeschalteter Laser mit Pulsen im Nanosekundenbereich genutzt. Der gütegeschaltete Betrieb eignet sich vor allem zur Entfernung von Tätowierungen, der kontinuierliche Modus findet in der Koagulation von Hämangiomen Anwendung.

Die Laserstrahlung wird durch Anregung eines mit Neodymionen dotierten Yttrium-Aluminium-Granat-Kristalls erzeugt. Die Pumpenenergie kann mittels Edelgasbogenlampen oder anderen Lasern durchgeführt werden. Als Lichtleiter dienen optische Fibern. Die emittierte Wellenlänge liegt bei 1064 nm, die Laserleistung bei bis zu 120 W. In diesen Wellenlängenbereichen ist die Eindringtiefe mit bis zu ca. 10 mm relativ hoch. Das Laserlicht kann sowohl im Kontaktverfahren als auch frei auf die Haut geleitet werden. Beim Kontaktverfahren werden Saphirspitzen verwendet, die je nach Form ein exaktes Schneiden oder eine flächige Koagulation oder Vaporisation möglich machen. Im Bare-fiber-Verfahren wird ohne aufgesetzte Spitze mit dem blanken Lichtleiter bestrahlt.

Indikationen für die Behandlung mit dem Nd:YAG-Laser in der Dermatologie sind vor allem Hämangiome und vaskuläre Malformationen, für die es 2 Möglichkeiten der Therapie gibt. Bei oberflächlichen Hämangiomen ist eine transkutane Bestrahlung möglich. Um Verbrennungen auf der Haut zu vermeiden, wird durch einen Eiswürfel hindurch bestrahlt. Dieser Eiswürfel muß frei von Einschlüssen, insbesondere Luftblasen sein und in ständigem Kontakt der Haut aufliegen. Dadurch ist es auch möglich, die Hämangiome zu komprimieren und eine höhere Eindringtiefe zu erreichen. Mit diesem Verfahren lassen sich auch oberflächliche Gefäße wie retikuläre Varizen veröden.

Bei tiefer gelegenen Hämangiomen ist eine interstitielle Koagulation möglich. Hier wird die Glasfaser mittels einer Punktionskanüle in das Gewebe eingeführt. Beim Zurückziehen der Fiber wird das Gewebe koaguliert. Der Sitz der Fiber kann durch einen gleichzeitig austretenden, durch die Haut leuchtenden Pilotstrahl kontrolliert werden. Gleichzeitig ist durch Palpation zu sichern, daß sich die Haut über dem Hämangiom durch Wärmeleitung nicht zu stark erhitzt und geschädigt wird.

Da die Behandlung schmerzhaft ist, ist eine Anästhesie erforderlich [9]. Die Koagulation eines Hämangioms ist nicht immer vollständig in einer Sitzung durchzuführen. Manchmal sind mehrere Sitzungen erforderlich, oder das Hämangiom wird soweit verkleinert, daß eine anschließende chirurgische Exstirpation möglich wird. Im allgemeinen finden diese Verfahren jedoch weniger in der Dermatologie als in der Chirurgie und Kinderchirurgie Anwendung.

5.6 Gütegeschaltete Festkörperlaser

Gütegeschaltete Laser zeichnen sich durch sehr kurze Impulse im Nanosekundenbereich aus. In der Dermatologie finden vor allem der Rubinlaser, der Alexandritlaser, der Neodym:YAG-Laser und der frequenzgedoppelte Neodym:

YAG-Laser Anwendung. Mit ihnen sind sowohl benigne pigmentierte Hautveränderungen als auch Tätowierungen zu entfernen. Tabelle 1 gibt Aufschluß über die Parameter der einzelnen Systeme. Pigmentierte Hautveränderungen können auch mit Farbstofflasern behandelt werden, bei ihrer Wellenlänge von 510 nm ist jedoch die Eindringtiefe limitiert.

Tabelle 1. Parameter der verschiedenen Festkörperlaser

Lasertyp	Wellenlänge [nm]	Pulsdauer [ns]	Energiedichte [J/cm^2]
Rubinlaser	694	20– 40	bis 12
Alexandritlaser	755	50–100	bis 8
Nd:YAG-Laser	1064	10– 20	bis 14
Frequenzgedoppelter ND:YAG-Laser	532	10– 20	bis 12

Pigmentierte Hautveränderungen. Die Absorption des Melanins zeigt im ultravioletten Bereich ein Maximum und sinkt kontinuierlich mit längeren Wellenlängen ab. Der praktische Nutzen der hohen Absorption nahe des ultravioletten Spektrums ist jedoch durch die geringeren Eindringtiefen limitiert. Die thermische Wärmerelaxationszeit der Melanosomen liegt bei 10 ns–1 µs [37].

Sofort nach der Behandlung, die vom Patienten als kurzer stechender Schmerz empfunden wird, zeigt die Haut eine weiße Verfärbung, u. U. auch eine tastbare Papel. In der Lichtmikroskopie sind die Zellen vakuolisiert, und es bilden sich subepidermale Blasen aus [12]. Es konnte nachgewiesen werden, daß bei der Bestrahlung von Melanozyten durch den gütegeschalteten Rubinlaser Schockwellen produziert werden, die möglicherweise zusammen mit dem sich aufbauenden Wärmegradienten und der Expansion durch die bei der Absorption entstehenden Temperaturen für die Bildung dieser Vakuolen verantwortlich sind [6].

Grundsätzlich sind durch Laser nur sicher benigne pigmentierte Hautveränderungen zu entfernen. Nävuszellnävi oder eine Lentigo maligna sind Kontraindikationen für eine Laserbehandlung. Da durch die Lasertherapie nichtpigmentierte Zellen nicht entfernt und nicht alle pigmentierten Zellen sicher entfernt werden, kann die Laserbehandlung eine an sich notwendige Exzision in dieser Indikation nicht ersetzen.

Die folgenden pigmentierten Hautveränderungen eignen sich zur Behandlung mit gütegeschalteten Lasern:

- Café-au-lait-Flecken
- Lentigines seniles
- Naevus Ota und Ito
- Melasma
- Epheliden
- Becker-Nävi
- Naevus spilus
- Flache seborrhoische Keratosen

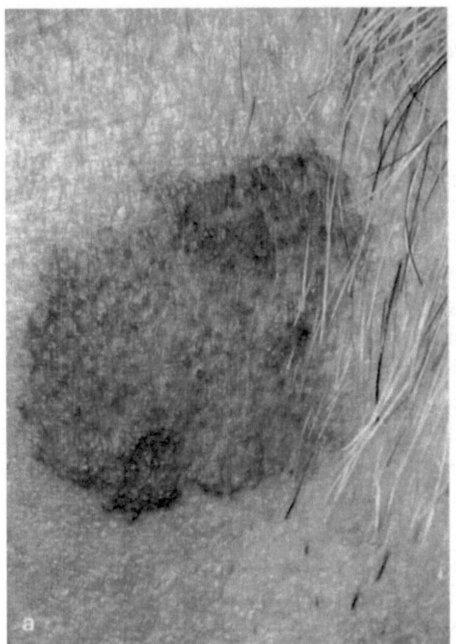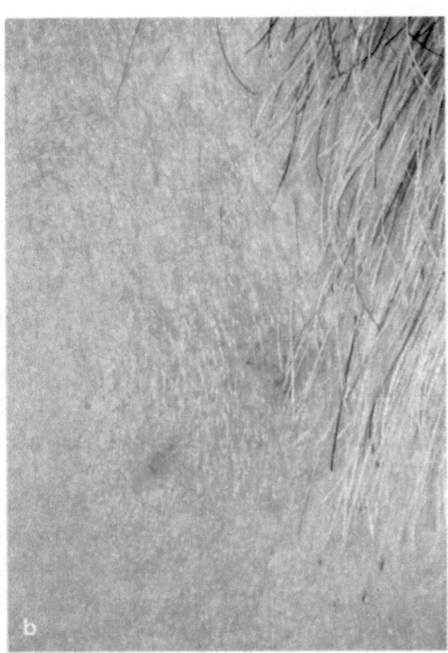

Abb. 7a, b. Lentigo seniles an der Schläfe. Zustand vor und nach Lasertherapie mit dem Rubinlaser

Je nach Tiefe des Pigments in der Haut sind u. U. mehrere Behandlungszyklen zur vollständigen Entfernung notwendig [30]. Sofort nach der Behandlung entsteht eine weiße Verfärbung der behandelten Stellen, die sich unter Hinterlassung einer Kruste zurückbildet. Nach Abheilung kann zunächst eine Hypopigmentierung bestehen bleiben, die sich nach einigen Monaten jedoch spontan wieder zurückbildet. Narbenbildungen sind selten (Abb. 7).

Die Therapie des Melasma ist allerdings nicht immer erfolgreich und kann eine verstärkte Pigmentierung zur Folge haben [47].

Tätowierungen. Im Gegensatz zum Melanin, dessen optische Eigenschaften bezüglich einer Laserbehandlung relativ gut untersucht sind, stellen Tätowierungspigmente eine vergleichsweise inhomogene Stoffgruppe dar. Tätowierungspigment kann sowohl unterschiedliche Partikelgrößen als auch Absorptionskurven aufweisen. Professionelle Tätowierungen sind i. allg. in der oberen Dermis lokalisiert, Laientätowierungen können bis ins subkutane Gewebe reichen. Zur Tätowierung werden nicht nur Tuschen und Tinten verwendet, sondern auch andere Materialien wie Ruß oder Zigarettenasche.

Tätowierungspigmente werden in der Haut vor allem intrazellulär in Fibroblasten, Makrophagen und gelegentlich in Mastzellen abgelagert, die sich vornehmlich perivaskulär gruppieren. Histologische Untersuchungen haben gezeigt, daß die Pigmente kurz nach der Lasertherapie extrazellulär in der Dermis liegen, um erst später wieder intrazellulär gebunden zu sein. Auch nimmt die Partikelgröße nach der Lasertherapie ab. Im Bereich der Pigmente finden sich kurz nach der Lasertherapie dermale Vakuolen [48, 49]. Die Menge des in der Dermis abgelagerten Pigments ist vermindert, das Ausmaß der Verminderung korreliert jedoch nicht immer mit dem Grad der klinischen Aufhellung [16].

Es existieren bislang keine Untersuchungen über Zusammenhänge zwischen chemischer Struktur der Tätowierungspigmente und dem Ansprechen auf die Laserbehandlung. Alle Untersuchungen zur Ansprechrate von Tätowierungen auf die Lasertherapie differenzieren die Pigmente nur anhand ihrer Farbe. Vorsicht geboten ist bei der Entfernung kosmetischer Tätowierungen, wie z.B. Lipliner, von roter oder braunroter Farbe. Sie enthalten oftmals Eisen-(III)-Oxid, das durch den Laservorgang zu Eisenmonooxid reduziert werden kann. Dadurch ändert sich die Farbe der Tätowierung von rotbraun zu schwarz. Durch weitere Laserbehandlungen kann versucht werden, diese schwarzen Pigmente zu entfernen, was jedoch nicht in allen Fällen gelingt und dann eine Exzision unumgänglich macht [3].

Die in der Behandlung von Tätowierungen eingesetzten Laser haben wegen ihrer Wellenlänge nicht nur unterschiedliche Eindringtiefen, sondern auch unterschiedliche Aufhellungsraten der einzelnen Tätowierungsfarben. Grundsätzlich gilt, daß Laientätowierungen besser auf die Lasertherapie ansprechen als professionelle Tätowierungen.

Einen Aufschluß, welche Lasersysteme am besten für die einzelnen Tätowierungsfarben geeignet sind, gibt Tabelle 2. Für den Einzelfall kann das Ergebnis der Lasertherapie jedoch nicht vorausgesagt werden [1, 57].

Die Ergebnisse der Lasertherapie von Tätowierungen sind abhängig von der Energiedichte. Mit höheren Energiedichten wurden weniger Sitzungen zur Aufhellung der Tätowierungen benötigt [17, 27]. Als Nebenwirkungen sind transiente Hypopigmentierungen bei Behandlung mit dem Alexandritlaser in 50% der Fälle und Veränderungen der Hauttextur in 12% der Fälle zu nennen [18]. Je kürzer die Wellenlänge der gütegeschalteten Festkörperlaser ist, desto größer ist die Interaktion mit dem absorbierenden Melanin und desto größer die Gefahr von Hypopigmentierungen.

Tabelle 2. Eignung verschiedener Lasersysteme für bestimmte Tätowierungsfarben

	Schwarz	Grün	Blau	Rot	Orange	Violett	Braun
Rubinlaser	+	–/+	–/+	–/+	–	+	–/+
Alexandritlaser	+	+	+	–	+	–	–
ND:YAG (1064)	+	–/+	–/+	–	–	+	+
ND:YAG (532)	+	–	–	+	–	+/–	–
Farbstoff (510)				+			

Literatur

1. Alster T (1995) Q-switched alexandrite laser treatment (755 nm) of professional and amateur tattoos. J Am Acad Dermatol 33: 69–73
2. Anderson RR, Parrish JA (1981) The optics of human skin. J Invest Dermatol 77: 13–19
3. Anderson RR, Geronemus R, Kilmer SL, Farinelli W, Fitzpatrick RE (1993) Cosmetic tattoo ink darkening. A complication of Q-switched and pulsed laser treatment. Arch Dermatol 129: 1010–1014
4. Apfelberg DB, Rothermel E, Widtfeldt A, Maser MR, Lash H (1984) Preliminary report on use of the carbon dioxide laser in podiatry. J Am Podiatr Assoc 74: 509–513
5. Apfelberg DB, Druker D, Maser MR, Whiten DN, Lash H, Specton P (1989) Benefit of the CO_2 laser for verruca resistant to other modalities of treatment. J Dermatol Surg Oncol 15: 371–375
6. Ara G, Anderson RR, Mandel KG, Ottensen M, Oseroff AR (1990) Irradiation of pigmented melanoma cells with high intensity pulsed radiation generates acoustic waves and kills cells. Las Surg Med 10: 52–59
7. Ashinoff R, Geronemus RG (1994) Treatment of a port-wine stain in a black patient with the pulsed dye laser. J Dermatol Surg Oncol 18: 147–148
8. Barsky SH, Rosen S, Geer DE, Noe JM (1980) The nature an evolution of port wine stains: A computer assisted study. J Invest Dermatol 74: 154–157
9. Berlien HP, Müller G (1989) Angewandte Lasermedizin. Lehr- und Handbuch für die Praxis. Ecomed, Landsberg
10. Dinehart SM, Flock S, Waner M (1994) Beam profile of the flashlamp pumped pulsed dye laser: Support for overlap of exposure spots. Las Surg Med 15: 277–280
11. Dixon JA, Huether S, Rotering R (1984) Hypertrophic scarring in argon laser treatment of port wine stains. Plast Reconstr Surg 73: 771–777
12. Dover JS, Margolis RJ, Polla LL, Watanbe S, Hruza GJ, Parrish JA, Anderson RR (1989) Pigmented guinea pig skin irradiated with Q-switched ruby laser pulses. Arch Dermatol 125: 43–49
13. Everett MA, Yeargers E, Sayre RM et al. (1966) Penetration of epidermis by ultraviolett rays. Photochem Photobiol 5: 533–542
14. Fisher SE, Grame JIW, Browne RM, Tranter MS (1983) A comparative histological study of wound healing following CO_2 laser and conventional surgical excision of canine buccal mucosa. Arch Oral Biol 28: 287–291
15. Fitzpatrick R (1995) Treatment of wrinkles with the UltraPulse CO_2 laser. Syllabus of the American Society for Aesthetic plastic surgery: Practical use of the ultrapulsed CO_2 laser for facial rejuvenation. 18. 3. 1995, San Francisco, USA
16. Fitzpatrick RE, Goldman MP, Ruiz-Esparza J (1993) Use of the alexandrite laser (755 nm, 100 nsec) for tattoo pigment removal in an animal model. J Am Acad Dermatol 28: 745–750
17. Fitzpatrick RE, Goldman MP (1994) Tattoo removal using the Alexandrite Laser. Arch Dermatol 130: 1508–1514
18. Friedman M, Gal D (1987) Keloid scars as a result of CO_2 laser for molluscum contagiosum. Obstet Gynecol 70: 394–396
19. Garden J, Bakus AD, Paller AS (1992) Treatment of cutaneous hemangiomas by the flashlamp-pumped pulsed dye laser: Prospective analysis. J Pediatr 120: 555–560
20. Gloster HM, Roenigk RK (1995) Risk of acquiring papillomavirus from the plume produced by the carbon dioxide laser in the treatment of warts. J Am Acad Dermatol 32: 436–441
21. Green HA, Burd E, Nishioka NS et al. (1992) Middermal wound healing: A comparison between dermatomal excision and pulsed carbon dioxide laser ablation. Arch Dermatol 128: 639–645
22. Hibst R, Kaufmann R (1995) Vergleich verschiedener Mittelinfrarot-Laser für die Ablation der Haut. Lasermedizin 11: 19–26

23. Hohenleutner IJ, Hilbert M, Wotzke U, Landthaler M (1995) Epidermal damage and limited coagulation depth with the flashlamp-pumped pulsed dye laser: A histochemical study. J Invest Dermatol 104: 798–802
24. Kaufmann R, Hartmann A, Hibst R (1994) Cutting and skin-ablative properties of pulsed mid-infrared laser surgery. J Dermatol Surg Oncol 20: 112–118
25. Kauvar ANB, Geronemus RG (1995) Repetitive pulsed dye laser treatments improve persistent port-wine stains. Dermatol Surg 21: 515–521
26. Klimer SL, Lee MS, Greveling JM (1993) The Q-switched Nd: YAG laser effectively treats tattoos. A controlled, dose-response study. Arch Dermatol 129: 971–978
27. Lanzafame RJ, Naim JO, Rogers DW, Hinshaw JR (1988) Comparison of continous-wave, chop-wave, and super pulse laser wounds. Lasers Surg Med 8: 119–124
28. Levine VJ, Geronemus RG (1995) Adverse effects associated with the 577- and 585-nanometer pulsed dye laser in the treatment of cutaneous vascular lesions: A study of 500 patients. J Am Acad Dermatol 32: 613–617
29. Lowe NJ, Wieder JM, Sawcer D, Burrowes P, Chalet M (1993) Nevus Ota: Treatment with high energy fluences of the Q-switched ruby laser. J Am Acad Dermatol 29: 997–1001
30. McBurney EI (1978) CO_2 laser treatment of dermatologic lesions. South Med J 71: 795–797
31. Moritz AR, Henriques TC (1947) Studies of thermal inujury. The relative importance of time and surface temperatures in the causation of cutaneous burns. Am J Pathol 23: 695–770
32. Mullarky MB, Norris CW, Goldberg ID (1985) The efficacy of the CO_2-Laser in sterilization of skin seeded with bacteria: survival at the skin surface and in plume emissions. Laryngoscope 95: 186–187
33. Neumann RA, Knobler RM, Leonhartsberger H, Böhler-Sommeregger K, Gebhart W (1991) Histochemical evaluation of the coagulation depth after argon laser impact on a port-wine stain. Las Surg Med 11: 606–615
34. Neumann RA, Leonhartsberger H, Pieczkowski F, Knobler RM, Gebhart W (1992) Accurate histochemical definition of argon-laser-induced tissue necrosis. Dermatology 184: 202–204
35. Noe JM, Barsky SH, Geer DE, Rosen S (1980) Port wine stains and the response to argon laser therapy: Successful treatment and the predictive role of color, age, and biopsy. Plast Reconstr Surg 65: 130–136
36. Parrish JA, Anderson RR, Harrist T (1983) Selective thermal effects with pulsed irradiation from laser: from organ to organelle. J Invest Dermatol 80: 75s–80s
37. Polla L, Tan OT, Garden JM, Parrish JA (1987) Tunable pulsed dye laser for the treatment of benign cutaneous vascular ectasia. Dermatologica 174: 11–17
38. Renfro L, Geronemus RG (1993) Anatomical differences of port-wine stains in response to treatment with the pulsed dye laser. Arch Dermatol 129: 182–188
39. Reyes BA, Geronemus R (1990) Treatment of port-wine stanis during childhood with the flashlamp-pumped pulsed dye laser. J Am Acad Dermatol 23: 1142–1148
40. Sawchuk WS, Weber PJ, Lowy DR et al. (1989) Infectious papillomavirus in the vapor of warts treated with carbon dioxide laser aor electrocoagulation: detection and protection. J Am Acad Dermatol 21: 41–49
41. Schomacker KT, Walsh JT, Flotte TJ, Deutsch TFI (1990) Thermal damage produced by high irradiance continous wave CO_2laser cutting of tissue. Lasers Surg Med 10: 74–84
42. Slutzki S, Shafir R, Bornstein LA (1977) Use of the carbon dioxid laser for large excisions with minimal blood loss. Plast Reconstr Surg 60: 250–255
43. Street ML, Roenigk RK (1990) Recalcitrant periungual verrucae: the role of carbon dixide laser vaporization. J Am Acad Dermatol 13: 115–120
44. Tan OT, Sherwood K, Gilchrest BA (1989) Treatment of children with port-wine stains using the flashlamp-pumped pulsed tunable dye laser. N Eng J Med 320: 416–421

45. Tan OT, Morrison P, Kuban AK (1990) 585 nm for the treatment of port wine stains. Plast Reconstr Surg 86: 1112–1117
46. Taylor CR, Anderson RR (1994) Ineffective treatment of refractory melasma and postinflammatory hyperpigmentation by Q-switched ruby laser. J Dermatol Surg Oncol 20: 592–597
47. Taylor CR, Gange RW, Dover JS, Flotte TJ, Gonzalez E, Michaud N, Anderson RR (1990) Treatment of tattoos by Q-switched ruby laser. Arch Dermatol 126: 893–899
48. Taylor CR, Anderson RR, Gange RW, Michaud N, Flotte TJ Light and electron microscopic analysis of tattoos treated by Q-switched ruby laser. J Invest Dermatol 97: 131–136
49. Tong AKF, Tan OT, Boll J, Parrish JA, Murphey GF (1987) Ultrastructure: effects of melanin pigment on target specificity using a pulsed dye laser (577 nm). J Invest Dermatol 88: 747–752
50. Ullmann Y, Har-Sahi Y, Peled IJ (1993) The use of CO_2 laser for the treatment of xanthelasma palpebrarum. Ann Plast Surg 31: 504–507
51. Walsh JT, Flotte TJ, Anderson RR et al. (1988) Pulsed CO_2 laser tissue ablation: effect of tissue type and pulse duration on thermal damage. Lasers Surg Med 8: 108–118
52. Wiek K, Vanscheidt W, Schöpf E (1995) Vaskuläre Malformationen und Hämangiome im Kindesalter. Therapie mit dem blitzlampengepumpten gepulsten Farbstofflaser. Pädiatr Prax 50: 111–116
53. Wiek K, Vanscheidt W, Zoppelt M, Schöpf E (1995) Die Behandlung von Naevi flammei im Erwachsenenalter mit einem Blitzlampen-gepumpten gepulsten Farbstofflaser. Hautarzt 46: 537–542
54. Wiek K, Vanscheidt W, Ishkhanian S, Weyl A, Schöpf E (1996) Selektive Photothermolyse von Besenreiservarizen und Teleangiektasien der unteren Extremität. Hautarzt 47: 258–263
55. Wood RL, Sliney DH, Basye RA (1992) Laser reflections from surgical instruments. Las Surg Med 12: 675–678
56. Zelickson BD, Mehregan DA, Zarrin AA, Coles C, Harwig P, Olson S, Leaf-Davis J (1994) Clinical, histologic, and ultrastructural evaluation of tattoo treated with three laser systems. Las Surg Med 15: 364–372

Photodynamische Therapie in der Dermatologie

Rolf-Markus Szeimies, Christoph Abels, Wolfgang Bäumler, Sigrid Karrer,
Michael Landthaler

Inhalt

1 Einleitung

Der photodynamische Effekt wurde bereits vor nahezu 100 Jahren im Wintersemester 1897/98 durch den Medizinstudenten Oscar Raab im Rahmen seiner Dissertation am Pharmakologischen Institut der Ludwig-Maximilians-Universität in München entdeckt [115] und auch bei Patienten therapeutisch eingesetzt [67, 146]. Für onkologische Indikationen (Blase, Ösophagus, Lunge) ist die photodynamische Therapie (PDT) bereits in Japan, Kanada, USA und den Niederlanden zugelassen, nicht jedoch für dermatologische Indikationen. Dabei ist gerade in den vergangenen Jahren die Wirksamkeit bei der Behandlung von oberflächlichen Hauttumoren oder der Psoriasis ausführlich beschrieben und dokumentiert worden [24, 35, 37, 42, 76, 92, 109, 133, 139, 161].

1.1 Geschichte der photodynamischen Therapie

Die erste photodynamische Therapie (PDT) zur Behandlung von Tumoren im Jahre 1903 war eine Kooperation zwischen dem Pharmakologen Prof. von Tappeiner und Dr. Jesionek von der Dermatologischen Klinik des „Krankenhaus links der Isar" [146]. 1905 berichteten sie über ihre Ergebnisse bei 6 Patienten mit Hauttumoren im Gesicht, überwiegend Basaliomen. Diese wurden täglich über einen Zeitraum von 2–8 Wochen mit verschiedenen Farbstoffen, u. a. mit

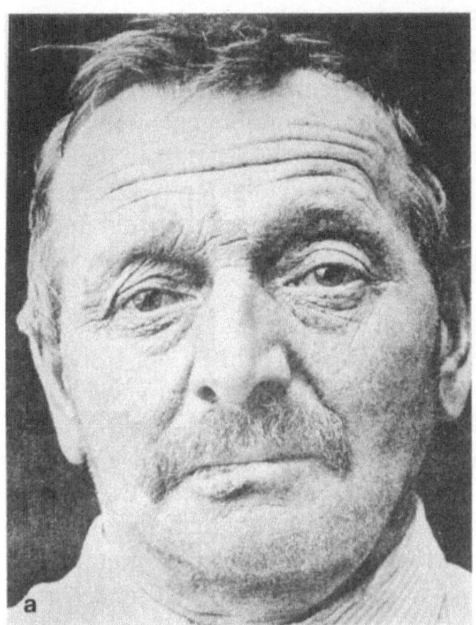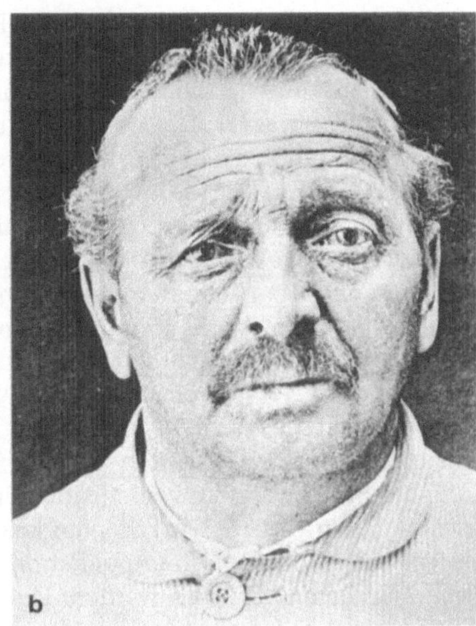

Abb. 1. 50jähriger Bahnwärter mit einem Ulcus rodens der Unterlippe (**a**). Die photodynamische Therapie wurde nach Bepinselung mit 1–5 bzw. 0,1–0,01%iger Eosinlösung und anschließender Belichtung vom 23.3.–21.4. bzw. vom 22.4.–30.5. 1904 durchgeführt. Der Herd war bis zur Entlassung am 3.5. 1904 reepithelisiert (**b**), und der Patient blieb während des Beobachtungszeitraums von 1 Jahr rezidivfrei [67]

Eosinlösung (1–5%), bepinselt und anschließend mit natürlichem Sonnenlicht oder mit Licht aus einer Kohlenbogenlampe bestrahlt [67]. Mit diesem Protokoll einer *topischen* PDT ohne generalisierte Photosensibilisierung wurden 4 Patienten geheilt. Bis zum Erscheinen des Berichts waren diese 4 behandelten Patienten rezidivfrei (s. Abb. 1). 1937 berichtete Silver [133] über den erfolgreichen Einsatz der PDT bei der Behandlung chronisch-entzündlicher Dermatosen. Er verabreichte einem 27jährigen Patienten mit therapieresistenter Psoriasis Hämatoporphyrin i.m. und oral. Nach Bestrahlung mit ultraviolettem Licht kam es zur partiellen Regression großer und zur kompletten Abheilung kleiner Plaques. Im Jahre 1942 behandelten Auler u. Banzer [8] humane Tumoren mit einer *systemischen* PDT durch i.v. Gabe von Hämatoporphyrin (Photodyn, Nordmark-Werke, Hamburg) und nachfolgender Bestrahlung mit einer Bogenlampe. Über die Resultate wurde jedoch nicht berichtet.

Wahrscheinlich bedingt durch den Weltkrieg geriet die PDT in Vergessenheit. In den frühen 60er Jahren führten Lipson u. Baldes [90] aus der Mayo-Clinic Experimente zur Lokalisation von Hämatoporphyrinderivat, neu synthetisiert von Schwartz [130], in verschiedenen Geweben nach intravenöser Injektion durch. Ihre Intention war die Diagnose von Tumoren mit Hilfe der Fluoreszenz, die bei Anregung des Hämatoporphyrins mit Licht entsteht. 1966 führten sie eine systemische PDT mit Hämatoporphyrin zur Behandlung eines ulzerierten, rezidivierenden Mammakarzinoms durch. Trotz eines erneuten Rezidivs nach mehreren Behandlungen wurde ein deutlicher therapeutischer Effekt beobachtet [91].

Der Beginn einer „Renaissance" der PDT fand Mitte der 70er Jahre statt, als Thomas Dougherty [36] erstmals experimentell Langzeitheilungsraten für Ratten und Mäuse mit verschiedenen Tumoren nach systemischer Gabe von Hämatoporphyrinderivat (HpD) und Bestrahlung mit einer Xenonbogenlampe zeigen konnte. Drei Jahre später führte er die erste systematische Studie zur Behandlung von Tumoren mit PDT + HpD an 25 Patienten mit Erfolg durch. Wiederum handelte es sich um kutane oder subkutane, maligne Tumoren. 111 der insgesamt 113 mit *systemischer* PDT behandelten Karzinome zeigten eine komplette oder zumindest partielle Remission [38].

Die systemische Applikation von Hämatoporphyrinderivaten (Photofrin oder Photosan-3) und die nachfolgende Bestrahlung mit Laserlicht ist der bisherige Standard der PDT. Der entscheidende Nachteil der i.v. Applikation von Photofrin ist jedoch die bis zu 8 Wochen oder länger anhaltende generalisierte Photosensibilisierung der Patienten [50, 83, 166]. Diese schwerwiegende Nebenwirkung der PDT mit Photofrin ist Patienten mit anderweitig therapierbaren Hauterkrankungen trotz der exzellenten kosmetischen Resultate nur bedingt zuzumuten. Durch die topische Applikation eines Photosensibilisators könnte diese Nebenwirkung vermieden werden. Diese Form der Applikation ist jedoch mit Hämatoporphyrinderivaten, einem nur zum Teil charakterisierten Porphyringemisch, nur sehr eingeschränkt möglich [25]. Daher ist der Schwerpunkt der PDT-Forschung in der Dermatologie z.Z. die Synthese und Evaluierung von chemisch reinen Photosensibilisatoren, die sich topisch applizieren lassen.

2 Bestandteile der photodynamischen Therapie

Aus der Darstellung der historischen Entwicklung der PDT geht bereits hervor, daß für eine *sauerstoffabhängige*, photodynamische Reaktion die gleichzeitige Anwesenheit von *Licht* und einem das Licht absorbierenden *Photosensibilisator* im Gewebe notwendig sind (s. Abb. 2).

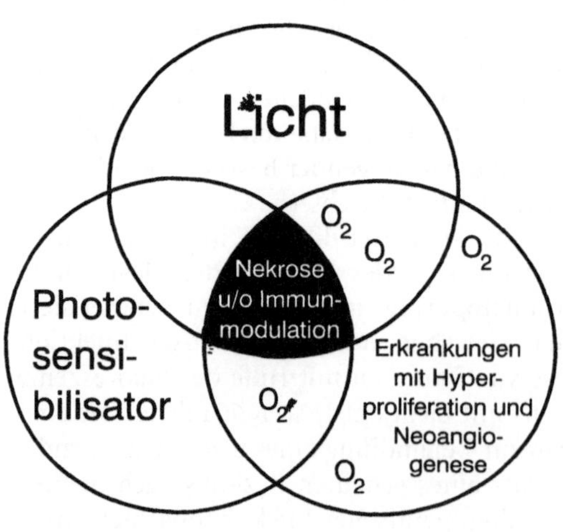

Abb. 2. Voraussetzung für den Ablauf einer photodynamischen Reaktion ist das gleichzeitige Vorhandensein von Photosensibilisator, Sauerstoff und Licht im zu behandelnden Areal. Fehlt einer dieser Faktoren, kann eine photodynamische Reaktion nicht stattfinden

2.1 Lichtquellen

Nur noch von historischer Bedeutung für die PDT ist die Bestrahlung von Patienten mit Sonnenlicht, das von Jesionek u. Tappeiner [67] am Anfang diesen Jahrhunderts genutzt worden ist.

Die Eindringtiefe von Licht in Haut nimmt bis zu einer Wellenlänge von ca. $\lambda = 1100$ nm kontinuierlich zu [6, 56]. Da die langwelligste Absorptionsbande des Photofrin jedoch bei $\lambda = 630$ nm liegt, wird mit dieser Wellenlänge bestrahlt, um so eine möglichst große Eindringtiefe des Lichtes und eine ausreichende Absorption der Photonen durch den Photosensibilisator zu erreichen. Daher sind bisher überwiegend argonionengepumpte Farbstofflaser ($\lambda = 630$ nm), aber auch Golddampflaser ($\lambda = 628$ nm) verwendet worden [82], die rotes Licht einer Wellenlänge emittieren und so diese Absorptionsbande treffen (s. Abb. 3). Bei $\lambda = 630$ nm beträgt die Eindringtiefe in die Haut maximal 4 mm.

In anderen Disziplinen als der Dermatologie liegt der entscheidende Vorteil des Lasers in der Möglichkeit, das Licht in Fasersysteme mit hoher Leistungsdichte einzukoppeln. So können auch endoskopisch erreichbare Körperstellen (Blase, Magen-Darm-Trakt, Bronchien) behandelt werden. Die entscheidenden Nachteile dieser Lasersysteme sind jedoch die sehr hohen Anschaffungskosten sowie die notwendigen regelmäßigen Wartungen. Die Entwicklung von Diodenlasern in den letzten Jahren ist vielversprechend, da diese Geräte preiswerter und zuverlässiger sind. Darüber hinaus beanspruchen sie nur einen Bruchteil

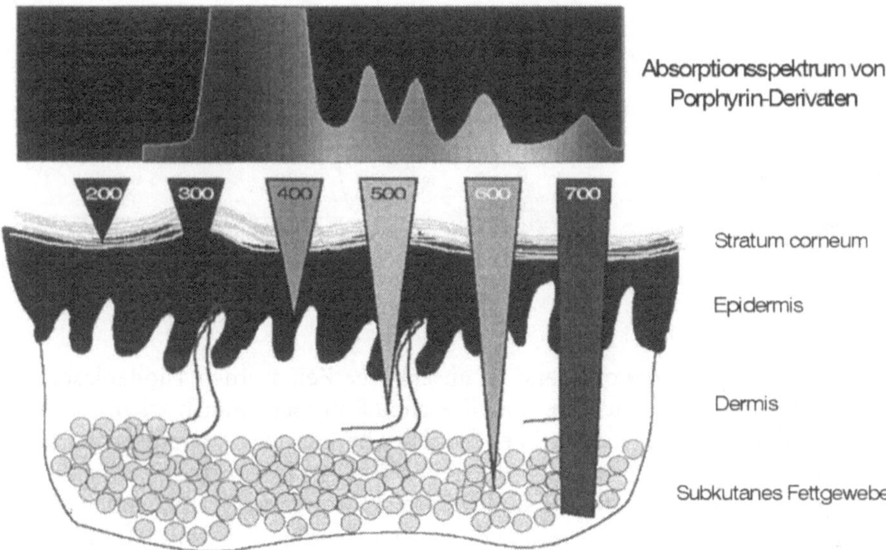

Abb. 3. Mit zunehmender Wellenlänge bis max. 1100 nm nimmt die Eindringtiefe von Licht in Gewebe zu. Daher wird die letzte Absorptionsbande der Porphyrinderivate zur photodynamischen Therapie verwendet. Bei chronisch-entzündlichen Dermatosen reicht möglicherweise eine Anregung im Bereich der Soret-Bande (Absorptionsmaximum, 405 nm) zur Therapie aus

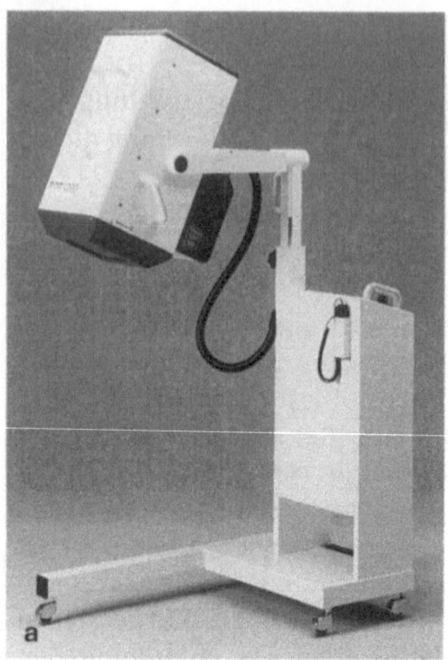

Abb. 4a,b. a Waldmann – PDT 1200 (Waldmann Medizintechnik Villingen-Schwenningen). **b** Intensitätsverteilung über einer 20/20-cm-Fläche bei einem Strahlauslaß-Oberflächenabstand von 35 cm. Daneben relative spektrale Emission (willkürliche Einheiten) der PDT 1200 mit eingezeichneten, zur PDT verwendeten Absorptionsmaxima von derzeit in klinischer Erprobung befindlichen Sensibilisatoren [140]

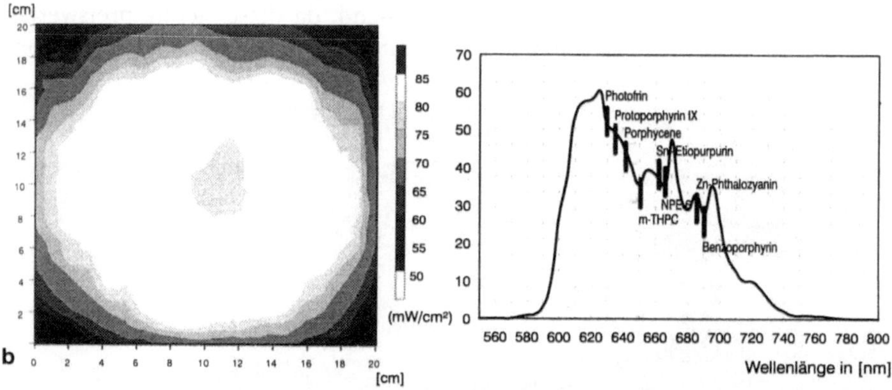

des Platzes eines Farbstofflasers. In absehbarer Zeit werden Diodenlaser, die rotes Licht emittieren, auch für den klinischen Routinegebrauch erhältlich sein.

Die Einkopplung des Lichtes in endoskopische Geräte ist in der Dermatologie nicht notwendig. Daher kommen für die PDT in der Dermatologie inkohärente Lichtquellen in Betracht. Bisher sind Diaprojektoren mit entsprechenden Filtern und hoher Leistung zur Bestrahlung eingesetzt worden [46, 76, 162]. In Kooperation mit der Universitätshautklinik Ulm und der Firma Waldmann wurde eine inkohärente Lichtquelle entwickelt (PDT 1200, Waldmann Medizintechnik, Villingen-Schwenningen, Deutschland) [24, 140] (s. Abb. 4). Die experimentelle Evaluierung der PDT mit dieser Lampe hat keinen Unterschied hinsichtlich der erreichten zellulären Zytotoxizität im Vergleich zur Bestrahlung mit einem Laser erbracht [140]. Ein weiterer Vorteil eines solchen Systems liegt in den

Tabelle 1. Vergleich unterschiedlicher Lichtquellen für die photodynamische Therapie

Lichtquelle	Vorteile	Nachteile
Sonnenlicht	kostenlos	Verfügbarkeit, Dosimetrie
Laser (Metalldampf-, Gas-, Farbstofflaser)	in Fasersysteme einkoppelbar, exakte Dosimetrie	teuer, Wartungsaufwand, Immobilität der Systeme
Diodenlaser	in Fasersysteme einkoppelbar, exakte Dosimetrie, preiswert	bislang eingeschränkte Verfügbarkeit im benötigten Wellenlängenbereich
Lampen	preiswert, decken breiten Wellenlängenbereich ab, Behandlung großer Flächen möglich	(nur Oberflächenillumination), Dosimetrie

niedrigen Kosten. Darüber hinaus ermöglicht die Emission von breitbandigem Licht ($\lambda = 580-740$ nm) verglichen mit einem Farbstofflaser (s. Tabelle 1) die Verwendung von verschiedenen Photosensibilisatoren. Dahingegen muß die Wellenlänge des extrem schmalbandigen Laserlichts auf die entsprechende Absorptionsbande des verwendeten Photosensibilisators abgestimmt werden [142]. Ein weiterer Pluspunkt einer solchen Lichtquelle ist die größere Bestrahlungsfläche (abstandsabhängig 8–16 cm im Durchmesser) im Vergleich zum Laser, die gerade zur Behandlung von ausgedehnteren Hautbefunden notwendig ist.

Die applizierte Lichtintensität zur Bestrahlung sollte 200 mW/cm² nicht überschreiten, um unspezifische thermische Effekte auszuschließen und so die Behandlung auf die vorher photosensibilisierten Hautareale zu beschränken. Die Lichtdosis (J/cm²) wird definiert durch die Lichtintensität (W/cm²) und die Dauer der Bestrahlung (s). Jedoch beeinflußt die Beschaffenheit der Haut, z.B. Narben, Hämorrhagien, Krusten, zusätzlich die letztendlich im Gewebe ankommende Lichtdosis. Eine Standardlichtdosis für die Durchführung der PDT kann nicht angegeben werden, da sie für die jeweiligen dermatologischen Indikationen unterschiedlich ist. Klinische Studien, die z.Z. mit verschiedenen Photosensibilisatoren durchgeführt werden, versuchen, standardisierte Protokolle (Wellenlänge, Lichtintensität und Energiedosis) für die einzelnen Indikationen zu definieren (s. Abschn. 3). Die experimentelle und klinische Erfahrung zeigt jedoch, daß zur Behandlung von Hauttumoren, bei der die Zerstörung der Tumorzellen als auch des Tumorgefäßsystems erreicht werden soll, eine Lichtdosis von 100–150 J/cm² (100–150 mW/cm²) notwendig ist. Eine Bestrahlung mit dieser Lichtdosis und -intensität dauert somit max. 20–30 min. Für die Behandlung von chronisch-entzündlichen Dermatosen, z.B. der Psoriasis, ist sehr wahrscheinlich weit weniger als die Hälfte dieser Dosis ausreichend [24, 89], da hier nur eine subletale Schädigung der Zellen und eine Immunmodulation, jedoch keine Gewebezerstörung das therapeutische Ziel ist. Deshalb kommen bei diesen Indikationen auch fraktionierte Behandlungen in Betracht. Problematisch für die Erzielung einer homogenen Bestrahlung sind Erkrankungen, die im Bereich unebener Körperoberflächen, z.B. Nasolabialfalte oder Lidkante, lokalisiert sind [63, 64].

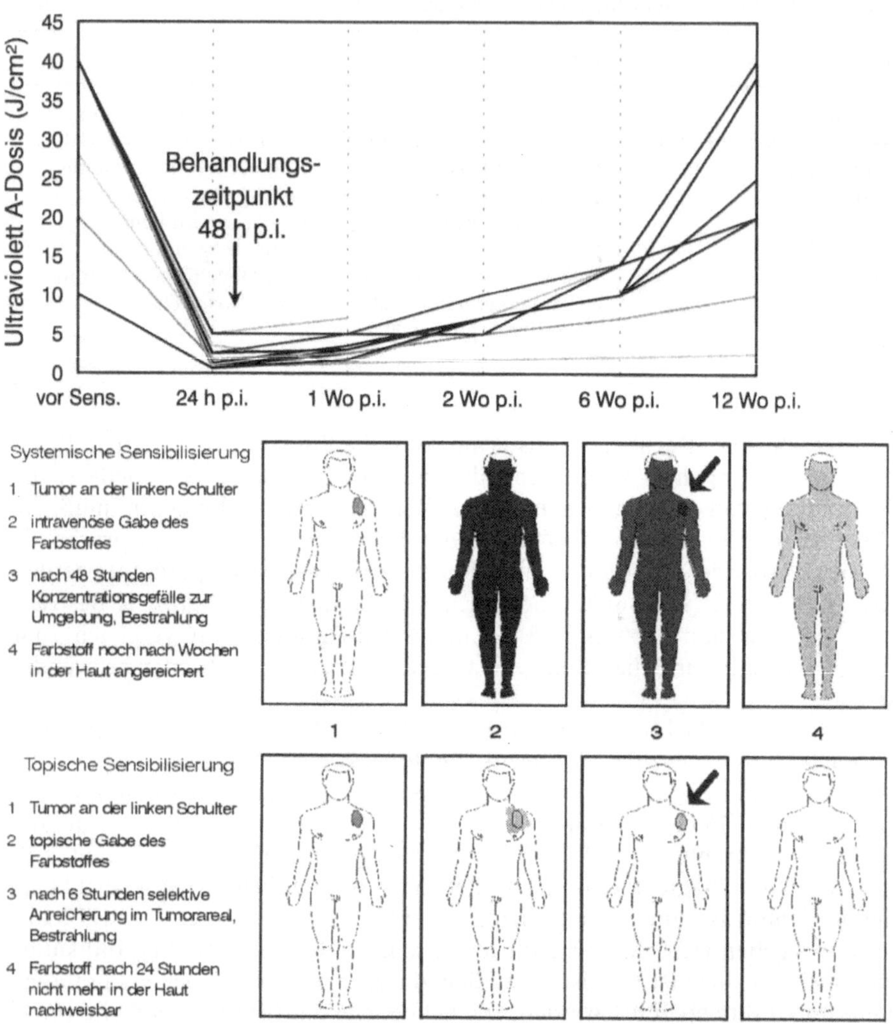

Abb. 5a. Bestimmung der minimalen Erythemdosis im UVA-Bereich mittels Lichttreppentestung bei Patienten (n = 16), die mit Photosan-3 bzw. Photofrin systemisch sensibilisiert wurden (Bronchial-, Urogenital-, Ösophagus- und HNO-Tumoren). **b** Topische vs. systemische Sensibilisierung. Vorteil der fehlenden langanhaltenden kutanen Sensibilisierung als Nebenwirkung bei lokaler Gabe des Sensibilisators

2.2 Photosensibilisatoren

Der einzige derzeit in den USA, Kanada, Japan und den Niederlanden für bestimmte onkologische Indikationen zugelassene und kommerziell erhältliche Photosensibilisator ist Photofrin, ein Oligomerengemisch aus veresterten und verätherten Hämatoporphyrinen. Dieser Photosensibilisator kann nur i. v. appliziert werden, reichert sich nur wenig selektiv in Hauttumoren an und führt zu einer 8 Wochen und länger anhaltenden, generalisierten Photosensibilisierung [50, 166] (s. Abb. 5). Diese Nachteile machen Photofrin für den Einsatz in der Dermatologie nur bedingt geeignet. Daher wird noch intensiv nach neuen effektiveren und selektiveren Photosensibilisatoren gesucht, insbesondere für die topische Applikation. Die ideale Substanz für die Anwendung in der Dermatologie sollte folgende Eigenschaften aufweisen:

- chemische Reinsubstanz,
- hohe Quantenausbeute von Singulettsauerstoff,
- ausreichende Gewebepenetration,
- selektive Anreicherung im erkrankten Gewebe,
- topische Applikation.

1. Aufgrund der Zulassungsbestimmungen des Arzneimittelgesetzes und der Patentierbarkeit sollten primär chemisch charakterisierte Reinsubstanzen verwendet werden, die auch im großindustriellen Stil synthetisiert werden können. Zu bevorzugen sind auch sog. exogene Photosensibilisatoren, die „nur" (in Abhängigkeit von ihren pharmakologischen Eigenschaften) in ausreichenden Mengen im erkrankten Gewebe akkumulieren, um bei Bestrahlung eine photodynamische Reaktion auszulösen. Im Gegensatz dazu induzieren endogene Photosensibilisatoren, z. B. 5-Aminolävulinsäure (ALA), ein Metabolit der Hämbiosynthese, erst im erkrankten Gewebe die Bildung des eigentlichen Photosensibilisators [11, 75]. Im Falle von ALA müssen erst Porphyrine, insbesondere Protoporphyrin IX (PPIX) [59, 142] durch die Zelle synthetisiert werden, d. h. der Photosensibilisator ist zusätzlich abhängig vom Stoffwechsel der einzelnen Zellen des erkrankten Gewebes.

2. Die meisten Photosensibilisatoren generieren Singulettsauerstoff mit einer Quantenausbeute zwischen 5 und 20 % [125]. Eine hohe Quantenausbeute bedeutet, daß im Vergleich zu einer Substanz mit niedrigerer Quantenausbeute weniger Substanz akkumulieren muß, um eine entsprechende photodynamische Reaktion im Gewebe auszulösen. Diese Überlegung ist jedoch nur von theoretischer Bedeutung, da die Effektivität eines Photosensibilisators auch von den chemischen Eigenschaften, lipophil vs. hydrophil, abhängig zu sein scheint, die wiederum die subzelluläre Verteilung beeinflussen [78, 86, 165] (s. Tabelle 2).

Tabelle 2. Zelluläre Aufnahme und Lokalisation von Photosensibilisatoren

Photosensibilisator	Zellulärer Aufnahmemechanismus	Intrazelluläre Verteilung
Hydrophile Sensibilisatoren (*Rhodamine, Zyanine, Chlorine, TPPS₄*)	Pinozytose	Endosomen, Lysosomen
Lipophile Sensibilisatoren (*Porphyrine, Phthalozyanine, Porphycene*)	Diffusion, „low density", lipoproteinvermittelte Endozytose	Membranstrukturen (*Kern- und Plasmamembran sowie Organellenmembranen*)

3. Wie bereits angedeutet ist die Eindringtiefe des Lichtes in Haut begrenzt (s. Abschn. 2.1). Die letzten Absorptionsbanden der sich z. Z. in klinischer Testung befindenden Photosensibilisatoren liegen zwischen 600 und 700 nm. Somit darf die Dicke der zu behandelnden Läsionen nicht mehr als 3–4 mm betragen, um eine ausreichende Lichtpenetration zu gewährleisten. Die Synthese von Substanzen, die über dieses Spektrum hinaus, also im nahen Infrarotbereich, absorbieren und zusätzlich noch eine ausreichende Quantenausbeute ermöglichen, könnte die Behandlung auch dickerer Läsionen ermöglichen. Dies wäre für Hauttumoren wünschenswert. Hingegen ist die derzeit mögliche Eindringtiefe für die Behandlung von chronisch-entzündlichen Erkrankungen, z. B. Psoriasis, ausreichend, nicht zuletzt, weil auch bei Verwendung von UVA-Licht therapeutische Erfolge erzielt worden sind [39, 133, 154].

4. Aufgrund einer hohen Selektivität der Akkumulation des Photosensibilisators im erkrankten Gewebe wird während der PDT nur das sensibilisierte, nicht jedoch das umgebende „normale" Gewebe behandelt. Wenn zahlreiche Läsionen, z. B. aktinische Keratosen, vorliegen, können diese durch eine Behandlung mit exzellentem kosmetischen Ergebnis ohne Nebenwirkung für die „normale" Haut behandelt werden [73, 145] (s. Abb. 6). Von allen bisher untersuchten Photosensibilisatoren zeigt ALA die höchste Selektivität sowohl nach topischer als auch nach systemischer Applikation [1, 85]. Das Verhältnis von erkranktem (Tumor) zu umgebendem Gewebe beträgt nach topischer Applikation von ALA > 10 : 1 [81, 138]. Der Grund für diese Selektivität ist noch unbekannt. Da ALA ein Metabolit der Hämbiosynthese ist und die Bildung von

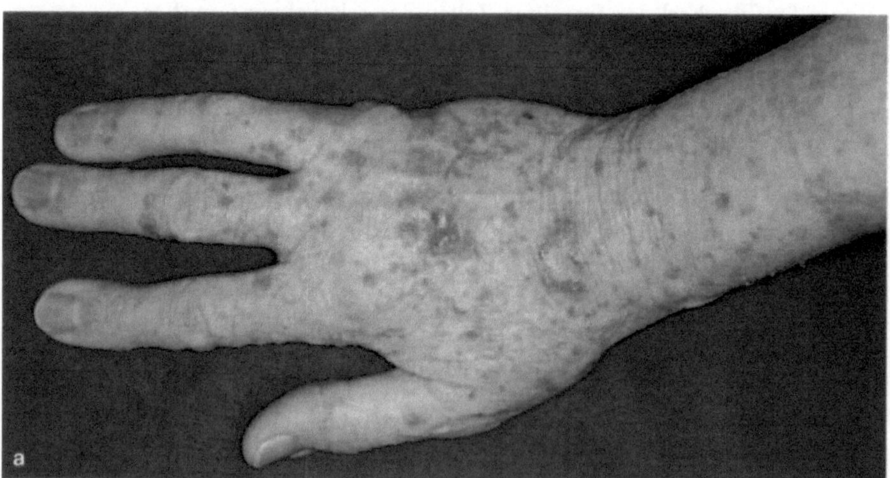

Abb. 6a–c. a Arseninduzierte Hauttumoren bei einer 62jährigen Psoriatikerin vor Behandlung. Der rechte kleine Finger mußte der Patientin bereits aufgrund eines invasiv wachsenden Bowen-Karzinoms amputiert werden. **b** Drei Tage nach topischer photodynamischer Therapie mit ALA. Die auftretenden Nekrosen sind streng auf tumortragende Areale beschränkt. **c** 180 Tage nach PDT. Klinisch und histologisch kein Tumor mehr nachweisbar. (Aus [143])

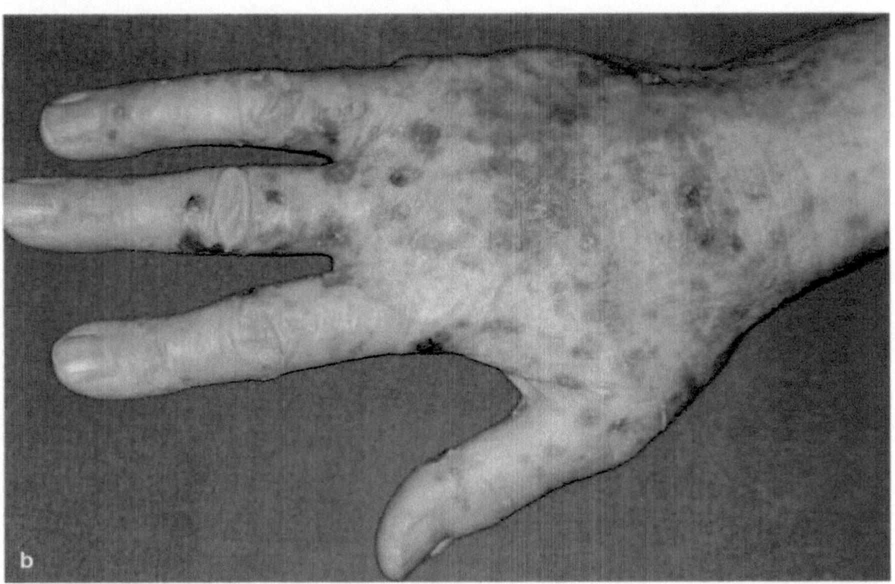

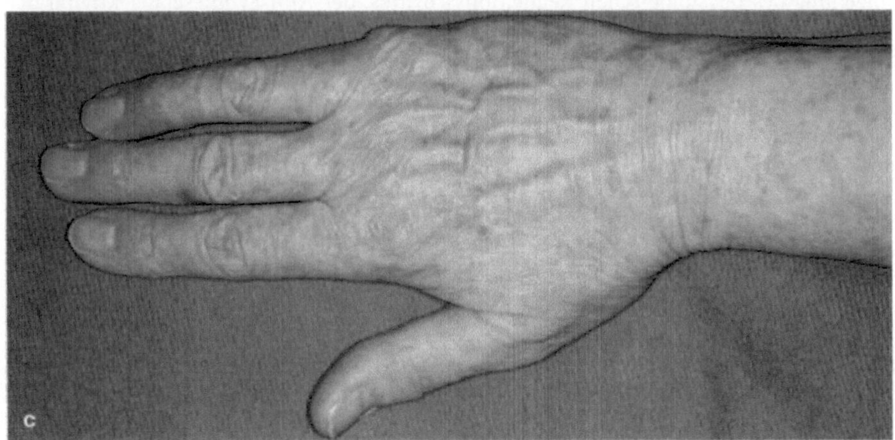

Porphyrinen, insbesondere PPIX, induziert [11, 142] kommen eine verstärkte Aufnahme, eine gesteigerte Porphyrinsynthese oder ein verminderter Umbau zu Häm aufgrund einer verminderten Aktivität der Ferrochelatase in den pathologisch veränderten Zellen als Ursache für die hohe Selektivität in Frage [75] (s. Abb. 7). Durch verschiedene Methoden wie Inkorporierung in Liposomen, Veresterung oder Kopplung an Antikörper [89, 127] wird ebenfalls versucht, die Selektivität der PDT zu steigern. Grundsätzlich liegen diesen Verfahren jedoch die gleichen Probleme wie bei der Erhöhung der Selektivität von konventionellen Chemotherapeutika zugrunde [51]. Inwieweit diese Selektivität der Akkumulation eines Photosensibilisators in dem

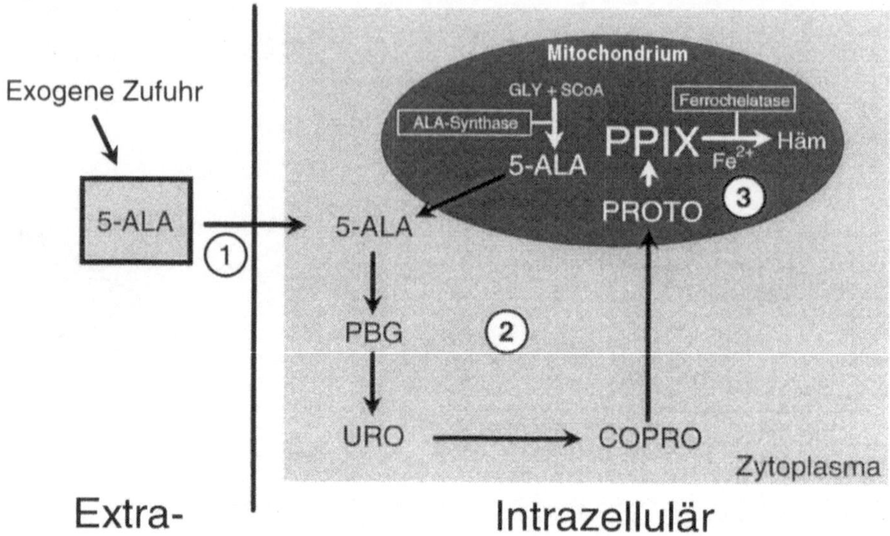

Abb. 7. Häm-Biosynthese des Menschen. Akkumulation von Porphyrin-Metaboliten bei Umgehung des physiologischen Regulationsschrittes, der ALA-Synthese. Selektivität der ALA-induzierten Akkumulation kann entstehen aufgrund einer gesteigerten zellulären Aufnahme von ALA (1), einer gesteigerten Porphyrin-Synthese (2) oder einer verminderten Aktivität der Ferrochelatase (3). (GLY = Glycin; SCoA = Succinyl-CoA; 5-ALA = 5-Aminolävulinsäure; PBG = Porphobilinogen; URO = Uroporphyrinogen; COPRO = Coproporphyrinogen; PROTO = Protoporphyrinogen; PPIX = Protoporphyrin IX)

zu behandelnden Gewebe bei topischer Applikation überhaupt notwendig ist, wird sich erst noch zeigen müssen. Schließlich trägt auch die Restriktion der Applikation und der Bestrahlung auf das erkrankte Gewebe zur Selektivität bei.

5. Um die Lebensqualität der Patienten nach einer PDT in der Dermatologie nicht einzuschränken, wie es derzeit aufgrund der generalisierten Photosensibilisierung nach systemischer Applikation der Fall ist, sollte ein neuer Photosensibilisator topisch appliziert werden und auch bei großflächiger Auftragung nicht zu einer systemischen Wirkung führen. Bei systemischer Gabe sollte eine Photosensibilisierung auf 24–48 h limitiert sein, d.h. der Photosensibilisator müßte schnell im Organismus verstoffwechselt werden und sollte nicht in der Haut akkumulieren. Tabelle 3 gibt die z. Z. sich in klinischer Erprobung befindlichen Photosensibilisatoren mit den untersuchten Indikationen sowie ihren verschiedenen Eigenschaften wieder.

2.3 Wirkmechanismen

Bereits 1904 berichtete v. Tappeiner [147] über die Notwendigkeit der Anwesenheit von Sauerstoff bei den durchgeführten Experimenten zur Photosensibili-

Tabelle 3. Potentielle Photosensibilisatoren in der Dermatologie und ihr derzeitiger Entwicklungsstand

Firma	Photosensibilisator	Optimaler Wellenlängenbereich	Indikation	Applikationsform	Status
QLT/ American Cynamid, USA	Photofrin	630 nm	Blasen-, Ösophagus-, Bronchialtumoren	i.v.	zugelassen in Kanada, USA, Japan, Niederlande
DUSA, USA	5-Aminolävulinsäure (ALA) bzw. endogen induzierte Porphyrine	635 nm	Psoriasis, aktinische Keratosen, Basaliome, Mycosis fungoides	topisch	Phase I–III
GLAXO/ Wellcome, USA	9-Acetoxy-2,7,12,17-tetrakis-(β-methoxy-ethyl)-porphycen (ATMPn)	640 nm	Psoriasis	topisch	Phase II
QLT, Canada	Benzoporphyrin-derivat-Monosäure-ring A (BPD-MA)	690 nm	Hauttumoren, Psoriasis	i.v., liposomale Zubereitung	Phase II
Scotia Pharmaceuticals, England	Meso-tetra-hydroxy-phenylchlorin (m-THPC)	650 nm	Basaliome, Kopf-/Hals-Tumoren	i.v., topisch	Phase I/II
QLT, Canada	Photofrin	630 nm	Psoriasis, Zervixdysplasie	topisch	Phase I/II
PDT Systems, USA	Zinn-Etiopurpurin (SnET$_2$)	660–665 nm	Hauttumoren, Kaposi-Sarkom	i.v., Lipid-Emulsion	Phase I/II
Nippon Petrochemical, Japan	Mono-L-aspartyl-chlorin e6 (NPe6)	660–665 nm	Hauttumoren	i.v.	Phase I

sierung in biologischen Systemen. Er verwendete für diese Reaktionen den Ausdruck „photodynamisch", um diesen Prozeß von der Sensibilisierung photographischer Platten mit Lösungen, für die kein Sauerstoff notwendig ist, zu unterscheiden. Die PDT-induzierten Effekte werden also durch photooxidative Reaktionen vermittelt (s. Abb. 8). Während der Bestrahlung absorbiert der Photosensibilisator Licht mit nachfolgender Konversion in einen energetisch höheren Zustand, innerhalb eines sog. Singulettzustands. Aufgrund der kurzen Halbwertszeit des angeregten Photosensibilisators (ca. 10^{-9} s) fällt dieser wieder unter Abgabe von Fluoreszenzlicht und/oder interner Konversion in den Grundzustand zurück, oder der angeregte Photosensibilisator geht vom Singulett- in

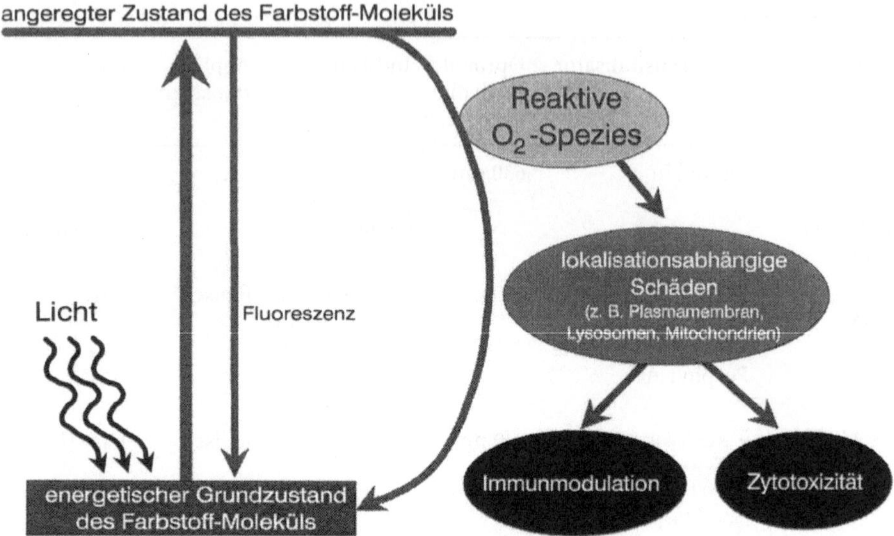

Abb. 8. Aus dem angeregten Zustand des Farbstoffmoleküls kommt es durch photooxidative Prozesse zur Bildung von reaktiven Sauerstoffspezies, insbesondere von Singulett-Sauerstoff in der Typ-II-Reaktion. In Abhängigkeit von der subzellulären Lokalisation des Photosensibilisators erfolgt eine Schädigung der entsprechenden Zellorganellen. Aufgrund des Ausmaßes und der Lokalisation der PDT-induzierten Schäden kann es so zur Immunmodulation und/oder Zytotoxizität kommen

den metastabilen Triplettzustand mit einer längeren Lebensdauer (10^{-3} s) über („intersystem crossing").

Bei der photooxidativen Reaktion Typ I erfolgt nun vom Triplettzustand des Photosensibilisators der direkte Wasserstoff- oder Elektronentransfer auf ein Substrat. Diese Reaktion führt zur Bildung von Radikalen des Substrats. Diese Radikale wiederum können direkt mit molekularem Sauerstoff reagieren und Peroxide, Hydroxylradikale und/oder Superoxidanionen bilden. Die Reaktion Typ I ist sehr stark konzentrationsabhängig. Eine direkte Zellschädigung durch diese Reaktion ist möglich, insbesondere, wenn der Photosensibilisator an leicht oxidierbare Moleküle gebunden ist. In der photooxidativen Reaktion vom Typ II werden Elektronen oder Energie direkt auf molekularen Sauerstoff im Grundzustand (Triplett) übertragen, und es kommt zur Bildung von Singulettsauerstoff. Der hochreaktive Zustand des Singulettsauerstoffs führt zu einer äußerst effektiven Oxidation von biologischen Substraten. Beide Reaktionstypen können gleichzeitig ablaufen, da Substrat und molekularer Sauerstoff um den Photosensibilisator im Triplettzustand konkurrieren. Das Verhältnis, in welchem Grad die eine oder die andere Reaktion abläuft, ist u. a. abhängig von dem verwendeten Photosensibilisator, der subzellulären Lokalisation sowie dem Substrat- und Sauerstoffangebot im Umfeld des aktivierten Photosensibilisators. Indirekte *In-*

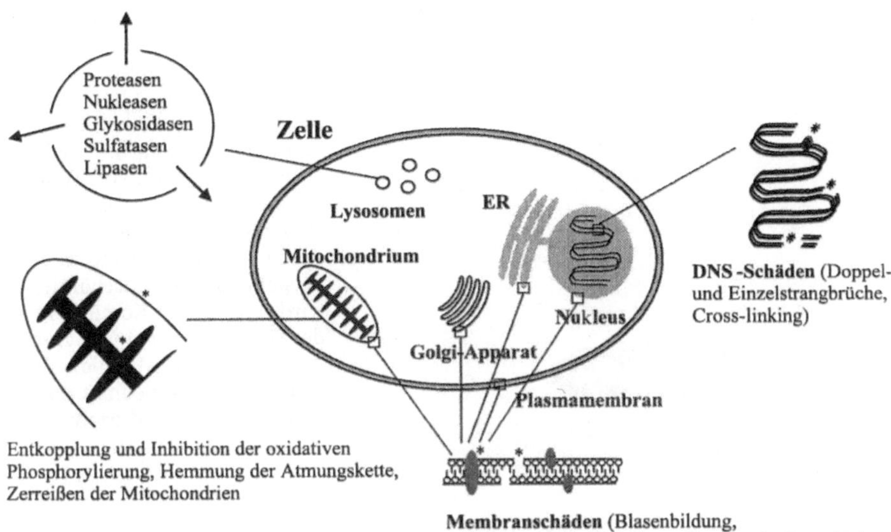

Abb. 9. Subzelluläre Schäden nach PDT treten in Abhängigkeit der Lokalisation des verwendeten Photosensibilisators auf. Entscheidend sind jedoch Membranschäden der Plasmamembran, von Lysosomen und von Mitochondrien. In Folge kann es zur Störung der Membranintegrität, Freisetzung lysosomaler Enzyme sowie Hemmung der Atmungskette kommen. Schäden der DNS spielen für die Zellnekrose keine wesentliche Rolle

vitro-Experimente weisen auf Singulettsauerstoff als den entscheidenden Mediator der PDT-induzierten biologischen Effekte hin [70, 155].

Die biologischen Effekte kann man einteilen in *primäre, zelluläre* und *sekundäre, vaskuläre* Schäden. Frühe sichtbare zelluläre Schäden sind bei Photofrin Defekte der Zellmembran [87], aber nur wenige membranständige Enzyme, z. B. die Na^+/K^+-ATPase, sind direkt am Zelluntergang beteiligt [111]. Nachfolgend kommt es zur Zellschwellung und Zellyse [87]. In Abhängigkeit von der subzellulären Lokalisation des verwendeten Photosensibilisators kann es auch zur Schädigung von anderen Strukturen, z. B. Mitochondrien [78], Lysosomen [156] oder endoplasmatischem Retikulum [100] kommen. Auf molekularer Ebene kann die PDT zur Induktion von Streßproteinen [52] führen (s. Abb. 9).

Der entscheidende biologische Effekt in vivo für die effektive Zerstörung von soliden Tumoren durch die PDT ist jedoch die irreversible Schädigung des pathologisch veränderten Tumorgefäßsystems (s. Abb. 10). Es konnte gezeigt werden, daß es zur Vasokonstriktion der den Tumor versorgenden Arteriolen, zur Verminderung der Erythrozytenfließgeschwindigkeit in den Venolen des umliegenden Gewebes, zur Stase und Thrombosierung von Tumorgefäßen und zum perivaskulären Ödem kommt [30, 31, 135]. Bei ausreichender Photosensibilisatorkonzentration und Lichtdosis sind diese Effekte irreversibel. Der Anstieg des interstitiellen Flüssigkeitsdrucks mit zusätzlicher Kompression der Tumorgefäße [55, 88] führt letztendlich zur Tumorischämie mit dem Abfall energierei-

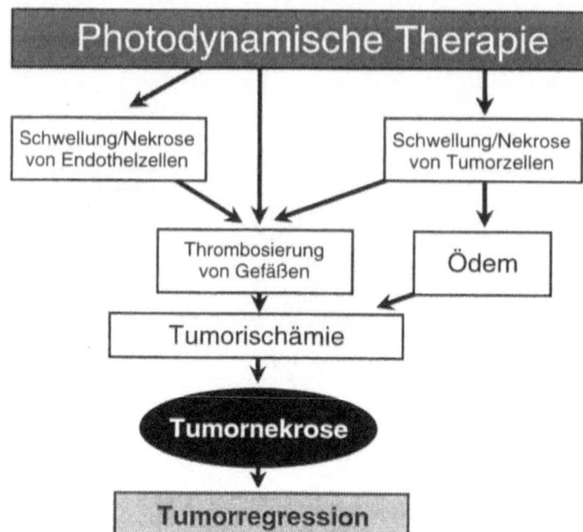

Abb. 10. Auf zellulärer Ebene führt die photodynamische Therapie in Abhängigkeit vom verwendeten Photosensibilisator zur Schwellung und/oder Nekrose von Endothel- bzw. Tumorzellen. Aufgrund der erhöhten Fragilität von Tumorgefäßen kommt es dann zum Verschluß der Gefäße, meist durch Thrombosierung. Die entstehende Tumorischämie wird noch durch Kompression des Gefäßsystems durch einen Anstieg des interstitiellen Flüssigkeitsdruckes, bedingt durch Zellschwellung und perivaskulärem Ödem, verstärkt

cher Phosphate in den Tumorzellen [31]. Diese vaskulären Effekte im umliegenden Gewebe wie im Tumor werden sehr wahrscheinlich durch die Freisetzung von Histamin [77], die Bildung von Arachidonsäuremetaboliten, z.B. Prostaglandin-E_2 [61] oder Thromboxan-B_2 [44], und anderen prokoagulatorischen Substanzen, z.B. von-Willebrand-Faktor [47], während der PDT vermittelt. Eine Akkumulation von Leukozyten im Tumorgewebe und damit eine direkte Beteiligung an der Tumorregression konnte nicht beobachtet werden [32]. Eine indirekte Beteiligung durch Akkumulation der Leukozyten im umliegenden Gewebe und Schädigung des den Tumor versorgenden Gefäßsystems durch PDT, um auch die noch vom umliegenden Gewebe versorgten Tumorzellen zu zerstören, ist möglicherweise jedoch für einen kompletten Therapieerfolg notwendig [32, 45]. Diese Hypothese wird experimentell unterstützt durch die Tatsache, daß die Kombination von TNF-α, einem proinflammatorischen Zytokin, das auch im Urin von Patienten mit Blasenkarzinom, die mit PDT behandelt wurden, nachgewiesen werden konnte [104], und PDT eine signifikant verstärkte Wirkung auf die Regression von Tumoren hat [13].

Im Gegensatz zur Behandlung von oberflächlichen Hauttumoren oder präkanzerösen Hautveränderungen ist das Ziel der Behandlung chronisch-entzündlicher Dermatosen nicht die irreversible Gewebezerstörung. Die Hinweise in der Literatur auf immunologische Effekte der PDT, z.B. verminderte Kontakthypersensitivität oder verlängertes Überleben von Hauttransplantaten, sind sowohl experimentell [38, 62, 68, 95, 106, 114, 120] als auch klinisch [22] spärlich.

Inwieweit die beschriebenen immunsuppressiven Effekte auf eine direkte Schädigung der immunkompetenten Zellen (Langerhans-Zellen, Makrophagen, T-Lymphozyten) in der Haut durch die PDT oder möglicherweise auf eine Aktivierung des Komplementsystems durch Porphyrine und Licht [71] und nachfolgender Schädigung dieser Zellen zurückzuführen sind, ist ungeklärt. Da Gewebemakrophagen resistenter gegenüber ROS und lysosomalen Enzymen sind als andere Zellen [57] käme allerdings auch eine Stimulation der immunkompetenten Zellen durch die PDT in Frage. So ist in vitro gezeigt worden, daß Makrophagen nach PDT vermehrt TNF und PGE_2 bilden [40]. Die Folge könnte die beobachtete Akkumulation von Leukozyten in Venolen [32] und Extravasation von Lymphozyten und Plasmazellen in die Haut [132] nach PDT sein. Auch die Aktivierung von T-Lymphozyten nach PDT in vitro mit Induktion von IL-1 und IL-6, beide ebenfalls mit proinflammatorischer Wirkung, wurde beschrieben [79]. Die Aufklärung der durch die PDT induzierten immunologischen Effekte, wie sie auch für andere lichttherapeutische Verfahren (z.B. PUVA, UVA_1, UVB etc.) beschrieben sind, wird in Zukunft eine bedeutende Rolle für die Definition neuer Indikationen spielen.

3 Klinische Indikationen in der Dermatologie

Eine Übersicht über potentielle Indikationen für die photodynamische Therapie in der Dermatologie findet sich nachstehend. Der Vorteil der PDT liegt in der guten Zugänglichkeit der zu behandelnden Läsionen an der Haut. So ist es möglich, wie bereits ausgeführt (s. Abschn. 2.1), mit relativ einfachen technischen Mitteln die sensibilisierten Areale zu bestrahlen. Aufgrund ihrer Molekülgröße penetrieren jedoch Porphyrinderivate nicht die Haut [25]. Eine systemische Gabe, zumeist parenteral, ist daher bei diesen Sensibilisatoren notwendig. Inzwischen können andere Sensibilisatoren auch problemlos lokal begrenzt, z.B. auf die Haut aufgetragen oder intraläsional injiziert werden [76, 124].

Potentielle Indikationen für die photodynamische Therapie in der Dermatologie

Onkologisch:
- aktinische Keratosen (auch arseninduzierte),
- M. Bowen,
- oberflächliche Basaliome,
- Gorlin-Goltz-Syndrom,
- Keratoakanthom,
- initiales spinozelluläres Karzinom,
- Kaposi-Sarkom,
- Mycosis fungoides,
- kutane Metastasen.

Nichtonkologisch:
- Psoriasis vulgaris,
- HPV-assoziierte Erkrankungen,
  - Epidermodysplasia verruciformis,
  - Condylomata accuminata.

Tabelle 4. Ergebnisse der systemischen photodynamischen Therapie bei verschiedenen Tumoren der Haut

Autor	Zahl der Läsionen	Sensibilisator, Konzentration	Wellenlänge und Lichtdosis	Komplette Remission
		M. Bowen		[%]
Waldow et al. [151]	3	Photofrin 2,0 mg/kg	630 nm 40–60 J/cm^2	100
Robinson et al. [121]	>500 90	Photofrin 2,0 vs. 1,0 mg/kg	628 nm 25 vs. 50 J/cm^2	100 50
Buchanan et al. [26]	50	Photofrin 2,0 mg/kg	630 nm 50 J/cm^2	98
McCaughan et al. [97]	2	HpD/Photofrin 3,0/2,0 mg/kg	630 nm 20–30 J/cm^2	50
Jones et al. [69]	8	Photofrin 1,0 mg/kg	630 nm 185–250 J/cm^2	100
		Spinozelluläres Karzinom		
Pennington et al. [112]	32	HpD 5,0 mg/kg	630 nm 30 J/cm^2	< 50
McCaughan et al. [97]	5	HpD/Photofrin 2,0/2,0 mg/kg	630 nm 30–30 J/cm^2	40
Gross et al. [53]	1	Photofrin 2,0 mg/kg	630 nm 150 J/cm^2	100
Feyh et al. [41]	7	Photosan-3 2,0 mg/kg	630 nm 100 J/cm^2	86
		Basaliom		
Tse et al. [149]	40	HpD 3,0 mg/kg	600–700 nm 38–180 J/cm^2	83
Bandieramonte et al. [10]	42	HpD 3,0 mg/kg	480–515, 630 nm 60–120 J/cm^2	60
Waldow et al. [151]	6	Photofrin 1,5–2,0 mg/kg	630 nm 40–60 J/cm^2	100
Pennington et al. [112]	21	HpD 5,0 mg/kg	630 nm 30 J/cm^2	0
Robinson et al. [121]	15	Photofrin 2,0 mg/kg	628 nm 50 J/cm^2	93
Buchanan et al. [26]	13	Photofrin 1,5–2,0 mg/kg	630 nm 50–100 J/cm^2	39
McCaughan et al. [97]	27	HpD/Photofrin 3,0/2,0 mg/kg	630 nm 20–30 J/cm^2	15
Feyh et al. [41]	67	Photosan-3 2,0 mg/kg	630 nm 100 J/cm^2	97
Calzavara et al. [28]	17	HpD/Photofrin 3,0/2,5–3,0 mg/kg	600–700 nm 25–225 J/cm^2	59
Wilson et al. [158]	151	Photofrin 1,0 mg/kg	630 nm 72–288 J/cm^2	89
Hintschich et al. [63]	27	Photosan-3 2,0 mg/kg	630 nm 100 J/cm^2	52
		Kutane Mammakarzinommetastasen (CR + PR in letzter Spalte)		
Dougherty [35]	35	HpD 2,5–5,0 mg/kg	? ?	97
Schuh et al. [128]	30	Photofrin 1,0–2,0 mg/kg	630 nm 36–288 J/cm^2	80
McCaughan et al. [97]	29	HpD/Photofrin 3,0/2,0 mg/kg	630 nm 20–30 J/cm^2	100
Sperduto et al. [134]	20	Photofrin 1,5 mg/kg	630 nm 20–359 J/cm^2	65
Übersicht bei Schlag et al. [126]	846	HpD/Photofrin 1,0–5,0 mg/kg	– 8–300 J/cm^2	83

3.1 Systemische photodynamische Therapie

Das Hämatoporphyrinderivat (HpD) oder seine aufbereiteten Formen Photofrin oder Photosan-3 sind bisher die einzigen Photosensibilisatoren, zu denen umfangreiche klinische Daten existieren. Bisher wurde die systemische PDT bei Hauttumoren wie dem M. Bowen, Basaliomen und spinozellulären Karzinomen sowie kutanen Mammakarzinommetastasen eingesetzt (s. Tabelle 4). Die Behandlungsprotokolle (Sensibilisatordosis, Zeitdauer zwischen Applikation und Lichtbehandlung, Laser vs. Lampe, Wellenlänge etc.) differieren allerdings stark. Zudem ist bei vielen dieser Studien die Zahl der Patienten sehr klein, Daten wie z. B. Histologie, Lokalisation und Dicke des Tumors sowie eine ausreichend lange Nachbeobachtungszeit im Hinblick auf die Rezidivrate fehlen. Ein Vergleich der Studien untereinander ist somit sehr schwierig, Vergleiche mit Standardverfahren zur Behandlung der o. a. Veränderungen oder prospektive Studien fehlen ganz. Im folgenden werden deshalb nur gut dokumentierte Studien besprochen.

3.1.1 Onkologische Indikationen für die systemische PDT

Die systemische PDT ist sehr effektiv zur Behandlung des M. Bowen. Bei einer Konzentration von 2 mg/kg KG Photofrin und einer Lichtdosis von 25 J/cm^2 [121] 50 J/cm^2 [26] oder 20–40 J/cm^2 [151] bei einer Wellenlänge von 630 nm ließen sich 500 von 500 (100 % komplette Remission), 49/50 (98 %) oder 3 von 3 (100 %) Läsionen erfolgreich behandeln. Um die generalisierte kutane Photosensibilisierung zu minimieren, wurden auch niedrigere Sensibilisatordosen verwendet. Bei 1,0 mg/kg KG Photofrin wurden in 8 von 8 Bowen-Läsionen, die mit hohen Lichtdosen (630 nm, 185–250 J/cm^2) bestrahlt wurden, ebenfalls komplette Remissionen erzielt [69], wurde jedoch bei dieser Sensibilisatorkonzentration die Bestrahlungsdosis auf 50–100 J/cm^2 reduziert, heilten nur noch 50 % der Läsionen ab [26, 121].

Im Gegensatz zum M. Bowen sprechen spinozelluläre Karzinome eher schlecht auf die systemische PDT an. In einer Studie von Pennington [112] an insgesamt 32 Tumoren (5,0 mg/kg KG HpD) kam es innerhalb eines halben Jahres nach Behandlung in 50 % der Fälle zum Rezidiv. Allerdings lag die Lichtdosis in dieser Studie sehr niedrig (30 J/cm^2), was das schlechte Resultat erklären könnte. McCaughan et al. [97] behandelten 5 Läsionen bei 3 Patienten entweder mit HpD (3,0 mg/kg KG) oder Photofrin (2,0 mg/kg KG). Die Lichtdosis lag bei 20–30 J/cm^2. Auch hier war die erzielte Remissionsrate von 40 % nach 1 Jahr follow-up nicht akzeptabel. Lediglich in einem Fallbericht eines Patienten mit einem ausgedehnten oberflächlichen spinozellulären Karzinom an der Unterlippe konnte nach PDT mit Photofrin (2,0 mg/kg KG, 630 nm, 150 J/cm^2) eine bislang 6monatige Rezidivfreiheit erzielt werden [53]. Allerdings liegen zu keiner dieser Studien Informationen über Stagingparameter (Tumordicke, Differenzierungsgrad) oder Oberflächenbeschaffenheit (Krusten, Ulzera) vor.

Zahlreiche Autoren untersuchten die systemische PDT zur Behandlung von Basaliomen. Dougherty [35] berichtete 1981 erstmals über das Abheilen von 3 Basaliomen im Gesichtsbereich eines 72jährigen Mannes nach systemischer

PDT mit HpD (5 mg/kg KG). Vier Tage nach Sensibilisierung erfolgte die Bestrahlung mit einer Xenonlampe (600–700 nm, 100 mW/cm², 120 J/cm²). Die Bestrahlung wurde am darauffolgenden Tag wiederholt. Sieben Monate nach PDT war klinisch noch kein Tumorrezidiv aufgetreten.

Feyh et al. [41] behandelten 74 Patienten mit T_1-Tumoren der Gesichtshaut. Es handelte sich dabei um 67 Basaliome und 7 spinozelluläre Karzinome. 48 h vor der PDT wurde Photosan-3, ein Hämatoporphyrinderivat, i.v. verabreicht (2,0 mg/kg KG). Als Lichtquelle diente ein argonionenlasergepumpter Farbstofflaser (Wellenlänge 630 nm, Lichtdosis 100 J/cm²). Alle Tumoren sprachen klinisch auf die PDT an. 24 h nach der Lasertherapie kam es zu einer tumorselektiven Nekrose, nach weiteren 2 Wochen reepithelisierten die Herde. Von den 74 Patienten zeigten 3 innerhalb eines maximalen Beobachtungszeitraumes von 4,5 Jahren bei der histologischen Überprüfung ein Rezidiv ihrer Erkrankung. Bei allen Patienten wurde ein gutes bis sehr gutes plastisches und funktionelles Ergebnis erzielt [41].

Im Gegensatz dazu stehen Ergebnisse aus der gleichen Arbeitsgruppe zur PDT von kleinen Basaliomen der Augenlider [63]. In einer separaten Studie bei Lidkantenbasaliomen unter gleichen Therapiebedingungen konnte bei 27 Patienten innerhalb eines Nachbeobachtungszeitraumes von 17 Monaten bei 48 % der Patienten ein histologisch gesichertes Rezidiv festgestellt werden. Dieses ist möglicherweise auf die besonderen anatomischen Verhältnisse in diesem Areal mit daraus resultierenden Problemen in der Lichtdosimetrie zurückzuführen [63]. Tse et al. [149] behandelten 40 Basaliome bei 3 Patienten mit Gorlin-Goltz-Syndrom. Als Photosensibilisator wurde HpD verwendet, als Lichtquellen dienten ein Farbstofflaser oder eine 100-Watt-Xenonlampe. Innerhalb von 4–6 Wochen heilten alle Tumoren klinisch ab. 33 Basaliome (82,5 %) zeigten auch histologisch eine vollständige Rückbildung, während in 7 Fällen noch Resttumor gefunden wurde. Die Rezidivrate betrug während einer Nachbeobachtungszeit von 12–14 Monaten 10,8 %. Die Tumorrückbildung war dabei von der applizierten Lichtdosis, der Größe und der Lokalisation des Tumors abhängig. Bei Leistungsdichten von mehr als 40 mW/cm² und einer Lichtdosis >70 J/cm² zeigten 18 von 19 Tumoren eine komplette Remission. Nur ein sehr großer Tumor zeigte keine vollständige Rückbildung. Ulzerierte und von Krusten bedeckte Tumoren sprachen ebenfalls nicht komplett auf die PDT an [149].

Auch zur palliativen Therapie von kutanen Metastasen von Mammakarzinomen eignet sich die systemische photodynamische Therapie [126]. Alle in der Literatur aufgeführten Patienten wurden erst nach erfolglosen Vortherapien (Radiatio, Chemo-, Hormontherapie, konventionelle Chirurgie) mit der systemischen PDT behandelt. Das Ziel der Behandlungen war die Tumoreradikation oder -reduktion, um Ulzerationen oder unkontrollierbare Blutungen zu verhindern. Insofern wurden auch inkomplette oder partielle Remissionen als Erfolg gewertet (s. Übersicht auf S. 212). In einer Untersuchung von Dougherty [35] an Patienten mit kutanen oder subkutanen Mammakarzinommetastasen konnte 4–6 Wochen nach PDT mit HpD (2,5–5,0 mg/kg KG) in 34 von 35 Fällen ein Ansprechen erzielt werden, das als mindestens 50 %ige Tumorreduktion definiert wurde. Die Gabe von 3,0 mg/kg KG HpD oder 2,0 mg/kg KG Photofrin und nachfolgende Bestrahlung mit 60–120 J/cm² resultierte in kompletter oder partieller Remission kutaner Mammakarzinomfiliae in 100% der Fälle [97]. In einer Kompilation aller bis dato in der Literatur beschriebenen Patienten (n = 118) mit insgesamt 846 Läsionen konnten Schlag et al. [126] eine komplette Remission bei 63%, eine partielle Remission bei 20% und kein Ansprechen bei 16% nach systemischer PDT berechnen. Die besten Ergebnisse wurden bei der Behandlung von Tumoren <2 cm erzielt.

Boehncke et al. [23] konnten zeigen, daß kutane T-Zell-Lymphome in vitro sowohl durch PUVA als auch mit PDT bei gleicher Sensibilisatorkonzentration und vergleichbaren Lichtdosen (UVA 0,75 J/cm^2 vs. Laser 630 nm 1 J/cm^2) mit gleichem therapeutischen Ergebnis behandelt werden können. Bereits 1980 gelang es Forbes et al. [46], bei einer Patientin eine Mycosis fungoides im Plaquestadium nach systemischer Gabe von HpD (5 mg/kg KG) und 2maliger nachfolgender Bestrahlung mit einer inkohärenten Lichtquelle ($\lambda = 620-640$ nm, 40 mW/cm^2, 48–96 J/cm^2) zum Zeitpunkt 72 h und 96 h nach Sensibilisierung zur Abheilung zu bringen. Auch bei einem Patienten mit metastatischer Aussaat von Kaposi-Sarkomen konnte eine partielle Remission mit diesem therapeutischen Regime erzielt werden [46]. Dougherty [35] und Calzavara u. Tomio [28] konnten mit 2,5–3,0 mg/kg KG HpD und einer Lichtdosis von 120 J/cm^2 bzw. 50–200 J/cm^2 bei 3 Patienten mit klassischem mediterranen Kaposi-Sarkom (KS) zu 100% bzw. bei 4 Patienten in 85% der behandelten Kaposi-Läsionen ein Abheilen induzieren. Schweitzer u. Visscher [131] behandelten 5 Patienten mit AIDS-assoziiertem KS nach Gabe von 2,0 mg/kg KG Photofrin und oberflächlicher oder interstitieller Illumination (50–200 J/cm^2). Komplette oder partielle Remission der kutanen oder mukosalen knotigen Läsionen wurde nach 8 Wochen in 54 von 92 Läsionen (58,7%) beobachtet. Biel [20] behandelte 2 Patienten mit ausgedehnten KS-Herden im Bereich des harten und weichen Gaumens mit bis zu 2 Behandlungszyklen. Die flachen Läsionen sprachen dabei gut auf die PDT an, die knotigen Herde zeigten keinen Effekt. Hebeda et al. [60] behandelten 8 Patienten mit AIDS-assoziiertem Kaposi-Sarkom (83 Läsionen) mit Photofrin (2,0 mg/kg KG) und Licht aus einem Farbstofflaser (630 nm, 70–120 J/cm^2). Dabei konnte eine Remissionsrate von 60–70% erzielt werden, die vergleichbar mit der herkömmlicher Therapieverfahren ist. Allerdings war das kosmetische Ergebnis mit Narbenbildung und starker Hyperpigmentierung eher enttäuschend.

Eine mögliche Alternative zu den Sensibilisatoren der 1. Generation mit deutlich kürzeren Gewebehalbwertszeiten stellt das Benzoporphyrinderivat-Monosäurering-A (BPD-MA) dar (s. Tabelle 3). Es handelt sich um ein semisynthetisches, aus Protoporphyrin IX gewonnenes Porphyrin, durch das es möglich ist, bei BPD-MA bereits am Tag der Sensibilisierung zu bestrahlen. BPD-MA wird im Gegensatz zu HpD metabolisiert und als inaktive Form ausgeschieden [13, 119], die kutane Photosensibilisierung liegt somit unter 72 h [93, 164]. Erste Phase-I/II-Studien mit BPD-MA bestätigen die Wirksamkeit bei einer Reihe von epithelialen Tumoren der Haut nach Gabe von 0,375–0,50 mg/kg KG in liposomaler Form und Bestrahlung bei 690 nm (50–150 J/cm^2) nach 2–6 h mit Remissionsraten um 100% [89].

3.1.2 Nichtonkologische Indikationen für die systemische PDT

Bereits 1937 berichtete Silver [133] über den klinischen Einsatz von Hämatopor-phyrin und UV-Licht bei der Behandlung der Psoriasis. Er injizierte 6 Patienten mit inveterierter Psoriasis vulgaris Hämatoporphyrin an mehreren aufeinan-derfolgenden Tagen i.m. und bestrahlte sie anschließend mit UV-Licht. Nach 2 Wochen, nach einem erneuten Therapiezyklus und zusätzlicher oraler Gabe des Sensibilisators bemerkte er einen deutlichen Rückgang der Psoriasisplaques. Berns et al. [19] behandelten eine Patientin mit PDT (3,0 mg/kg KG HpD) wegen einer genitalen Dysplasie. Gleichzeitig wurde auch ein bei der Patientin vorhandener Psoriasisplaque mit rotem Licht bestrahlt (20 bzw. 40 J/cm²). In beiden Arealen bildeten sich zunächst hämorrhagische Krusten und nach Re-epithelisierung sogar bleibende Narben, die auf eine tiefgreifende Gewebeschä-digung auch der Dermis hinwiesen. Niedrigere HpD-Dosen (1,0 mg/kg KG) und nachfolgende UVA-Ganzkörperbestrahlung über 15 Tage hingegen führten zu über 90%iger Remission bei ausgedehnter Psoriasis vom Plaquetyp bei 15 von 19 Patienten ohne nennenswerte Nebenwirkungen [15]. Emtestam et al. [39] führten auch über mehrere Tage UVA-Bestrahlungen bei 10 Psoriasispatienten nach einmaliger Gabe von Zinnprotoporphyrin (2,0 µmol/kg KG) durch. Zinn-protoporphyrin wird u.a. zur Leberfunktionsdiagnostik verwendet [16]. Als in diesem Falle erwünschte Nebenwirkung nach i.v.-Gabe von Zinnprotoporphy-rin entwickelten die Patienten eine leichte, reversible kutane Photosensitivität. Die von Emtestam verwendete kumulative UVA-Dosis zur Induktion einer pho-todynamischen Reaktion lag bei 98,3 J/cm², fraktioniert über 21 Tage. Die pso-riatischen Plaques besserten sich bei allen Patienten, die mittleren Psoriasis-scores fielen von 7,9 auf 3,6 ab.

Der erfolgreiche Einsatz von UV-Licht durch Berg und Emtestam zeigt, daß bei der photodynamischen Behandlung der Psoriasis rotes Licht mit größerer Eindringtiefe bis in die Dermis nicht unbedingt erforderlich ist, um therapeu-tisch effektiv zu wirken. Dies würde eine Einführung der PDT in die Praxis erleichtern, da UVA-Bestrahlungssysteme in den meisten dermatologischen Behandlungszentren und Arztpraxen bereits vorhanden sind. Im Gegensatz dazu stehen allerdings die Ergebnisse einer Untersuchung von Weinstein [153]. Nach einmaliger Gabe von 0,5 mg/kg KG Photofrin wurden bei 8 Psoriasispa-tienten Plaques mit verschiedenen Lichtdosen bei 630 nm, 405 nm oder im UVA-Bereich behandelt. Die Ansprechrate der Psoriasisplaques war bei Verwendung von UVA-Strahlern oder Licht von 405 nm deutlich niedriger als bei 630 nm. Der Vorteil der Gabe einer niedrigeren Photofrin-Dosis war die reduzierte kutane Phototoxizität. Aufgrund dieser Befunde werden derzeit mit dem Sensibilisator BPD-MA erfolgversprechende Studien zur Behandlung der Psoriasis vulgaris mit PDT durchgeführt. So konnte im Rahmen einer Phase-I-Studie nach i.v.-Gabe von 0,2 mg/kg KG BPD-MA und Bestrahlung 3 h später (690 nm, 75 J/cm²) ein Abheilen von Psoriasisplaques über einen Zeitraum von mindestens 60 Tagen erzielt werden [89]

In einer anderen Studie wurden 15 Patienten mit Naevus flammeus mit Pho-tofrin (0,75 und 1 mg/kg KG) sensibilisiert und zu unterschiedlichen Zeitpunk-ten (15, 30, 60 min, 2, 4, 8, 24 h) mit unterschiedlichen Lichtdosen (630 nm,

40–50 mW/cm^2, 25–100 J/cm^2) bestrahlt. Bei den Patienten, die eine Lichtdosis von 75–100 J/cm^2 erhielten und im Zeitraum zwischen 30 min und 2 h nach Sensibilisierung bestrahlt wurden, kam es zu einem deutlichen Abblassen der behandelten Areale. Diese Aufhellung der Naevi flammei bestand auch noch zum Zeitpunkt des follow-up nach 6 Monaten. In keinem der Fälle wurden Nebenwirkungen wie hypertrophe Narbenbildung, Atrophie oder Indurationen bemerkt [102].

3.2 Topische photodynamische Therapie

Da die z. T. langanhaltende generalisierte Photosensibilisierung die wichtigste Nebenwirkung der systemischen PDT ist, liegt es nahe, diese in der Dermatologie durch eine topische Anwendung des Sensibilisators zu vermeiden. Porphyrine wie HpD oder Photofrin penetrieren jedoch die Haut aufgrund ihres hohen Molekulargewichtes von ca. 900 g/mol [118] des Aggregatzustands sowie der chemischen Ladung nicht in nennenswerter Menge [25]. Im Gegensatz dazu können hydrophile kleine Moleküle, z. B. ALA (MW 170) in einer Ö/W-Emulsion, sehr gut parakeratotisches Stratum corneum, welches sich über den zu behandelnden Läsionen befindet, penetrieren. Die intakte Hornschicht der normalen Haut ist hierfür weniger durchlässig und steigert so die Selektivität [75]. Zusätzlich ermöglicht der veränderte interstitielle Raum in Tumoren mit einem höheren Anteil freien Wassers eine schnellere Diffusion dieser hydrophilen Substanzen [105]. Des weiteren kommt es zellulär zu einer selektiven Akkumulation von ALA-induzierten Porphyrinen (s. Abb. 7) [72].

Die ALA-induzierten Porphyrine zeigen eine gewisse Gewebespezifität: Zellen der Epidermis wie auch der Haar-Talgdrüsen-Apparat weisen eine gesteigerte Porphyrinsynthese im Vergleich zu Fibroblasten, Myozyten und Endothelien auf [75, 108]. Insbesondere schnell proliferierende Zellinien haben einen gesteigerten Bedarf an Häm und somit ebenfalls eine gesteigerte Porphyrinsynthese [116]. Mit Hilfe der Fluoreszenzmikroskopie von mit ALA inkubierten Basaliomen findet sich ein deutlich sichtbarer Fluoreszenzunterschied aufgrund der selektiven Porphyrinakkumulation zwischen Tumor und umliegendem Stroma [94, 141]. Epitheliale Tumoren können dann aufgrund der ALA-induzierten, selektiven Porphyrinakkumulation ohne nennenswerte Schädigung des umliegenden normalen Gewebes zerstört werden [1, 75]. Neben der hohen Selektivität erfüllt ALA als sog. endogener Photosensibilisator eine weitere Forderung für den Einsatz in der Dermatologie (s. Abschn. 2.2). In zahlreichen Untersuchungen an Freiwilligen und Versuchstieren konnte gezeigt werden, daß ALA-induzierte Porphyrine unabhängig von der Applikationsart innerhalb von 24 h nach Induktion nahezu vollständig aus dem Körper eliminiert werden [1, 17, 75]. Diese schnelle Clearance reduziert die generalisierte kutane Photosensibilisierung. Es ist somit möglich, eine ALA-PDT jeden 2. Tag erneut durchzuführen.

Die topische Applikation von TPPS$_4$, einem Porphinisomer, wurde bereits 1987 klinisch zur Behandlung von Basaliomen, M. Bowen, spinozellulären Karzinomen und Mammakarzinommetastasen mit PDT angewendet. Sacchini et al. [124] behandelten 292 Basaliome mit einer Dicke von weniger als 2 mm bei insgesamt 50 Patienten mit topischer PDT. Als Photosensibilisator diente ein Porphyrinoid (TPPS$_4$) in 2%iger Lösung, als Lichtquelle ein Farbstofflaser (645 nm). Die Einzeldosis lag zwischen 120 und 150 J/cm^2. TPPS$_4$ wurde 24, 6 und 3 h vor Bestrahlung aufgetragen. Bei 93,5% der Tumoren kam es zu einer kompletten Remission, Rezidive wurden in 10,6% der Fälle beobachtet. Etwa 2/3 der Rezidive sprachen auf einen 2. Therapiezyklus an. Aufgrund einer möglichen Neurotoxizität [159] sowie ausgeprägter Schädigung des umliegenden gesunden Gewebes infolge der unselektiven Penetration bis ins Fettgewebe [65] wurden diese initial positiven Studien nicht weiter fortgesetzt.

Eine neue vielversprechende Substanzgruppe für die topische PDT sind die Porphycene [118]. Es handelt sich um chemisch reine Porphyrinoide [150] mit hoher Triplettquantenausbeute [7]. Experimentell konnten eine gute Selektivität sowie therapeutische Effektivität gezeigt werden [54]. Das Porphycen ATMPn kann sowohl systemisch in Liposomen [3] als auch topisch in einer alkoholischen Gelformulierung [74] appliziert werden. Zur Zeit wird die Effektivität der PDT mit topischem ATMPn zur Behandlung der Psoriasis in einer klinischen Phase-II-Studie untersucht.

3.2.1 Onkologische Indikationen für die topische PDT

Über erste klinische Ergebnisse mit der topischen ALA-PDT bei der Behandlung von Basaliomen wurde 1990 durch Kennedy et al. [76] berichtet (s. Tabelle 5). Nach topischer Gabe von 20% ALA in einer Öl-in-Wasser-Zubereitung und einer Inkubationszeit von 3–6 h wurden Hautläsionen mit Licht aus einem Diaprojektor bestrahlt, der mit einer 500-W-Glühbirne ausgerüstet war. Die Lichtintensität wurde zwischen 150 und 300 mW/cm^2 variiert, die Lichtdosis lag bei 15–150 J/cm^2. 90% von 80 behandelten Basaliomen zeigten eine komplette Remission 2–3 Monate nach PDT. Auch alle 6 behandelten In-situ- und frühinvasiven spinozellulären Karzinome heilten komplett ab. Neun von 10 behandelten aktinischen Keratosen sprachen klinisch auf die Einmalbehandlung mit der ALA-PDT an. Im Gegensatz dazu führte die topische PDT mit ALA zu keiner Remission bei metastasierendem Mammakarzinom [76]. In Fortsetzung ihrer Untersuchungen berichtete die gleiche Arbeitsgruppe 1992 über die Behandlung von mehr als 300 oberflächlichen Basaliomen mit ALA-PDT, die 3 Monate nach Therapie eine komplette Remission in 79% der Fälle zeigten.

In einer norwegischen Untersuchung wurden 96 Basaliome bei 11 Patienten mit einer 20%igen ALA-Emulsion behandelt. Drei Stunden nach Inkubation wurden die Herde bestrahlt. Die meisten Läsionen wurden einmalig, 11 Herde 2malig und 2 Läsionen 3malig mit PDT behandelt. Drei Monate nach Therapie waren 96% der Herde abgeheilt, das kosmetische Ergebnis wurde als exzellent beurteilt [152]. Hürlimann et al.[66] berichteten über sehr gute Ergebnisse nach ALA-PDT mit einer 20%igen Zubereitung. So konnten sie eine komplette Remission bei 68 von 72 oberflächlichen Basaliomen und bei allen 6 behandelten M. Bowen-Läsionen und in den 4 Fällen eines spinozellulären Karzinoms erzielen. Bei nodulären Basaliomen lag die Abheilrate mit 33% allerdings deutlich niedriger. Auch die 9 behandelten kutanen Lymphome zeigten nur ein minimales Ansprechen.

Tabelle 5. Ergebnisse der topischen photodynamischen Therapie mit 5-Aminolävulinsäure bei verschiedenen Tumoren der Haut

Autor	Zahl der Läsionen	ALA-Konzentr. Inkubationszeit	Lichtintensität und -dosis	Komplette Remission
Basaliom				
Kennedy et al. [76]	80^a	20% 3–6 h	$150–300$ mW/cm^2 $15–150$ J/cm^2	90%
Kennedy u. Pottier [75]	300^a	20% 3–6 h	$150–300$ mW/cm^2 $15–150$ J/cm^2	79%
Warloe et al. [152]	96	20% >3 h	$100–150$ mW/cm^2 $50–100$ J/cm^2	96%
Wolf et al. [161]	37^a 10^b	20% 4 h	$50–100$ mW/cm^2 –	$97\%^a$ $10\%^b$
Hürlimann et al. [66]	72^a $1\ 5^b$	20% –	– –	$94\%^a$ $33\%^b$
Cairnduff et al. [27]	16	20% 3–6 h	150 mW/cm^2 $125–250$ J/cm^2	50%
Svanberg et al. [137]	55^a 25^b	20% 4–6 h	110 mW/cm^2 60 J/cm^2	$100\%^a$ $64\%^b$
Lang et al. [84]	12	10% 6 h	– 100 J/cm^2	83%
Lui et al. [94]	8^a	20% 3 h	$19–44$ mW/cm^2 100 J/cm^2	50%
Calzavara-Pinton [29]	23^a 30^b	20% 6–8 h	100 mW/cm^2 $60–80$ J/cm^2	$87\%^a$ $50\%^b$
Fijan et al. [42]	34^a 22^b	20% + 3% Desferrioxamin 20 h	$150–250$ mW/cm^2 >300 J/cm^2	$88\%^a$ $32\%^b$
Szeimies et al. (unveröff.)	149^a	10–20% 5–6 h	$120–150$ J/cm^2 $120–180$ J/cm^2	77%
Spinozelluläres Karzinom				
Kennedy et al. [76]	6	20% 3–6 h	$150–300$ mW/cm^2 $15–150$ J/cm^2	100%
Wolf et al. [161]	6^a	20% 4 h	50 mW/cm^2 –	83%
Hürlimann et al. [66]	4^a	20% –	– –	100%
Lui et al. [94]	3^a 2^b	20% 3 h	$19–44$ mW/cm^2 100 J/cm^2	$67\%^a$ $0\%^b$
Calzavara-Pinton [29]	12^a 6^b	20% 6–8 h	100 mW/cm^2 $60–80$ J/cm^2	$83\%^a$ $33\%^b$
Aktinische Keratosen				
Kennedy et al. [76]	10	20% 3–6 h	$150–300$ mW/cm^2 $15–150$ J/cm^2	90%
Wolf et al. [161]	9	20% 4 h	$50–100$ mW/cm^2 –	100%
Calzavara-Pinton [29]	50	20% 6–8 h	100 mW/cm^2 $60–80$ J/cm^2	84%
Fijan et al. [42]	43	20% + 3% Desferrioxamin 20 h	$150–250$ mW/cm^2 >300 J/cm^2	81%
Szeimies et al. [145]	17^{Kopf} $19^{Hände, Arme}$	10% 5–6 h	160 mW/cm^2 150 J/cm^2	$71\%^{Kopf}$ $0\%^{Hände, Arme}$
Morbus Bowen				
Hürlimann et al. [66]	6	20% –	– –	100%
Cairnduff et al. [27]	36	20% 3–6 h	150 mW/cm^2 $125–250$ J/cm^2	89%
Svanberg et al. [137]	10	20% 4–6 h	110 mW/cm^2 60 J/cm^2	90%
Calzavara-Pinton [29]	6	20% 6–8 h	100 mW/cm^2 $60–80$ J/cm^2	100%
Fijan et al. [42]	10	20% + 3% Desferrioxamin 20 h	$150–250$ mW/cm^2 >300 J/cm^2	30%
Szeimies et al. (unveröff.)	10	10% 6 h	150 mW/cm^2 $150–180$ J/cm^2	80%

[a] Oberflächliche Tumoren, [b] knotige Tumoren.

Wolf et al. [161] behandelten 70 Hauttumoren bei 13 Patienten mit topischer ALA-PDT (20 %ige ALA-Emulsion, Bestrahlung mit Licht aus einem Diaprojektor). Alle 9 aktinischen Keratosen, 5 der 6 frühinvasiven spinozellulären Karzinome und 36 der 37 oberflächlichen Basaliome heilten dabei vollständig ab. Kutane Metastasen maligner Melanome sprachen nicht auf die Therapie an. Auch pigmentierte Basaliome (n = 4) sprachen nicht auf die PDT an [29]. Bei diesen wie auch allen übrigen pigmentierten Hauttumoren kommt es aufgrund des Melaningehaltes nur zu einer unzureichenden Lichtpenetration in das neoplastische Gewebe. Daher stellen diese Läsionen eine Kontraindikation für die PDT dar.

Über sehr gute Ergebnisse berichteten auch Svanberg et al. [137], die 100 % von 55 oberflächlichen Basaliomen und 90 % von 10 M. Bowen-Läsionen, zum Abheilen bringen konnten. Bei nodulären Basaliomen (n = 25) sprachen allerdings nur noch 64 % auf die Therapie (630 nm Laserlicht, 110 W/cm^2, 60 J/cm^2) an. Calzavara-Pinton [29] konnte gute klinische Ansprechraten nach mehrmaliger topischer ALA-PDT mit einer 20 %-ALA-Emulsion und nachfolgender Bestrahlung mit einem argonionengepumpten Farbstofflaser (100 mW/cm^2, 60–80 J/cm^2) erzielen. Die Behandlungen wurden jeden 2. Tag durchgeführt, bis klinisch keine Tumorresiduen mehr nachweisbar waren (in der Regel 1- bis 3malige Behandlung). 84 % von 50 aktinischen Keratosen, 87 % von 23 oberflächlichen Basaliomen, 100 % von 6 M. Bowen-, 84 % von 12 oberflächlichen spinozellulären Karzinomen, 50 % von 30 nodulären Basaliomen und 33 % von knotigen spinozellulären Karzinomen zeigten klinisch eine komplette Remission (s. Tabelle 5).

Szeimies et al. [145] untersuchten in einer Phase-II-Studie nach GCP-Richtlinien die Wirksamkeit und Verträglichkeit der topischen ALA-PDT bei der Behandlung von aktinischen Keratosen. 36 aktinische Keratosen bei 10 Patienten wurden behandelt. Eine 10 %ige ALA-Emulsion wurde in einer einmaligen Behandlungssitzung für 5–6 h okklusiv auf die Läsionen aufgetragen und diese anschließend mit einer inkohärenten Lichtquelle (Waldmann PDT 1200) bestrahlt (160 mW/cm^2, 150 J/cm^2). 71 % der aktinischen Keratosen am Kopf zeigten in der Nachbeobachtungsphase von 3 Monaten eine komplette Remission, bei den am Unterarm oder Handrücken lokalisierten Herden kam es jedoch wahrscheinlich aufgrund ausgeprägterer Hyperkeratose vor Behandlung nur zu partiellen Remissionen. Klinisch empfanden die Patienten während der PDT mit ALA einen brennenden Schmerz, der gut toleriert wurde. Nach 2–3 Tagen kam es zu einer selektiven Nekrose, beschränkt auf das Areal der aktinischen Keratosen. Die umliegende Haut zeigte lediglich ein leichtes Erythem mit Ödem. Innerhalb von 2–3 Wochen kam es zur Reepithelisierung mit einem kosmetischen Ergebnis, das von den Patienten als gut bis sehr gut bezeichnet wurde. Auch bei arseninduzierten Keratosen sowie bei einem persistierenden Keratoakanthom bei einem nierentransplantierten Patienten erwies sich die topische PDT mit ALA als wirkungsvoll [43, 143, 161]. Im letzteren Fall waren allerdings 6 Therapiesitzungen bis zur kompletten Remission notwendig.

Thiele et al. [148] aus Lübeck behandelten 11 Patienten mit 19 Basaliomen mit einer 20 %igen ALA-Emulsion und einer Lichtdosis von 50–100 J/cm^2, um das Ergebnis in Abhängigkeit von der Tumordicke zu untersuchen. In nachfolgenden histologischen Untersuchungen zeigte sich zwar eine Zerstörung oberflächlicher Anteile des Tumors, tiefer in der Dermis liegende Anteile knotiger Basaliome waren jedoch noch unverändert vorhanden. Auch Hoerauf [64] aus der gleichen Arbeitsgruppe konnte nur ein unbefriedigendes Ansprechen von Lidbasaliomen nach topischer ALA-PDT zeigen. Nach Behandlung von 10 Patienten mit identischen Behandlungsparametern wurde 4–8 Wochen später das Tumorareal exzidiert. Die histologische Aufarbeitung des Gewebes zeigte Tumorresiduen neben Narbengewebe, ein Befund, der auch nach systemischer PDT mit Photosan-3 von Basaliomen in dieser Lokalisation bereits beschrieben wurde [63]. Auch bei den von Cairnduff et al. [27] mit 20%iger ALA-Salbe und Licht aus einem Farbstofflaser (630 nm) behandelten Patienten konnte in einer Phase-I-Studie zwar in 89% der 36 M. Bowen-Läsionen eine komplette Remission erzielt werden, bei 16 Basaliomen lag die Ansprechrate jedoch nur bei 50%. In diesem speziellen Fall überwogen die Fälle von Rezidiven vor allem in den Behandlungsgruppen, die nur 3–4 h mit ALA inkubiert wurden.

Szeimies et al. [141] konnten in einer fluoreszenzmikroskopischen Untersuchung an mit 10%iger ALA-Salbe sensibilisierten und anschließend exzidierten Basaliomen zeigen, daß nach 4 h Inkubationszeit Porphyrine lediglich im Bereich der Haar- und Talgdrüsenfollikel fluoreszeieren. Erst bei längerer Inkubation (min. 6 h) werden auch in der Dermis gelegene Anteile oberflächlicher und solider Basaliome sensibilisiert. Im Gegensatz dazu weisen sklerodermiforme Basaliome auch bei Inkubationszeiten von bis zu 12 h nur eine inhomogene Fluoreszenz auf [141], die möglicherweise das schlechte Ansprechen dieses Subtyps auf die PDT erklärt [157]. In einer Penetrationsstudie mit einer 20%igen ALA-Cremezubereitung an 16 Patienten mit 18 Basaliomen (7 oberflächlich, 10 knotig, 1 infiltrierend) mit einer mittleren Inkubationszeit von 6,9 h zeigte sich fluoreszenzmikroskopisch nur in 6 der oberflächlichen und 4 der nodulären Basaliome eine zum vertikalen Tumordurchmesser korrelierende PPIX-Fluoreszenz [96]. Dies stimmt mit der Beobachtung von verschiedenen Arbeitsgruppen überein, daß die topische ALA-PDT zur Behandlung von dickeren Basaliomen (>3–4 mm) nicht mit den Standardtherapien, z.B. MKC- oder Kryotherapie, im Hinblick auf das therapeutische Ergebnis konkurrieren kann [29, 42, 66, 137, 161].

Aufgrund der oben diskutierten Studien stellen unserer Meinung nach von den epithelialen Präkanzerosen und Tumoren bisher nur aktinische Keratosen, M. Bowen und oberflächliche Basaliome (<3 mm) eine Indikation für eine kurative PDT (100–150 mW/cm^2; 100–150 J/cm^2) mit topisch applizierter ALA (10–20% in Ö/W-Emulsion, okklusiv für 4–6 h) dar. Zur Bestrahlung eignet sich ohne Verlust der therapeutischen Effektivität eine inkohärente Lichtquelle [42, 145]. Mit diesem Protokoll zur Behandlung der o.g. Hautveränderungen ist die PDT eine Alternative zu den etablierten Therapien mit möglicherweise besserem kosmetischen Ergebnis. Eine endgültige Bewertung ist jedoch erst nach Auswertung gutdokumentierter Phase-III-Studien mit ausreichender Nachbeobachtung der Patienten möglich.

Auch zur Behandlung der Mycosis fungoides (MF) wurde der erfolgreiche Einsatz der topischen PDT mit ALA beschrieben. Zwei Patienten mit MF im Plaquestadium wurden mit einer 20%igen ALA-Emulsion okklusiv für 4–6 h inkubiert. Im Anschluß wurde mit Licht aus einem Diaprojektor ($44\,\text{mW/cm}^2$, 40 J/cm^2) bestrahlt. Nach 5maliger Behandlung innerhalb von 18 Wochen bei einem Patienten und 4 PDT-Sitzungen innerhalb von 7 Wochen bei dem 2. Patienten konnte eine komplette klinische und histologisch gesicherte Remission nach 6 Monaten beobachtet werden [162]. Inzwischen wurden von dieser Arbeitsgruppe über 60 MF-Läsionen bei 4 weiteren Patienten behandelt. Allerdings variierten die Parameter Wellenlänge (langwelliges UVA und sichtbares Licht), Lichtdosis ($0,5-60,0\,\text{J/cm}^2$) und Anzahl der Behandlungen (bis zu 3 innerhalb von 10–25 Tagen). In nahezu allen Fällen kam es erst nach wiederholter Behandlung zur klinischen Abheilung [163]. Nach nur einmaliger Behandlung mit ALA-PDT bei dieser Erkrankung mit identischen Behandlungsparametern waren trotz klinischer Remission jedoch histologisch noch atypische Lymphozyten in der Dermis nachweisbar [5]. Oseroff et al. [108] aus dem Roswell Park Cancer Institute in Buffalo behandelten inzwischen 8 Patienten mit unterschiedlichen Stadien der MF, darunter auch ulzerierte Knoten mit einer Tumordicke bis 1,5 cm (>50 Einzelläsionen). Eine 2–20%ige ALA-Cremezubereitung wurde für ca. 12 h aufgetragen und die Herde anschließend mit einem Farbstofflaser bestrahlt ($30-150\,\text{mW/cm}^2$, $50-150\,\text{J/cm}^2$). Als Vergleichstherapie dienten zwei lokal mit Stickstofflost behandelte Patienten. Die PDT wurde alle 2–4 Wochen wiederholt. Ekzem- und dünne Plaqueherde heilten nach ca. 2 Behandlungen ab, dickere Tumoren benötigten hingegen 5–7 Therapiezyklen bis zur histologisch gesicherten kompletten Remission. Ulzerierte Tumoren reepithelisierten nach einer Sitzung, bakteriell superinfizierte Ulzera wurden durch die ALA-PDT keimärmer und granulierten rasch. Die Abheilung nach PDT erfolgte schneller als nach Behandlung mit Stickstofflost, während das Endresultat vergleichbar war. Insgesamt konnte mit dieser topischen PDT in 61% der Fälle eine histologisch gesicherte komplette Remission und in 39% der Fälle eine partielle Remission erzielt werden [9]. Zur endgültigen Beurteilung der Effektivität der PDT mit topisch applizierter ALA zur Behandlung der MF fehlt jedoch eine prospektiv randomisierte klinische Studie.

3.2.2 Nichtonkologische Indikationen für die topische PDT

Neben der Behandlung von Hauttumoren wurde die topische PDT auch erfolgreich in der Therapie von chronisch-entzündlichen Erkrankungen der Haut, z.B. Psoriasis vulgaris, eingesetzt. Allerdings ist bei dieser Indikation im Gegensatz zu den oberflächlichen epithelialen Tumoren eine nur einmalige Behandlungssitzung sicherlich nicht ausreichend [22, 154]. Hürlimann et al. [66] erzielten eine partielle Remission in 15 Psoriasisplaques mit topischer ALA-PDT nach 1–5 Sitzungen. Weinstein et al. [154] behandelten einmal wöchentlich für 4 Wochen mit 10%iger, 20%iger und 30%iger ALA-Creme und bestrahlten die Psoriasisherde anschließend mit Licht aus einem argonionengepumpten Farbstofflaser ($10-150\,\text{J/cm}^2$). Sie beobachteten, daß wiederholte Behandlungen deutlich effektiver als einmalige Behandlungen waren. Die besten Resultate erreichten sie mit ALA-Konzentrationen von 20% und 30%. Um die Effektivität der ALA-PDT mit einer Dithranolbehandlung zu vergleichen, wurden 3 Patienten mit chronisch-stationärer Psoriasis einmal täglich im Halbseitenversuch behandelt. Eine 10%ige ALA-Salbe wurde für 5 h appliziert, dann wurden die Läsionen mit der Waldmann PDT 1200 bestrahlt (70 mW/cm², 25 J/cm²). In beiden Therapiearmen war die Zeit bis zur Abheilung gleich [24]. Ein Patient mit Psoriasis guttata wurde 3mal in wöchentlichen Abständen mit absteigender Lichtdosis (50, 25, 10 J/cm²) behandelt. In diesem Fall heilten die mit PDT behandelten Herde 1 Woche früher als die mit Dithranol behandelten ab.

Letztendlich ist auch die PDT wie andere phototherapeutische Verfahren, z.B. PUVA, keine kausale Therapie zur Behandlung der Psoriasis. Wie für diese Verfahren beschrieben und möglicherweise bedingt durch die immunmodulierende Wirkung der PDT [22] könnte es zu einer Verschlechterung der Erkrankung kommen, wie es im Falle eines Patienten mit Lupus erythematodes nach systemischer PDT aufgrund einer Larynxpapillomatose bereits berichtet wurde [4].

Im Vergleich zur PUVA- oder UVA₁-Bestrahlung, bei denen kanzerogene Wirkungen beschrieben wurden oder diskutiert werden [123, 136], liegt bisher kein Bericht vor, der ein erhöhtes Risiko für Hauttumoren bei erythropoetischer Protoporphyrie nachweist (Goerz, pers. Mitt.). Darüber hinaus zeigen die ersten Studien, daß wahrscheinlich die Anzahl der Behandlungen bis zum Therapieerfolg geringer als bei PUVA sind. Zukünftige kontrollierte klinische Studien müssen noch die Behandlungsparameter definieren.

Selbst virusinduzierte Hautveränderungen stellen möglicherweise eine Indikation für die topische ALA-PDT dar. Über gute Ergebnisse wird vor allem bei der Behandlung von Condylomata acuminata berichtet [48]. Der Vorteil der PDT gegenüber herkömmlichen thermischen Behandlungsverfahren, z.B. CO₂-Laserung, ist die fehlende Rauchentwicklung mit der Gefahr der Virusübertragung. Des weiteren können auch subklinische Läsionen selektiv erfaßt werden. Schlechter scheinen jedoch vulgäre Warzen auf die ALA-PDT anzusprechen. Eigene Untersuchungen an 6 Patienten (Hände, plantar) zeigten trotz suffizienter Keratolyse und Induktion von Porphyrinen nach Inkubation mit 20%iger ALA-Suspensionssalbe für 6 h kein Ansprechen auf PDT (50–150 mW/cm², 100 J/cm²). Hingegen zeigten solchermaßen behandelte Areale keine Regression, möglicherweise aufgrund einer inkompletten Inaktivierung der in den hyperkeratotischen Anteilen lokalisierten Viren. HPV-assoziierte warzige Hautveränderungen im Rahmen der Epidermodysplasia verruciformis sprechen dagegen auf die ALA-PDT an [160].

Neben ALA haben derzeit nur wenige topisch applizierbare Sensibilisatoren das Stadium der klinischen Evaluierung erreicht. 1983 verglich McCullough [98] die phototoxischen Effekte der systemischen PDT mit HpD mit der einer lokalen PDT (intradermale Injektion oder topische Applikation) in Meerschweinchenhaut. Die topische Applikation einer HpD-Formulierung mit Azone und N-Methylpyrrolidon als Penetrationsverstärker in Kombination mit UVA- oder Rotlichtbestrahlung führte zum Auftreten eines Erythems und zur Hemmung der epidermalen DNS-Synthese.

Aufbauend auf diesen Ergebnissen behandelten Monfrecola et al. [101] 2 Patienten mit Alopecia areata mit topischer HpD-PDT. Eine 0,5%ige HpD-Zubereitung wurde 3mal in der Woche auf die haarlosen Areale aufgetragen und bestrahlt (360–365 nm). Nach 8–10 Wochen wuchs im Behandlungsareal feines

Vellushaar, das nach weiteren 4–8 Wochen durch Terminalhaar ersetzt wurde. Meffert [99] und Preß [113] aus der Hautklinik der Charité in Berlin führten 1989 an 29 Patienten mit Psoriasis vulgaris, davon 17 Patienten mit palmoplantarer Psoriasis eine topische PDT mit HpD durch. Meffert behandelte dabei 12 Herde mit einer 0,0001%igen HpD-Salbe, der 5% DMSO beigemischt war. An 3 aufeinanderfolgenden Tagen wurde je eine PDT mit sichtbarem oder UV-Licht (2, 4, 6 J/cm^2) durchgeführt; es kam zum Ansprechen bis zur kompletten Remission im Bereich der Plaques. Die umgebende gesunde Haut zeigte lediglich ein Erythem. 17 Patienten mit palmoplantarer Psoriasis wurden mit einem weitgehend identischen Therapieschema in bis zu 20 Therapiesitzungen behandelt. Die Bestrahlung erfolgte mit sichtbarem Licht (17 J/cm^2) und resultierte in weitgehender Abheilung oder kompletter Remission [113].

Bereits in den 30er Jahren wurde die Fähigkeit von Photosensibilisatoren entdeckt, Viren oder Bakteriophagen zu inaktivieren [122, 129]. In zahlreichen Untersuchungen in vitro konnte dies auch für HS-Viren bestätigt werden (Übersicht bei [21]). In Folge wurde auch an Patienten mit Herpes genitalis dieses Therapiekonzept überprüft. So verwendete Friedrich [49] Neutralrot (1,0%ige wäßrige Lösung) und bestrahlte die Herde 5 min später mit Fluoreszenzlicht. Bei 30 Patienten wurde ein deutlicher Rückgang der Symptome beobachtet, die Frequenz von Rezidiven ging zurück. Auch mit Proflavin oder Methylenblau konnte ein therapeutisches Ansprechen erzielt werden (Übersicht bei Bockstahler et al. 1979). In vier Studien, darunter auch zwei doppelt-blind- und placebo-kontrollierte, war die PDT allerdings ineffektiv (Übersicht bei [21]). Nicht zuletzt aufgrund der potentiellen Kanzerogenität der verwendeten Photosensibilisatoren und der Fortschritte in der antiviralen Chemotherapie wurde dieses Behandlungskonzept inzwischen verlassen. Lediglich zur Virusinaktivierung von Blutprodukten (insbesondere HIV) wird die PDT derzeit noch eingesetzt [103].

4 Perspektiven

Die hier dargestellten Ergebnisse belegen eindrücklich die Wirksamkeit der PDT zur Behandlung oberflächlicher neoplastischer Veränderungen der Haut, insbesondere aktinischer Keratosen, M. Bowen sowie oberflächlicher Basaliome, oder chronisch-entzündlicher Veränderungen wie der Psoriasis.

Für die systemische PDT mit Farbstoffen, die eine prolongierte kutane Photosensibilisierung induzieren, sind die Indikationen eingeschränkt. Nur ausgedehnte Tumoren bei alten und nichtoperationsfähigen Patienten oder mit anderen Verfahren nicht mehr therapierbare Veränderungen kommen hierfür noch in Frage.

Im Gegensatz dazu wird die topische PDT in der Dermatologie sicherlich in absehbarer Zeit als therapeutisches Verfahren zugelassen werden. Der derzeit in der klinischen Prüfung am weitesten evaluierte topische Photosensibilisator ist 5-Aminolävulinsäure (ALA), welche die Akkumulation von Porphyrinen in den zu behandelnden Geweben induziert. Eine weitere Möglichkeit, die Akkumulation von Porphyrinen zu induzieren, ist die Verwendung von Inhibitoren der Ferrochelatase [116, 117] oder Eisenchelatbildnern [42, 58, 107]. Bislang fehlt jedoch der klinische Nachweis einer erhöhten Wirksamkeit verglichen mit ALA ohne Zusatz dieser Substanzen. Lediglich für EDTA konnte in einer Studie an Patienten mit Basaliomen (Tumordicke <2 mm) ein verbessertes therapeutisches Ergebnis im Vergleich zu ALA allein erzielt werden [110].

Die einzig bekannte Nebenwirkung der ALA-PDT ist der während der Bestrahlung auftretende sonnenbrandähnliche Schmerz, der ausgeprägter sein kann, wenn großflächige Areale behandelt werden [137, 143, 145].

Die Vorteile der topischen PDT wie die Nichtinvasivität des Verfahrens sowie die guten kosmetischen Ergebnisse sind, wie oben ausgeführt, in zahlreichen Untersuchungen gezeigt worden. Hinweise auf eine mögliche Kanzerogenität wie bei anderen phototherapeutischen Verfahren fehlen. Zur endgültigen Etablierung der PDT in der dermatologischen Praxis sind jedoch klinische, prospektiv-randomisierte Studien im Vergleich zu etablierten Therapieverfahren auch im Langzeitverlauf notwendig, welche die Zulassung eines topisch applizierbaren Photosensibilisators ermöglichen. Als erste Indikationen kommen hierfür sicher aktinische Keratosen oder die chronisch-stationäre Psoriasis in Frage.

Literatur

1. Abels C, Heil P, Dellian M, Kuhnle GEH, Baumgartner R, Goetz AE (1994) In vivo kinetics and spectra of 5-aminolevulinic acid-induced fluorescence in an amelanotic melanoma of the hamster. Br J Cancer 70:826–833
2. Abels C, Dellian M, Szeimies RM, Steinbach P, Richert C, Goetz AE (1995) Swift PDT – A new therapeutic regimen. J Invest Dermatol 105:511
3. Abels C, Dellian M, Szeimies RM, Steinbach P, Richert C, Goetz AE (1996) Targeting of the tumor microcirculation with a new photosensitizer. In: Ehrenberg B, Jori G, Moan J (eds) Photochemotherapy: Photodynamic Therapy and Other Modalities. Proc SPIE 2625, pp 164–169
4. Abramson AL, Alvi A, Mullooly VM (1993) Clinical exacerbation of systemic lupus erythematosus after photodynamic therapy of laryngotracheal papillomatosis. Lasers Surg Med 13:677–679
5. Ammann R, Hunziker T (1995) Photodynamic therapy for mycosis fungoides after topical photosensitization with 5-aminolevulinic acid. J Am Acad Dermatol 33:541
6. Anderson RR, Parrish JA (1981) The optics of human skin. J Invest Dermatol 77:13–19
7. Aramendia PF, Redmond RW, Nonell S, Schuster W, Braslavsky SE, Schaffner K, Vogel E (1986) The photophysical properties of porphycenes: potential photodynamic therapy agents. Photochem Photobiol 44:555–559
8. Auler H, Banzer G (1942) Untersuchungen über die Rolle der Porphyrine bei geschwulstkranken Menschen und Tieren. Z Krebsforsch 53:65–68
9. Babich D, Whitaker J, Conti C, Blaird-Wagner D, Stoll HL, Dozier S, Oseroff AR (1996) Treatment of all stages of cutaneous T-cell lymphomas with fractionated photodynamic therapy using topical δ-aminolevulinic acid. J Invest Dermatol 106:840
10. Bandieramonte G, Marchesini R, Melloni E et al. (1984) Laser phototherapy following HpD administration in superficial neoplastic lesions. Tumori 70:327–334
11. Batlle AM del C (1993) Porphyrins, porphyrias, cancer and photodynamic therapy – a model for carcinogenesis. J Photochem Photobiol B: Biol 20:5–22

12. Bedwell J, MacRobert AJ, Phillips D, Bown SC (1992) Fluorescence distribution and photodynamic effect of ALA-induced PpIX in the DMH rat colonic tumour model. Br J Cancer, 65:818–824

13. Bellnier DA (1991) Potentiation of photodynamic therapy in mice with recombinant human tumor necrosis factor-alpha. J Photochem Photobiol B: [Biol] 8:203–210

14. Bellnier DA, Ho YK, Pandey RK, Missert JR, Dougherty TJ (1989) Distribution and elimination of Photofrin II in mice. Photochem Photobiol 50:221–228

15. Berg H, Bauer E, Gollmick FA, Diezel W, Böhm F, Meffert H, Sönnichsen N (1985) Photodynamic hematoporphyrin therapy of psoriasis. In: Jori G, Perria C (eds) Photodynamic therapy of tumors and other diseases. Progetto, Padova, pp 337–343

16. Berglund L, Angelin B, Blomstrand R, Drummond G, Kappas A (1988) Sn-protoporphyrin lowers serum bilirubin levels, decreases biliary bilirubin output, enhances biliary heme excretion and potently inhibits hepatic heme oxygenase activity in normal human subjects. Hepatology 8:625–631

17. Berlin NI, Neuberger A, Scott JJ (1956) The metabolism of δ-aminolevulinic acid. 1. Normal pathways, studied with the aid of ^{15}N. Biochem J 64:80–90

18. Berns MW, Dahlman A, Johnson FM et al. (1982) In vitro cellular effects of hematoporphyrin derivative. Cancer Res 42:2325–2329

19. Berns MW, Rettenmeier M, McCullough J et al. (1984) Response of psoriasis to red laser light (630 nm) following systemic injection of hematoporphyrin derivative. Lasers Surg Med 4:73–77

20. Biel MA (1995) Photodynamic therapy of head and neck cancers. Semin Surg Oncol 11:355–359

21. Bockstahler LE, Coohill TP, Hellman KB, Lytle CD, Roberts JE (1979) Photodynamic therapy for herpes simplex: a critical review. Pharmacol Ther 4:473–499

22. Boehncke WH, König K, Kaufmann R, Scheffold W, Prümmer O, Sterry W (1994) Photodynamic therapy in psoriasis: suppression of cytokine production in vitro and recording of fluorescence modification during treatment in vivo. Arch Dermatol Res 286:300–303

23. Boehncke WH, König K, Rück A, Kaufmann R, Sterry W (1994) In vitro and in vivo effects of photodynamic therapy in cutaneous T cell lymphoma. Acta Derm Venereol (Stockh) 74:201–205

24. Boehncke WH, Sterry W, Kaufmann R (1994) Treatment of psoriasis by topical photodynamic therapy with polychromatic light. Lancet 343:801

25. Bretschko E, Szeimies RM, Landthaler M, Lee G (1996) Topical 5-aminolevulinic acid for photodynamic therapy of basal cell carcinoma. Evaluation of stratum corneum permeability in vitro. J Contr Release 42:203–208

26. Buchanan RB, Carruth JAS, McKenzie AL, Williams SR (1989) Photodynamic therapy in the treatment of malignant tumours of the skin and head and neck. Eur J Surg Oncol 15:400–406

27. Cairnduff F, Stringer MR, Hudson EJ, Ash DV, Brown SB (1994) Superficial photodynamic therapy with topical 5-aminolevulinic acid for superficial primary and secondary skin cancer. Br J Cancer 69:605–608

28. Calzavara F, Tomio L (1991) Photodynamic therapy: clinical experience at the department of radiotherapy at Padova general hospital. J Photochem Photobiol B: Biol 11:91–95

29. Calzavara-Pinton PG (1995) Repetitive photodynamic therapy with topical δ-aminolevulinic acid as an appropriate approach to the routine treatment of superficial non-melanoma skin tumours. J Photochem Photobiol B: [Biol] 29:53–57

30. Castellani A, Page GP, Concioli M (1963) Photodynamic effect of hematoporphyrin on blood microcirculation. J Pathol Bacteriol 86:99–102

31. Dellian M, Walenta S, Gamarra F, Kuhnle GE, Mueller-Klieser W, Goetz AE (1994) High-energy shock waves enhance hyperthermic response of tumors: effects on blood flow, energy metabolism, and tumor growth. J Natl Cancer Inst 86:287–293

32. Dellian M, Abels C, Kuhnle GE, Goetz AE (1995) Effects of photodynamic therapy on leucocyte-endothelium interaction: differences between normal and tumour tissue. Br J Cancer 72:1125–1130

33. Divaris DXC, Kennedy JC, Pottier RH (1990) Phototoxic damage to sebaceous glands and hair follicles of mice following systemic administration of 5-aminolevulinic acid correlates with localized protoporphyrin IX fluorescence. Am J Pathol 136:891–897

34. Dougherty TJ (1985) Photodynamic therapy. Adv Exp Biol 193:313–328

35. Dougherty TJ (1981) Photoradiation therapy for cutaneous and subcutaneous malignancies. J Invest Dermatol 77:122–124

36. Dougherty TJ, Grindey GB, Fiel R, Weishaupt KR, Boyle DG (1975) Photoradiation therapy. II. Cure of animal tumors with hematoporphyrin and light. J Natl Cancer Inst 55:115–121

37. Dougherty TJ, Kaufman JE, Goldfarb A, Weishaupt KR, Boyle D, Mittleman A (1978) Photoradiation therapy for the treatment of malignant tumors. Cancer Res 38:2628–2635

38. Elmets CA, Bowen KD (1986) Immunological suppression in mice treated with hematoporphyrin derivative photoradiation. Cancer Res 46:1608–1611

39. Emtestam L, Berglund L, Angelin B, Drummond GS, Kappas A (1989) Tin-protoporphyrin and long wavelength ultraviolet light in treatment of psoriasis. Lancet I:1231–1233

40. Evans S, Matthews W, Perry R, Fraker D, Norton J, Pass HI (1990) Effect of photodynamic therapy on tumor necrosis factor production by murine macrophages. J Natl Cancer Inst 82:34–39

41. Feyh J, Gutmann R, Leunig A (1993) Die photodynamische Lasertherapie im Bereich der Hals-, Nasen-, Ohrenheilkunde. Laryngol Rhinol Otol 72:273–278

42. Fijan S, Hönigsmann H, Ortel B (1995) Photodynamic therapy of epithelial skin tumours using delta-aminolevulinic acid and desferrioxamine. Br J Dermatol 133:282–288

43. Fijan S, Hönigsmann H, Tanew A (1996) Photodynamic therapy of keratoacanthoma using topical delta-aminolevulinic acid. J Invest Dermatol 106:945 (abstr)

44. Fingar VH, Wieman TJ, Doak KW (1990) Role of thromboxane and prostacyclin release on photodynamic therapy-induced tumor destruction. Cancer Res 50:2599–2603

45. Fingar VH, Wieman TJ, Wiehle SA, Cerrito PB (1992) The role of microvascular damage in photodynamic therapy: the effect of treatment on vessel constriction, permeability, and leukocyte adhesion. Cancer Res 52:4914–4921

46. Forbes IJ, Cowled PA, Leong ASY, Ward AD, Black RB, Blake AJ, Jacka FJ (1980) Phototherapy of human tumours using hematoporphyrin derivative. Med J Aust 2:489–493

47. Foster TH, Primavera MC, Marder VJ, Hilf R, Sporn LA (1991) Photosensitized release of von Willebrand factor from cultured human endothelial cells. Cancer Res 51:3261–3266

48. Frank RGJ, Bos JD, Vandermeulen FW, Sterenborg HJCM (1996) Photodynamic therapy for condylomata acuminata with local application of 5-aminolevulinic acid. Genitourin Med 72:70–71

49. Friedrich EG (1973) Relief for herpes vulvitis. Obstet Gynecol 41:74–77

50. Frisch C, Vocks E, Herzog M, Vogt HJ, Borelli S (1996) Persistierende Photosensibilisierung – eine Verlaufsbeobachtung nach i.v.-PDT. Akt Dermatol 22:98–103

51. Goldin A, Schabel FM (1981) Clinical concepts derived from animal chemotherapy studies. Cancer Treat Rep 65 [Suppl] 3:11–19

52. Gomer CJ, Ferrario A, Rucker N, Wong S, Lee AS (1991) Glucose regulated protein induction and cellular resistance to oxidative stress mediated by porphyrin photosensitization. Cancer Res 51:6574–6579

53. Gross DJ, Waner M, Schosser RH, Dinehart SM (1990) Squamous cell carcinoma of the lower lip involving a large cutaneous surface. Photodynamic therapy as an alternative therapy. Arch Dermatol 126:1148–1150

54. Guardiano M, Biolo R, Jori G, Schaffner K (1989) Tetra-n-propylporphycene as a tumour localizer: pharmacokinetic and phototherapeutic studies in mice. Cancer Lett 44:1–6

55. Gutmann R, Leunig M, Feyh J, Goetz AE, Messmer K, Kastenbauer E, Jain RK (1992) Interstitial hypertension in head and neck tumors in patients: correlation with tumor size. Cancer Res 52:1993–1995

56. Haina D, Landthaler M, Braun-Falco O, Waidelich W (1987) Comparison of the maximum coagulation depth in human skin for different types of medical lasers. Lasers Surg Med 7:355–362

57. Hamblin MR, Newman EL (1994) On the mechanism of the tumour-localising effect in photodynamic therapy. J Photochem Photobiol B: Biol 23:3–8

58. Hanania J, Malik Z (1992) The effect of EDTA and serum on endogenous porphyrin accumulation and photodynamic sensitization of human K562 leukemic cells. Cancer Lett 65:127–131

59. He D, Sassa S, Lim HW (1993) Effect of UVA and blue light on porphyrin biosynthesis in epidermal cells. Photochem Photobiol 57:825–829

60. Hebeda KM, Huizing MT, Brouwer PA et al. (1995) Photodynamic therapy in AIDS-related cutaneous Kaposi's sarcoma. J Acquir Immune Defic Syndr Hum Retrovirol 10:61–70

61. Henderson BW, Donovan JM (1989) Release of prostaglandin E_2 from cells by photodynamic treatment in vitro. Cancer Res 49:6896–6900

62. Hendrich C, Hüttmann G, Diddens H, Seara J, Siebert WE (1996) Experimentelle Grundlagen einer photodynamischen Lasertherapie für die chronische Polyarthritis. Orthopäde 25:30–36

63. Hintschich C, Feyh J, Beyer-Machule C, Riedel K, Ludwig K (1993) Photodynamic laser therapy of basal-cell carcinoma of the lid. Ger J Ophthalmol 2:212–217

64. Hoerauf H, Hüttmann G, Diddens H, Thiele B, Laqua H (1994) Die photodynamische Therapie (PDT) des Lidbasalioms nach topischer Applikation von δ-Aminolävulinsäure (ALA). Ophthalmologe 91:824–829

65. Hohenleutner U, Szeimies RM, Landthaler M (1993) Photodynamische Therapie zur Behandlung oberflächlicher Basaliome. In: Braun-Falco O, Plewig G, Meurer M (Hrsg) Fortschritte der praktischen Dermatologie und Venerologie, Bd 13. Springer, Berlin Heidelberg New York Tokyo, S 472–474

66. Hürlimann AF, Panizzon RA, Burg G (1994) Topical photodynamic treatment of skin tumors and dermatoses. Dermatology 3:327 (abstr)

67. Jesionek A, Tappeiner H von (1905) Zur Behandlung der Hautcarcinome mit fluorescierenden Stoffen. Dtsch Arch Klin Med 85:223–239

68. Jolles CJ, Ott MJ, Straight RC, Lynch DH (1988) Systemic immunosuppression induced by peritoneal photodynamic therapy. Am J Obstet Gynecol 158:1446–1453

69. Jones CM, Mang T, Cooper M, Wilson DB, Stoll HL (1992) Photodynamic therapy in the treatment of Bowen's disease. J Am Acad Dermatol 27:979–982

70. Jones LR, Grossweiner LI (1994) Singlet oxygen generation by Photofrin in homogeneous and light-scattering media. J Photochem Photobiol B: [Biol] 26:249–256

71. Kamide R, Gigli I, Lim HW (1984) Participation of mast cells and complement in the immediate phase of hematoporphyrin-induced phototoxicity. J Invest Dermatol 82:485–490

72. Kappas A, Sassa S, Galbraith RA, Nordmann Y (1989) The porphyrias. In: Scriver CR, Beaudet AL, Sly WS, Valle D (eds) The metabolic basis of inherdisease, 6th edn. McGraw-Hill, New York, pp 1305–1366

73. Karrer S, Szeimies RM, Hohenleutner U, Heine A, Landthaler M (1995) Unilateral localized basaliomatosis: treatment with topical photodynamic therapy after application of 5-aminolevulinic acid. Dermatology 190:218–222

74. Karrer S, Abels C, Szeimies RM, Bäumler W, Hohenleutner U, Goetz AE, Landthaler M (1996) Topical application of a novel porphycene dye for photodynamic therapy – penetration studies in human perilesional skin and basal cell carcinoma. In: Ehrenberg B, Jori G, Moan J (eds) Photochemotherapy: photodynamic therapy and other modalities, Proc SPIE 2625, pp 278–280

75. Kennedy JC, Pottier RH (1992) Endogenous protoporphyrin IX, a clinically useful photosensitizer for photodynamic therapy. J Photochem Photobiol, B: Biol, 14:275–292

76. Kennedy JC, Pottier RH, Pross DC (1990) Photodynamic therapy with endogenous protoporphyrin IX: basic principles and present clinical experience. J Photochem Photobiol B: [Biol] 6:143–148

77. Kerdel FA, Soter NA, Lim HW (1987) In vivo mediator release and degranulation of mast cells in hematoporphyrin derivative-induced phototoxicity in mice. J Invest Dermatol 88:277–280

78. Kessel D (1986) Sites of photosensitization by derivatives of hematoporphyrin. Photochem Photobiol 44:489–493

79. Kick G, Messer G, Goetz A, Plewig G, Kind P (1995) Photodynamic therapy induces expression of interleukin 6 by activation of AP-1 but not NF-kappa B DNA binding. Cancer Res 55:2373–2379

80. König K, Schneckenburger H, Rück A, Steiner R (1993) In vivo photoproduct formation during PDT with ALA-induced endogenous porphyrins. J Photochem Photobiol B: [Biol] 18:287–290

81. Korell M, Untch M, Abels C et al. (1995) Einsatz der photodynamischen Lasertherapie in der Gynäkologie. Gynäkol Geburtshilfl Rundsch 35:90–97

82. Landthaler M (1992) Premalignant and malignant skin lesions. In: Achauer BM, Vander Kam VM, Berns MW (eds) Lasers in plastic surgery and dermatology. Thieme, New York, pp 34–44

83. Landthaler M, Rück A, Szeimies RM (1993) Photodynamische Therapie von Tumoren der Haut. Hautarzt 44:69–74

84. Lang S, Baumgartner R, Struck R, Leunig A, Gutmann R, Feyh J (1995) Photodynamische Diagnostik und Therapie von Neoplasien der Gesichtshaut nach topischer Applikation von 5-Aminolävulinsäure. Laryngol Rhinol Otol 74:85–89

85. Langer S, Abels C, Szeimies RM, Goetz AE (1995) Photodynamic diagnosis and therapy of tumors with topically applied 5-aminolevulinic acid. J Invest Dermatol 105:511 (abstr)

86. Leunig M, Richert C, Gamarra F, Lumper W, Vogel E, Jocham D, Goetz AE (1993) Tumour localisation kinetics of photofrin and three synthetic porphyrinoids in an amelanotic melanoma of the hamster. Br J Cancer 68:225–234

87. Leunig A, Staub F, Peters J, Leiderer R, Feyh J, Goetz AE (1994) Die Schädigung von Tumorzellen durch die photodynamische Therapie. Laryngol Rhinol Otol 73:102–107

88. Leunig M, Goetz AE, Gamarra F, Zetterer G, Messmer K, Jain RK (1994) Photodynamic therapy-induced alterations in interstitial fluid pressure, volume and water content of an amelanotic melanoma in the hamster. Br J Cancer 69: 101–103

89. Levy JG, Jones CA, Pilson LA (1994) The preclinical and clinical development and potential application of benzoporphyrin derivative. International Photodynamics 1:3–5

90. Lipson RL, Baldes EJ (1960) The photodynamic properties of a particular haematoporphyrin derivative. Arch Dermatol 82:508–516

91. Lipson RL, Gray MJ, Baldes EJ (1966) Haematoporphyrin derivative for detection and management of cancer. Proc IX Internat Cancer Congr 393

92. Lui H, Anderson RR (1992) Photodynamic therapy in dermatology. Arch Dermatol 128:1631–1636

93. Lui H, Kollias N, Wimberly J, Anderson RR (1992) Photosensitizing potential of benzoporphyrin derivative-monoacid ring A (BPD-MA) in patients undergoing photodynamic therapy. Photochem Photobiol 55:[Suppl] 30S (abstr)

94. Lui H, Salasche S, Kollias N, Wimberly J, Flotte T, McLean D, Anderson RR (1995) Photodynamic therapy of nonmelanoma skin cancer with topical aminolevulinic acid: a clinical and histologic study. Arch Dermatol 131:737–738

95. Lynch DH, Haddad S, King VJ, Ott MJ, Straight RC, Jolles CJ (1989) Systemic immunosuppression induced by photodynamic therapy (PDT) is adoptively transferred by macrophages. Photochem Photobiol 49:453–458

96. Martin A, Tope WD, Grevelink JM et al. (1995) Lack of selectivity of protoporphyrin IX fluorescence for basal cell carcinoma after topical application of 5-aminolevulinic acid: implications for photodynamic treatment. Arch Dermatol Res 287:665–674

97. McCaughan JS Jr, Guy JT, Hicks W, Laufman L, Nims TA, Walker J (1989) Photodynamic therapy for cutaneous and subcutaneous malignant neoplasms. Arch Surg 124:211–216

98. McCullough JL, Weinstein GD, Lemus LL, Rampone W, Jenkins JJ (1983) Development of a topical hematoporphyrin derivative formulation: Characterization of photosensitizing effects in vivo. J Invest Dermatol 81:528–532

99. Meffert H, Pres H, Diezel W, Sönnichsen N (1989) Antipsoriatische und phototoxische Wirksamkeit von Hämatoporphyrin-Derivat nach topischer Applikation und Bestrahlung mit sichtbarem Licht. Dermatol Monatsschr 175:28–34

100. Milanesi C, Zhou C, Biolo R, Jori G (1990) Zn(II)-phthalocyanine as a photodynamic agent for tumours. II. Studies on the mechanism of photosensitised tumour necrosis. Br J Cancer 61:846–850

101. Monfrecola G, Dánna F, Delfino M (1987) Topical hematoporphyrin plus UVA for treatment of alopecia areata. Photodermatol Photoimmunol Photomed 4: 305–306

102. Nelson JS (1993) Photodynamic therapy of port wine stain: preliminary clinical studies. In: Shapshay SM, Anderson RR, White JV, White RA, Bass LR (eds) Lasers in otolaryngology, dermatology, and tissue welding. Proc SPIE 1876, pp 142–146

103. North J, Coombs R, Levy JG (1994) Photodynamic inactivation of free and cell-associated HIV-1 using the photosensitizer, benzoporphyrin derivative. J Acquir Immune Defic Syndr 7:891–898

104. Nseyo UO, Whalen RK, Duncan MR, Berman B, Lundahl SL (1990) Urinary cytokines following photodynamic therapy for bladder cancer. A preliminary report. Urology 36:167–171

105. Nugent LJ, Jain RK (1984) Extravascular diffusion in normal and neoplastic tissues. Cancer Res 44: 238–244

106. Obochi MO, Canaan AJ, Jain AK, Richter AM, Levy JG (1995) Targeting activated lymphocytes with photodynamic therapy: susceptibility of mitogen-stimulated splenic lymphocytes to benzoporphyrin derivative (BPD) photosensitization. Photochem Photobiol 62:169–175

107. Ortel B, Tanew A, Hönigsmann H (1993) Lethal photosensitization by endogenous porphyrins of PAM cells – modification by desferrioxamine. J Photochem Photobiol B: Biol 17:273–278

108. Oseroff AR (1993) Photodynamic therapy. In: Lim HW, Soter NA (eds) Clinical photomedicine. Dekker, New York, pp 387–402

109. Pass HI (1993) Photodynamic therapy in oncology: mechanisms and clinical use. J Natl Cancer Inst 85:443–56

110. Peng Q, Warloe T, Moan J (1995) Topically-applied ALA-based PDT for nodulo-ulcerative basal cell carcinoma. IPA news 7:2

111. Penning LC, Tijssen K, Van Steveninck J, Dubbelman TM (1994) Hematoporphyrin derivative-induced photodynamic inhibition of $Na^+/K^{(+)}$-ATPase in L929 fibroblasts, Chinese hamster ovary cells and T24 human bladder transitional carcinoma cells. Photochem Photobiol 59:336–341

112. Pennington DG, Waner M, Knox A (1988) Photodynamic therapy for multiple skin cancers. Plast Reconstr Surg 82:1067–1071

113. Pres H, Meffert H, Sönnichsen N (1989) Photodynamische Therapie der Psoriasis palmaris et plantaris mit topisch appliziertem Hämatoporphyrin-Derivat und sichtbarem Licht. Dermatol Monatsschr 175:745–750

114. Qin B, Selman SH, Payne KM, Keck RW, Metzger DW (1993) Enhanced skin allograft survival after photodynamic therapy. Association with lymphocyte inactivation and macrophage stimulation. Transplantation 56:1481–1486

115. Raab O (1900) Über die Wirkung fluorescierender Stoffe auf Infusoria. Z Biol 39:524

116. Rebeiz N, Rebeiz CC, Arkins S, Kelley KW, Rebeiz CA (1992) Photodestruction of tumor cells by induction of endogenous accumulation of protoporphyrin IX: enhancement by 1,10-phenanthroline. Photochem Photobiol 55:431–435

117. Rebeiz N, Arkins S, Rebeiz CA, Simon J, Zachary JF, Kelley KW (1996) Induction of tumor necrosis by δ-aminolevulinic acid and 1,10-phenantroline photodynamic therapy. Cancer Res 56:339–344

118. Richert C, Wessels JM, Müller M, Kisters M, Benninghaus T, Goetz AE (1994) Photodynamic antitumor agents: β-methoxyethyl groups give access to functionalized porphycenes and enhance cellular uptake and activity. J Med Chem 37:2797–2807

119. Richter AM, Jain AK, Canaan AJ, Waterfield E, Sternberg ED, Levy JG (1992) Photosensitizing efficiency of two regioisomers of the benzoporphyrin derivative monoacid ring A. Biochem Pharmacol 43:2349–2358

120. Rittenhouse-Diakun K, Van Leengoed H, Morgan J, Hryhorenko E, Paszkiewicz G, Whitaker JE, Oseroff AR (1995) The role of transferrin receptor (CD71) in photodynamic therapy of activated and malignant lymphocytes using the heme precursor delta-aminolevulinic acid (ALA). Photochem Photobiol 61:523–528

121. Robinson PJ, Carruth JAS, Fairris GM (1988) Photodynamic therapy: a better treatment for widespread Bowen's disease. Br J Dermatol 119:59–61

122. Rosenblum LA, Hoskwith B, Kramer SD (1937) Photodynamic action of methylene blue on poliomyelitis virus. Proc Soc Exp Biol Med 37:166–169

123. Rünger TM (1995) Genotoxizität, Mutagenität und Karzinogenität von UVA und UVB. Z Hautkr 70:877–881

124. Sacchini V, Melloni E, Marchesini R, Fabrizio T, Cascinelli N, Santoro O, Zunino F, Andreola S, Bandieramonte G (1987) Topical administration of tetrasodium-meso-tetraphenyl-porphinesulfonate (TPPS) and red light irradiation for the treatment of superficial neoplastic lesions. Tumori 73:19–23

125. Schaffner K, Vogel E, Jori G (1994) Porphycenes as photodynamic therapy agents. In: Jung EG, Holick MF (eds) Biologic effects of light 1993. Walter de Gruyter, Berlin, pp 312–321

126. Schlag P, Hünerbein M, Stern J, Gahlen J, Graschew G (1992) Photodynamische Therapie – Alternative bei lokal rezidiviertem Mamma-Karzinom. Dtsch Ärztebl 89:680–687

127. Schmidt S, Wagner U, Oehr P, Krebs D (1992) Klinischer Einsatz der photodynamischen Therapie bei gynäkologischen Tumorpatienten – Antikörper-vermittelte photodynamische Lasertherapie als neues onkologisches Behandlungsverfahren. Zentralbl Gynäkol 114:307–311

128. Schuh M, Nseyo UO, Potter WR, Dao TL, Dougherty TJ (1987) Photodynamic therapy for palliation of locally recurrent breast carcinoma. J Clin Oncol 5: 1766–1770
129. Schultz EW, Krueger AP (1930) Inactivation of staphylococcus bacteriophage by methylene blue. Proc Soc Exp Biol Med 26:100–101
130. Schwartz SK, Absolon K, Vermund H (1955) Some relationships of porphyrins, x-rays and tumours. Univ Minn Med Bull 27:7–8
131. Schweitzer VG, Visscher D (1990) Photodynamic therapy for treatment of AIDS-related oral Kaposi's sarcoma. Otolaryngol Head Neck Surg 102:639–649
132. Shumaker BP, Hetzel FW (1987) Clinical laser photodynamic therapy in the treatment of bladder carcinoma. Photochem Photobiol 46:899–901
133. Silver H (1937) Psoriasis vulgaris treated with hematoporphyrin. Arch Dermatol Syph 36:1118–1119
134. Sperduto PW, DeLaney TF, Thomas G et al. (1991) Photodynamic therapy for chest wall recurrence in breast cancer. Int J Radiat Oncol Biol Phys 21:441–446
135. Star WM, Marijnissen HP, van den Berg Blok AE, Versteeg JA, Franken KA, Reinhold HS (1986) Destruction of rat mammary tumor and normal tissue microcirculation by hematoporphyrin derivative photoradiation observed in vivo in sandwich observation chambers. Cancer Res 46:2532–2540
136. Stern R, Zierler S, Parrish JA (1982) Psoriasis and the risk of cancer. J Invest Dermatol 78:147–149
137. Svanberg K, Andersson T, Killander D et al. (1994) Photodynamic therapy of non-melanoma malignant tumours of the skin using topical δ-amino levulinic acid sensitization and laser irradiation. Br J Dermatol 130:743–751
138. Szeimies RM, Landthaler M (1993) Treatment of Bowen's disease with topical photodynamic therapy. J Dermatol Treat 4:207–209
139. Szeimies RM, Landthaler M (1995) Topische photodynamische Therapie in der Behandlung oberflächlicher Hauttumoren. Hautarzt 46:315–318
140. Szeimies RM, Hein R, Bäumler W, Heine A, Landthaler M (1994) A possible new incoherent lamp for photodynamic treatment of superficial skin lesions. Acta Derm Venereol (Stockh) 74:117–119
141. Szeimies RM, Sassy T, Landthaler M (1994) Penetration potency of topical applied δ-aminolevulinic acid for photodynamic therapy of basal cell carcinoma. Photochem Photobiol 59:73–76
142. Szeimies RM, Abels C, Fritsch C et al. (1995) Wavelength dependency of photodynamic effects after sensitization with 5-aminolevulinic acid in vitro and in vivo. J Invest Dermatol 105:672–677
143. Szeimies RM, Karrer S, Heine A, Hohenleutner U, Landthaler M (1995) Topical photodynamic therapy with 5-aminolevulinic acid in the treatment of arsenic-induced skin tumors. Eur J Dermatol 5:208–211
144. Szeimies RM, Karrer S, Abels C et al. (1996) 9-Acetoxy-2,7,12,17-tetrakis(β-methoxyethyl)-porphycene (ATMPn), a novel photosensitizer for photodynamic therapy: uptake kinetics and intracellular localization. J Photochem Photobiol B: Biol 43:67–72
145. Szeimies RM, Karrer S, Sauerwald A, Landthaler M (1996b) Topical photodynamic therapy with 5-aminolevulinic acid in the treatment of actinic keratoses: a first clinical study. Dermatology 192:246–251
146. Tappeiner H v, Jesionek A (1903) Therapeutische Versuche mit fluorescierenden Stoffen. Münch Med Wochenschr 47:2042–2044
147. Tappeiner H v, Jodlbauer A (1904) Über die Wirkung der photodynamischen (fluorescierenden) Stoffe auf Protozoen und Enzyme. Dtsch Arch Klin Med 80:427–487
148. Thiele B, Grotmann P, Hüttmann G, Diddens H, Hörauf H (1994) Topische photodynamische Therapie (TPDT) von Basaliomen: Klinische, histologische und experimentelle Ergebnisse (erste Mitteilung). Z Hautkr 3:161–164

149. Tse DT, Kersten RD, Anderson RL (1984) Hematoporphyrin derivative photoradiation therapy in managing nevoid basal cell carcinoma syndrome. Arch Ophthalmol 102:990–994

150. Vogel E, Köcher M, Schmickler H, Lex J (1986) Porphycene – a novel porphin isomer. Angew Chem 98:262–264

151. Waldow SM, Lobraico RV, Kohler IK, Wallk S, Fritts HT (1987) Photodynamic therapy for treatment of malignant cutaneous lesions. Lasers Surg Med 7:451–456

152. Warloe T, Peng Q, Moan J, Qvist HL, Giercksky KE (1992) Photochemotherapy of multiple basal cell carcinoma with endogenous porphyrins induced by topical application of 5-aminolevulinic acid. In: Spinelli P, Dal Fante M, Marchesini R (eds) Photodynamic therapy and biomedical lasers. Elsevier, Amsterdam, pp 449–453

153. Weinstein GD, McCullough JL, Nelson JS, Berns MW, McCormick AJ (1991) Low-dose photofrin II photodynamic therapy of psoriasis. Clin Res 39:509A (abstr)

154. Weinstein GD, McCullough JL, Jeffes EW, Nelson JS, Fong NL, McCormick AJ (1994) Photodynamic therapy (PDT) of psoriasis with topical delta amnolevulinic acid (ALA): A pilot dose ranging study. Photodermatol Photoimmunol Photomed 10:92 (abstr).

155. Weishaupt KR, Gomer CJ, Dougherty TJ (1976) Identification of singlet oxygen as the cytotoxic agent in photo-inactivation of a murine tumor. Cancer Res 36:2326–2329

156. Wessels JM, Strauss W, Seidlitz HK, Rück A, Schneckenburger H (1992) Intracellular localization of meso-tetraphenylporphine tetrasulphonate probed by time-resolved and microscopic fluorescence spectroscopy. J Photochem Photobiol B: Biol 12:275–284

157. Wilson BD, Mang TS, Cooper M, Stoll H (1989) Use of photodynamic therapy for the treatment of extensive basal cell carcinomas. Facial Plast Surg 6:185–189

158. Wilson BD, Mang TS, Stoll H, Jones C, Cooper M, Dougherty TJ (1992) Photodynamic therapy for the treatment of basal cell carcinoma. Arch Dermatol 128:1597–1601

159. Winkelman JW, Collins GH (1987) Neurotoxicity of tetraphenylporphinesulfonate $TPPS_4$ and its relation to photodynamic therapy. Photochem-Photobiol 46:801–807

160. Wolf P, Kerl H (1995) Photodynamic therapy with 5-aminolevulinic acid: a promising concept for the treatment of cutaneous tumors. Dermatology 190:183–185

161. Wolf P, Rieger E, Kerl H (1993) Topical photodynamic therapy with endogenous porphyrins after application of 5-aminolevulinic acid. J Am Acad Dermatol 28:17–21

162. Wolf P, Fink-Puches R, Cerroni L, Kerl H (1994) Photodynamic therapy for mycosis fungoides after topical photosensitization with 5-aminolevulinic acid. J Am Acad Dermatol 31:678–680

163. Wolf P, Fink-Puches R, Kerl H (1995) Photodynamic therapy for mycosis fungoides after topical photosensitization with 5-aminolevulinic acid. J Am Acad Dermatol 33:541

164. Wolford ST, Novicki DL, Kelly B (1995) Comparative skin phototoxicity in mice with two photosensitizing drugs: Benzoporphyrin derivative monoacid ring A and porfimer sodium (Photofrin). Fundam Appl Toxicol 24:52–56

165. Woodburn KW, Vardaxis NJ, Hill JS, Kaye AH, Phillips DR (1991) Subcellular localization of porphyrins using confocal laser scanning microscopy. Photochem Photobiol 54:725–732

166. Wooten RS, Smith KC, Ahlquist DA, Muller SA, Balm RK (1988) Prospective study of cutaneous phototoxicity after systemic hematoporphyrin derivative. Lasers Surg Med 8:294–300

Extrakorporale Photochemotherapie (Photopherese)

Robert Knobler, Franz Trautinger

Inhalt

1 Einleitung

1987 wurde erstmals von Edelson et al. [15] über eine neue Therapiemodalität zur Behandlung kutaner T-Zell Lymphome berichtet. Das Verfahren erhielt den Namen Photopherese oder extrakorporale Photochemotherapie (EP) und findet derzeit bei einer zunehmenden Anzahl von Indikationen klinische Anwendung (s. unten). Bei der Photopherese werden Leukozyten aus dem peripheren Blut in Gegenwart des Photosensibilisators 8-Methoxypsoralen (8-MOP) außerhalb des Körpers mit ultraviolettem Licht A (UVA) bestrahlt, um anschließend dem Patienten rückinfundiert zu werden. Leukozytenseparation und Bestrahlung werden mit einem eigens für diesen Zweck entwickelten Gerät durchgeführt, das aus einer Leukaphereseeinheit und einer Bestrahlungseinheit besteht. Bei einem Behandlungszyklus werden ungefähr 10–15% der gesamten zirkulieren-den Leukozyten erreicht. Die Behandlung wird i. allg. an 2 aufeinanderfolgen-den Tagen in 4wöchigen Abständen durchgeführt, wobei bei besonderen Indi-kationen die Intervalle verkürzt werden können.

Wie bereits erwähnt, fand die EP 1. klinische Anwendung bei der Behandlung kutaner T-Zell Lymphome [15, 28]. Bei erythrodermatischen Varianten dieser Erkrankungsgruppe kann die EP als Therapie der 1. Wahl bezeichnet werden [1, 22, 23, 24, 26, 27, 63, 64]. Hervorzuheben ist, daß ausreichende klinische Daten vorliegen, die zeigen, daß die EP keine nennenswerte Toxizität besitzt und nahezu nebenwirkungslos vertragen wird. Es erschien daher naheliegend, nach weiteren Indikationen für die EP zu suchen. Den rationalen Hintergrund für die Erweiterung des Indikationsspektrums lieferten theoretische Überlegungen und experimentelle Untersuchungen zur Wirkung der EP auf das Immunsystem [4, 5, 14, 18, 19, 37, 39, 58]. Unter der Annahme, daß durch EP eine spezifische Unterdrückung pathophysiologisch relevanter T-Zellklone erreicht werden kann, wurde und wird untersucht, ob neben kutanen T-Zell-Lymphomen auch entzündliche Erkrankungen mit ursächlicher Beteiligung autoreaktiver T-Lymphozyten durch EP positiv zu beeinflussen sind. Wie im folgenden ausgeführt, gibt es derzeit erste Erfahrungen bei der Behandlung folgender Erkrankungen: systemische Sklerodermie, Pemphigus vulgaris, rheumatoide Arthritis, Psoriasisarthritis und systemischer Lupus erythematodes. In jüngster Zeit wurden darüber hinaus Erfolge bei der Behandlung der akuten und chronischen Organabstoßung und der Graft-versus-host Erkrankung berichtet.

Neben der Ausweitung des Indikationsspektrums sind in den letzten Jahren auch Verbesserungen an der Methode selbst durchgeführt worden. Die Geräte der 1. Generation wurden durch modernisierte Maschinen ersetzt, bei denen Leukapherese und Bestrahlung gleichzeitig durchgeführt werden können. Gastrointestinale Nebenwirkungen, die durch den Photosensibilisator (8-Methoxypsoralen, 8-MOP) bedingt sind, können durch extrakorporale Applikation einer löslichen Form direkt in den Bestrahlungsbeutel vollständig vermieden werden [30]. Zusätzlich bietet die extrakorporale Anwendung von 8-MOP den Vorteil reproduzierbarer Medikamentenspiegel in der Bestrahlungskammer und damit einer erhöhten Effizienz der Photochemotherapie. Die gegenwärtige Forschung befaßt sich intensiv mit der Untersuchung der molekularen Wirkungsmechanismen der EP, und es ist zu hoffen, daß die Ergebnisse dieser Anstrengungen zu einem weiteren Verständnis der pathophysiologischen Vorgänge der behandelten Erkrankungen und zu weiteren Verbesserungen ihrer Therapie führen [17, 48, 49, 50, 52, 54, 55, 58, 61].

2 Kutane T-Zell Lymphome

Als „kutane T-Zell Lymphome" („cutaneous T-cell lymphomas", CTCL) bezeichnet man eine heterogene Gruppe von lymphoproliferativen Erkrankungen der Haut. Eine pathologisch und klinisch gut definierte Entität aus dieser Gruppe und zugleich die häufigste Variante ist die sog. Mycosis fungoides (MF). Die Erkrankung manifestiert sich in seltenen Fällen in Form des Sezary-Syndroms (SS) mit Erythrodermie, Leukämie und Lymphknotenbefall. MF und SS sind durch Infiltration der Haut mit malignen Lymphomzellen vom Phänotyp CD3+, CD4+, CD8– (sog. T-Helferzellen) gekennzeichnet. Frühstadien der MF sind typischerweise durch das Auftreten lokalisierter Plaques ohne nachweisbare Systembeteiligung charakterisiert. Nach oft jahrelangem Verlauf kann es zum Auftreten kutaner Tumoren und zur Beteiligung von Lymphknoten und inneren Organen kommen. In den Frühstadien der Erkrankung kommen verschiedene Arten der Lokaltherapie mit gutem Erfolg zur Anwendung. Mit der Photochemotherapie (PUVA) können oft vollständige und langanhaltende Remissionen erzielt werden. Trotzdem kommt es in den meisten Fällen zum Rezidiv, und in fortgeschrittenen Stadien mit extrakutaner Beteiligung stehen – genauso wie für das SS – derzeit keine kurativen Therapieformen zur Verfügung. Wie im folgenden ausgeführt wird, hat sich die EP als palliative Therapieform in der Behandlung des SS bewährt und gilt derzeit als Therapie der Wahl für dieses Krankheitsbild.

In einer 1987 erschienenen Publikation wurde von Edelson et al. [15] erstmals über Erfolge mit EP bei der Behandlung von CTCL berichtet. Bei 27 von 37 Patienten wurden Teil- oder Vollremissionen erzielt, wobei Patienten mit SS besonders gut anzusprechen schienen. In einer Nachbeobachtungsstudie konnte gezeigt werden, daß verglichen mit „historischen Kontrollen" EP zu einer signifikanten Verlängerung der medianen Überlebenszeit von 30 auf über 66 Monate führt [23]. Bei allen Einwänden und statistischen Vorbehalten, die bei einem Vergleich mit einem historischen Kollektiv in Betracht gezogen werden müssen, erscheint dieser Unterschied dennoch bemerkenswert.

In weiteren in der Zwischenzeit erschienenen Studien wurden insgesamt 99 Patienten behandelt [1, 44, 63, 64]. In Übereinstimmung mit der zitierten Erstpublikation zeigen auch diese Arbeiten, daß EP eine wirksame Therapie erythrodermatischer kutaner Lymphome darstellt. Mit einem Ansprechen kann bei 75% der Patienten gerechnet werden, bei 25% der Patienten kommt es zu einer vollständigen Remission, und 25% der Patienten zeigten kein Ansprechen oder Progression.

Man hat versucht, anhand klinischer, immunologischer und laborchemischer Parameter retrospektiv diejenigen Faktoren näher zu charakterisieren, die mit einem guten therapeutischen Ansprechen auf EP assoziiert sind. Es zeigte sich, daß eine normale CD4/CD8-Ratio, eine normale Anzahl von $CD8^+$-Zellen im peripheren Blut und ein kurzes Intervall zwischen Diagnose und Therapiebeginn einen Therapieerfolg begünstigen [27, 63]. Ein weiteres wichtiges Ergebnis, das in allen bisherigen Untersuchungen in gleicher Form gewonnen werden konnte, ist das günstige Nebenwirkungsprofil der EP. Abgesehen von gastrointestinalen Unverträglichkeitsreaktionen auf 8-MOP, die durch parenterale Gabe vermeidbar sind, kommt es zu keinerlei subjektiver oder objektiver Toxizität.

Da einige Patienten mit Sezary-Syndrom mit EP allein nicht zufriedenstellend zu behandeln sind, haben verschiedene Arbeitsgruppen begonnen, Erfahrungen mit Kombinationstherapien zu sammeln [8, 16, 42]. Über Kombinationen der EP mit Methotrexat und mit Interferon-α liegen einzelne anekdotische Berichte vor. Es kann daher derzeit noch keine Beurteilung ihres Stellenwertes erfolgen. Bemerkenswert und Voraussetzung für weitere klinische Untersuchungen ist, daß bisher in keiner Kombination eine Erhöhung der Toxizität oder Veränderungen des Nebenwirkungsprofils der betreffenden Therapeutika beschrieben wurden.

3 Pemphigus vulgaris

Nach den Erfolgen bei der Behandlung kutaner T-Zellymphome gehörte der Pemphigus vulgaris zu den ersten Autoimmunerkrankungen, an denen die klinische Wirksamkeit der EP untersucht wurde [21, 31, 44]. Rook et al. [44] berichteten erstmals über die Behandlung von 4 Patienten mit therapieresistentem Pemphigus vulgaris. Bei allen 4 Patienten wurde eine Verbesserung des Hautbefundes beschrieben. Parallel dazu kam es zu einem Abfall der Autoantikörpertiter. Bei 3 dieser Patienten konnte trotz Reduktion der immunsuppressiven Therapie ein anhaltender Therapieerfolg erzielt werden. Auch in dieser Studie wurden keine signifikanten Nebenwirkungen der Therapie beobachtet. Zwei Fallberichte beschreiben ähnliche Erfolge. Liang et al. [31] behandelten einen 31jährigen Patienten, erzielten eine fast vollständige Remission und konnten ebenfalls die immunsuppressive Therapie reduzieren. Gollnick et al. [21] berichten über eine 37jährige Patientin, die weder auf systemische Kortikosteroide noch auf Azathioprin oder Methotrexat angesprochen hatte. Unter EP kam es bereits nach wenigen Zyklen zu einer Reduktion der Autoantikörpertiter und in weiterer Folge zu einer fast vollständigen Remission von Haut- und Schleimhautläsionen.

Zusammenfassend kann man sagen, daß sich die bisherige Erfahrung in der Behandlung des Pemphigus vulgaris mit EP auf Einzelfälle beschränkt. Da Daten größerer Kollektive und Vergleichsuntersuchungen fehlen, ist derzeit lediglich bei therapieresistenten Fällen die Indikation zur Behandlung mit EP gegeben.

4 Systemische Sklerodermie

Bei der systemischen Sklerodermie (SS) kommt es aufgrund eines bisher unbekannten Pathomechanismus zur vermehrten Bindegewebsbildung in Haut und inneren Organen. Dementsprechend kommt es im Verlauf der Erkrankung zur namengebenden „Sklerosierung" der Haut und zu analogen Veränderungen mit assoziierten Funktionsstörungen der betroffenen Organe (vor allem Lunge und Gastrointestinaltrakt). Autoimmunologische Prozesse werden als pathogenetische Faktoren diskutiert, und die Infiltration der betroffenen Organe mit T-Lymphozyten sowie das gehäufte Auftreten erhöhter Autoantikörpertiter unterstützen diese Theorie. Ein einheitliches pathophysiologisches Konzept der SS gibt es jedoch bisher nicht, und mit bisherigen Therapiekonzepten konnten weder anhaltende Remissionen noch Verlängerungen der Überlebenszeit erzielt werden. Auf der Suche nach einer neuen Therapie für diese chronische, nach jahrelangem Verlauf nicht selten zum Tod führende Erkrankung wurde die EP als immunmodulierende und gleichzeitig nebenwirkungsarme Behandlungsform in Betracht gezogen.

In einer Pilotstudie wurden 2 Patienten behandelt [43]. Bei einem 60jährigen Mann mit Beteiligung der Haut, der Lunge und der Nieren kam es nach 3 Zyklen zum Verschwinden der Proteinurie und des Raynaud-Phänomens. Nach 12-monatiger Behandlung blieben lediglich milde Hautveränderungen zurück. Ein ähnlicher Erfolg konnte bei dem 2. beschriebenen Patienten beobachtet werden. Dieser Bericht bildete die Basis für die Planung und Durchführung einer randomisierten, einfachblinden Vergleichsstudie zwischen EP und der bisherigen Standardtherapie mit D-Penicillamin [45]. Die Studie wurde an 7 Zentren durchgeführt und umfaßte 79 Patienten. Eine Krankheitsdauer von weniger als 2 Jahren und Vorliegen einer Organbeteiligung bildeten die wichtigsten Aufnahmekriterien. Die Patienten erhielten entweder EP an 2 aufeinanderfolgenden Tagen in 4wöchigen Abständen oder D-Penicillamin unter Dosiseskalation bis zu 750 mg/Tag. Die Beurteilung des Hautzustandes erfolgte durch eigens geschulte Untersucher nach einem einheitlichen Scoringsystem, wobei die

Untersucher nicht über den Therapiestatus der Patienten informiert waren. Histologie der Haut, Lungenfunktion, laborchemische und serologische Parameter gehörten zur vorgeschriebenen Evaluation. Von den aufgenommenen 79 Patienten waren nach 6 Monaten noch 56 Patienten auswertbar (EP: 31, D-Penicillamin: 25), und 47 Patienten vollendeten die geplante Studiendauer von 10 Monaten (EP: 29, D-Penicillamin: 18).

Innerhalb des Untersuchungszeitraumes konnte gezeigt werden, daß EP bei der Verbesserung der Hautparameter D-Penicillamin deutlich überlegen ist. Unter EP kam es bei 68% der Patienten zu einer signifikanten Verbesserung des Hautscores verglichen mit 32% in der D-Penicillamingruppe. Verschlechterung der Hautveränderungen wurden bei 10% der EP-behandelten Patienten und bei 32% der Patienten unter D-Penicillamin beobachtet. Während unter EP keine Nebenwirkungen auftraten, kam es bei 25% der Patienten unter D-Penicillamin zum Studienabbruch wegen inhibierender Toxizität oder progressivem Krankheitsverlauf.

Zusammenfassend brachte diese Studie das Ergebnis, daß mit EP bei fehlender Toxizität deutliche Verbesserungen der Hautveränderungen bei SS erzielt werden können. Im Rahmen der sehr kurzen Nachbeobachtungsphase konnten keine Veränderungen der Raynaud-Symptome und der Lungenbeteiligung gefunden werden. In einer weiteren, 1993 erschienenen Publikation wurde über ähnliche Erfahrungen, jedoch mit einem wesentlich kleineren Patientenkollektiv berichtet [13]. In dieser Arbeit wurde unter EP nicht nur eine Verbesserung der Haut, sondern auch der Lungenfunktion, der Ösophagusmotilität und der Raynaud-Symptomatik beobachtet. Zachariae et al. [62] betonen, daß es besonders wichtig ist, bei Beginn der EP eine bereits bestehende immunsuppressive Therapie nicht plötzlich abzusetzen. EP kann diese aggressiven Therapieverfahren offensichtlich nicht ersetzen, sondern sollte als zusätzliche Behandlung unter langsamer Reduktion der Immunsuppressiva eingeführt werden.

Derzeit läuft eine von der „Food and Drug Administration (FDA)" genehmigte, internationale, placebokontrollierte Doppelblindstudie, die insbesondere den Einfluß von EP auf Hautmanifestitationen bei SS untersuchen soll. Es ist zu hoffen, daß die Ergebnisse dieser Untersuchung eine genauere Indikationsstellung und ein besseres Verständnis der Wirkung der EP bei SS bringen werden. Weitere Studien, die insbesondere den Einfluß von EP auf die Organbeteiligung bei SS untersuchen, werden derzeit durchgeführt.

5 Rheumatoide Arthritis

Malawista et al. [34] publizierten die 1. Studie über die Behandlung der rheumatoiden Arthritis mit EP. Es wurden 7 Patienten über einen Zeitraum von 6 Monaten behandelt, wobei die Therapie – wie allgemein üblich – an 2 aufeinanderfolgenden Tagen durchgeführt wurde. Bei mangelndem Therapieansprechen wurde die Behandlung intensiviert, d.h. die Intervalle zwischen den Behandlungszyklen wurden von 4 Wochen auf 2 Wochen verkürzt. „Jointcounts" und „Joint-scores" wurden zur Auswertung herangezogen, und bei 4 Patienten kam es nach 3monatiger Behandlung zu einer Verbesserung der Symptome (bis zu 80% Reduktion der Scores). Placeboeffekte können bei der

Behandlung der RA zwar eine bedeutende Rolle spielen, die Autoren dieser Studie argumentieren dagegen, daß durch das relativ späte Ansprechen ein Placeboeffekt sehr unwahrscheinlich wird. Darüber hinaus wurde bei allen Patienten, bei denen es zu einem Therapieansprechen kam, wenige Monate nach Beendigung der Therapie über eine neuerliche Verschlechterung der Symptomatik berichtet. Wie erwartet, konnte auch hier keine Toxizität beschrieben werden. Bei insgesamt 102 Behandlungen kam es lediglich einmal zum Auftreten einer transienten Hypotonie. Auch bei der RA wird derzeit eine randomisierte Studie durchgeführt, die an einem ausreichend großen Patientenkollektiv die Wirksamkeit der EP objektivieren soll.

6 Organtransplantation

EP bei der Behandlung akuter und chronischer Abstoßungsreaktionen nach Organtransplantation bildet zweifellos einen der interessantesten klinischen Forschungsschwerpunkte auf diesem Gebiet. Bei 7 Patienten nach Herztransplantation (HTX) und milden Abstoßungsreaktionen unter immunsuppressiver Therapie konnte durch EP die Herzfunktion erhalten werden [9]. Die EP-induzierte Unterdrückung der Abstoßungsreaktion wurde bei diesen Patienten nicht nur funktionell, sondern auch bioptisch verifiziert: Nach EP fand man eine deutliche Reduktion des entzündlichen Infiltrates im Transplantat. In weiterer Folge wurden auch schwere Abstoßungsreaktionen (Grad 2, 3A, 3B, International Society for Heart and Lung Transplantation Grades) mit EP behandelt [10]. In einem randomisierten Studiendesign wurde EP mit Kortikosteroiden verglichen. Bei 8 von 9 Patienten aus der EP-Gruppe und bei allen (n = 7) Patienten der Steroidgruppe konnte die Abstoßung unterdrückt werden. Die mittlere Behandlungsdauer betrug 25 Tage in der EP-Gruppe und 17 Tage in der Steroidgruppe. Aus diesen Ergebnissen schließen die Autoren, daß die Wirksamkeit von EP bei der Behandlung von Abstoßungsreaktionen nach HTX mit der von Kortikosteroiden vergleichbar ist und die Analyse des Nebenwirkungsspektrums eindeutig zugunsten der EP ausfällt.

In einer weiteren Studie konnte an 4 Patienten gezeigt werden, daß Kombination von immunsupprimierender Therapie und EP zu einer Reduktion der Abstoßungsepisoden nach HTX und zu einer Verminderung zirkulierender, kreuzreagierender Antikörper führt [46]. Eine interessante Vergleichsstudie wurde von Meiser et al. publiziert [36]. 3 Gruppen zu je 5 Patienten nach HTX wurden nach folgenden Protokollen behandelt: 1. Immunsuppression (Cyclosporin, Azathioprin, Glukokortikoide), 2. Immunsuppression + EP (10 Einzeltherapien), 3. Immunsuppression + EP (20mal an je 2 aufeinanderfolgenden Tagen). Durch Kombination der Immunsuppression mit EP kam es zu einer Reduktion der Abstoßungsepisoden um mehr als 50%. Zusätzlich konnte erstmals ein Zusammenhang zwischen Dosis und Wirkung gezeigt werden, da eine Behandlung an aufeinanderfolgenden Tagen effektiver war als Einzelbehandlungen. Auch auf dem Gebiet der Organabstoßung nach HTX wurde eine randomisierte multizentrische Studie durchgeführt, deren Ergebnisse die Wirksamkeit der EP in dieser Indikation bestätigte [2].

Lediglich präliminäre Ergebnisse gibt es bei der Behandlung von Patienten nach Nieren- und Lungentransplantation [51, 53, 60] sowie bei Graft-versus-host-disease nach Knochenmarktransplantation [20, 35, 38, 47].

7 Systemischer Lupus erythematosus (SLE)

SLE ist eine Autoimmunerkrankung mit Beteiligung der Haut und verschiedener innerer Organe. Da eine spezifische Therapie dieser Erkrankung derzeit nicht zur Verfügung steht, bildet Immunsuppression die Grundlage der Behandlung. Die Wirksamkeit der EP bei der Behandlung anderer Autoimmunerkrankungen (s. oben) sowie ihre Nebenwirkungsarmut bildeten die rationale Basis für den Einsatz der EP beim SLE. In einer Studie an 10 Patienten [Einschlußkriterium: SLE nach den Kriterien der American Rheumatism Association (ARA)] konnte bei 7 Patienten eine Verbesserung der klinischen Symptomatik festgestellt werden. Als Parameter für die Auswertung wurde ein sog. „clinical activity score" bestimmt [29]. Ausgehend von einem medianen Score von 7 (Rang 1–9) kam es zu einer kontinuierlichen Befundverbesserung bis zu einem Wert von 1 (Rang 0–5). Die Laborbefunde einschl. der Titer antinukleärer Antikörper änderten sich nicht signifikant. Bei der relativ geringen Krankheitsaktivität der untersuchten Patienten ist jedoch in Betracht zu ziehen, daß von bereits nicht sehr hohen Ausgangswerten ausgegangen wurde. Es konnten auch in dieser Indikation keine Nebenwirkungen beobachtet werden. Dies erscheint insofern besonders beachtenswert, als bei den meisten dieser Patienten eine Verschlechterung des Krankheitsbildes durch ultraviolettes Licht ausgelöst werden kann. Wir konnten zeigen, daß durch EP ein derartiger Effekt nicht hervorgerufen wird und EP auch für Patienten mit SLE eine sichere Behandlung darstellt. Da außer einem Fallbericht [32] keine weiteren Studien vorliegen, kann derzeit auch beim SLE kein abschließendes Urteil über die Wertigkeit der EP als zusätzliche oder alleinige Therapiemodalität getroffen werden.

Neben den genannten Indikationen wurden verschiedene weitere Erkrankungen mit EP behandelt (z. B. atopische Dermatitis, Psoriasis, Lyme-Arthritis, Dermatomyositis, Skleromyxödem, Diabetes mellitus Typ I) [6, 7, 12, 33, 40, 41, 56, 57, 59]. Es handelt sich hier jedoch lediglich um anekdotische Berichte, auf die im Rahmen dieses Beitrages nicht näher eingegangen werden kann.

8 Zusammenfassung

Erste erfolgreiche klinische Erfahrungen mit EP wurden bei der Behandlung kutaner T-Zell Lymphome gemacht. In Tiermodellen konnte bereits früher die Wirksamkeit von EP bei T-Zell-vermittelten Autoimmunerkrankungen nachgewiesen werden [3, 4, 39, 61]. Somit bestand eine rationale Basis für den Einsatz dieser Therapie bei verschiedenen Autoimmunerkrankungen des Menschen. Bei den hier aufgezählten Indikationen liegen zwar derzeit erst begrenzte klinische Daten in publizierter Form vor, die Wirksamkeit der EP bei einigen dieser entzündlichen Systemerkrankungen erscheint jedoch bereits gesichert. Um das genaue Indikationsspektrum, die Möglichkeit von Kombinationstherapien sowie deren Vor- und Nachteile zu bestimmen, sind weitere Untersuchungen notwendig. Derzeit laufende klinische Studien bei SS und Transplantatabstoßung werden zumindestens bei diesen beiden Indikationen weitere Aufklärung bringen. Intensive Forschungstätigkeit wird notwendig sein, um die Wirkungsmechanismen der EP zu entschlüsseln und mit diesem Wissen die Therapie zu optimieren. Durch das günstige Nebenwirkungsprofil ist die EP besonders für die Behandlung chronischer Erkrankungen geeignet, die derzeit einer langdauernden Therapie mit Immunsuppressiva bedürfen.

Literatur

1. Armus S, Keyes B, Cahill C et al. (1990) Photopheresis for the treatment of cutaneous T-cell lymphoma. J Am Acad Dermatol 23: 898–902
2. Barr ML, Eisen HJ, Meiser BM et al. (1996) Immunomodulation with photopheresis: Clinical results of the multi-center cardiac transplantation study. Abst: ASTP/ASTS Dallas, TX, May 26–31, ASTP 342, p 170
3. Berger C (1989) Experimental murine and primate models for dissection of the immunosuppressive potential of photochemotherapy in autoimmune disease and transplantation. Yale J Biol Med 62: 611–620
4. Berger CL, Perez MM, Laroche L, Edelson R (1990) Inhibition of autoimmune disease in a murine model of systemic lupus erythematosus induced by exposure to syngeneic photoinactivated lymphocytes. J Invest Dermatol 94: 52–57
5. Berger CL, Wang N, Christensen I, Longley J, Heald P, Edelson RL (1996) The immune response to class I-associated tumor-specific cutaneous T-cell lymphoma antigens. J Invest Dermatol 107: 392–397
6. Berkson M, Lazarus GS, Uberti-Benz M, Rook AH (1991) Extracorporeal photochemotherapy: a potentially useful treatment for scleromyxedema. J Am Acad Dermatol 25: 724
7. Berlin G, Vahlquist C, Larrson M, Ernerudb J, Skogh T, Vahlquist A (1996) Treatment of psoriatic arthritis with photopheresis and PUVA. Abstract: American Society for Apheresis Seventeenth Annual Meeting, Santa Fe, p 63
8. Cohen J, Lessin SR, Vowels B, Benoit B, Witmer W, Rook A (1993) The sign of Leser-Trelat in association with Sezary syndrome: simultaneous disappearance of seborrhoic keratoses and malignant T-cell clone during combined therapy with photopheresis and interferon alfa. Arch Dermatol 129: 1213–1215
9. Costanzo-Nordin MR, Hubbell EA et al. (1992) Successful treatment of heart transplant rejection with photopheresis. Transplantation 53: 808–815
10. Costanzo-Nordin MR, Hubbell EA et al. (1992) Photopheresis versus corticosteroids in the therapy of heart transplant rejection. Circulation 86: 242–250
11. Dasgupta B, Fernandes I, Darley C (1990) Photochemotherapy for rheumatoid arthritis. Brit J Rheumatol 29: 396–397
12. DeWilde A, DiSpaltro F, Geller A, Szer L, Klainer A, Bisaccia E (1992) Extracorporeal photochemotherapy as adjunctive treatment in juvenile dermatomyositis. A case report. Arch Dermatol 128: 1656–1657
13. DiSpaltro F, Cotrill C, Cahill C et al. (1993) Extracorporeal photochemotherapy in progressive systemic sclerosis. Int J Dermatol 32: 1–5
14. Edelson R (1988) Light activated drugs. Sci Am 259: 68–75
15. Edelson RL, Berger C, Gasparro F et al. (1987) Treatment of cutaneous T-cell lymphoma by extracorporeal photochemotherapy. N Engl J Med 316: 297–303

16. Frieden T, Bia F, Heald P, Eisen R, Patterson T, Edelson R (1993) Cutaneous crypto-coccosis in a patient with cutaneous T-cell lymphoma receiving therapy with photo-pheresis and methotrexate. Clin Infect Dis 17: 776–778
17. Gasparro FP, Berger CL, Edelson RL (1984) Effect of monochromatic UVA light and 8-methoxypsoralen on human lymphocyte response to mitogen. Photodermatology 1: 10–17
18. Gasparro FP, Song J, Knobler RM, Edelson RL (1986) Quantitation of psoralen photo-adducts in DNA isolated from lymphocytes treated with 8-methoxypsoralen and ultraviolet a radiation (extracorporeal photopheresis). Curr Probl Dermatol 15: 67–84
19. Gasparro F, Dall'Amico R, O'Malley M, Heald PW, Edelson RL (1990) Cell membrane DNA: A new target for psoralen photoadduct formation. Photochem Photobiol 52: 315–321
20. Gerber M, Gmeinhart B, Volc-Platzer B, Kahls P, Greinix R, Knobler R (1996) Com-plete remission of progressive onset chronic graft-versus-host disease (GvHD) by extracorporeal photochemotherapy (ECP). Abstract. European Group for Blood and Marrow Transplantation Annual Meeting, 2–7 March 6
21. Gollnick H, Owsianowski M, Taube K, Orfanos C (1993) Unresponsive severe genera-lized pemphigus vulgaris successfully controlled by extracorporeal photopheresis. J Am Acad Dermatol 28: 122–124
22. Heald PW, Perez MI, Christensen I, Dobbs N, McKiernan G, Edelson RL (1989) Pho-topheresis therapy of cutaneous T-cell lymphoma: The Yale-New Haven Hospital Experience. Yale J Biol Med 62: 629–638
23. Heald P, Rook A, Perez M, Wintroub B et al. (1992) Treatment of erythrodermic cuta-neous T-cell lymphoma with extracorporeal photochemotherapy. J Am Acad Derma-tol 27: 427–433
24. Heald P, Knobler R, LaRoche L (1994) Photoinactivated lymphocyte therapy of cuta-neous T-cell lymphoma. Dermatol Clin 12: 443–449
25. Hilliquin P, Andreu G, Heshmati F, Menkes CJ (1993) Treatment of refractory rheu-matoid arthritis by extracorporeal photochemotherapy. Rheumatol Rev 60: 125–130
26. Knobler RM (1987) Photopheresis – extracorporeal irradiation of 8-MOP containing blood – a new therapeutic modality. Blut 54: 247–250
27. Knobler R (1995) Photopheresis and the red man syndrome. Dermatology 190: 97–98
28. Knobler RM, Edelson RL (1986) Cutaneous T-cell lymphoma. Med Clin North Am 70: 109–138
29. Knobler RM, Graninger W, Graninger W, Lindmaier A, Trautinger F, Smolen J (1992) Extracorporeal photochemotherapy for the treatment of systemic lupus erythemato-sus. A pilot study. Arthritis Rheum 35: 319–324
30. Knobler RM, Trautinger F, Graninger W, Macheiner W, Gruenwald C, Neumann R, Ramer W (1993) Parenteral administration of 8-methoxypsoralen in photopheresis. J Am Acad Dermatol 28: 580–584
31. Liang G, Nahas G, Kerdel FA (1992) Pemphigus vulgaris treated with photopheresis. J Am Acad Dermatol 26: 779–780
32. Licht-Mbalyohere A, Heller A, Stadler R (1996) Extracorporeal photochemotherapy of therapy-refractory cases of systemic lupus erythematosus with urticarial vasculitis and pemphigus foliaceus. Eur J Dermatol 6: 106–109
33. Ludvigsson J (1993) Intervention at diagnosis of type I diabetes using either antioxi-dants or photopheresis. Diab Metabol Rev 9: 329–336
34. Malawista S, Trock D, Edelson R (1991) Treatment of rheumatoid arthritis by extra-corporeal photochemotherapy: A Pilot Study. Arthritis Rheum 34: 646–654
35. McCann S, Solomon R (1991) Chronic graft-versus host disease: dermatological manifestations, nursing mangement, and research with extracorporeal chemophoto-pheresis. Dermatol Nurs 3: 221–228

36. Meiser BM, Kur F, Reichspurner H et al. (1994) Reduction of the incidence of rejection by adjunct immunosuppression with photochemotherapy after heart transplantation. Transplantation 57: 563–568
37. Nestle FO, Dummer R, Laine E, Panizzon R, Burg G (1995) Induction of Th-1 cytokines in sezary syndrome (SS) patients which respond to extracorporeal photopheresis therapy (ECP). Abstract: E.O.R.T.C. – New trends in the treatment of cutaneous lymphomas, under the sponsorship of (SIDEV) Societa Italiana di Dermatologia e Venerologia, 29 Sep – 1 Oct
38. Owsianowsk M, Gollnick H, Siegert W, Schwerdtfeger R, Orfanos EE (1994) Successful treatment of chronic graft-versus-host disease with extracorporeal photopheresis. Bone Marrow Transpl 14: 845–848
39. Perez M, Edelson R, Laroche L, Berger C (1989) Inhibition of antiskin allograft immunity by infusions with syngeneic photoinactivated effector lymphocytes. J Invest Dermatol 92: 669–676
40. Prinz B, Nachbar F, Plewig G (1994) Treatment of severe atopic dermatitis with extracorporeal photopheresis. Arch Dermatol Res 287: 48–52
41. Randazzo J, DiSpaltro F, Cottrill C, Klainer A, Steere A, Bisaccia E (1994) Successful treatment of a patient with chronic lyme arthritis with extracorporeal photo-chemotherapy. J Am Acad Dermatol 30: 908–910
42. Rook A, Prystowsky M (1991) Combined therapy for sezary syndrome with extracorporeal photochemotherapy and low-dose interferon alfa therapy. Arch Dermatol 127: 1535–1540
43. Rook AH, Freundlich B, Bahass GT et al. (1989) Treatment of autoimmune disease with extracorporeal photochemotherapy: progressive systemic sclerosis. Yale J Biol Med 62: 639–645
44. Rook AH, Jegasothy BV, Heald P et al. (1990) Extracorporeal photochemotherapy for drug-resistant pemphigus vulgaris. Ann Intern Med 112: 303–305
45. Rook AH, Freundlich B, Jegasothy BV et al. (1992) Treatment of systemic sclerosis with extracorporeal photochemotherapy – results of a multicenter trial. Arch Dermatol 128: 337–346
46. Rose EA, Barr ML, Xu H et al. (1992) Photochemotherapy in human heart transplant recipients at high risk for fatal rejection. J Heart Lung Transpl 11: 746–750
47. Rosetti F, Zulian F, Dall'Amico R, Messina C, Montini G, Zacchello F (1995) Extracorporeal photochemotherapy as single therapy for extensive cutaneous, chronic graft-versus-host disease. Transplantation 59: 149–151
48. Santella RM, Dharmaraja N, Gasparro FP, Edelson RL (1985) Monoclonal antibodies to DNA modified by 8-methoxypsoralen and ultraviolet a light. Nucleic Acids Res 13: 2533–2544
49. Schmitt I, Moor A, Patrignelli R, Beijersbergen van Henegouwen G, Chimenti C, Edelson R, Gasparro F (1994) Increased surface expression of class I MHC molecules on non-tumorigenic cells derived from the xenogenization of tumorigenic P815 mastocytoma cells with 8-methoxypsoralen and long-wavelenght ultraviolet radiation. Abstract: 22nd Annual Meeting of the American Society for Photobiology, Scottsdale, June 25–29
50. Schmitt I, Moor A, Patrignelli R, Chimenti S, Beijersbergen van Henegouwen G, Edelson R, Gasparro F (1995) Increased surface expression of class I MHC molecules on immunogenic cells derived from the xenogenization of P815 mastocytoma cells with 8-methoxypsoralen and long-wavelenght ultraviolet radiation. Tissue Antigens 46: 45–49
51. Slovis BS, Loyd JE, King LE (1995) Photopheresis for chronic rejection of lung allografts. N Engl J Med 332: 962
52. Sumpio BE, Phan SM, Gasparro FP, Deckelbaum LI (1993) Control of smooth muscle cell proliferation by psoralen photochemotherapy. J Vasc Surg 17: 1010–1016

53. Sunder-Plassman G, Druml W, Steininger R, Hönigsmann H, Knobler R (1995) Renal allograft rejection controlled by photopheresis. Lancet 346: 506
54. Trautinger F, Knobler RM, Macheiner W, Grünwald C, Miksche M (1991) Release of oxygen-free radicals by neutrophils is reduced by photopheresis. Ann NY Acad Sci 636: 383–385
55. Van Iperen HP, Beijersbergen van Henegouwen GMJ (1992) Animal model for extracorporeal photochemotherapy based on contact hypersensitivity. J Photochem Photobiol B: Biol 15: 361–366
56. Vonderheid EC, Bigler RD, Rogers TJ, Kadin ME and Griffin TD (1989) Effect of extracorporeal photopheresis on selected immunologic parameters in psoriasis vulgaris. Yale J Biol Med 62: 653–664
57. Vonderheid EC, Kang C, Kadin M, Bigler RD, Griffin TD, Rogers TJ (1990) Extracorporeal photopheresis in psoriasis vulgaris: Clinical and immunologic observations. J Am Acad Dermatol 23: 703–712
58. Vowels BR, Cassin M, Boufal MH, Walsh LJ, Rook AJ (1992) Extracorporeal photochemotherapy induces the production of tumor necrosis factor-α by monocytes: Implications for the treatment of cutaneous T-cell lymphoma and systemic sclerosis. J Invest Dermatol 96: 686–692
59. Wilfert H, Hönigsmann H, Steiner G, Smolen J, Wolff K (1990) Treatment of psoriatic arthritis by extracorporeal photochemotherapy. Brit J Dermatol 122: 225–232
60. Wolfe J, Tomaszewski J, Grosman R et al. (1996) Reversal of acute renal allograft rejection by extracorporeal photopheresis: a case presentation and review of the literature. J Clin Apheresis 11: 36–41
61. Yamane Y, Lobo FM, John LA, Edelson RL, Perez MI (1992) Suppression of anti-skin-allograft response by photodamaged effector cells – the modulating effects of prednisone and cyclophosphamide. Transplantation 54: 119–124
62. Zachariae H, Bjerring P, Heickendorff L, Moller B, Wallevik K (1992) Photopheresis and systemic sclerosis. Arch Dermatol 128: 1651–1653
63. Zachariae H, Bjerring P, Brodthagen U, Sogaard H (1995) Photopheresis in the red man or pre-sezary syndrome. Dermatology 190: 132–135
64. Zic J, Arzubiaga C, Salhany KE et al (1992) Extracorporeal photopheresis for the treatment of cutaneous T-cell lymphoma. J Am Acad Dermatol 27: 729–736

Ultraviolett-A1-Therapie entzündlicher Hautkrankheiten

Jean Krutmann, Helger Stege

Inhalt

1 Einleitung

Die hochdosierte UVA1-Therapie („high-dose UVA1") stellt ein neues phototherapeutisches Prinzip zur Behandlung entzündlicher Hauterkrankungen dar,
das erstmals 1991 von Krutmann u. Schöpf [21] zur Behandlung der atopischen
Dermatitis eingesetzt wurde. Zur hochdosierten UVA1-Therapie werden
Bestrahlungsgeräte verwendet, die entweder eine Ganz- oder aber eine Teilkörperbestrahlung mit UV-Strahlung im langwelligen UVA-Bereich, d.h. UVA1
($>$340 nm) (s. auch das Kap. L. Endres/R. Breit, Physikalische Grundlagen) in
einem Dosisbereich bis zu 130 J/cm^2 UVA1 erlauben [27]. Die therapeutische
Effektivität der hochdosierten UVA1-Therapie für die atopische Dermatitis
wird mittlerweile als gesichert angesehen [19]. Die Identifizierung der photoimmunologischen Wirkmechanismen, die der therapeutischen Effektivität der
hochdosierten UVA1-Therapie zugrunde liegen, hat in der Folgezeit zudem zu
einer Erweiterung des Indikationsspektrums geführt [18]. Diese Entwicklung
deutet darauf hin, daß die hochdosierte UVA1-Therapie sich in den nächsten
Jahren zu einem integralen Bestandteil der modernen photodermatologischen
Therapie entwickeln könnte. So ist die anfängliche Beschränkung der Durchführung der UVA1-Therapie auf einige ausgewählte Universitäts-Hautkliniken
bereits aufgehoben, d.h. die UVA1-Therapie wird nicht mehr nur von der
Mehrzahl der Hautkliniken im Inland und zunehmend auch im europäischen
Ausland, sondern auch von dermatologischen Praxen mit photodermatologi-
schem Schwerpunkt angeboten. Die zunehmende Verbreitung der hochdosierten UVA1-Therapie erfordert daher eine kritische Betrachtung der mit diesem
noch jungen phototherapeutischen Verfahren verbundenen Möglichkeiten und
Risiken.

2 UVA1-Therapie entzündlicher Hautkrankheiten

Die hochdosierte UVA1-Therapie wird z. Z. vor allem zur Behandlung der atopischen Dermatitis eingesetzt [20, 22]. Kürzlich durchgeführte Pilotstudien weisen jedoch darauf hin, daß der UVA1-Therapie auch eine große Bedeutung bei der Behandlung der Urticaria pigmentosa sowie der zirkumskripten Sklerodermie zukommt [34, 35]. Im folgenden sollen daher beispielhaft an diesen 3 Indikationen die z. Z. vorliegenden klinischen und experimentellen Befunde zur hochdosierten UVA1-Therapie entzündlicher Hautkrankheiten aufgezeigt werden. Zudem werden die bislang zum Wirkmechanismus der hochdosierten UVA1-Therapie erhobenen Befunde zusammengefaßt, da diese Untersuchungen auf weitere potentielle Indikationen für dieses neuartige phototherapeutische Verfahren hinweisen.

2.1 UVA1-Therapie der atopischen Dermatitis

Nutzen und Risiken der hochdosierten UVA1-Therapie bei der Behandlung der atopischen Dermatitis wurde bereits ausführlich an anderer Stelle diskutiert (s. Kap. Krutmann/Grewe, Konzeptgebundene Photo- und Photochemotherapie der atopischen Dermatitis). An dieser Stelle sollen die bislang vorliegenden klinischen Ergebnisse nur kurz zusammengefaßt und vor allem die Bedeutung einer kritischen Indikationsstellung betont werden.

Die therapeutische Effektivität der UVA1-Therapie bei der Behandlung der atopischen Dermatitis wurde zunächst im Rahmen einer an der Freiburger Universitäts-Hautklinik durchgeführten Pilotstudie untersucht [20]. Hierbei zeigte sich, daß eine monotherapeutisch durchgeführte, tägliche Bestrahlung mit 130 J/cm^2 UVA1 über einen Zeitraum von 15 Tagen zu einer signifikanten Besserung der klinischen Symptomatik (Abb. 1) und zu einem Absinken der zuvor erhöhten Serumspiegel an eosinophilem kationischen Protein (ECP) bei Patienten mit akut exazerbiertem atopischen Ekzem führte. Der Vergleich mit einer ebenfalls monotherapeutisch durchgeführten UVA/UVB-Phototherapie ergab eine signifikante Überlegenheit der hochdosierten UVA1-Therapie.

Diese Ergebnisse konnten kürzlich im Rahmen einer Multicenterstudie bestätigt werden [22]. In dieser kontrollierten, randomisierten Untersuchung wurden Patienten mit schwer exazerbierter, akuter atopischer Dermatitis für 10 Tage entweder einer hochdosierten UVA1-Therapie oder einer konventionellen UVA/UVB-Therapie oder einer topischen Glukokortikosteroidtherapie unterzogen. Die Effektivität der 3 Behandlungsverfahren wurde einerseits mit Hilfe eines klinischen Scores und andererseits durch die Bestimmung objektiv meßbarer Laborparameter, die den Akuitätsgrad der atopischen Dermatitis reflektieren, gemessen [4, 6]. In allen 3 Behandlungsgruppen kam es zu einer Besserung der klinischen Symptomatik sowie zu einer Reduktion der Bluteosinophilie und der Serum-ECP-Spiegel. Dieser Therapieerfolg war im Vergleich zu UVA/UVB-behandelten Patienten signifikant stärker ausgeprägt in hochdosiert UVA1-therapierten oder topisch mit Glukokortikosteroiden behandelten Neurodermitikern. Unter den gewählten Studienbedingungen ergab ein Vergleich der Gluko-

Abb. 1. Ein Patient mit akuter, schwer exazerbierter atopischer Dermatitis vor **a** und nach **b** 10 Bestrahlungen mit jeweils 130 J/cm² UVA1. Die hochdosierte UVA1-Phototherapie wurde monotherapeutisch durchgeführt

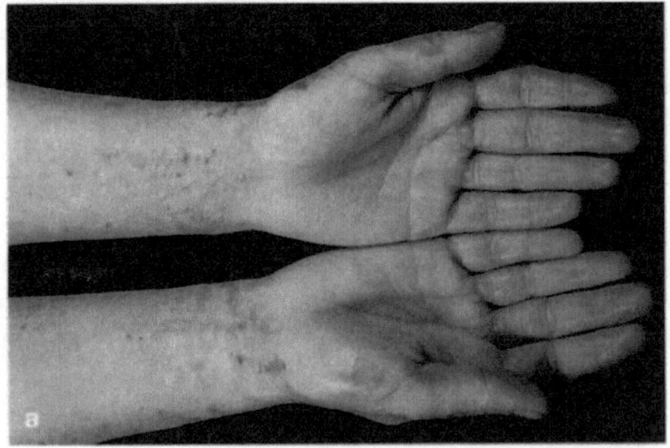

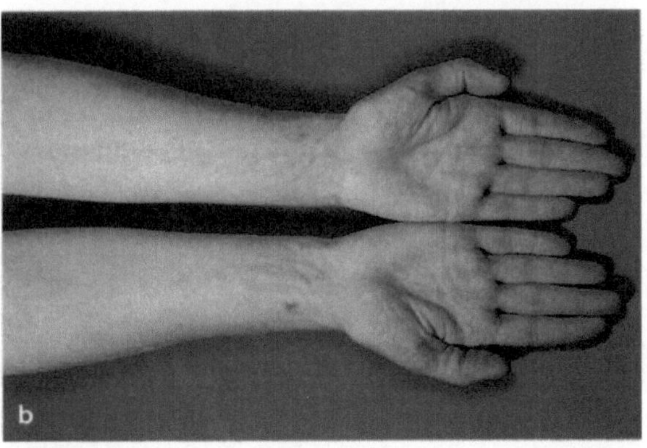

kortikosteroidtherapie mit der hochdosierten UVA1-Therapie am 10. Behandlungstag signifikante Vorteile zugunsten der hochdosierten UVA1-Therapie.

Die hochdosierte UVA1-Therapie wurde von allen Studienpatienten gut vertragen, d. h. es wurden keine akuten unerwünschten Reaktionen nach der UVA1-Bestrahlung beobachtet. Es gilt jedoch zu bedenken, daß über gesundheitsschädliche Langzeiteffekte der hochdosierten UVA1-Therapie, z. B. einer Erhöhung des Hautkrebsrisikos, z. Z. keine sicheren Aussagen getroffen werden können (s. auch Abschn. 3). Von entscheidender Bedeutung ist daher, daß die Indikation zur Durchführung einer hochdosierten UVA1-Therapie bei Patienten mit atopischer Dermatitis streng gestellt wird. Sie sollte keinesfalls unkritisch zur Behandlung der atopischen Dermatitis eingesetzt werden, vielmehr richtet sich die Indikationsstellung nach dem Schweregrad der Erkrankung [19]. So stellt die hochdosierte UVA1-Therapie das phototherapeutische Verfahren der Wahl zur Behandlung der akuten, schwer exazerbierten atopischen Dermatitis dar, während für Patienten mit chronischer, moderat ausgeprägter Neurodermitis eine Reihe weiterer Phototherapieformen wie z. B. die 311-nm-UVB-Therapie, die UVA/UVB-Therapie und evtl. auch die niedrigdosierte UVA1-Therapie zur Anwendung kommen sollten [19].

Die genannten Verfahren zeichnen sich zwar durch eine im Vergleich zur hochdosierten UVA1-Therapie signifikant geringere therapeutische Effektivität aus und sind daher zur Monotherapie ungeeignet, bezüglich einer langfristigen Anwendung und dem damit potentiell erhöhten Hautkrebsrisiko werden sie aber allgemein als sicherer angesehen. In der Praxis könnte eine moderne Phototherapie der atopischen Dermatitis also darin bestehen, daß zunächst monotherapeutisch die akute Exazerbation der atopischen Dermatitis mit einer auf 10–15 Behandlungen beschränkten hochdosierten UVA1-Therapie behandelt wird und sich nach Besserung und Stabilisierung des Hautzustandes eine mehrwöchige Erhaltungstherapie mit 311 nm UVB in suberythematösen Dosen (ca. 0,5–0,7 MED/Bestrahlung) anschließt [8, 19].

2.2 UVA1-Therapie der Urticaria pigmentosa

Immunhistochemische Untersuchungen zeigen, daß die hochdosierte UVA1-Therapie zu einer Reduktion der Zahl dermaler Mastzellen in der Haut von Patienten mit atopischer Dermatitis führt (Abb. 2) [9]. Diese Beobachtung veranlaßte uns, im Rahmen einer Pilotstudie die therapeutische Effektivität einer

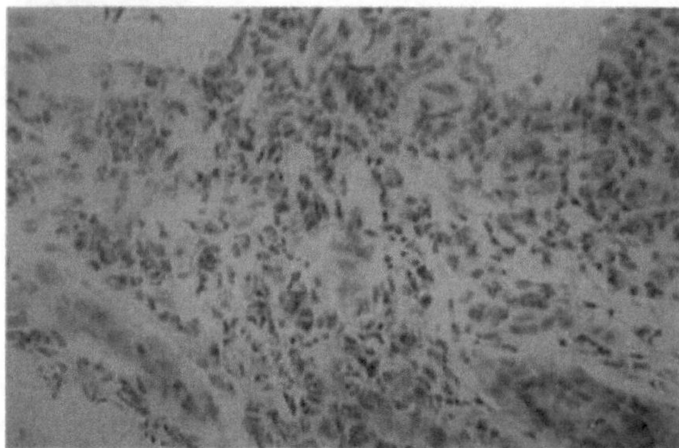

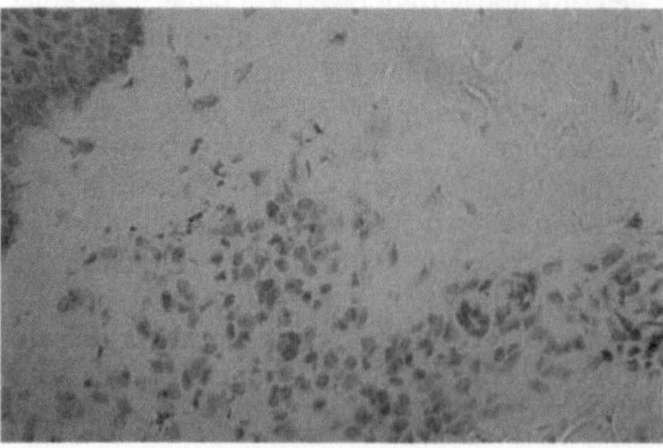

Abb. 2. Verminderung der Zahl dermaler Mastzellen (Toluidinblau-Färbung) in läsionaler Haut von Patienten mit atopischem Ekzem nach Durchführung einer hochdosierten UVA1-Phototherapie (10mal 130 J/cm² UVA1)

hochdosierten UVA1-Bestrahlung bei der Behandlung der Urticaria pigmentosa als primär mastzellvermittelter Hauterkrankung zu untersuchen [19]. Um eine überschießende Mastzelldegranulation und daraus resultierende systemische Nebenwirkungen (Schockgefahr!) zu vermeiden, wurde die hochdosierte UVA1-Therapie bei liegendem i. v. Zugang bei allen Patienten eingeschlichen, d. h. bei der 1. Bestrahlung wurde eine maximale Dosis von 60 J/cm^2 UVA1 nicht überschritten. Im Anschluß daran erfolgten weitere UVA1-Bestrahlungen mit Einzeldosen von je 130 J/cm^2 UVA1, die 1mal täglich durchgeführt wurden. Im Rahmen dieser Untersuchungen beobachteten wir, daß die Einleitung einer hochdosierten UVA1-Therapie zu einer rasch einsetzenden Besserung sowohl der kutanen als auch der systemischen Beschwerden (z. B. Migräne oder Durchfälle) bei diesen Patienten führte. Bereits nach ca. 4 Bestrahlungen war das Darier-Zeichen nicht mehr auslösbar. Die klinische Besserung ging mit einer signifikanten Reduktion der vor Therapie erhöhten Histaminspiegel im Urin und der Serotoninspiegel im Serum der Patienten einher.

Die therapeutische Effektivität der hochdosierten UVA1-Therapie bei der Urticaria pigmentosa konnte kürzlich im Rahmen einer unabhängigen Studie bestätigt werden (Hadshiew I. u. Hölzle E., pers. Mitt.). Besonders bemerkenswert ist, daß ein Absetzen der Therapie nach insgesamt 10 Bestrahlungen nicht mit einem Krankheitsrezidiv einherging. So sind die bislang behandelten Patienten seit mehr als 2 Jahren rezidivfrei. Diese Beobachtung unterstreicht die Bedeutung der hochdosierten UVA1-Therapie für die Behandlung von Patienten mit Urticaria pigmentosa, war doch die bislang routinemäßig praktizierte systemische Photochemotherapie (PUVA) dadurch charakterisiert, daß der erzielte Therapieeffekt nur einige Monate nach Beendigung der Therapie bestehen blieb [5, 10, 17]. Ein Grund für die unterschiedliche Rezidivrate könnte die zahlenmäßige Reduktion dermaler Mastzellen in hochdosiert UVA1-bestrahlten Patienten sein, die nach einer PUVA-Therapie nicht beobachtet werden konnte. Die bisher behandelten Patienten hatten eine Urticaria pigmentosa adultorum. Bei der Behandlung von Kindern mit Urticaria pigmentosa ist zu bedenken, daß die Prognose der Urticaria pigmentosa infantum in der Regel weitaus besser ist als die der Erwachsenenform und es häufig zur Spontanheilung kommt. Es ist daher empfehlenswert, zunächst den Spontanverlauf abzuwarten, und nur bei Kindern, bei denen aufgrund der Ausprägung der klinischen Symptomatik ein erheblicher Leidensdruck besteht, unter Berücksichtigung adäquater Vorsichtsmaßnahmen zur Verhinderung bzw. raschen Behandlung eines hypovolämischen Schocks (d. h. in Anästhesiebereitschaft) eine UVA1-Therapie einzuleiten.

Es ist z. Z. nicht bekannt, inwieweit eine hochdosierte UVA1-Therapie auch zur Behandlung anderer mastzellvermittelter Hauterkrankungen, beispielsweise der chronisch-rezidivierenden Urtikaria, effektiv eingesetzt werden kann. Allerdings führte eine UVA1-Therapie bei einem Patienten mit solarer Urtikaria zu keiner Erhöhung der minimalen Urtikariadosis oder Besserung der Symptomatik (Stege H., Krutmann J., unveröff. Beobachtung).

2.3 UVA1-Therapie der zirkumskripten Sklerodermie

Bei der zirkumskripten Sklerodermie kommt es zur Entwicklung fibrotischer Hautveränderungen, die je nach Ausdehnung und Lokalisation zu einer erheblichen Beeinträchtigung der Patienten führen können und in schweren Fällen mit der Ausbildung von Muskelatrophien, Beugekontrakturen und Deformierungen einhergehen [7, 31]. Effektive kurative oder symptomatische Behandlungsmöglichkeiten existieren bislang nicht, und die Anwendung von Penicillin, Penicillamin, Antimalariamitteln, Cyclosporin A, Interferon-γ und topisch oder systemisch applizierten Glukokortikosteroiden hat die Erwartungen bei weitem nicht erfüllt. Die Sklerosierung der Hautveränderungen wird auf eine gesteigerte Synthese von Typ-I- und Typ-III-Kollagen durch dermale Fibroblasten zurückgeführt, die wiederum Folge einer verminderten Expression des kollagenabbauenden Enzyms Kollagenase 1 in diesen Zellen sein könnte [23, 30, 37]. Interessanterweise läßt sich die Kollagenase-I-Expression in dermalen humanen Fibroblasten sowohl in vitro als auch in vivo durch eine UVA1-Bestrahlung induzieren [29, 32]. Wir spekulieren daher, daß eine hochdosierte UVA1-Therapie bei Patienten mit zirkumskripter Sklerodermie zu einer Reduktion der Größe und Zahl sklerotischer Hautveränderungen führen könnte. Im Rahmen einer Pilot-

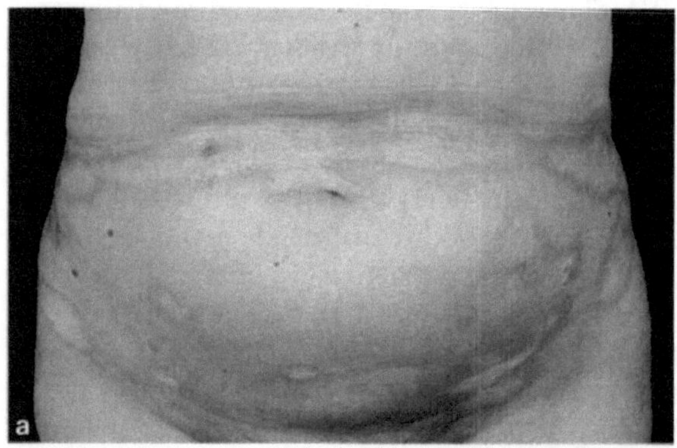

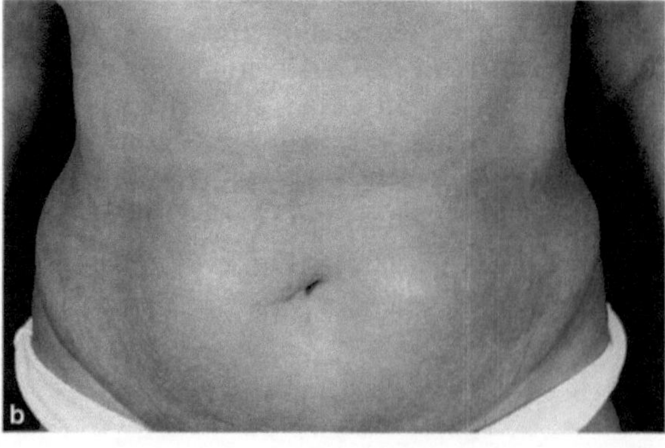

Abb. 3. Sklerotische Plaques in der Abdominalregion einer Patientin mit zirkumskripter Sklerodermie vor **a** und nach **b** Durchführung einer hochdosierten UVA1-Phototherapie (30mal 130 J/cm² UVA1)

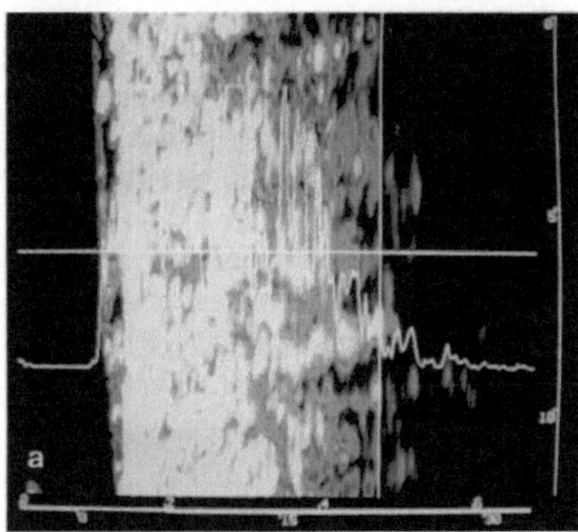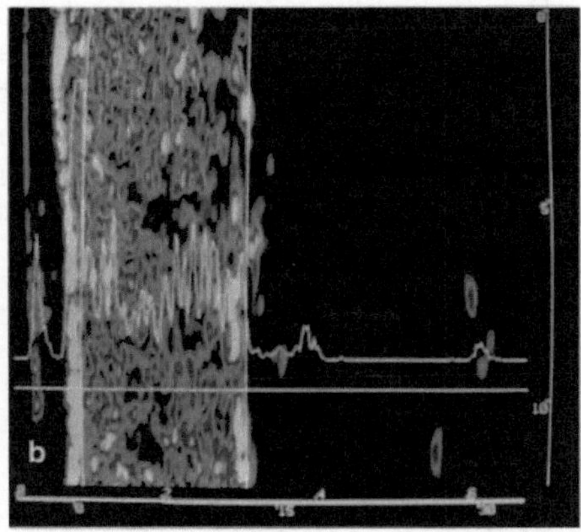

Abb. 4. 20-MHZ-Sonographie eines sklerotischen Hautareals bei einem Patienten mit zirkumskripter Sklerodermie vor **a** und nach **b** Durchführung einer hochdosierten UVA1-Phototherapie (30mal 130 J/cm² UVA1)

studie wurden 10 Patienten mit histologisch gesicherter und z. T. seit mehreren Jahren bestehender zirkumskripter Sklerodermie einer hochdosierten UVA1-Therapie unterzogen [35]. Es zeigte sich, daß es nach Durchführung von 30 Bestrahlungen mit je 130 J/cm² UVA1 bei allen Patienten zu einer Reduktion der Dicke und Größe sklerotischer Plaques kam (Abb. 3 und 4). Bei 4 Patienten bildeten sich die Hautveränderungen vollständig zurück. Diese Effekte waren nicht die Folge theoretisch möglicher Spontanremissionen, da sie bei denselben Patienten nur in UVA1-bestrahlten, nicht jedoch in unbestrahlten sklerotischen Plaques beobachtet werden konnten.

Die therapeutische Effektivität der UVA1-Therapie bei der zirkumskripten Sklerodermie ist UVA1-dosisabhängig. So führte eine bei insgesamt 7 Patienten durchgeführte niedrigdosierte UVA1-Therapie (30mal 20 J/cm² UVA1) klinisch nur zu einer gering ausgeprägten Besserung der Hautsymptomatik, es wurden keine kompletten Remissionen beobachtet, und die sonographisch nachweisbare Reduktion der Plaquedicke war im Vergleich zur hochdosierten UVA1-Therapie (30mal 130 J/cm² UVA1) nach einer niedrigdosierten Bestrahlung signifikant geringer ausgeprägt [35]. Somit ist eine Hochdosis- einer Niedrigdosis-UVA1-Therapie bei dieser Indikation überlegen [16].

Die mit der hochdosierten UVA1-Therapie erzielten Erfolge konnten bei 9 von 10 Patienten auch noch 3 Monate nach Absetzen der Therapie in unverändertem Ausmaß nachgewiesen werden. Bei einem der behandelten Patienten kam es zu einer teilweisen Verschlechterung des Hautbefundes nach Absetzen der Therapie. Bei keinem der Patienten wurde nach Beendigung der Phototherapie eine weitere Verbesserung des Hautzustandes beobachtet [35]. Die hochdosierte UVA1-Therapie wurde von allen Patienten gut toleriert. Eine Dickenabnahme gesunder Hautareale ließ sich weder klinisch noch mittels 20-MHZ-Sonographie nachweisen.

Die Rückbildung der sklerotischen Hautveränderungen könnte möglicherweise tatsächlich auf einer Induktion der Kollagenase-I-Expression beruhen, da eine erfolgreiche hochdosierte UVA1-Therapie zu einer ca. 20fachen Steigerung der Kollagenase-I-mRNA-Expression in den sklerotischen Hautveränderungen der Patienten führte [35]. Inwieweit es sich hier um eine direkte Induktion der Kollagenaseexpression durch UVA1-Strahlung oder aber um durch UVA1-Strahlung induzierbare, durch parakrin oder autokrin wirkende Zytokine vermittelte Effekte handelt, bleibt zu untersuchen [25]. Theoretisch denkbar ist zudem, daß der Therapieerfolg auf einer Reduktion des entzündlichen Infiltrates in läsionaler Haut beruht, z.B. durch die Induktion von Apoptose in UVA1-bestrahlten T-Zellen [26].

3 Risiken der UVA1-Therapie

Die hochdosierte UVA1-Therapie kann nicht bei Patienten mit UVA-sensitiven Hauterkrankungen, z.B. einer UVA-sensitiven atopischen Dermatitis oder einer polymorphen Lichtdermatose durchgeführt werden. Diese Kontraindikationen werden routinemäßig im Rahmen der vor Einleitung der hochdosierten UVA1-Therapie durchgeführten Lichttreppe und Photoprovokationstestung ausgeschlossen. Weitere akute Nebenwirkungen sind die Exazerbation bakterieller oder viraler Superinfektionen. Bei einigen wenigen Patienten mit atopischem Ekzem konnte beispielsweise die Entwicklung eines Eczema herpeticatum unter hochdosierter UVA1-Therapie beobachtet werden. UVA1-Therapiegeräte der neuen Generation besitzen mittlerweile integrierte Infrarotfilter und Kühlsysteme, die bei korrekter Installation der Apparatur die mit der hochdosierten UVA1-Therapie verbundene Wärmebelastung deutlich reduzieren. Insbesondere bei der Verwendung von UVA1-Geräten älteren Herstellungsdatums ist jedoch darauf zu achten, daß durch das Fehlen von Infrarotfiltern oder die ungenügende klimatechnische Entsorgung der warmen Abluft eine erhebliche Wärmebelastung auftritt, die vor allem bei Patienten mit kardiovaskulären Erkrankungen berücksichtigt werden muß.

Über die mit einer hochdosierten UVA1-Therapie möglicherweise verbundenen Langzeitnebenwirkungen läßt sich z.Z. nur spekulieren. Neben der Ausbildung einer evtl. kosmetisch bedeutsamen Lichtalterung der Haut (Photoaging) ist hier vor allem an eine Erhöhung des Hautkrebsrisikos zu denken. Es bestehen heute keine Zweifel mehr daran, daß auch die langwellige UVA-Strahlung, d.h. die UVA1-Strahlung, in der Lage ist, kanzerogen zu wirken. Eine alleinige Bestrahlung mit sehr hohen, kumulativen Dosen von UVA1-Strahlung führte in haarlosen Albinomäusen zum Auftreten epithelialer Tumoren [36]. Inwieweit eine UVA1-Bestrahlung auch zu einer Erhöhung des Melanomrisikos führt, ist noch nicht bekannt. Es sollte aber auf keinen Fall vergessen werden, daß tierexperimentelle Untersuchungen darauf hinweisen, daß gerade der UVA-Bereich für das Entstehen von malignen Melanomen von besonderer Bedeutung sein könnte [33].

Zusammengefaßt unterstreichen diese Befunde die Notwendigkeit, die Indikation zur Durchführung der hochdosierten UVA1-Therapie nur nach einer sehr sorgfältigen und kritischen Nutzen/Risiko-Abwägung zu stellen.

4 Photoimmunologische und molekulare Wirkmechanismen der UVA1-Therapie

Die Untersuchung der photoimmunologischen Mechanismen, die der therapeutischen Effektivität der hochdosierten UVA1-Therapie zugrunde liegen, hat nicht nur zu einem besseren Verständnis der durch UVA1-Strahlung in menschlichen Zellen induzierbaren Effekte, sondern auch der Pathogenese der atopischen Dermatitis geführt [20]. Es wird heute angenommen, daß für das Entstehen und die weitere Entwicklung der ekzematösen Hautveränderungen bei Patienten mit atopischer Dermatitis Zytokine, die von hautinfiltrierenden T-Helferzellen produziert und freigesetzt werden, von mitentscheidender Bedeutung sind [2]. Eine Schlüsselbeobachtung resultierte daher aus Untersuchungen, in denen die Zytokinexpression in läsionaler Haut von Patienten mit atopischem Ekzem vor und nach UVA1-Therapie mit Hilfe der hochsensitiven differentiellen RT-PCR semiquantitativ analysiert wurde [12].

Bei der Mehrzahl der Patienten (ca. 80%) fand sich im atopischen Ekzem eine deutlich gesteigerte Expression des vor allem von T-Helferzellen des Th1-Subtyps produzierten Zytokins Interferon-(IFN-)γ. Nach Durchführung der hochdosierten UVA1-Therapie war diese gesteigerte IFN-γ-Expression bei demselben Patienten im selben Hautareal unter identischen methodischen Bedingungen nicht mehr nachweisbar. In weiteren Untersuchungen konnte sodann gezeigt werden, daß eine Reduktion der IFN-γ-Expression nicht spezifisch für die hochdosierte UVA1-Therapie ist, sondern auch nach einer topischen Glukokortikosteroidtherapie mit oder ohne adjuvanter UVA/B-Bestrahlung beobachtet werden konnte. Diese Reduktion fand sich nur bei Patienten, die auf die durchgeführten Therapiemaßnahmen ansprachen, während bei Therapieversagern auch nach Durchführung der Therapie eine gesteigerte IFN-γ-Expression nachweisbar war. Dies bedeutet, daß

1. die In-situ-Expression des Th1-Zytokins IFN-γ mit dem klinischen Verlauf des atopischen Ekzems korreliert und daß
2. ein wesentlicher Wirkmechanismus der UVA1-Therapie, aber auch anderer Behandlungsformen der atopischen Dermatitis, in einer Reduktion der intraläsionalen IFN-γ-Expression besteht [12].

Durch welche Mechanismen könnte UVA1-Bestrahlung die IFN-γ-Produktion hemmen? Grundsätzlich sind hierbei 2 Möglichkeiten in Betracht zu ziehen. Zum einen ist UVA1-Strahlung aufgrund seiner physikalischen Eigenschaften in der Lage, direkte Effekte auch auf dermale T-Helferzellen auszuüben. In der Tat scheint es so zu sein, daß UVA1-Strahlung die Synthese und Freisetzung von IFN-γ in inhalationsallergenspezifischen T-Helferzellen zu supprimieren vermag [24].

Ein Schlüsselmechanismus, der die Wirksamkeit der hochdosierten UVA1-Therapie bei T-Zell-vermittelten Hauterkrankungen wie z.B. dem atopischen Ekzem erklären könnte, wurde kürzlich von Morita et al. [26] identifiziert. So kommt es bereits nach wenigen UVA1-Bestrahlungen zur Induktion von Apoptose in T-Helferzellen in der läsionalen Haut von Patienten mit atopischem Ekzem. Im weiteren zeitlichen Verlauf nimmt die Zahl apoptotischer T-Helferzellen weiter zu, und schließlich setzt eine drastische Verminderung der Zahl infiltrierender T-Helferzellen ein, die klinisch mit einer signifikanten Besserung der Hautsymptomatik einhergeht. Die Fähigkeit der UVA1-Strahlung, in menschlichen T-Helferzellen Apoptose zu induzieren, konnte durch In-vitro-Untersuchungen bestätigt und weiter untersucht werden. Die UVA1-Bestrahlung atopenspezifischer menschlicher T-Helferzellen, die aus ekzematöser Haut von Patienten mit atopischem Ekzem kloniert wurden, führte in vitro zu einer zeit- und dosisabhängigen Apoptoseinduktion. Interessanterweise zeigte sich, daß an diesem Prozeß die Generation von Singulettsauerstoff kausal beteiligt ist, und daß die UVA1- bzw. Singulettsauerstoff-induzierte T-Zellapoptose durch das FAS- und FAS-Ligandsystem vermittelt wird [26].

Neben diesen direkten Effekten könnten aber auch indirekte Mechanismen an der Hemmung der IFN-γ-Expression im atopischen Ekzem beteiligt sein. So haben kürzlich In-vitro-Untersuchungen gezeigt, daß eine Bestrahlung kultivierter humaner Keratinozyten mit UVA1-Strahlung zu einer Induktion der Expression des Zytokins Interleukin-10 auf der mRNA- und Proteinebene führt [13, 14]. Da Interleukin-10 in der Lage ist, die Produktion von IFN-γ in T-Helferzellen zu inhibieren, ist es wahrscheinlich, daß von UVA1-bestrahlten Keratinozyten gebildetes Interleukin-10 parakrin auf das entzündliche T-Zellinfiltrat im atopischen Ekzem wirkt und es so zu einer Reduktion der IFN-γ-Expression kommt.

Neben Keratinozyten und T-Helferzellen sind aber auch epidermale und dermale dendritische Zellen sowie dermale Mastzellen Zielzellen für UVA1-Strahlung [3]. Eine hochdosierte UVA1-Therapie, nicht jedoch eine konventionelle UVA/UVB-Therapie, führten zu einer signifikanten Reduktion der Zahl IgE-bindender CD1a$^+$-Zellen und Mastzellen [9]. Zudem führt eine einmalige Bestrahlung menschlicher Haut mit 130 J/cm^2 UVA1 zu einer funktionellen Beeinflussung epidermaler Langerhans-Zellen [1].

Die mögliche Bedeutung der Induktion der Kollagenase-I-Expression in UVA1-bestrahlten dermalen Fibroblasten für die Effektivität der hochdosierten UVA1-Therapie bei der Behandlung der zirkumskripten Sklerodermie wurde bereits diskutiert. Die Beobachtung, daß UVA1-Strahlung in vivo die Funktion von Fibroblasten beeinflussen kann, weist aber auch darauf hin, daß UVA1-Bestrahlung die Synthese löslicher Mediatoren, z. B. von Zytokinen, in Fibroblasten induzieren und hierdurch parakrine, antiinflammatorische Mechanismen stimulieren könnte.

Neuere Untersuchungen zur molekularen Grundlage UVA1-induzierter genregulatorischer Effekte haben gezeigt, daß der Aktivierung des Transkriptionsfaktors AP2 durch UVA1-Strahlung eine herausragende Bedeutung zukommt [11]. Diese Aktivierung wird durch oxidative Mechanismen, nämlich insbesondere durch die Generation von Singulettsauerstoff, vermittelt, da die UVA1-induzierte, AP2-vermittelte Geninduktion durch Singulettsauerstofffänger verhindert und durch Stimulation unbestrahlter Zellen mit Hilfe eines singulettsauerstoffgenerierenden Systems nachgeahmt werden konnte. Diese Beobachtungen sind nicht nur von zellbiologischem, sondern auch von unmittelbarem klinischen Interesse. So hängt die Beeinflußbarkeit einer menschlichen Zelle und damit beispielsweise auch der menschlichen Haut durch UVA1-Strahlung wesentlich von der Potenz der vorhandenen und induzierbaren antioxidativen Systeme ab. Die interindividuelle Ausprägung antioxidativer Mechanismen in der menschlichen Haut kann stark variieren, und dies könnte einer der Gründe dafür sein, daß ein bestimmter Prozentsatz (ca. 20%) an Patienten mit atopischer Dermatitis nicht oder nur schlecht auf eine hochdosierte UVA1-Phototherapie anspricht.

5 Ausblick

Neueste Studien weisen darauf hin, daß eine UVA1-Therapie nicht nur den Verlauf eines bereits bestehenden atopischen Ekzems günstig zu beeinflussen vermag, sondern zudem der Ausbildung des Ekzems vorbeugen kann. So ist es möglich, die Induktion ekzematöser Hautveränderungen im Atopiepatchtest in nichtläsionaler Haut von Patienten mit atopischem Ekzem effektiv zu verhindern, indem die Haut vor der epikutanen Applikation des relevanten Inhalationsallergens mit UVA1-Strahlung behandelt wird [23]. Basierend auf diesen Beobachtungen ist es nicht unrealistisch zu spekulieren, daß eine UVA1-Therapie zur prophylaktischen Behandlung der atopischen Dermatitis eingesetzt werden könnte.

Zusammenfassend läßt sich sagen, daß die Aufklärung der photoimmunologischen Wirkmechanismen der UVA1-Therapie bereits in den letzten Jahren dazu beigetragen hat, daß dieses neuartige phototherapeutische Verfahren nicht mehr ausschließlich zur Behandlung der atopischen Dermatitis, sondern auch zur Therapie der Urticaria pigmentosa und der zirkumskripten Sklerodermie eingesetzt wird. Bei einer hierüber hinausgehenden, zukünftigen Erweiterung des Indikationsspektrums für die hochdosierte UVA1-Therapie erscheint uns von besonderer Bedeutung, daß T-Helfer-Zellen, insbesondere Th1-Zellen, durch eine erhöhte Empfindlichkeit gegenüber UVA1-Strahlung charakterisiert sind. Es ist daher zu vermuten, daß sich neben der atopischen Dermatitis auch noch weitere, primär T-Zell-vermittelte Hauterkrankungen erfolgreich mit einer hochdosierten UVA1-Therapie behandeln lassen. So scheint die hochdosierte UVA1-Therapie beispielsweise zur Hardening-Behandlung bei Patienten mit UVA-sensitiver polymorpher Lichtdermatose und zur Therapie von Patienten mit kutanem T-Zellymphom geeignet zu sein (Stege H., Krutmann J., unveröff. Beobachtungen; s. auch Tabelle 1). Von zunehmender praktischer Bedeutung dürfte auch die Verfügbarkeit leistungsfähiger UVA1-Teilkörpergeräte sein (s. auch das Kap. Stege H., Herstellerübersicht), die es erlauben, in relativ kurzer Zeit in einem umschriebenen Hautareal hohe UVA1-Dosen zu applizieren. Erste eigene klinische Untersuchungen zeigen, daß die hochdosierte UVA1-Teilkörperbestrahlung effektiv zur Behandlung von Einzelherden bei Patienten mit lokalisierter Sklerodermie, aber auch von chronisch-rezidivierenden Hand- und Fußekzemen eingesetzt werden kann (Ahrens C., Krutmann J., unveröff. Beobachtungen). Neben der Identifizierung neuer Indikationen und der Analyse der Wirkprinzipien ist aber gerade auch vor dem Hintergrund der zunehmenden Anwendung der hochdosierten UVA1-Therapie die Untersuchung potentieller hautschädigender Effekte von zunehmender Bedeutung.

Tabelle 1. Indikationen zur hochdosierten UVA1-Therapie

Indikation	Studienart	Kommentar
Atopische Dermatitis	Pilotstudie [18] Multicenterstudie [21]	Gesicherte Indikation
Urticaria pigmentosa	Pilotstudie [34]	Vielversprechende Behandlungserfolge, weitergehende Untersuchungen nötig.
Zirkumskripte Sklerodermie	Pilotstudie [35]	Vielversprechende Behandlungserfolge, weitergehende Untersuchungen nötig.
Eosinophile Follikulitis bei HIV-Infektion	Einzelfall	Vielversprechender Behandlungserfolg, Untersuchung an größerem Kollektiv noch ausstehend.
Kutanes T-Zellymphom	Einzelfall	Vielversprechender Behandlungserfolg, Untersuchung an größerem Kollektiv noch ausstehend.
Polymorphe Lichtdermatose (Hardening)	Einzelfall	Vielversprechender Behandlungserfolg, Untersuchung an größerem Kollektiv noch ausstehend.
Psoriasis	Einzelfall	nicht effektiv
Alopecia areata	mehrere Einzelfälle	nicht effektiv
Solare Urtikaria	mehrere Einzelfälle	nicht effektiv
Lichen ruber	mehrere Einzelfälle	nicht effektiv

Literatur

1. Baadsgard O, Lisby S, Lange-Wantzin G, Wulf HC, Cooper KD (1989) Rapid recovery of Langerhans cell alloreactivity, without induction of autoreactivity, after in vivo ultraviolet A, but not ultraviolet B exposure of human skin. J Immunol 142: 4213–4217
2. Bos JD, Wierenga EA, Smitt JHS, van der Heijden FL, Kapsenberg ML (1992) Immune dysregulation in atopic eczema. Arch Dermatol Res 128: 1509–1514
3. Bruynzeel-Koomen C (1986) IgE on Langerhans cells: new insights into the pathogenesis of atopic dermatitis. Dermatologica 172: 181–184
4. Costa C, Rillet A, Nicolet M, Saurat JH (1989) Scoring atopic dermatitis: the simpler the better. Acta Derm Venereol (Stockh) 69: 41–47
5. Christophers E, Hönigsmann H, Wolff K, Langner A (1978) PUVA treatment of urticaria pigmentosa. Br J Dermatol 98: 701–702
6. Czech W, Krutmann J, Schöpf E, Kapp A (1992) Serum eosinophil cationic protein is a sensitive measure for disease activity in atopic dermatitis. Br J Dermatol 126: 351–355
7. Fleischmajer R (1993) Localized and systemic scleroderma. In: Lapiere CM, Krieg T (eds) Connective tissue diseases of the skin. Dekker, New York, pp 295–313

8. George SA, Bilsland DJ, Johnson BE, Fergusson J (1993) Narrow-band (TL01) UVB air-conditioned phototherapy for chronic severe adult atopic dermatitis. Br J Dermatol 128: 49–56

9. Grabbe J, Welker P, Humke S, Grewe M, Schöpf E, Henz BM, Krutmann J (1996) High-dose UVA1 therapy, but not UVA/UVB therapy, decreases IgE binding cells in lesional skin of patients with atopic eczema. J Invest Dermatol 107: 419–423

10. Granerus G, Roupa G, Swanbeck G (1981) Decreased urinary histamine levels after successful PUVA treatment of urticaria pigmentosa. J Invest Dermatol 76: 1–3

11. Grether-Beck S, Olaizola-Horn S, Schmitt H et al. (1997) Activation of transcription factor AP2 mediates ultraviolet A radiation and singlet oxygen induced expression of the human ICAM-1 gene. Proc Natl Acad Sci USA

12. Grewe M, Gyufko K, Schöpf E, Krutmann J (1994) Lesional expression of interferon-γ in atropic eczema. Lancet 343: 25–26

13. Grewe M, Gyufko K, Krutmann J (1995) Interleukin-10 production by cultured human keratinocytes: regulation by ultraviolet B and A1 radiation. J Invest Dermatol 104: 3–6

14. Grewe M, Duvic M, Aragane Y, Schwarz T, Ullrich SE, Krutmann J (1996) Lack of induction of IL-10 expression in human keratinocytes. Reply. J Invest Dermatol 106: 1330–1331

15. Jekler J, Larkö O (1990) Combined UV-A-UV-B versus UVB phototherapy for atopic dermatitis. J Am Acad Dermatol 22: 49–53

16. Kerscher M, Dirschka T, Volkenandt M (1995) Treatment of localized scleroderma by UVA$_1$ phototherapy. Lancet 346: 1166

17. Kolde G, Frosch PJ, Czarnetzki BM (1984) Response of cutaneous mast cells to PUVA in patients with urticaria pigmentosa: Histophotometric, ultrastructural, and biochemical investigations. J Invest Dermatol 83: 175–178

18. Krutmann J (1995) UVA-1-induced immunomodulation. In: Krutmann J, Elmets CA (eds) Photoimmunology. Blackwell, Oxford, pp 246–256

19. Krutmann J (1996) Phototherapy for atopic dermatitis. Dermatological Therapy 1

20. Krutmann J, Czech W, Diepgen T, Niedner R, Kapp A, Schöpf E (1992) High-dose UVA1 therapy in the treatment of patients with atopic dermatitis. J Am Acad Dermatol 26: 225–230

21. Krutmann J, Schöpf E (1992) High-dose UVA1 therapy: a novel and highly effective approach for the treatment of patients with acute exacerbation of atopic dermatitis. Acta Derm Venereol (Stockh) 176: 120–122

22. Krutmann J, Diepgen T, Luger TA et al. (1995) High-dose UVA1 therapy for atopic dermatitis: a multicenter trial. J Invest Dermatol 105: 458A

23. LeRoy EC (1979) Increased collagen synthesis by scleroderma skin fibroblasts in vitro. J Clin Invest 54: 880–889

24. Morita A, Grewe M, Werfel T, Kapp A, Krutmann J (1996) Ultraviolet A1 radiation differentially affects cytokine production by atopen-specific human T-helper cells. Abstract. J Invest Dermatol 106: 932

25. Morita A, Grewe M, Ahrens C, Grether-Beck S, Ruzicka T, Krutmann J (1997) Ultraviolet A1 radiation effects on cytokine expression in human epidermoid carcinoma cells. Photochem Photobiol (in press)

26. Morita A, Werfel T, Kapp A, Ahrens C, Stege H, Grewe M, Ruzicka T, Grether-Beck S, Briviba K, Sies H, Krutmann J (1997) High-dose ultraviolet (UV) A1 therapy works through induction of apoptosis in skin-infiltrating T-helper cells (subm for publ)

27. Mutzhas MF, Hölzle E, Hofmann C, Plewig G (1981) A new apparatus with high radiation energy between 320–460 nm: Physical description and dermatological applications. J Invest Dermatol 76: 42–47.

29. Petersen MJ, Nasen C, Craig S (1992) Ultraviolet A irradiation stimulates collagenase production in cultured human fibroblasts. J Invest Dermatol 99: 440–442

30. Rodnan GP, Lipinski I, Luksick J (1979) Skin collagen content in progressive systemic sclerosis (scleroderma) and localized scleroderma. Arthritis Rheum 22: 130–140
31. Rosenwasser TA, Eisen AZ (1993) Scleroderma. In: Fitzpatrick TB, Eisen AZ, Wolff K, Freedberg IM, Austen KF (eds) Dermatology in general medicine, eth edn. McGraw-Hill, New York, pp 2156–2167
32. Scharffetter K, Wlaschek M, Hogg A, Bolsen K, Schothorst A, Goerz G, Krieg T, Plewig G (1991) UVA irradiation induces collagenase in human dermal fibroblasts in vitro and in vivo. Arch Dermatol Res 283: 506–511
33. Setlow RB, Grist E, Thompson K, Woodhead AD (1993) Wavelengths effective in induction of malignant melanoma. Proc Natl Acad Sci USA 90: 6666–6670
34. Stege H, Schöpf E, Ruzicka T, Krutmann J (1996) High-dose-UVA1 for urticaria pigmentosa. Lancet 347: 64
35. Stege H, Humke S, Berneburg M et al. (1997) High-dose ultraviolet A1 radiation therapy of localized scleroderma. J Am Acad Dermatol (in press)
36. Sterenbroigh HCJM, van der Leun JC (1990) Tumorigenesis by a long wavelength UV-A source. Photochem Photobiol 51: 325–330
37. Takeda K, Hahamochi A, Ueki H, Nakata M, Oishi Y (1994) Decreased collagenase expression in cultured systemic sclerosis fibroblasts. J Invest Dermatol 103: 359–363
38. Walter S, Grewe M, Gyufko K et al. (1994) Inhalant allergen patch tests as a model for the induction of atopic dermatitis: analysis of the in situ cytokine pattern and modulation by UVA1. Abstract. Arch Dermatol Res 286: 220
39. Young AR (1995) Carcinogenicity of UVB phototherapy assessed. Lancet 345: 1431–1432

Bade-PUVA-Photochemotherapie [*]

Martin Röcken, Gerd Plewig

Inhalt

---

[*] Die angegebenen Zahlenwerte und Patientendaten beziehen sich auf die Auswertung einer prospektiven 18monatigen Studie zur Wirksamkeit der Bade-PUVA-Photochemotherapie. Die Ergebnisse wurden von Lüftl M, Degitz K, Plewig G, Röcken M unter dem Titel „Bath-PUVA-therapy: possibilities and limitations" publiziert [37a].

1 Entwicklung der Bade-PUVA-Photochemotherapie

Bestrahlung mit verschiedenartig zusammengesetzten UVB- und UVA-Strahlen sowie die Photochemotherapie, bei der eine UVA-Bestrahlung der systemischen oder kutanen Applikation von Photosensibilisatoren folgt, sind häufig genutzte, elegante und effiziente Therapieverfahren für eine große Anzahl vorwiegend entzündlicher, aber auch einiger neoplastischer Hautkrankheiten [3]. Seit einigen Jahren gewinnen die verschiedenen Formen der Balneophototherapie, die bis vor kurzem wenig beachtet wurden, in der Dermatotherapie zunehmend an Bedeutung. Die Balneophototherapie läßt sich in 2 Gruppen unterteilen: die vor gut 20 Jahren in Skandinavien entwickelte Bade-PUVA-Photochemotherapie (Balneophotochemotherapie) und die verschiedenen Formen der Sole-UV-Therapie, die sich aus der Salzwasserklimatherapie entwickelt haben [10, 11, 27, 28, 46, 49, 51].

Die älteste dokumentierte Form einer UV-Therapie ist die Photochemotherapie. Sie wurde vor über 3000 Jahren in Ägypten und Indien zur Behandlung der Vitiligo eingesetzt. Bis in das 20. Jahrhundert hinein wurden die Photosensibilatoren direkt auf die Haut aufgetragen. Die erkrankten Hautareale wurden mit photosensibilisierenden Pflanzenextrakten eingerieben und anschließend der Sonne exponiert. Diese klassische Form der Photochemotherapie, die auch heute noch praktiziert wird, kann jedoch nicht nur zur Repigmentierung führen, sondern auch zu starken phototoxischen Reaktionen und fleckförmigen Hyperpigmentierungen.

Da die Vitiligo als ein Stigma der Lepra angesehen oder oftmals auch mit ihr verwechselt wurde, hielt sich diese Form der Vitiligobehandlung trotz der Nebenwirkungen über Jahrtausende und war die Grundlage für die Entwicklung der modernen Photochemotherapie. Mitte des 20. Jahrhunderts isolierten El Mofty et al. [9] sowie andere Forscher die photosensibilisierenden Furocumarine aus den in der Volksmedizin angewandten Pflanzenextrakten und konnten die phototoxischen wie auch die therapeutischen Effekte auf die Furocumarine zurückführen. Eines der wichtigsten Furocumarine war 8-Methoxypsoralen (8-MOP). Mit der synthetischen Herstellung der Furocumarine, insbesondere des 8-MOP, entwickelte sich aus der Vitiligotherapie die moderne Photochemotherapie. Lerner et al. [33] hatten beobachtet, daß eine gleichmäßige therapeutische Wirkung ohne fleckförmige Hyperpigmentierung erzielt werden kann, wenn 8-MOP vor der Bestrahlung nicht extern auf die Haut aufgetragen, sondern oral verabreicht wird. Gleichzeitig mit der Entdeckung der systemischen Applikation von 8-MOP wurden neue, leistungsstarke Bestrahlungsgeräte und Dosimetriegeräte entwickelt, die erlaubten, die Patienten statt mit Sonnenlicht mit künstlichen UVA-Strahlen und kontrollierten UVA-Dosen zu behandeln.

1.1 PUVA-Therapie

Diese Entwicklungen waren Voraussetzungen für den Durchbruch der modernen Photochemotherapie mit Psoralenen und UVA in den frühen 70er Jahren, als man in Europa und in den USA gleichzeitig entdeckte, daß eine UVA-Bestrahlung etwa 2 h nach Einnahme von 8-MOP nicht nur zur Behandlung der Vitiligo, sondern auch zur Behandlung der Psoriasis geeignet ist. Diese elegante Psoralen-UVA-Therapie, die unter dem Akronym PUVA-Therapie bekannt wurde, erlaubte erstmals eine sehr wirkungsvolle Behandlung der Psoriasis. Die orale oder auch systemische PUVA-Therapie wurde weltweit schnell aufgegriffen und entwickelte sich zu einer der wichtigsten Formen der Psoriasisbehandlung [3, 17, 20, 40, 42, 53].

1.2 Bade-PUVA-Photochemotherapie

Während in den meisten Ländern Europas und in den USA die orale/systemische PUVA-Therapie entwickelt wurde, etablierten Fischer u. Alsins [14] in Skandinavien ein neues Verfahren, die Bade-PUVA-Photochemotherapie, zur Behandlung der Psoriasis. Dabei werden Furocumarine, in Skandinavien ist es 3,4,5-Trimethylpsoralen (TMP), nicht oral eingenommen und über die Blutbahn, sondern während eines Warmwasserbades von außen der Haut zugeführt. Ein ähnlicher Ansatz wurde 1973 sowohl von Mortazawi u. Oberste-Lehn [40] als auch von Tronnier u. Schüle [53] entwickelt. Im Gegensatz zur sonst geübten 8-MOP-Applikation in Tinktur erlaubt die Verabreichung in Badewasser eine ebenso gleichmäßige Verteilung des 8-MOP über die gesamte Haut wie die orale Therapie. Nichtgebadete Hautareale, wie das Gesicht, werden gegenüber der UVA-Strahlung nicht sensibilisiert. Auch die sonstigen unangenehmen Nebenwirkungen der oralen Einnahme von 8-MOP, wie die Übelkeit, werden umgangen. Besonders wichtig erscheint, daß die perkutane Applikation regelmäßig reproduzierbar ist, da sie von der oftmals stark schwankenden Resorption bei oraler Applikation unabhängig ist. Trotz zahlreicher Vorteile hat dieses Therapieverfahren erst in jüngster Zeit, nach fast 20 Jahren, breite internationale Anerkennung gefunden. Besonders wegen der besseren Verträglichkeit scheint die Bade-PUVA-Photochemotherapie die klassisch orale PUVA-Therapie vielfach zu ersetzen [4, 7, 27, 28, 36, 50, 53]. Neueste Erfahrungen mit der Bade-PUVA-Photochemotherapie zeigen, daß diese Therapie auch alle Indikationen der oralen PUVA miterfaßt und darüber hinaus erstmals therapeutische Möglichkeiten für Krankheiten eröffnet, die bisher kaum zufriedenstellend behandelt werden konnten (Tabelle 1) [26, 31, 46].

2 Methodik der Bade-PUVA-Photochemotherapie

2.1 Vollbäder

Die Bade-PUVA-Photochemotherapie erlaubt es, einen alten Wunsch der Menschen zu realisieren, heilende Medikamente von außen über die Haut dem Körper zuzuführen. Das Prinzip der Bade-PUVA-Photochemotherapie (Tabelle 2, 3) beruht darauf, Psoralene während eines Bades in die Haut eindringen zu lassen. Dies wird erreicht, indem das in warmem Wasser gelöste Psoralen während

Tabelle 1. Indikationen für die PUVA-Bad-Photochemotherapie   Wirksamkeit

Entzündliche Hautkrankheiten	
Psoriasis	++
Lichen ruber planus	++
Granuloma anulare	+
Photodermatosen	++
Chronische Graft-versus-Host-Krankheit	+
Prurigo nodularis Hyde	+/–
Pityriasis lichenoides chronica, Pityriasis lichenoides et varioliformis acuta	++
M. Grover	++
Palmoplantardermatosen	
Persistierende palmoplantare Pustulose	+
Palmoplantarpsoriasis	+
Hyperkeratotisch-rhagadiformes Handekzem	+
Sklerosierende Hauterkrankungen	
Morphea	++
Systemische Sklerodermie	+
Scleroedema adultorum Buschke	+
Proliferative Hautkrankheiten	
Parapsoriasis	++
Mycosis fungoides	+
Urticaria pigmentosa	+
Lymphomatoide Papulose	++

++ Rückbildung bei >80% der Patienten; + deutliche Besserung oder Abheilen bei der Mehrheit der Patienten; +/– therapeutische Wirkung uneinheitlich. Die Angaben beziehen sich auf die in der Literatur publizierten Daten sowie Referenz 37a.

eines 15- bis 30minütigen Bades der Haut appliziert wird [28, 36, 46, 53]. Die am häufigsten angewandten Psoralene sind 8-MOP und, besonders in Skandinavien, TMP (Tabelle 4) [11, 34].

Während des Bades werden die gelösten Psoralene von der Haut aufgenommen und führen zu einer gleichmäßigen Sensibilisierung gegenüber UVA. Innerhalb von 15–20 min kommt es zur Verteilung der Psoralene in der Epidermis. Die therapeutische Konzentration wird mit durchschnittlich 60–120 ng/mg Epidermis angegeben. Die dermalen 8-MOP-Konzentrationen liegen wahrscheinlich deutlich niedriger, sind aber bisher kaum untersucht worden [23, 56]. Im Gegensatz zu den kutanen 8-MOP-Spiegeln sind die systemischen deutlich niedriger und erreichen etwa 1 bis 4% der sonst für eine PUVA-Therapie benötigten Serumspiegel [14, 23, 41, 52, 59, 60]. Wichtig ist, daß die Sensibilisierung gegenüber UVA nur für etwa 30 min bestehen bleibt. Eine gegenüber der Norm erhöhte Empfindlichkeit ist zwar noch nach 60 min zu verzeichnen, ist dann aber bereits um ein Vielfaches niedriger als innerhalb der ersten 30 min nach dem Bad mit 8-MOP-haltigem Wasser [8]. Aus diesem Grunde ist es dringend erforderlich, die UVA-Bestrahlung unmittelbar nach dem 8-MOP-Bad, spätestens

Tabelle 2. Ganzkörper-PUVA-Bad-Photochemotherapie

Psoralenapplikation	Warmwasserbad 20 min mit 8-Methoxypsoralen (8-MOP)
Wassertemperatur	32–37 °C
Psoralenkonzentration	0,5–1,0 mg/l 8-MOP (Stammlösung: 0,5%ige alkoholische Lösung)
Voruntersuchung	Bestimmung der MPD
Therapiebeginn	20–30% der MPD; nicht >0,5 J/cm^2
Behandlungsfrequenz	Montag, Dienstag, Donnerstag, Freitag oder 3mal pro Woche, mit 1 Tag Pause
Steigerung der UVA-Dosis	Individuell angepaßt, langsam. Erste Steigerung nach dem 4.Behandlungstag. Danach Steigerung um etwa 20–30% bei jeder 3.Therapie, maximal 0,5 J/cm^2

Tabelle 3. Teilkörper-PUVA-Bad-Photochemotherapie: Hände und Füße

Psoralenapplikation	Warmwasserbad 20 min mit 8-Methoxypsoralen (8-MOP)
Wassertemperatur	32–37 °C
Psoralenkonzentration	0,5–1,0 mg/l 8-MOP (Stammlösung: 0,5%ige alkoholische Lösung)
Therapiebeginn	0,5 J/cm^2
Behandlungsfrequenz	Montag, Dienstag, Donnerstag, Freitag oder 3mal pro Woche, mit 1 Tag Pause
Steigerung der UVA-Dosis	Individuell angepaßt, langsam, um etwa 30% bei jeder 3.Therapie, maximal 0,5 J/cm^2

Tabelle 4. In der PUVA-Bad-Photochemotherapie angewandte Psoralene

8-MOP	8-Methoxypsoralen[a]
TMP	3,4,5-Trimethylpsoralen[b]

[a] in Deutschland, Österreich und der Schweiz erhältlich; [b] in Skandinavien gebräuchlich.

innerhalb der ersten 30 min, durchzuführen. Andernfalls schwankt die individuelle Empfindlichkeit zwischen den Therapietagen zu stark. Ist der Abstand regelmäßig zu lang, dann ist die Therapie unwirksam, da die Empfindlichkeit gegenüber UVA mit der Zeit exponentiell abnimmt. Wird, bei sonst langen Abständen zwischen Bad und Bestrahlung, einmal ein normal kurzer Zeitabstand eingehalten, besteht die große Gefahr der akuten Überdosierung (Abb.1).

Die perkutane Psoralenapplikation führt zu einer wesentlich stärker ausgeprägten Sensibilisierung gegenüber UVA, als dies von der oralen Therapie bekannt ist. Aus verschiedenen Studien geht hervor, daß bei der Bade-PUVA-Photochemotherapie die Empfindlichkeit gegenüber UVA etwa 4- bis 10mal höher ist als nach systemischer Applikation der Psoralene [5, 7, 32, 36]. Es ist somit angezeigt, vor Therapiebeginn die individuelle minimale phototoxische UVA-Dosis (MPD) zu bestimmen. Die MPD kann erst am 3.–4. Tag nach der

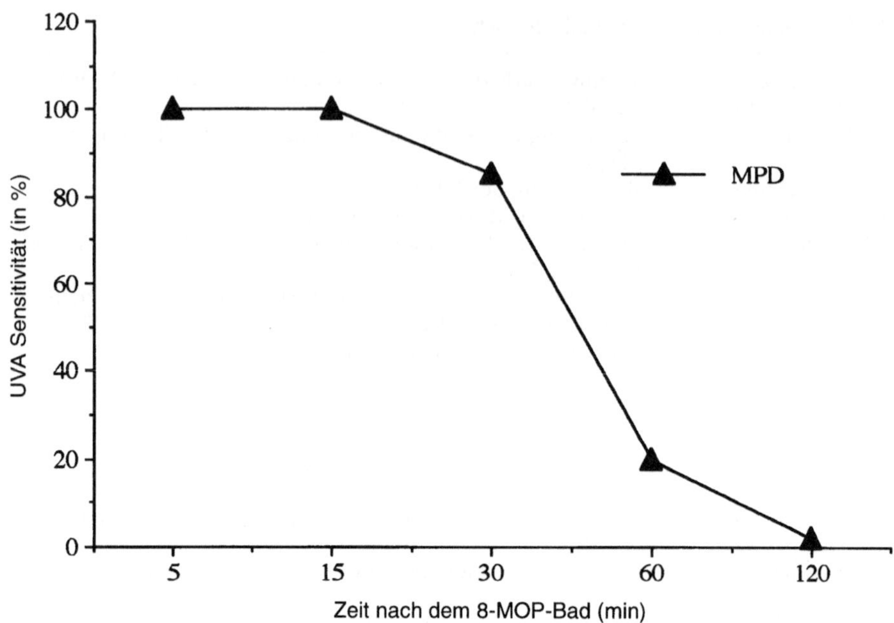

Abb. 1. Zeitverlauf der abnehmenden UV-Empfindlichkeit im Anschluß an ein 37 °C warmes 8-MOP-haltiges Warmwasserbad (Daten schematisch nach [8] zusammengefaßt). MPD minimale phototoxische Dosis

Bestrahlung sicher abgelesen werden. Die Therapie sollte dann mit 20–30% der individuellen MPD begonnen werden. Ist bei ausgeprägten Hauterkrankungen oder aus technischen Gründen die Bestimmung der MPD nicht möglich, sollte die Therapie, je nach Hauttyp, mit 0,1–0,3 J/cm^2 UVA begonnen werden. Wegen der unterschiedlichen MPD nach oraler und perkutaner 8-MOP-Applikation sollte auch eine Umstellung von einer Bade-PUVA-Photochemotherapie auf eine orale PUVA-Therapie oder umgekehrt innerhalb eines Therapiezyklus gemieden werden. Falls dies nicht möglich ist, muß eine sorgfältige erneute Bestimmung der MPD durchgeführt werden.

Ein weiterer wichtiger Aspekt der Bade-PUVA-Photochemotherapie ist, daß die Empfindlichkeit gegenüber UVA während der ersten 4 Behandlungstage nicht – wie erwartet – abnimmt, sondern deutlich zunimmt; mit anderen Worten, die MPD steigt nicht sofort an, sondern sie fällt während der ersten 4 Tage nach Therapiebeginn auf etwa die Hälfte des Ausgangswertes [5, 32]. Die Patienten sind somit am 3. und 4. Behandlungstag empfindlicher gegenüber UVA-Strahlung als vor Therapiebeginn. Dies hat zur Folge, daß die UVA-Dosis nur bei jeder 3. Behandlung gesteigert werden sollte. Danach sollte die Steigerung um etwa 30% erfolgen, insbesondere zu Anfang der Therapie. Im weiteren Verlauf der Behandlung nimmt dann die MPD wieder zu, d.h. die UVA-Empfindlichkeit nimmt ab, und die Dosissteigerung kann nach jeder 3. Therapie der individuellen Empfindlichkeit angepaßt werden (Tabelle 2, 3).

Vor der Bestrahlung werden die Patienten bei 32–37 °C in 100–200 l gebadet. Die Psoralenkonzentrationen im Badewasser liegen in der Regel zwischen 0,5 und 5 mg/l 8-MOP. In deutschsprachigen Ländern wird derzeit meist eine Konzentration von 0,5 mg/l 8-MOP angewandt. Die 8-MOP-Konzentrationen beeinflussen zwar die MPD, es wird aber davon ausgegangen, daß die verschiedenen 8-MOP-Konzentrationen fast gleich wirksam sind, wenn die UVA-Dosis entsprechend angepaßt wird. Werden verschiedene Studien miteinander verglichen, gibt es Hinweise darauf, daß bei höheren 8-MOP-Konzentrationen die für einen Therapiezyklus benötigten kumulativen UVA-Dosen sinken. Das Ausmaß der durch unterschiedliche 8-MOP-Konzentrationen bedingten Minderung der MPD, die Wirkung einzelner 8-MOP-Konzentrationen auf die kumulative UVA-Dosis pro Therapiezyklus und vor allem die biologische Bedeutung einer etwaigen Reduktion der kumulativen UVA-Dosis bei erhöhter 8-MOP-Dosis wurden bisher nicht untersucht.

Bei einer Dosis von 0,5 mg/l 8-MOP und 150 l Badewasser wird pro Behandlung 75 mg 8-MOP benötigt. Eine Möglichkeit, Psoralen und Wasser einzusparen, besteht darin, das psoralenhaltige Badewasser in Plastikfolien abzufüllen und die Patienten in den Folien zu baden. Hierdurch kann zwar das Badewasser deutlich reduziert werden (um etwa 90%), es entstehen aber neue Kosten und Abfallprobleme durch die Folien. Auch ist zusätzliches Personal für die Versorgung der Patienten erforderlich. Bei der Modifikation der 8-MOP-Applikation muß auch auf eine gleichmäßige Verteilung des psoralenhaltigen Wassers geachtet werden: George u. Ferguson [12] wiesen darauf hin, daß im Bereich von Auflageflächen eine erhöhte Gefahr besteht, eine phototoxische Reaktion zu entwickeln.

Kristallines 8-MOP wird derzeit am günstigsten über Apotheken als 0,5%ige Lösung in 96% Alkohol bezogen. Da Psoralene in Wasser nur sehr schwer löslich sind, sollte diese alkoholische Lösung in 37 °C warmem Badewasser 1:1000 verdünnt werden. Bei einem Badevolumen von 150 l und einer endgültigen 8-MOP-Konzentration von 0,5 mg/l betragen die Kosten für das Medikament derzeit etwa 3,– DM pro Bad. Alternativ dazu, aber wesentlich kostspieliger, kann eine alkoholische 8-MOP Tinktur (Meladinine, Basotherm) für die Lösung verwendet werden.

Bei den 8-MOP-Konzentrationen von 0,5–1 mg/l Badewasser ist der Verbrauch an Furocumarinen nicht merklich höher als nach systemischer Einnahme von 8-MOP (bei einem 75 kg schweren Patienten 38–45 mg bei systemischer Therapie vs. 75–150 mg bei Badetherapie). Im Gegensatz zur Therapie mit Folien- oder Solebädern tritt auch keine merkliche Umweltbelastung bei der Entsorgung auf. Wir ziehen es daher vor, anstelle der Folienbäder 8-MOP in einem Wasservolumen von 150 l aufzulösen. So wird auch der Hitzestau gemieden, auf den Streit et al. [51] bei Verwendung der Folienbäder hinweisen.

2.2 Hand- und Fußbäder

Außer einer Ganzkörperapplikation ist auch eine lokal begrenzte Applikation von 8-MOP im Rahmen von Teilkörperbädern möglich. Die häufigsten Indikationen sind Erkrankungen der Palmae und Plantae. Aber auch die Extremitäten, insbesondere die Unterarme und Unterschenkel, können leicht mit der Teilkörpertherapie behandelt werden. Hierbei werden die Hände und Füße, ebenfalls für 20 min, in flachen Wannen gebadet, die jeweils etwa 5 Liter fassen müssen. Bei der Behandlung von Unterarmen oder Unterschenkeln müssen entsprechend tiefere Gefäße gewählt werden.

Die Teilkörperbehandlung bietet die Möglichkeit einer sehr kostengünstigen, aber wirkungsvollen und intensiven Therapie von lokalisierten Hauterkrankungen mit einer minimalen PUVA-Belastung für den Patienten.

3 Einschluß- und Ausschlußkriterien, Patientenberatung

Ausgiebige Erfahrungen mit der Bade-PUVA-Photochemotherapie wurden bisher nur zur Psoriasis publiziert. Nach unserer Erfahrung zeigt sich, daß ganz allgemein jene Krankheiten, die mit einer oralen PUVA-Therapie behandelt werden können, eine mögliche Indikation für eine Bade-PUVA-Photochemotherapie darstellen (Tabelle 1) [37a, 46]. Im Gegensatz zur oralen Verabreichung der Psoralene wird die perkutane Applikation wesentlich besser vertragen, insbesondere wird die Übelkeit vermieden. Die nichtgebadeten Hautareale weisen keine verstärkte Photosensibilität auf, und die erhöhte UV-Empfindlichkeit ist nach 1–2 h fast vollständig abgeklungen. Für das Gesicht ist kein besonderer Lichtschutz erforderlich. Diese Aspekte sind insbesondere bei ambulanten Patienten von großer Bedeutung. Da Psoralene über die Haut kaum systemisch resorbiert werden und die Serumspiegel nach Psoralenzufuhr über das Badewasser knapp 4% der sonst therapeutisch benötigten Konzentration betragen (≤ 4 ng/ml), sind nach heutiger Ansicht auch Leberstoffwechselstörungen oder eine Katarakt keine Kontraindikationen für die Bade-PUVA-Photochemotherapie [23]. Erhöhte Vorsicht ist dagegen bei Patienten mit pulmonalen und Herz-Kreislauf-Krankheiten angezeigt, da das 20minütige Warmwasserbad eine Belastung darstellen kann. Bei entsprechendem Verdacht sollte vor Einleitung einer Bade-PUVA-Photochemotherapie internistisch die Belastbarkeit abgeklärt werden. Patienten mit bekanntem Krampfleiden sollten nur unter besonderen Vorsichtsmaßnahmen zu einer Badetherapie zugelassen werden.

Wie die orale PUVA-Therapie sollte auch die Bade-PUVA-Photochemotherapie nur bei Erwachsenen durchgeführt werden, sofern nicht die Schwere der Erkrankung andere eingreifende Therapiemaßnahmen, wie den Gebrauch von Zytostatika, Antimetaboliten, eine langfristige Retinoid- oder Kortikoidtherapie erfordern würde. Dies gilt insbesondere auch für die Psoriasis, da bei jungen Patienten damit gerechnet werden muß, daß sie bei regelmäßiger PUVA-Therapie im Laufe des Lebens kumulative UV-Dosen erreichen werden, die die Entstehung von spinozellulären Karzinomen fördern.

Die wichtigsten Kontraindikationen sind bei nicht lebensbedrohlich erkrankten Patienten vorangegangene oder gleichzeitige Behandlung mit Arsen, ionisierenden Strahlen, Antimetaboliten wie Methotrexat und insbesondere Cyclosporin A. Diese Kontraindikationen sind insofern von Bedeutung, als diese Therapieverfahren alternativ zu PUVA zur Behandlung der schweren Psoriasis eingesetzt werden [38, 62]. Diese Risikoeinschätzung divergiert aber stark zwischen den Kontinenten. In Europa ist man der Ansicht, entweder mit PUVA oder mit antiproliferativ/zytostatisch wirksamen Medikamenten zu behandeln, da multizentrische Studien ergaben, daß die gemeinsame wie konsekutive Applikation dieser Therapien zu einem deutlich erhöhten Karzinomrisiko führt [18]. In den USA wird dagegen propagiert, in einem 8-Jahreszyklus alternierend mit PUVA, UVB und systemisch wirkenden Zytostatika zu behandeln, um die kumulative Toxizität jeder einzelnen Therapie zu reduzieren [38, 62].

Nach derzeitigem Wissensstand sollten Patienten mit photosensitiven Genodermatosen, Dermatomyositis und Lupus erythematodes von einer PUVA-Therapie ausgeschlossen werden [4]. Die HIV-Infektion wird dagegen nicht als Kontraindikation für eine PUVA oder Bade-PUVA-Photochemotherapie angesehen. Wegen der bei einzelnen Patienten beobachteten extremen Photosensibilität ist hier jedoch in jedem Fall vor Therapiebeginn eine Bestimmung der MPD indiziert [37].

4 Nebenwirkungen

Über die Häufigkeit von Hauttumoren als Langzeitnebenwirkungen der PUVA-Therapie liegen außer einer skandinavischen Studie von Lindelöf et al. [34] keine Daten vor. An akuten Nebenwirkungen wurde bisher vorwiegend die phototoxische Wirkung hervorgehoben [7, 11, 17, 46, 52]. Übereinstimmend mit diesen Angaben aus der Literatur fanden wir in einer retrospektiven Analyse von 164 Behandlungszyklen bei fast 15% phototoxische Reaktionen im Verlauf der Therapie. Dies ist darauf zurückzuführen, daß in Europa die UVA-Dosis bei der Psoriasistherapie immer nahe der MPD gewählt wird, um so die kumulative UVA-Dosis pro Zyklus zu reduzieren. Die phototoxischen Reaktionen, meist an prominenten Körperteilen, zwingen nur selten dazu, die Therapie kurzfristig zu unterbrechen. In der Regel kann die Behandlung mit etwas langsamerer Dosissteigerung weitergeführt werden, wenn im Bericht des PUVA-Erythems die Haut durch eine Zinklotio oder Tücher abgedeckt wird. Zweithäufigste Nebenwirkung sind bei etwa 4% der Patienten eine polymorphe Lichtdermatose, PUVA-Juckreiz und Follikulitiden. Auch diese Nebenwirkungen zwingen nicht zum Therapieabbruch. Wie bei oraler PUVA heilt eine polymorphe Lichtdermatose unter vorübergehender Reduktion der UVA-Dosis ab. Der PUVA-Juckreiz ist meist durch externe Kortikosteroide zu beherrschen, die Follikulitiden bedürfen einer lokalen Anwendung von Antiseptika [37a].

5 PUVA-Erythem und -Pigmentierung

Bei entsprechend hohen Dosen verursacht UVB eine Photodermatitis und PUVA eine phototoxische Reaktion. Beide sind durch ein Erythem charakterisiert. Bei höherer UV-Dosis kann es zu einer bullösen Reaktion kommen. Die Ausprägung des Erythems hängt vom Hauttyp, der krankheitsbedingten Empfindlichkeit der Haut, der Wellenlänge, der UV-Dosis und, bei PUVA, der Psoralenkonzentration ab. Die durch UVB und PUVA hervorgerufenen Reaktionen unterscheiden sich in verschiedener Hinsicht. Während das UVB-Erythem nach 4–6 h auftritt und nach 12–24 h seinen Höhepunkt erreicht, erscheint das Erythem bei oraler Psoralengabe frühestens nach einem Tag und erreicht den Höhepunkt am 2. oder 3. Tag. Bei UVA-Bestrahlung nach einem Psoralenbad ist die Dynamik des Erythems nochmals um 24–48 h verzögert. Aus diesem Grund kann bei der Bade-PUVA-Photochemotherapie die MPD erst am 3. oder 4. Tag bestimmt werden. Das PUVA-Erythem zeigt eine steilere Dosis-Wirkungs-Kurve, provoziert eine dunklere Pigmentierung und persistiert länger als das UVB-Erythem. Eine Pigmentierung erscheint 3 Tage nach UVB und etwa eine Woche nach PUVA-Bestrahlung, ist nach PUVA dunkler und kann einige Wochen bis Monate persistieren. Bezüglich Zeitverlauf und Intensität der Pigmentierung unterscheidet sich die systemische PUVA-Therapie nicht von der Bade-PUVA-Photochemotherapie. Während die UVB-Pigmentierung praktisch immer einem Erythem folgt, scheint die PUVA-Pigmentierung unabhängig von der Erythemreaktion zu sein, da auch Psoralene wie 5-Methoxypsoralen (5-MOP), die kaum ein phototoxisches Erythem hervorrufen, qualitativ die gleiche PUVA-Pigmentierung verursachen wie 8-MOP.

6 Bade-PUVA-Photochemotherapie vs. systemische PUVA-Therapie

Als zwischen 1972 und 1974 entdeckt wurde, daß sich PUVA zur Behandlung der Psoriasis eignet, entwickelte sich die systemische PUVA-Therapie innerhalb weniger Jahre weltweit zu einer der wichtigsten Behandlungsformen für schwere Psoriasis. Parallel zur systemischen PUVA-Therapie entwickelten Fischer u. Alsins [11] die Bade-PUVA-Photochemotherapie, die für fast 2 Jahrzehnte praktisch nur in Skandinavien durchgeführt wurde. Eine offensichtliche Schwierigkeit, die mit der Bade-PUVA-Photochemotherapie verbunden ist, ist die Logistik des Bades, da Badewannen in Praxen und auch in Polikliniken bisher nur selten vorhanden sind. Dieses Problem kann überwunden werden, wenn Patienten nicht allzuweit vom Therapiezentrum wohnen und zu Hause baden. Dabei muß unbedingt beachtet werden, daß die Therapie innerhalb der ersten 20 min nach Beendigung des 8-MOP-Bades erfolgt und auch immer der gleiche Abstand zwischen Bad und Therapie eingehalten wird. Da es Hinweise dafür gibt, daß 8-MOP sich nach dem Bad besonders in den obersten Schichten der Haut anreichert, besteht sogar die Möglichkeit, daß die MPD durch den Abrieb, den die Kleidung verursacht, beeinflußt wird. Dieser Aspekt wurde bisher noch nicht untersucht.

Zahlreiche UVA-Bestrahlungsgeräte sind derzeit erhältlich (Tabelle 5). Beim Wechsel von Bestrahlungsgeräten muß beachtet werden, daß 2 verschiedene Geräte nicht exakt die gleiche Leistung bringen, selbst wenn sie vom gleichen Hersteller sind. Mit zunehmendem Alter können die Strahler ein Vielfaches ihrer Ursprungsleistung verlieren. Bestrahlungen dürfen daher niemals als Zeiten, sondern müssen immer als Dosis (J/cm^2) angegeben werden. Auch das Wellenspektrum muß genau angegeben werden. Ebenso muß beim Wechsel von einem Behandlungszentrum in ein anderes beachtet werden, daß die gleiche Art

Tabelle 5. Bestrahlungsgeräte zur PUVA-Behandlung (alphabetische Auswahl von Geräten, die in Europa häufig verwendet werden)

Hersteller/Geräte	Strahler
Ganzkörperbestrahlungsgeräte	
medisun	UVA-Hochdruckstrahler
Saalmann	UVAPUR^R
Waldmann 1000	Waldmann F 85/100 W PUVA, Philips
Waldmann 3003	Waldmann F 85/100 W PUVA, Philips
Waldmann 7001	Waldmann F 85/100 W PUVA, Philips
Hand- und Fußbestrahlungsgeräte	
H.E. Böcker Kabine	Philips TL 100 W/09 N
Dr. Höhnle Dermalight 4000	Metallhalogenidstrahler
Dr. Höhnle Dermalight 6000	Metallhalogenidstrahler
Waldmann PUVA 200/180	Sylvania F15 T8/F8 T5

der 8-MOP-Applikation beibehalten wird und daß durch das extern durchgeführte Bad, das Tragen von Kleidung und die unterschiedliche Zeit zwischen Bad und Bestrahlung die Empfindlichkeit gegenüber UVA verändert werden kann. Abgesehen von den organisatorischen Problemen bietet die Bade-PUVA-Photochemotherapie gegenüber der konventionellen oralen PUVA-Therapie gerade im ambulanten Bereich zahlreiche Vorteile.

Es scheint nicht erforderlich, nach einem Psoralenbad Schutzbrillen zu tragen, da es als unwahrscheinlich gilt, daß die niedrigen 8-MOP-Serumspiegel zu einer klinisch relevanten Anreicherung des 8-MOP im Auge führen. Eine verbindliche Stellungnahme zu dieser Problematik ist jedoch nicht möglich, da die PUVA-Wirkungen auf das menschliche Auge weitgehend ungeklärt sind [4].

Die Gewebespiegel des 8-MOP nach einem Psoralenbad weisen wesentlich geringere intra- und interindividuelle Schwankungen auf als nach oraler Applikation, so daß die Therapie sicherer gesteuert werden kann. Insbesondere wenn die Patienten im Therapiezentrum das Psoralenbad erhalten, ist auch die Compliance gesichert. Wir beobachten, daß die Regeln der Therapie von den Patienten sehr geschätzt und genau eingehalten werden.

Da die Bade-PUVA-Photochemotherapie zu einer stärkeren Photosensibilisierung führt als die systemische PUVA-Therapie, werden zur Behandlung geringere UVA-Dosen benötigt. Bei Patienten mit Psoriasis beträgt die kumulative UVA-Dosis für einen Therapiezyklus mit der Bade-PUVA-Photochemotherapie etwa 20–40% der für eine systemische PUVA-Therapie benötigten Dosis [7, 28, 50]. Ob hierdurch auch wirklich das Karzinomrisiko gesenkt wird, ist nicht bewiesen. Skandinavische Studien mit der bisher größten Zahl an kontrollierten Patienten und einer 20jährigen Erfahrung mit systemischer PUVA- und Bade-PUVA-Photochemotherapie lassen annehmen, daß die mit TMP durchgeführte Bade-PUVA-Photochemotherapie ein deutlich geringeres karzinogenes Risiko birgt als die systemische PUVA-Therapie. Unklar ist jedoch, ob das verminderte Risiko auf die veränderte Psoralenapplikation, die geringere kumulative UVA-

Dosis oder das TMP zurückzuführen ist, das in Skandinavien anstelle von 8-MOP zur Bade-PUVA-Photochemotherapie verwendet wird [34].

7 Indikationen

Während ein sehr reichhaltiges Schrifttum zur Wirksamkeit der systemischen PUVA-Behandlung bei verschiedenen Hauterkrankungen vorliegt, wurden bisher kaum Daten zum Indikationsspektrum der Bade-PUVA-Photochemotherapie publiziert. Beschrieben ist seit längerem die günstige therapeutische Wirkung bei Psoriasis, Lichen ruber planus, Prurigo nodularis und Urticaria pigmentosa [4, 7, 11, 16, 28, 47, 56]. Nur zur Psoriasis liegen mehrere Publikationen vor. Zu den übrigen Erkrankungen liegen einzelne, z.T. nur kasuistische Beschreibungen vor. Neueste Daten zeigen, daß mit der Bade-PUVA-Photochemotherapie ein wesentlich größeres Spektrum von Krankheiten behandelt werden kann, als bisher angenommen wurde. Veröffentlicht wurde kürzlich die Wirksamkeit bei der Behandlung der zirkumskripten Sklerodermie [26, 31], der lymphomatoiden Papulose [58] und der pagetoiden Retikulose [29]. Darüber hinaus kann diese Therapie in modifizierter Form erfolgreich zur Behandlung von verschiedenen palmoplantaren Dermatosen eingesetzt werden [4, 27, 46].

7.1 Entzündliche Erkrankungen

7.1.1 Psoriasis

Die größte Erfahrung mit der Bade-PUVA-Photochemotherapie liegt in der Behandlung der Psoriasis vor. In einigen Kliniken Skandinaviens wird die Psoriasis seit 20 Jahren mit der Bade-PUVA-Photochemotherapie behandelt. Sowohl die chronisch-stationären Formen als auch die exanthematischen und pustulösen Formen der Psoriasis lassen sich mit der Bade-PUVA-Photochemotherapie gut behandeln.

Da international vergleichende Studien nahelegen, daß eine kurzfristige und aggressive Therapieplanung zu schnelleren Remissionen und geringeren kumulativen UVA-Dosen führen und so ein deutlich geringeres karzinogenes Risiko bergen [2, 18, 22, 50], sollte vor der Einleitung einer Behandlung die MPD bestimmt werden, um die Therapie mit einer optimalen UVA-Dosis zu beginnen. Die Planung der Psoriasistherapie gestaltet sich wie bei der oralen PUVA-Therapie. Die Patienten sollten bis zum Abheilen der Psoriasisplaques 4mal pro Woche an jeweils 2 aufeinanderfolgenden Tagen behandelt werden, mit einer Pause am Mittwoch. Die UVA-Dosis sollte, wenn möglich an jedem 3. Behandlungstag um jeweils 30%, aber nicht mehr als 0,5 J/cm², gesteigert werden. Die Dosissteigerung hängt vom Hauttyp und der durch die vorangegangene Therapie verursachten Reizung ab [28, 46].

Bei optimaler Therapiegestaltung scheint die Bade-PUVA-Photochemotherapie der oralen PUVA-Therapie zumindest gleichwertig und bei einzelnen Patienten sogar überlegen zu sein. Mißerfolge mit einer systemischen PUVA-

Therapie sind keine Kontraindikation. Selbst Patienten, deren Psoriasis nicht oder nur schlecht auf eine systemische PUVA-Therapie anspricht, können oftmals mit einer Bade-PUVA-Photochemotherapie erfolgreich behandelt werden. Wegen der höheren Empfindlichkeit gegenüber UVA werden zudem bei der Bade-PUVA-Photochemotherapie durchschnittlich nur zwischen 20 % und 50 % der sonst üblichen UVA-Gesamtdosis bis zur Heilung benötigt [6, 7, 15, 17, 20, 28, 36, 37, 42, 46]. Ein weiterer Vorteil der Bade-PUVA-Photochemotherapie ist auch die Dauer der therapiefreien Intervalle, die offensichtlich wesentlich länger anhalten als nach systemischer PUVA- oder einer Cyclosporin-A-Therapie [43].

7.1.2 Lichen ruber planus

Bereits 1981 wurde auf die Wirksamkeit der Bade-PUVA-Photochemotherapie bei Lichen ruber planus hingewiesen. Die Bedeutung der Bade-PUVA-Therapie bei dieser Indikation ist jedoch nur wenig untersucht, und die in der Literatur vorliegenden Daten sind widersprüchlich. Eigenen Daten zufolge [30] ist diese Therapieform selbst bei sonst therapieresistenten Formen von Lichen ruber planus sehr wirksam, einschließlich des verrukösen Typs. Bei mehr als 20 Patienten, deren Lichen ruber planus auf systemisch oder lokal verabreichte Steroide nur unzureichend oder gar nicht ansprach, konnte innerhalb von 4–6 Wochen eine weitergehende Rückbildung der Läsionen erreicht werden. Die kumulative UVA-Dosis war deutlich kleiner als jene, die für die Psoriasistherapie benötigt wird. Das nach Beendigung der oralen PUVA beschriebene Reboundphänomen haben wir nach Beendigung der Bade-PUVA-Photochemotherapie bisher nicht beobachtet [16, 30, 41, 55]. Da die Therapieerfolge bis über 1 Jahr ohne Rezidiv anhielten, scheint die Bade-PUVA-Photochemotherapie derzeit die erfolgversprechendste Therapie bei schweren Formen des Lichen ruber planus zu sein [46].

7.1.3 Atopisches Ekzem

Das atopische Ekzem zählt nicht zu den klassischen Indikationen für eine PUVA-Therapie. In besonderen Situationen, wenn die klassischen Therapien nicht ansprechen, kann sie jedoch angezeigt sein. Eine geringe Zahl von Patienten mit schwerem atopischen Ekzem wurde bisher mit der Bade-PUVA-Photochemotherapie behandelt. Bei allen führte sie zu einer deutlichen Besserung. Während bei der Psoriasis die Dosissteigerung immer nahe der MPD liegen sollte, wurde beim atopischen Ekzem die UVA-Dosis langsamer gesteigert und mit Dosen deutlich unterhalb der Erythemschwelle behandelt. Auffallend war, daß für die erfolgreiche Therapie eine kumulative UVA-Dosis um 20 J/cm^2 benötigt wurde, während bei der oralen PUVA für die Behandlung des atopischen Ekzems meist noch höhere UVA-Dosen benötigt werden als für die Behandlung der Psoriasis [4, 21, 39]. Sollte sich in Zukunft bestätigen, daß bei der Behandlung des atopischen Ekzems mit der Bade-PUVA-Photochemotherapie nur derart geringe UVA-Dosen benötigt werden, könnte sich eine Bereicherung in der Behandlung dieser Erkrankung abzeichnen.

7.1.4 Prurigo nodularis Hyde

Bereits 1979, in der frühen Phase der Entwicklung der PUVA-Therapie, berichteten Väatäinen et al. [54], daß sich die Bade-PUVA-Photochemotherapie gut zur Behandlung der Prurigo nodularis Hyde eignet. Weitere Berichte liegen in der Literatur nicht vor. Unsere eigenen Therapieerfahrungen mit diesem Krankheitsbild waren wechselhaft. Bei einigen Patienten brachte die Bade-PUVA-Photochemotherapie eine deutliche klinische Besserung.

7.1.5 Graft-versus-host-Krankheit

Seit etwa 10 Jahren wird vermehrt berichtet, daß die PUVA-Therapie zur effektiven Behandlung der akuten und chronischen Graft-versus-host-Krankheit geeignet ist und dieser sogar vorbeugen kann [24, 45, 57]. Obgleich bei zahlreichen Patienten hilfreich, gilt sie weiterhin als experimentelles Verfahren. Wirksam ist die orale PUVA-Therapie bei vielen Patienten mit lichenoider Graft-versus-host-Krankheit, während sie bei sklerodermiformer Graft-versus-host-Krankheit bisher keine zufriedenstellende Wirksamkeit gezeigt hat. Ein weiteres Problem kann die orale Resorption des 8-MOP darstellen, da der Gastrointestinaltrakt zu den häufigsten Manifestationsorten einer Graft-versus-host-Krankheit zählt. Aus diesem Grund und wegen der Wirksamkeit bei sklerodermiformen Hauterkrankungen haben wir die Bade-PUVA-Photochemotherapie sowohl bei Patienten mit lichenoider als auch mit sklerodermiformer Graft-versus-host-Krankheit eingesetzt und sehr günstige Therapieerfolge beobachtet, insbesondere bei Patienten mit sehr spät einsetzender sklerodermiformer Graft-versus-host-Krankheit, für die es bisher keine Behandlung gab.

7.1.6 Pityriasis lichenoides

Vier Patienten mit Pityriasis lichenoides chronica oder Pityriasis lichenoides et varioliformis acuta erhielten eine Bade-PUVA-Photochemotherapie. Bei allen heilte die Erkrankung nach 20–50 Behandlungen ab. Im Vergleich mit anderen bisher beschriebenen Behandlungsverfahren wie UVB, orale PUVA-Therapie oder Methotrexat scheint die Bade-PUVA-Photochemotherapie ein außergewöhnlich erfolgversprechendes Verfahren darzustellen [44]. Die Erfolge lassen vermuten, daß sich die Bade-PUVA-Photochemotherapie zur Standardtherapie der Pityriasis lichenoides entwickeln könnte.

7.1.7 M. Grover

Bei 3 Patienten mit einem persistierenden, therapierefraktären M. Grover heilte die Erkrankung im Verlauf einer Bade-PUVA-Photochemotherapie vollständig ab. Die Anzahl der benötigten Behandlungen variierte zwischen 15 und 40. Bei allen lag aber die kumulative UVA-Dosis deutlich unter 100 J/cm^2, und in einem Zeitraum von mehr als 1 Jahr wurden keine Rezidive beobachtet.

7.1.8 Granuloma anulare

Auch das Granuloma anulare ist eine potentielle Indikation für die orale PUVA-Therapie. Bekanntlich spricht das disseminierte Granuloma anulare wesentlich besser auf eine PUVA-Therapie an als das lokalisierte, doch werden relativ große kumulative UVA-Dosen benötigt [19]. Diese mit der oralen PUVA-Therapie gewonnene Erfahrung läßt sich auf die Bade-PUVA-Photochemotherapie des Granuloma anulare übertragen. Die kumulative UVA-Dosis beträgt etwa das 2- bis 3fache der für eine Psoriasistherapie benötigten UVA-Dosis.

7.2 Proliferative Erkrankungen

7.2.1 Lymphoproliferative Erkrankungen

Über die erfolgreiche Behandlung lymphoproliferativer Erkrankungen mit Hilfe der Bade-PUVA-Photochemotherapie liegen bisher nur 2 Kasuistiken vor. Bei einem Kind mit lymphomatoider Papulose [58] sowie bei einem Patienten mit pagetoider Retikulose [29] bildeten sich die Hauterscheinungen unter einer Bade-PUVA-Photochemotherapie vollständig zurück. Aufbauend auf diesen Erfahrungen wurden 24 Patienten mit lymphomatoider Papulose, Parapsoriasis oder frühen Stadien der Mycosis fungoides (Stadium Ia und Ib) mit Bade-PUVA-Photochemotherapie behandelt.

7.2.2 Lymphomatoide Papulose

Die Dignität der lymphomatoiden Papulose ist immer noch unklar. Die Krankheit verläuft meist über viele Jahre und geht bei 10–20% der Patienten in ein Lymphom über. Standardtherapien wurden noch nicht entwickelt; die besten Therapieerfolge wurden mit der oralen PUVA-Therapie erzielt, die jedoch bei Jugendlichen unter 16 Jahren möglichst nicht durchgeführt werden sollte [4, 61]. Bisher behandelten wir 4 Patienten mit lymphomatoider Papulose mit Bade-PUVA-Photochemotherapie, 2 der Patienten waren Kinder mit einem sehr schwer ausgeprägten Krankheitsbild. Bei allen war die Behandlung sehr erfolgreich. Nach 30–50 Behandlungen war eine vollständige Remission erreicht. Rückfälle wurden in einer Nachbeobachtungszeit von bis zu 1 Jahr nicht gesehen.

7.2.3 Parapsoriasis und Mycosis fungoides

Parapsoriasis und frühe Stadien der Mycosis fungoides gehören zu den klassischen Indikationen für die orale PUVA-Therapie [1, 13, 22, 35, 46]. Bei 8 von 9 Patienten mit Parapsoriasis wurde in durchschnittlich weniger als 30 Behandlungen klinisch eine vollständige Remission erzielt. Auch bei der überwiegenden Anzahl von Patienten mit histologisch gesicherter Mycosis fungoides im Stadium I erwies sich die Bade-PUVA-Photochemotherapie als eine wirksame und gut akzeptierte Therapie. Da die Therapieerfolge histologisch verifizierbar waren, lassen die derzeitigen Daten annehmen, daß die Bade-PUVA-Photochemotherapie bei Parapsoriasis und frühen Stadien der Mycosis fungoides ähnlich wirksam ist wie die orale PUVA-Therapie [22, 25, 48].

7.2.4 Urticaria pigmentosa

Bei Patienten mit ausgeprägten Beschwerden durch eine Urticaria pigmentosa kann eine symptomatische Therapie notwendig werden. Systemisch wirkende Antihistaminika haben nur begrenzte Wirksamkeit und sind von Nebenwirkungen, insbesondere Müdigkeit, begleitet. In einzelnen Fällen ist daher eine morbostatische PUVA-Therapie angezeigt. Da hier wie auch bei der Psoriasis wiederholte Therapiezyklen benötigt werden, ist eine Therapiemodalität mit geringer UV-Belastung erstrebenswert. Die bisherigen Erfahrungen legen nahe, daß die Bade-PUVA-Photochemotherapie bei Urticaria pigmentosa zumindest ebenso erfolgreich ist wie die systemische PUVA-Therapie [21, 46, 55]. Die kumulative UVA-Dosis ist wiederum geringer als bei oraler Applikation des 8-MOP, aber deutlich höher als bei der Psoriasistherapie.

7.3 Sklerosierende Krankheiten und Pseudosklerodermien

7.3.1 Zirkumskripte und systemische Sklerodermie

Sklerosierende Erkrankungen, insbesondere die zirkumskripte und die systemische Sklerodermie, waren bisher häufig von einem therapeutischen Pessimismus begleitet. Kürzlich konnte gezeigt werden, daß bei einem Großteil der Patienten mit Morphea die Bade-PUVA-Photochemotherapie zu einem durchgreifenden therapeutischen Erfolg führt [26, 31]. Mit sehr geringen kumulativen UVA-Dosen (im Mittel <50 J/cm^2) führt diese Therapie bei der überwiegenden Anzahl der Patienten zu einem Weichwerden der sklerotischen Herde. Der Rückgang der Sklerose kann sowohl mit Ultraschall als auch mit der Histologie belegt werden. Selbst langbestehende Sklerosen und die lineare Form der zirkumskripten Sklerodermie sprechen günstig auf diese Therapie an. Bei einzelnen Patienten können sogar jahrelang bestehende Bewegungseinschränkungen infolge dermatogener Kontrakturen durch die Bade-PUVA-Photochemotherapie erfolgreich behandelt werden [26, 31].

Aus dieser Erfahrung heraus wurden auch Patienten mit systemischer Sklerodermie mit einer Bade-PUVA-Photochemotherapie behandelt. Der Wert der Bade-PUVA-Photochemotherapie bei Akrosklerose ist noch schwer zu beurteilen. Bei Patienten, die unter einer über die Akren hinausreichenden Sklerodermie litten, insbesondere jenen mit einer stammbetonten Sklerodermie, scheint die Bade-PUVA-Photochemotherapie eine erfolgversprechende Maßnahme zu sein. Während der Therapieerfolg bei Morphea länger anhaltend ist, wurde bei der systemischen Sklerodermie wiederholt innerhalb weniger Wochen nach Beendigung der PUVA-Therapie eine erneute Zunahme der Sklerose beobachtet. Inwieweit die Bade-PUVA-Photochemotherapie auch andere Formen der Sklerose günstig beeinflußt, ist noch nicht abzuschätzen.

7.3.2 Scleroedema adultorum Buschke

Bei 3 von 6 Patienten, die wegen eines Scleroedema adultorum Buschke eine Bade-PUVA-Photochemotherapie erhielten, bildete sich die Verhärtung der Haut teilweise zurück, und die Bewegungseinschränkung im Schultergelenk normalisierte sich sichtbar. Die mit der Therapie erzielte klinische Besserung war lang anhaltend.

7.4 Entzündliche Palmoplantardermatosen

Entzündliche Palmoplantardermatosen sind eine heterogene Gruppe von Krankheiten, meist Folge einer Psoriasis oder eines Ekzems. Sofern auslösende Faktoren wie Infektionen, Kontaktallergene oder kumulativ toxische Reize nicht beseitigt werden, sind diese Erkrankungen häufig kaum zu behandeln. Auch bei Ausschaltung der potentiellen Trigger sind sie oftmals weitgehend therapieresistent. Obgleich die Wirkung von PUVA bei Palmoplantardermatosen in der Literatur nicht ganz einheitlich beurteilt wird, zeigen die überwiegenden Daten, daß durch eine PUVA-Behandlung bei etwa 75% der Patienten mit therapieresistenter Palmoplantarpsoriasis und hyperkeratotischen Palmoplantarekzemen in 4–8 Wochen eine deutliche Besserung erreicht wird. Sowohl systemische als auch lokale 8-MOP-Applikationen in Form eines Hand- oder Fußbades werden praktiziert; letzterem wird in der Regel der Vorzug gegeben [4]. Ein Therapieerfolg kündigt sich bei den meisten Patienten in den ersten 4 Behandlungswochen an [27] und wird dann in den folgenden 4 Wochen erzielt. Im Gegensatz zu den meisten anderen Erkrankungen wird bei Palmoplantarerkrankungen die örtliche Photochemotherapie meist über 30 Behandlungen 4mal wöchentlich beibehalten. Bei Patienten, deren Palmoplantardermatose sich innerhalb der ersten 30 Behandlungstage nicht deutlich bessert, scheint diese Therapie nicht erfolgversprechend zu sein.

8 Zusammenfassung

Die Bade-PUVA-Photochemotherapie ist fast gleichzeitig mit der oralen PUVA-Therapie vor 20 Jahren von Fischer u. Alsins [11] in Skandinavien entwickelt und propagiert worden. Erst seit 10 Jahren wird über diese Therapie auch aus anderen europäischen Ländern und den USA berichtet. Zahlreiche Vorteile gegenüber der oralen PUVA-Therapie haben dazu geführt, daß die Bade-PUVA-Photochemotherapie in den letzten Jahren weltweit große Bedeutung erlangt hat. Während für die orale PUVA-Therapie ein großes Spektrum an Indikationen etabliert ist, wurde die Bade-PUVA-Photochemotherapie bisher fast ausschließlich in der Psoriasisbehandlung eingesetzt. Neuesten Daten zufolge ergibt sich für diese Art der Therapie das gleiche Indikationsspektrum wie für die orale PUVA-Behandlung. Bei einigen Indikationen scheint die Bade-PUVA-Photochemotherapie der oralen PUVA-Therapie sogar überlegen. Klinische Grundlagen, Patientenberatung und Indikationen einer Bade-PUVA-Photochemotherapie werden vorgestellt, einschließlich der PUVA-Hand- und Fußbäder.

Sofern angezeigt, wird die Bade-PUVA-Photochemotherapie der oralen PUVA-Therapie gegenübergestellt. Bei den meisten Krankheiten, von der Psoriasis abgesehen, bestehen mit Bade-PUVA-Photochemotherapie nur Erfahrungen mit einer relativ geringen Patientenzahl (etwa 10–30 bei den meisten Indikationen). Aus diesem Grunde sind die Ausführungen deskriptiver Natur. In der Regel waren die Ergebnisse mit der Bade-PUVA-Photochemotherapie an diesen kleinen Kollektiven gut reproduzierbar, so daß die hier dargestellten Grundlagen sich kaum ändern werden.

Danksagung

Die in der vorliegenden Arbeit dargestellten Erfahrungen wurden durch die Unterstützung zahlreicher Kolleginnen und Kollegen ermöglicht, denen wir zu großem Dank verpflichtet sind: Privatdozent Dr. Klaus Degitz, Privatdozentin Dr. Martina Kerscher (früher München, jetzt Bochum), Prof. Dr. Percy Lehmann (früher München, jetzt Düsseldorf), Dr. Matthias Lüftl und Privatdozent Dr. Matthias Volkenandt für ihre Mitarbeit an den Patienten und Prof. Dr. Peter Kaudewitz, Prof. Dr. Peter Kind, Dr. Christian Sander und Privatdozent Dr. Carl-Georg Schirren für die Histologie.
  Die Arbeit wird durch die Pinguin-Stiftung gefördert.

Literatur

1. Abel EA, Deneau DG, Farber EM, Price NM, Hoppe RT (1981) PUVA treatment of erythrodermic and plaque type mycosis fungoides. J Am Acad Dermatol 4: 423–429
2. Berne B, Fischer T, Michaelsson G, Norén P (1984) Long-term-safety of trioxalen bath PUVA treatment: an 8-year follow up of 149 psoriasis patients. Photodermatology 1: 18–22
3. Braun-Falco O, Plewig G, Wolff HH (1995) Dermatologie und Venerologie. Springer, Berlin Heidelberg New York Tokyo, pp 1183–1196
4. British Photodermatology Group (1994) British Photodermatology Group guidelines for PUVA. Br J Dermatol 130: 246–255
5. Calzavara-Pinton PG, Ortel B, Carlino AM, Hönigsmann H, De Paniflis G (1993) Phototesting and phototoxic side effects in bath PUVA. J Am Acad Dermatol 28: 657–659
6. Collins P, Rogers S (1991) Bath-water delivery of 8-methoxypsoralen therapy for psoriasis. Clin Exp Dermatol 16: 165–167
7. Collins P, Rogers S (1992) Bath-water compared with oral delivery of 8-methoxypsoralen PUVA therapy for chronic plaque psoriasis. Br J Dermatol 127: 392–395
8. Degitz K, Plewig G, Röcken M (1996) Rapid decline of photosensitivity following bath-PUVA. Arch Dermatol 132: 1394–1395
9. El Mofty AM (1948) A preliminary clinical report on the treatment of leukoderma with Ammi majus Linn. J Roy Egyptian Med Assoc 31: 651–655
10. Even-Paz Z, Shani J (1989) The Dead Sea and psoriasis. Historical and geographic background. Int J Dermatol 28: 1–9
11. Fischer T, Alsins J (1976) Treatment of psoriasis with trioxalen baths and dysprosium lamps. Acta Derm Venereol (Stockh) 56: 383–390
12. George SA, Ferguson J (1992) Unusual pattern of phototoxic burning following trimethylpsoralen (TMP) bath photochemotherapy (PUVA). Br J Dermatol 127: 444–445
13. Gilchrest BA, Parrish JA, Tanenbaum L (1976) Oral methoxalen photochemotherapy of mycosis fungoides. Cancer 38: 683–689
14. Gómez MI, Azana JM, Arranz I, Harto A, Ledo A (1995) Plasma levels of 8-methoxypsoralen after bath-PUVA for psoriasis: relationship to disease severity. Br J Dermatol 133: 37–40

15. Hannuksela M, Karvonen J (1978) Trioxalen bath plus UVA effective and safe in the treatment of psoriasis. Br J Dermatol 99: 703–707
16. Helander I, Jansen CT, Meurman L (1987) Long-term PUVA efficacy of PUVA treatment in lichen planus: comparison of oral and external methoxsalen regimens. Photodermatol 4: 265–268
17. Henseler T, Wolff K, Hönigsmann H, Christophers E (1981) Oral 8-methoxypsoralen photochemotherapy in psoriasis. Lancet I: 853–857
18. Henseler T, Christophers E, Hönigsmann H, Wolff K (1987) Skin tumors in the European PUVA study. J Am Acad Dermatol 16: 108–116
19. Hindson TC, Spiro JG, Cochrane H (1988) PUVA therapy of diffuse granuloma annulare. Clin Exp Dermatol 13: 1673–1677
20. Hofmann C, Plewig G, Braun-Falco O (1976) Technische Erfahrungen mit der 8-Methoxypsoralen-Photochemotherapie bei Psoriasis vulgaris. Hautarzt 27: 277–285
21. Honig B, Morison WL, Karp D (1994) Photochemotherapy beyond psoriasis. J Am Acad Dermatol 31: 775–790
22. Hönigsmann H, Brenner W, Rauschmeier W, Konrad K, Wolff K (1984) Photochemotherapy for cutaneous T cell lymphoma. A follow-up study. J Am Acad Dermatol 10: 238–245
23. Huuskonen H, Koulu L, Wilen G (1984) Quantitative determination of methoxsalen in human serum, suction blister fluid and epidermis by gas chromatography mass spectometry. Photodermatology 1: 137–140
24. Jampel RM, Farmer ER, Vogelsang GB (1991) PUVA therapy for chronic cutaneous graft-vs-host disease. Arch Dermatol 127: 1673–1678
25. Kaye FJ, Bunn PJ, Steinberg SM et al. (1989) A randomized trial comparing combination electron-beam radiation and chemotherapy with topical therapy in the initial treatment of mycosis fungoides. N Engl J Med 321: 1784–1790
26. Kerscher M, Volkenandt M, Meurer M, Lehmann P, Plewig G, Röcken M (1994) Treatment of localised scleroderma with PUVA bath photochemotherapy. Lancet 343: 1233
27. Kerscher M, Plewig G, Lehmann P (1994) PUVA-Bad Therapie mit 8-Methoxypsoralen zur Behandlung von palmoplantaren Dermatosen. Z Hautkr 69: 110–112
28. Kerscher M, Lehmann P, Plewig G (1994) PUVA-Bad Therapie. Indikationen und praktische Durchführung. Hautarzt 45: 526–528
29. Kerscher M, Sander C, Röcken M, Lehmann P, Kaudewitz P (1995) Pagetoide Retikulose: Therapie mit PUVA-Bädern. In: Plewig G, Korting HC (Hrsg) Fortschritte der praktischen Dermatologie und Venerologie, Bd 14. Springer, Berlin Heidelberg New York Tokyo, 440–441
30. Kerscher M, Volkenandt M, Meurer M, Lehmann P, Röcken M (1995) PUVA-bath photochemotherapy of lichen planus. Arch Dermatol 131: 1210–1211
31. Kerscher M, Meurer M, Sander C, Volkenandt M, Lehmann P, Plewig G, Röcken M (1996) PUVA-bath-photochemotherapy of localized scleroderma. Arch Dermatol 132: 1280–1282
32. Koulu LM, Jansen CT (1984) Skin phototoxicity variations during repeated bath PUVA exposures to 8-methoxypsoralen and trimethylpsoralen. Clin Exp Dermatol 9: 64–69
33. Lerner AB, Denton CR, Fitzpatrick TB (1953) Clinical and experimental studies with 8-methoxypsoralen in vitiligo. J Invest Dermatol 20: 299–314
34. Lindelöf B, Sigurgeirsson B, Tegner E, Larkö O, Berne B (1992) Comparison of the carcinogenic potential of trioxsalen bath PUVA and oral methoxasalen PUVA. Arch Dermatol 128: 1341–1344
35. Lowe NJ, Cripps DJ (1979) Photochemotherapy for mycosis fungoides. Arch Dermatol 115: 50–53
36. Lowe NJ, Weingarten D, Bourget T, Mox LS (1986) PUVA therapy for psoriasis: comparison of oral and bath-water delivery of 8-methoxypsoralen. J Am Acad Dermatol 14: 754–760

37. Lüftl M, Thoma-Greber E, Bogner J, Weiss N, Wollenberg M, Röcken M (1996) UV-induced exfoliative dermatitis in a patient with AIDS followed by generalized bullous impetigo. Eur J Dermatol 6: 248–250

37a. Lüftl M, Degitz, Plewig G, Röcken M (1997) Bath PUVA-therapy: possibilities and limitations. Arch Dermatol (in Druck)

38. Menter MA, See JA, Amend WJC, Ellis CN, Krueger GG, Lebwohl M, Morison W, Prystowski JH (1994) Proceedings of the psoriasis combination and rotation therapy conference. J Am Acad Dermatol 34: 315–321

39. Morison WL, Parrish JA, Fitzpatrick TB (1978) Oral psoralen photochemotherapy of atopic eczema. Br J Dermatol 98: 25–30

40. Mortazawi SAM, Oberste-Lehn H (1973) Lichtsensibilatoren und ihre therapeutischen Fähigkeiten. Z Hautkr 48: 1–9

41. Ortonne JP, Thivolet J, Sannwald C (1978) Oral photochemotherapy in the treatment of lichen planus (LP). Br J Dermatol 99: 77–88

42. Parrish JA, Fitzpatrick TB, Tanenbaum L, Pathak MA (1974) Photochemotherapy of psoriasis with oral methoxalen and longwave ultraviolet light. N Engl J Med 291: 1207–1211

43. Paul BS, Arndt KA (1984) Response of transient acantholytic dermatosis to photochemotherapy. Arch Dermatol 120: 121–122

44. Powell FC, Muller SA (1984) Psoralens and ultraviolet A therapy of pityriasis lichenoides. J Am Acad Dermatol 10: 59–64

45. Reinauer S, Lehmann P, Plewig G, Heyll A, Söhngen D, Hölzle E (1993) Photochemotherapy (PUVA) der akuten Graf-versus-host-Erkrankung. Hautarzt 44: 708–712

46. Röcken M, Kerscher M, Volkenandt M, Plewig G (1995) Balneo-Phototherapie. Hautarzt 46: 437–450

47. Roenigk HH (1977) Photochemotherapy for mycosis fungoides. Arch Dermatol 113: 1047–1051

48. Rosenbaum MM, Roenigk HJ, Caro WA, Esker A (1985) Photochemotherapy in cutaneous T cell lymphoma and parapsoriasis en plaques. Long-term follow-up in forty-three patients. J Am Acad Dermatol 13: 613–622

49. Ständer M (1978) Erfahrungen mit der Thermalsole-Phototherapie bei Psoriasis vulgaris. Hautarzt 29: 328–330

50. Stern RS, Laird N (1994) The carcinogeneic risk of treatments for severe psoriasis. Cancer 73: 2759–2764

51. Streit V, Wiedow O, Christophers E (1994) Innovative Balneophototherapie mit reduzierten Badevolumina. Hautarzt 45: 140–144

52. Thomas SE, O'Sullivan JO, Balac N (1991) Plasma levels of 8-MOP following oral or bath-water treatment. Br J Dermatol 125: 56–58

53. Tronnier H, Schüle D (1973) Zur dermatologischen Therapie von Dermatosen mit langwelligem UV nach Photosensibilisierung der Haut mit Methoxsalen. Erste Ergebnisse bei Psoriasis vulgaris. Z Hautkr 48: 385–393

54. Väätäinen N, Hannuksela M, Karvonen J (1979) Local photochemotherapy in nodular prurigo. Acta Derm Venerol 59: 544–547

55. Väätäinen N, Hannuksela M, Karvonen J (1982) Trioxalen baths plus UV-A in the treatment of lichen planus and urticaria pigmentosa. Clin Exp Dermatol 6: 133–138

56. Vallat VP, Gilleaudeau P, Battat L et al. (1994) PUVA bath therapy strongly suppresses immunological and epidermal activation in psoriasis: a possible cellular basis for remittive therapy. J Exp Med 180: 283–296

57. Volc-Platzer B, Hönigsmann H, Hinterberger W, Wolff K (1990) Photochemotherapy improves chronic cutaneous graft-versus-host disease. J Am Acad Dermatol 23: 220–228

58. Volkenandt M, Kerscher M, Sander C, Meurer M, Röcken M (1995) PUVA-bath photochemotherapy resulting in rapid clearance of lymphomatoid papulosis in a child. Arch Dermatol 131: 1094

59. Wagner G, Hofmann C, Busch U, Schmid J, Plewig G (1979) 8-MOP plasma levels in PUVA problem cases with psoriasis. Br J Dermatol 101: 285–292
60. Walther F, Haustein UF (1991) 8-methoxypsoralen serum levels and poor response to photochemotherapy. Pharmacol Therap 30: 516–518
61. Wantzin GL, Thomsen K (1982) PUVA-treatment in lymphomatoid papulosis. Br J Dermatol 107: 687–690
62. Weinstein GD, White GM (1993) An approach to the treatment of moderate to severe psoriasis with rotational therapy. J Am Acad Dermatol 28: 454–459

Balneophototherapie

Volker Streit, Oliver Wiedow

Inhalt

1 Einleitung

Die Balneophototherapie als kombinierte Anwendung von Bädern mit nachfolgender Sonnenbestrahlung oder künstlicher Bestrahlung mit einer UV-Lichtquelle ist ein altbewährtes Therapieverfahren zur Behandlung von chronisch-entzündlichen Dermatosen. Bereits in den Hippokratischen Schriften um 400 v. Ch. wird erwähnt, daß „Baden im Meerwasser gut sei für Leute mit jukkenden, beißenden Stellen der Haut" [14]. Zu Zeiten des römischen Imperiums um die Zeitwende wurde dem Salzwasser des Toten Meeres im heutigen Israel heilende Kräfte nachgesagt, was dazu führte, daß die Römer diese Sole in großen Behältern nach Italien importierten [6].

An der Nordsee erlebte die Klima- und Badetherapie eine erste Renaissance, als in England um 1730 in Scarborough an der Nordsee das erste Seebad gegründet wurde. In der Folgezeit setzte in ganz England eine fast stürmisch zu nennende Entwicklung von Seebädergründungen ein. In den Jahren 1793 und 1797 wurden mit Heiligendamm bei Bad Doberan an der Ostsee und Norderney an der Nordsee die ersten deutschen Seebäder gegründet [20].

In der jüngeren Vergangenheit lag in den 50er und 60er Jahren ein Schwerpunkt der Balneophototherapie in der Errichtung von großen Therapiezentren am Toten Meer, nachdem 1959 eine erste Studie an Patienten die Abheilung ihrer Psoriasis im Rahmen eines mehrwöchigen Aufenthaltes an den Ufern des Toten Meeres darstellen konnte [5]. 1974 wurde die Balneophototherapie unter standardisierten Bedingungen mit künstlichen UV-Strahlern in Bad Bentheim in Deutschland eingeführt [18]. Seit 1994 werden in Deutschland verstärkt im Bereich der niedergelassenen Dermatologen kleinere balneophototherapeutische Therapieeinrichtungen etabliert, die eine ambulante Versorgung ermöglichen [22].

2 Behandlung am Toten Meer

Die moderne Balneophototherapie begann 1959, als Dostrovsky et al. [5] eine Studie über Psoriatikern veröffentlichte, in der über eine Abheilung der Patienten im Rahmen eines mehrwöchigen Aufenthaltes an den Quellen von Zohar in der Nähe des Toten Meeres berichtet wurde. In der folgenden Dekade wurden große Therapieeinrichtungen an den Ufern des Toten Meeres in Ein Bobek und Ein Gedi errichtet [6].

Zu den natürlichen Qualitäten des Toten Meeres zählen atmosphärische, thermale und chemische Eigenschaften, die in den letzten Jahrzehnten bei verschiedenen Hauterkrankungen sowie bei Anthropathien zur Anwendung kamen [9]. Zu den geographischen Besonderheiten des Toten Meeres gehört, daß dieses Gebiet mit einer Lage von 390 m unter dem Meeresspiegel der tiefste Punkt der Erdoberfläche ist. Auffällig ist weiterhin das Wasser des Toten Meeres, das eine gesättigte Salzkonzentration von 30% aufweist [15]. Die ultraviolette Strahlung in diesem Gebiet wird einerseits durch die tiefe Lage unterhalb des Meeresspiegels sowie durch einen Dunstschleier aus Aerosolen gefiltert, der durch die konstante Verdunstung von Wasser oberhalb der Seeoberfläche in diesem wüstenartigen Gebiet bedingt ist. Beide Faktoren führen dazu, daß vor allem die UVB-Strahlung deutlich reduziert wird und somit Patienten einen längeren Aufenthalt in der Sonne ohne Gefahr eines Sonnenbrandes ermöglicht, als dies in ähnlichem Klima in Meeresspiegelhöhe möglich wäre [11]. Im Sommer betragen die Durchschnittstemperaturen 32 °C mit Höchsttemperaturen über 40 °C, in der Winterzeit beträgt die Durchschnittstemperatur 19 °C.

Die Behandlung am Toten Meer besteht aus täglichen Bädern, deren maximale Dauer 1 h pro Tag beträgt. Die Sonnenexposition der Patienten wird von einigen Minuten zu Beginn der Therapie bis zu einem Maximum von 6 h pro Tag gesteigert, wobei das Steigerungsschema vom Hauttyp des Patienten abhängig ist. Die durchschnittliche Behandlungsdauer beträgt 28 Tage [1], Patienten mit Psoriasis bilden den Hauptanteil von Patienten, die am Toten Meer behandelt werden. Seit der ersten Publikation von Dostrovsky et al. [5] haben weitere Studien den Erfolg der Psoriasisbehandlung am Toten Meer gezeigt [2, 9].

Bei 1448 Patienten mit Psoriasis konnten Abels et al. [2] zeigen, daß 58% der Patienten während des 28tägigen Behandlungszeitraumes vollständig ausgeheilt wurden. Der Erfolg der Therapie wurde nach dem Prozentsatz der befallenen Körperoberfläche beurteilt, der jeweils bei Beginn und Ende der Therapie nach der 9er-Regel abgeschätzt wurde. Bei Aufnahme der Therapie hatten 76% aller Patienten einen Befall von mehr als 7% der Körperoberfläche, 26% wiesen einen Befall von mehr als 22% und 10% einen Befall von über 40% auf. In der gesamten Gruppe von 1448 Patienten zeigten 88% der Patienten nach Beendigung der Therapie, eine klinische Besserung von über 80%. Ein Nachteil der Studie ist trotz der großen Patientenzahl das Fehlen von Angaben zur Jahreszeit, zu der die Behandlung durchgeführt wurde, sowie Angaben zur kumulativen UVA/UVB-Gesamtbelastung während des Behandlungszeitraumes.

Die meisten Studien über die Behandlung am Toten Meer stützen sich auf die Schätzung der befallenen Körperoberfläche vor und nach Therapie [1, 2]. Kürzlich wurde eine Studie an 45 Patienten veröffentlicht, bei der der „Psoriasis area and severity index" (PASI) [8] benutzt wurde, um den Einfluß der Sonnenexpositionsdauer in den Sommermonaten Juli und August auf den Grad der klinischen Abheilung zu beurteilen [7]. Es wurde in 3 Gruppen mit einer täglichen Sonnenexpositionsdauer von maximal 3 h, 4¹/₂ h und 6 h kein signifikanter Unterschied in bezug auf das Ansprechen auf die Therapie gefunden. In allen 3 Gruppen zeigten 51% der Patienten eine Verbesserung im klinischen PASI-Score von mehr als 90%, 82% der Patienten erreichten eine Verbesserung von mehr als 80%. Quantitative Angaben zur kumulativen UVA/UVB-Dosis, der die Patienten während ihres 4wöchigen Aufenthaltes am Toten Meer ausgesetzt waren, fehlen auch bei dieser Studie.

3 Balneophototherapie in Deutschland

1974 wurde die Solebadtherapie mit nachfolgender künstlicher UV-Bestrahlung bei Patienten mit Psoriasis durch Ständer [18] erstmals in Deutschland in Bad Bentheim etabliert. Balneophototherapie wird dort an 6 Tagen pro Woche durchgeführt. Die Patienten baden in einer Sole mit einem Salzgehalt von 27%. Diese Sole stammt aus tiefen unterirdischen Kavernen. Zur UV-Behandlung wird ein breites Spektrum von UV-Bestrahlungsgeräten (UVA und UVB) benutzt, das von Ganzkörperbestrahlungsgeräten bis hin zu Teilkörperbestrahlungsgeräten für Nagelbefall und Herden im Kopfbereich reicht.

Der Vorteil von Therapieeinrichtungen wie in Bad Bentheim liegt in der Benutzung eines standardisierten Therapieregimes, da die Therapie unabhängig von Klima, Jahreszeit oder dem täglichen Sonnenstand erfolgen kann. Vorteilhaft sind die hygienischen Bedingungen bei dieser Art der Soletherapie, da jeder Patient in frischer Sole badet.

Während eines 4- bis 6wöchigen Aufenthaltes in Bad Bentheim zeigten Untersuchungen an über 5000 Patienten bei 83% der Psoriatiker eine sehr gute klinische Besserung. 13% sprachen befriedigend auf die Therapie an, bei 1,8% zeigte sich nur eine geringfügige Verbesserung, und 1,1% der Patienten zeigten keine klinische Verbesserung [19]. In einer großen randomisierten Studie an 1111 Patienten mit Psoriasis konnte gezeigt werden, daß nach einer in Bad Bentheim erfolgten Kur ein Rezidiv durchschnittlich nach 3 Monaten eintrat [16]. Erhielt der Patient während seines Aufenthaltes in Bad Bentheim zusätzlich eine Unterrichtung in Entspannungstechniken, so ließ sich der Zeitpunkt bis zum Ausbruch des Rezidivs im Mittel auf 6 Monate verzögern.

4 Erprobungsmodell „Ambulante Balneophototherapie"

Im April 1994 wurde das Erprobungsmodell „Ambulante Balneophototherapie" mit dem Ziel gestartet, ein einheitliches Therapiekonzept für die Balneophototherapie im ambulanten Bereich zu erarbeiten. Ziel des Erprobungsmodells ist die wissenschaftliche Überprüfung und balneotherapeutische Behandlung von Patienten mit chronisch-entzündlichen Dermatosen in speziell eingerichteten Balneotherapiebereichen von dermatologischen Praxen und Kliniken in der

Bundesrepublik. Das Erprobungsmodell hat eine Laufzeit von 5 Jahren und wird bis März 1999 durchgeführt. Unterstützt wird dieses Modellvorhaben von dem Verband der Ersatzkassen, per Einzelentscheidung rechnen aber auch eine Reihe von Innungs- und Betriebskrankenkassen sowie Primärkassen die Behandlung ihrer Patienten mit den behandelnden Ärzten im Rahmen dieses Modells ab [4].

Die ambulante Balneophototherapie wird vor allem zur Behandlung von Patienten, die unter Psoriasis oder Neurodermitis leiden, eingesetzt. Bei Patienten mit Psoriasis werden Salzbäder mit einer Salzkonzentration von mindestens 15% und anschließender UVB-Bestrahlung durchgeführt. Alternativ hierzu kann die Bade-PUVA-Therapie in einer Konzentration von 0,5 mg 8-Methoxypsoralen/l Badewasser mit anschließender UVA-Bestrahlung durchgeführt werden. Die Modalitäten der Bade-PUVA-Behandlung werden an anderer Stelle dieses Buches beschrieben. Die Beurteilung des Krankheitsbildes vor und bei Ende der Therapie erfolgt durch den „Psoriasis area and severity index" (PASI) [8].

Patienten mit Neurodermitis erhalten Salzbäder mit einer Salzkonzentration in Höhe von 1–5%, im Anschluß erfolgt eine kombinierte UVA-UVB-Bestrahlung in steigender Dosierung. Fortschritte in der Therapie werden mit dem „Severity-scoring-of-atopic-dermatitis-Index" (SCORAD) [17] beurteilt.

Zu den Voraussetzungen für die Teilnahme zählen für den Dermatologen das Vorhandensein einer Badewanne, Duschmöglichkeit sowie eine UV-Bestrahlungseinrichtung mit Dosimetrie. Die Badeabteilung muß baulicher Bestandteil der Praxis sein, in Ausnahmefällen ist die Etablierung von Badezentren möglich.

5 Praktische Durchführung der Balneophototherapie in der Praxis

Solebäder können auf 2 verschiedene Weisen durchgeführt werden: Es gibt technische Badeanlagen mit Salzrückgewinnung, die über Pumpsysteme und Filteranlage die eingesetzte Salzlösung bis zu 30mal wiederaufbereiten. Vorteile dieser technischen Anlagen liegen in der Vollumspülung des Körpers des Patienten, der sich wie in einer normalen Badewanne bewegen kann [24]. Patienten mit infektiösen Begleiterkrankungen, wie beispielsweise HIV-Infektion, sollten aus Gründen der Vernunft nicht mit solchen Anlagen behandelt werden, auch wenn Infektionen durch die mehrfache Verwendung des Badewassers nicht bekannt geworden sind. Alternativ können Folienbäder mit reduzierten Badevolumina verwendet werden. Hierzu wird über eine handelsübliche Badewanne, die mit ca. 150 l warmem Leitungswasser gefüllt ist, eine flexible Klarsichtfolie aus Polyethylen (Größe 3/4 m, Dicke 50 µm) gedeckt. Anschließend werden 4 l einer zuvor aufbereiteten Badelösung, z.B. Starksole, auf die Folie geschüttet. Der Patient setzt sich auf die Folie und taucht nun mit der Folie in das darunter liegende Badewasser ein. Der umgebene Wasserdruck preßt die Badefolie gegen den Körper des Patienten. Die in der Badefolie enthaltene Solelösung umspült den gesamten Körper. Die Wassertemperatur sollte zwischen 35 und 37 °C betragen, nicht höher, da es durch die Folie zu einem Wärmestau kommen kann. Die Badedauer beträgt bei diesem Verfahren 15 min.

Grundsätzlich sollten Patienten mit kardialen Grunderkrankungen wie z. B. Myokardinfarkt, Angina pectoris oder Hypertonus von der Balneophototherapie ausgeschlossen bleiben.

In der kombinierten Sole/UV-Therapie hat sich die tägliche Anwendung an 5–6 Tagen pro Woche bewährt. Direkt nach dem Bad sollte die UV-Therapie durchgeführt werden. Anschließend empfiehlt sich das Abduschen der verbliebenen Salzkristalle von der Hautoberfläche des Patienten.

6 Zwischenergebnisse des Erprobungsmodells „Ambulante Balneophototherapie"

Die bisher erfolgte Auswertung der Ergebnisse der ambulanten Balneophototherapie zeigt, daß 6273 Patienten, darunter 4024 Patienten mit Psoriasis und 1872 mit Neurodermitis, mit Stand Oktober 1996 im Rahmen des Erprobungsmodells behandelt wurden. Unter der kombinierten Sole/UV-Behandlung sank bei Patienten mit Psoriasis der durchschnittliche Körperoberflächenbefall von 30% auf 5% ab. Im Durchschnitt wurden 21 ± 12 balneophototherapeutische Maßnahmen für diesen Erfolg benötigt. Der PASI ermäßigte sich um 83% von 16,2 auf 2,75. Die kumulative UVB-Dosis im Rahmen des Behandlungszeitraumes betrug 3,2 J/cm^2. 4,5% der Patienten beendeten die Therapie wegen zeitlicher Probleme, bei 8% der Patienten wurde die Balneophototherapie wegen mangelnden Erfolges abgebrochen.

Bei Neurodermitikern ließ sich unter der kombinierten Solebadtherapie (Salzkonzentration von 1–5%) mit anschließender UVA/B-Bestrahlung eine Reduktion des Körperoberflächenbefalls von 46% auf 10% erreichen. Hierfür wurden durchschnittlich 16 ± 11 Bäder benötigt. Der SCORAD-Index sank in einem Zeitraum von 2 Monaten von 52 auf 26 ab. 30% der Neurodermitiker waren bei Beendigung der Therapie erscheinungsfrei, bei einem weiteren Drittel stellte sich eine Verbesserung des Hautbefundes ein, das letzte Drittel der Patienten mit Neurodermitis brach die Therapie aus verschiedenen Gründen vorzeitig ab. Bei Beendigung betrug die kumulative UVA-Dosis für Neurodermitiker 45 J/cm^2, die UVB-Dosis lag bei 1,4 J/cm^2.

Die Zwischenbilanz nach 2$^{1}/_{2}$jähriger Laufzeit zeigt, daß die Balneophototherapie bei Patienten und Dermatologen im ambulanten Bereich auf großes Interesse gestoßen ist. Die ambulante Balneophototherapie wird von 298 niedergelassenen Dermatologen, 21 Universitätskliniken sowie 21 städtischen Häusern in der gesamten Bundesrepublik durchgeführt.

7 Wissenschaftliche Grundlagen der Balneophototherapie

Trotz der klinisch eindrucksvollen Therapieresultate der Behandlung am Toten Meer, in speziellen Fachkliniken oder im ambulanten Bereich ist die Wirkungsweise von Salzbädern bis jetzt nur in begrenztem Umfang bekannt.

Ein typisches histopathologisches Merkmal der Psoriasis ist die intradermale Akkumulation von polymorphonukleären neutrophilen Granulozyten [13]. Neutrophile Granulozyten enthalten eine Reihe von proteolytischen Enzymen in ihren azurophilen Granula, deren bekannteste die humane Leukozytenelastase, HLE, ist [12]. HLE ist in der Lage, ein breites Spektrum von Substraten wie verschiedene Keratine, Kollagene oder Komplementfaktoren zu spalten und wird als entzündungsfördernde Substanz im Rahmen der Pathogenese der Psoriasis angesehen. Diese Protease ist gering wasserlöslich, kann jedoch durch 5%ige Salzlösungen gut aus dem Gewebe herausgelöst werden [21]. In vitro konnte gezeigt werden, daß der Gehalt an HLE im psoriatischen Plaque um das 25fache gegenüber gesunder Haut erhöht ist, daß die zusätzliche Anwendung von Solebädern bei der UV-Therapie zu einem schnelleren Abfall der läsionalen Elastaseaktivität und gleichzeitig zu einem schnelleren Ansprechen auf die Therapie führt [23]. Andere Autoren konnten zeigen, daß es bis zu einer Salzkonzentration von 25% zu einer Nettowasseraufnahme in der Epidermis kommt, bei höherer Salzkonzentration jedoch ein Nettowasserverlust in der Haut auftritt [3].

Die Salze des Wassers aus dem Toten Meer bestehen zu 28% aus Magnesiumchlorid. Die Therapieerfolge des Toten Meeres werden mit dieser hohen Konzentration an Magnesiumionen in Zusammenhang gebracht, obgleich eine wissenschaftliche Bestätigung noch aussteht. Als Hinweis auf den therapeutischen Effekt von Magnesiumionen sind Berichte zu werten, die zeigen, daß Magnesiumionen die durch 1-Chloro-2,4-Dinitrobenzol induzierte allergische Kontaktdermatitis in BALB/c-Mäusen inhibieren kann. Es wurde weiterhin gezeigt, daß Magnesiumchlorid im Gegensatz zu Natriumchlorid die nickelinduzierten Testreaktionen bei Patienten mit bekannter Nickelsensibilisierung unterdrücken kann. Es wird angenommen, daß Magnesiumionen kalziumabhängige Enzymsysteme, wie z. B. Phospholipase A_2 oder Lipoxygenasen, in kompetitiver Weise inhibieren. Es erscheint möglich, daß die magnesiuminduzierte Inhibition von Phospholipase A_2 die Produktion proinflammatorischer Metabolite aus dem Arachidonsäurezyklus reduziert [10].

Literatur

1. Abels DJ, Kattan-Byron J (1985) Psoriasis treatment at the Dead Sea: A natural selective ultraviolet phototherapy. J Am Acad Dermatol 12: 639–643
2. Abels DJ, Rose T, Bearman JE (1995) Treatment of psoriasis at the Dead Sea dermatologic clinic. Int J Dermatol 33: 134–137
3. Boer J, Schothorst AA, Boom B, Hermans J, Suurmond D (1982) Influence of water and salt solutions on UV-B irradiation of normal skin and psoriasis. Arch Dermatol Res 273: 247–259
4. Christophers E (1994) Erprobungsmodell „Ambulante Balneo-Phototherapie". Hautarzt 45: 119
5. Dostrovsky A, Sagher F, Even-Paz (1959) Preliminary report the therapeutic effect of the hot springs of Zohar (Dead Sea) on some skin diseases. Harefuah 57: 143–145
6. Even-Paz Z, Shani J (1989) The Dead Sea and psoriasis, historical and geographic background. Int J Dermatol 28: 1–9
7. Even-Paz Z, Efron D, Kipnis V, Abels DJ (1996) How much Dead Sea sun for psoriasis. J Dermatol Treat 7: 17–19

8. Frederiksson F, Pettersson U (1978) Severe psoriasis: oral therapy with a new retinoid. Dermatologica 157: 238–244
9. Goldberg LH, Sagher F (1975) Psoriasis treatment at the Dead Sea. Cutis 16: 61–62
10. Greiner J, Diezel W (1990) Entzündungshemmende Wirkung von Magnesium-Ionen bei der Kontaktekzem-Reaktion. Hautarzt 41: 602–605
11. Kushelevsky AP, Slifkin MA (1975) Ultraviolet light measurements at the Dead Sea and at Beer-Sheva. Isr J Med Sci 11: 488–490
12. Ohlsson K, Olsson I, Spitznagel JK (1977) Localisation of chymotrypsin-like cationic protein, collagenase and elastase in azurophil granules of human neutrophilic polymorphonuclear leukocytes. Hoppe Seyler's Z Physiol Chem 358: 361–366
13. Pinkus H, Mehregan AM (1966) The primary histologic lesion of seborroic dermatitis and psoriasis. J Invest Dermatol 46: 109–116
14. Schadewaldt H (1987) Zur Geschichte des römischen Bäderwesens. Ärztl Kosmetologie 7: 302–321
15. Schamberg IL (1978) Treatment of psoriasis at the Dead Sea. Int J Dermatol 17: 524–525
16. Schröpl F (1987) Thermalsole-Phototherapie. Norddeutsches Institut für Fremdenverkehrs- und Heilbäderförderung, Bd 6
17. Stalder JF, Taieb A (1993) Severity Scoring of atopic dermatitis: The SCORAD index. Consensus report of the European task force on atopic dermatitis. Dermatology 186: 23–31
18. Ständer M (1983) Die Thermalsole-Phototherapie bei Psoriasis vulgaris. Fortschr Med 101: 933–936
19. Ständer M (1988) Ein neuer Weg der Psoriasisbehandlung: Die Thermalsole-Phototherapie. Dt Derm 36: 149–153
20. Stappert W (1993) Europäische Seebädergründungen des 18./19. Jahrhunderts. Chlebarov S XX. Congressus Internationalis Thalassotherapie, pp 33–35
21. Starkey PM, Barrett AJ (1976) Human lysosomal elastase. Biochem J 155: 265–271
22. Streit V, Henseler T, Christophers E (1995) Erste Erfahrungen mit dem Erprobungsmodell „Ambulante Balneophototherapie". Dt Derm 43: 1005–1008
23. Wiedow O, Streit V, Christophers E, Ständer M (1989) Freisetzung von humaner Leukozytenelastase durch hypertone Salzbäder bei Psoriasis. Hautarzt 40: 518–522
24. Zimmermann J, Utermann S (1994) Photosoletherapie bei Patienten mit Psoriasis und Neurodermitis atopica. Hautarzt 45: 849–853

IV Photoprotektion in der Praxis

Photoprotektion

Peter Wolf

Inhalt

1 Sonnenlicht und Lichtschäden

Zu hohe Sonnen- bzw. UV-Belastung führt zu akuten und chronischen Lichtschäden der Haut. Auf molekularer Ebene entstehen durch die UV-Strahlung Veränderungen an der DNA, vor allem sog. Zyklobutanpyrimidindimere und 6-4-Photoprodukte [3]. Unter der Einwirkung von UV-Strahlung entstehen in der Haut auch freie Radikale wie der Singulettsauerstoff ($^1O_2$), das Hydroxylradikal ($HO^\bullet$), das Superoxidanion (O_2^-) und Peroxiradikale ($ROO^\bullet$) [14]. Diese Radikale schädigen die Zellmembranen und auch die Zellkern-DNA. Die durch die UV-Strahlung verursachten DNA-Schäden führen zur Freisetzung löslicher Faktoren – Zytokine wie Interleukin-10 und Tumornekrosefaktor –, die zur akuten Sonnenbrandreaktion und immunsuppressiven Wirkung der UV-Strahlung beitragen [15]. Bei mangelhafter Wiederherstellung durch endogene Reparaturmechanismen entstehen aus DNA-Schäden spezifische, für die UV-Strahlung typische Mutationen (C→T, CC→TT Transitionen), u.a. am p-53-Tumorsupressorgen [2]. Die UV-Strahlung des Sonnenspektrums ist ein vollständiges Karzinogen, das als Tumorinitiator und -promotor wirkt. Die kausale Rolle hoher kumulativer UV-Dosen bei der Entstehung von Basaliomen und Plattenepithelkarzinomen der Haut ist durch epidemiologische Studien eindeutig belegt [21]. Die durch die UV-Strahlung verursachte Immunsuppression, die sowohl lokaler als auch systemischer Natur sein kann, sowie die Schädigung immunkompetenter Langerhans-Zellen in der Haut tragen zur UV-Karzinogenese bei.

Bis vor kurzer Zeit wurde nur der UVB-Anteil des Sonnenspektrums als hauptsächliche Ursache von Lichtschäden angesehen und dem UVA-Anteil geringe Bedeutung zugemessen [6]. Untersuchungen der letzten Jahre konnten jedoch eindeutig beweisen, daß auch die UVA-Strahlung mutagen und karzinogen ist. Die UVA-Strahlung wurde 1992 von der Gesellschaft „International Agency for Research on Cancer" als sog. Karzinogen der Klasse 2A eingestuft. Hohe kumulative UVA-Dosen führen zur Hautalterung, d.h. Hautatrophie, Elastose und Teleangiektasien [14]. Neue epidemiologische und tierexperimentelle Studien deuten außerdem darauf hin, daß die UVA-Strahlung ätiopathogenetisch beim malignen Melanom von Bedeutung sein könnte [6].

2 Natürliche Photoprotektionsmechanismen

Eine der wichtigsten Funktionen der Haut ist der Schutz innerer Organe und der Haut selbst vor der schädigenden Wirkung der UV-Strahlung. Mindestens 5 unterschiedliche endogene Protektionsmechanismen stehen der Haut zur Verfügung [14]:

Die Keratinbildung der Epidermis führt zur Bildung einer kompakten Hornschicht unterschiedlicher Dicke (15–50 μm), die vor der einfallenden UV-Strahlung schützt. Die Proteine Histidin, Tyrosin und Tryptophan schwächen die UV-Strahlung durch Absorption, Reflexion und Streuung ab. Nach übermäßiger UV-Bestrahlung kommt es zur Hyperkeratose der Epidermis, die nach Miescher als sog. Lichtschwiele der Haut bezeichnet wird. Diese schützt die Haut vor der schädigenden Wirkung nachfolgender UV-Expositionen.

Die Pigmentierung der Haut ist genetisch determiniert und weist große individuelle, familiäre und ethische Unterschiede auf. Die unterschiedliche Hautfarbe ist durch quantitative und qualitative Unterschiede der Melanogenese bedingt. Das in der Epidermis vorhandene Melanin schützt vor UV-Strahlung durch Absorption, Reflexion und Streuung. Melanin wirkt aber auch als Radikalfänger photoprotektiv. Nach Fitzpatrick unterscheidet man abhängig von der Sonnenlichtempfindlichkeit und Hautbräunung 6 Hauttypen (I–VI) [14] (Tabelle 1). Sonnenempfindliche Individuen (Hauttyp I, II) sind sehr gefährdet im Hinblick auf die Entwicklung chronischer Lichtschäden, während weniger sonnenempfindliche Individuen (Hauttyp III, IV) ein geringeres Risiko aufweisen. Individuen mit dunkler Hautfarbe (Hauttyp V, VI) sind nahezu nicht lichtgefährdet bzw. haben ein sehr geringes Hautkrebsrisiko.

Die selektive Akkumulation radikalfangender lipophiler Vitamine, insbesondere sog. Karotinoide, im subkutanen Fettgewebe und die Diffusion dieser Pigmente in die Dermis und Epidermis führen zur Stabilisierung von Zellmembra-

Tabelle 1. Klassifikation der Hauttypen. (Nach Fitzpatrick)

Hauttyp	Hautfarbe[a]	Reaktion auf Sonnenbestrahlung[b]	
		Sonnenbrand	Bräunung
I	weiß	immer	nie
II	weiß	immer	wenig
III	hellbraun	selten	mäßig
IV	hellbraun	nie	gut
V	dunkelbraun	nie	sehr gut
VI	schwarz	nie	sehr gut

[a] Farbe der nicht vorgebräunten Haut (z.B. Gesäß).
[b] Reaktion auf 45–60 min Sonnenexposition der nicht vorgebräunten Haut nach dem Winter.
Hauttyp I–IV: Kaukasier; *Hauttyp V:* Orientalen; *Hauttyp VI:* Schwarze

nen. Antioxidanzien wie Vitamin E (α-Tocopherol) und verwandte Verbindungen, Vitamin C (L-Ascorbinsäure) und das Tripeptid Glutathion tragen wesentlich zum Oxidationsschutz ungesättigter Lipide bei.

Die Enzyme Superoxiddismutase (SOD) und *Glutathionperoxidase* dienen der selektiven Inaktivierung der durch die UV-Strahlung produzierten freien Radikale und schützen vor UV-Schäden an Lipoproteinen der Zellmembran, die durch Lipidperoxidation entstehen. Superoxiddismutase schützt auch Keratin, Elastin und Kollagen vor freien Radikalen.

Zelluläre, enzymatisch gesteuerte Reparaturmechanismen erlauben die Entfernung von DNA-Schäden, die infolge der Einwirkung von UV-Strahlung auf die Zellen entstehen. Die sog. Exzisionsreparatur führt zur Beseitigung UV-spezifischer Zyklobutanpyrimidindimere durch Zerschneiden der Nukleotidkette mittels Endonukleasen, Neusynthese des fehlenden Stücks mittels DNA-Polymerase und Schluß der Stranglücke mittels Ligasen. Bei genetischen Defekten (z.B. Xeroderma pigmentosum) oder bei Überlastung der Exzisionsreparatur übernehmen die fehlerbehafteten Mechanismen der Postreplikationsreparatur die Korrektur der UV-DNA-Schäden, wodurch Mutationen als erster Schritt der UV-Karzinogenese auftreten können.

3 Topische Lichtschutzmittel

Die Wirksamkeit der z.Z. kommerziell erhältlichen Lichtschutzmittel ist auf die eingearbeiteten Lichtschutzstoffe zurückzuführen. Die wichtigsten Lichtschutzstoffe sind chemische und physikalische UV-Filter (Abb.1). Chemische UV-Filter schützen durch Absorption von UV-Strahlung. Physikalische UV-Filter (Pigmente) schwächen das Licht durch Reflexion, Streuung und Absorption ab.

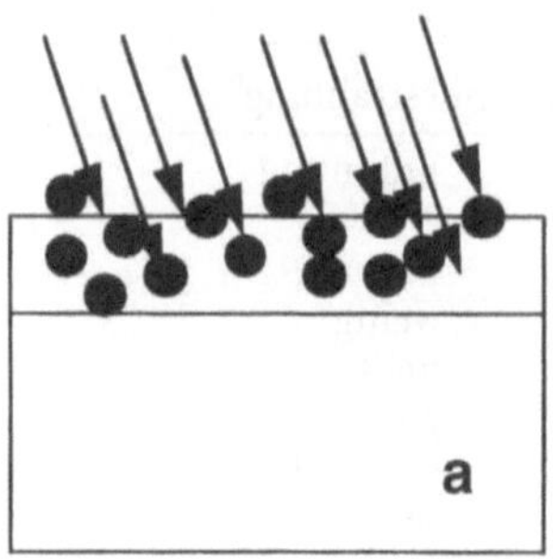 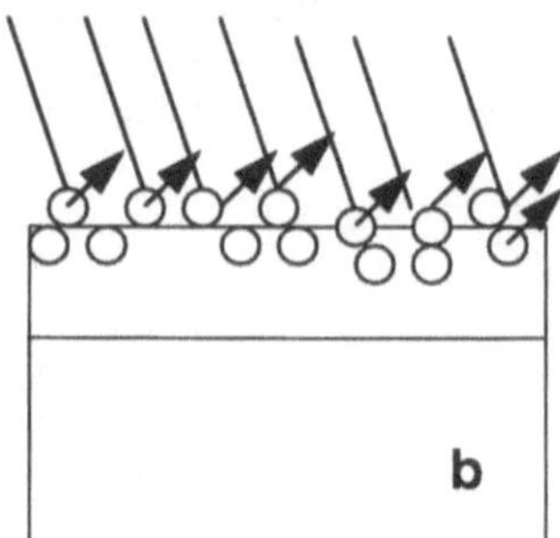

Abb. 1. Wirkungsweise **a** chemischer und **b** physikalischer UV-Filter

3.1 UVB-Lichtschutzfaktor (UVB-LSF)

Die Qualität eines Lichtschutzmittels wird durch den UVB-LSF oder kurz LSF angegeben. Der UVB-LSF ergibt sich aus dem Quotienten zwischen minimaler Erythemdosis (MED) mit Lichtschutzmittel und MED ohne Lichtschutzmittel.

UVB-LSF = MED mit Lichtschutzmittel / MED ohne Lichtschutzmittel

Beispiel: 300 min / 20 min = LSF 15

Der UVB-LSF eines Präparates gibt an, wievielmal länger im Vergleich zur unbehandelten Haut die mit dem Lichtschutzmittel behandelte Haut der Sonne ausgesetzt werden kann, ohne daß ein sichtbares Erythem entsteht.

Die Bestimmung des UVB-LSF wird in verschiedenen Ländern nach unterschiedlichen Normen durchgeführt. Die wichtigsten Normen sind die amerikanische FDA-(Food and Drug Administration-)Norm, der Australische und Neuseeländische Standard, die DIN 67501 und die COLIPA-Methode (Tabelle 2). Die von der amerikanischen Gesundheitsbehörde FDA 1978 eingeführte Norm zur Bestimmung des sog. „Sun Protection Factor (SPF)" war der Etablierung ähnlicher Normen in Europa (DIN 67501, 1986) um Jahre voraus. Aus diesem Grunde wurde die FDA-Norm bis Ende der 8oer Jahre teilweise auch in Europa zur Testung von Lichtschutzmitteln verwendet. Die FDA-Methode unterschied sich hinsichtlich der verwendeten Lichtquelle (Xenonlampe vs. Osram-Ultravitalux-Lampe) und der aufgetragenen Menge des Präparates (2 mg/cm^2 vs. 1,5 mg/cm^2) wesentlich von der alten DIN 67501 aus dem Jahre 1986. Daraus ergaben sich für die FDA-Norm in der Regel deutlich höhere Lichtschutzfaktoren, die marketingtechnisch von großem Vorteil waren. Ein überarbeiteter Entwurf der FDA-Norm (Tabelle 2) wurde 1993 herausgegeben, und die offizielle Einführung steht unmittelbar bevor. In dem neuen Entwurf der FDA-Norm wird eine Begrenzung des LSF mit maximal 30 vorgeschlagen, da Lichtschutzmittel mit höheren Licht-

Tabelle 2. Normen zur Bestimmung des UVB-Lichtschutzfaktors

	FDA-Norm	Australischer und Neuseeländischer Standard	DIN 67501 (Entwurf 1995/96)	COLIPA
Zahl der Probanden	20	≥ 10	10–20	10–20
Hauttypen	I, II, III	I, II, III	I, II, III, IV	I, II, III und Hauttypen mit kolorimetrischen ITA°-Werten $>28°$
Bestrahlungsfläche und -ort	30 cm^2 Rücken	≥ 30 cm^2 Rücken	≥ 35 cm^2 Rücken	≥ 30 cm^2 Rücken
Auftragsmenge	2,0 mg/cm^2	2,0±0,1 mg/cm^2	2,0±0,1 mg/cm^2	2,0±0,4 mg/cm^2
Einwirkzeit vor Bestrahlung	15 min	15 min	15±5 min	15 min
UVB-LSF-Standards	Niedriger LSF: 4,0±0,7 Hoher LSF: 9,8–15,0	4,0±0,7	P1: europ. Standard entspr. LSF 3,4–4,8 P3: europ. Standard entspr. LSF 11,0–18,0	P1: Niedriger Standard LSF 4,0–4,4 P2: Hoher Standard LSF 11,5–13,9 P3: Hoher Standard LSF 14,0–17,0
Spektrum des Sonnensimulators	Sonnenstrahlenähnliches Kontinuum von 290–400 nm	Sonnenstrahlenähnliches Kontinuum von 290–400 nm	Sonnenstrahlenähnliches Kontinuum von 290–400 nm	Sonnenstrahlenähnliches Kontinuum von 290–400 nm
Filter	WG 320/1 mm + UG5 oder UG11/1 mm			WG 320/1 mm + UG11/1 mm
MED-Schwellenbestrahlungsdauer			≥ 15 s	20–180 s
Dosisprogression	25% geometrisch			25% geometrisch
MED-Ablesung nach Bestrahlung	22–24 h	16–24 h	20±4 h	20±4 h
Bestimmung des UVB-LSF	MED mit UV-Filter/MED ohne UV-Filter (arithm. Mittel)	MED mit UV-Filter/MED ohne UV-Filter	MED mit UV-Filter/MED ohne UV-Filter	MED mit UV-Filter/MED ohne UV-Filter (arithm. Mittel)

FDA Food and Drug administration; *COLIPA* Comité de Liaison des Assiociations Européennes de L'Industrie de la Parfumerie, des Produits Cosmetiques et de Toilette; *MED* minimale Erythemdosis; *LSF* Lichtschutzfaktor

Tabelle 3. Lichtschutzfaktor und UV-Absorption

LSF	Absorption [%]
4	75
6	83,3
8	87,5
10	90
12	91,7
15	93,3
20	95
25	96
30	96,7
40	97,5
60	98,3

schutzfaktoren nur eine geringfügige bessere Absorptionsfähigkeit aufweisen
(Tabelle 3). Im Zuge der Europäisierung wurde 1994 von der Arbeitsgruppe
„Sonnenschutz" des europäischen Dachverbandes der Kosmetikindustrie die
COLIPA (Comité de Liaison des Associations Européennes de L'Industrie de la
Parfumerie, des Produits Cosmetiques et de Toilette)-Methode (Tabelle 2) vor-
gestellt. Mit der Einführung der reformierten DIN 67501, die in weiten Teilen
Anlehnung an die COLIPA-Methode findet, ist in Kürze zu rechnen. In Zukunft
sollen Lichtschutzprodukte, die in Deutschland verkauft werden, ausschließlich
nach der COLIPA-Methode oder der neuen DIN 67501 getestet werden.

3.2 UVA-Lichtschutzfaktor (UVA-LSF)

Der UVA-LSF ist nicht standardisiert, da das durch die UVA-Strahlung induzierte Erythem aus praktischen Gründen nicht zur Bestimmung des UVA-LSF
geeignet ist. Die Produktion einer UVA-MED bedarf einer hohen UVA-Dosis,
die unter Anwendung eines Lichtschutzmittels mit den z.Z. zur Verfügung stehenden UVA-Bestrahlungsgeräten aufgrund zu niedriger UVA-Intensitäten nur
nach sehr langen, für Probanden nicht zumutbaren Bestrahlungszeiten erreich-
bar ist. Andere In-vivo-Testmethoden, die aus biologischen Gründen mit niedrigeren UVA-Dosen auskommen, und In-vitro-Testmethoden werden daher zur
Bestimmung des UVA-LSF herangezogen (s. die folgende Zusammenstellung)
[17]. Der UVA-LSF ergibt sich bei Anwendung einer In-vivo-Methode entsprechend der Berechnung des UVB-LSF aus dem Quotienten zwischen minimaler
UVA-Dosis mit Lichtschutzmittel und minimaler UVA-Dosis ohne Lichtschutzmittel, z.B.:

UVA-LSF = Minimale IPD-Dosis mit Lichtschutzmittel/Minimale IPD-Dosis
ohne Lichtschutzmittel

Methoden zur Bestimmung des UVA-Lichtschutzfaktors

In-vivo-Methoden
- Sofortpigmentierung („immediate pigment darkening", IPD)
- Spätpigmentierung („delayed pigment darkening", PPD)
- PUVA (Psoralen und UVA-Bestrahlung)

In-vitro-Methoden
- Modifizierte Methode nach Diffey [5]
- Boots Star Rating System[a]
- Australische/Neuseeländische Standardmethode (AS/NZS 2604 − 1993)

[a] Beim englischen Boots Star Rating System wird die UVA-Schutzfähigkeit als Verhältnis zwischen dem *in vitro* ermittelten UVB- und UVA-Schutz in Sternen angegeben.

Bei den In-vitro-Testmethoden (s. Übersicht) erfolgt die spektralphotometrische Transmissionsmessung eines Lichtschutzmittels in vitro und die theoretische Berechnung des UVA-LSF. Die Verwendung der verschiedenen Testmethoden zur Bestimmung des UVA-LSF hat zur Folge, daß der UVA-LSF unterschiedlicher Produkte kaum miteinander vergleichbar ist.

3.3 Wasserfestigkeit von Lichtschutzmitteln

Die Bestimmung der Wasserfestigkeit von Lichtschutzmitteln ist z.Z. nur in den Vereinigten Staaten und Australien standardisiert. Nach der FDA-Norm erfolgt die Überprüfung der Wasserfestigkeit unter Indoor-Bedingungen durch die Bestimmung des UVB-LSF vor und nach dem Schwimmen in einem Schwimmbad oder der Exposition in einem Whirlpool [14]. Ein Lichtschutzmittel erhält das Prädikat „water-resistant" bzw. „waterproof", wenn der UVB-LSF nach 40 min bzw. 80 min Wasserexposition noch im selben Bereich wie vorher liegt. Die COLIPA-Arbeitsgruppe bereitet derzeit Vorschläge zur Durchführung europaweiter Ringversuche zur Etablierung einer eigenen Norm für die Wasserfestigkeit von Lichtschutzmitteln vor [17].

3.4 Kosmetische Grundlage von Lichtschutzmitteln

Lichtschutzmittel gibt es in zahlreichen Anwendungsformen: Wasser-in-Öl- und Öl-in-Wasser-Emulsionen, Öle, Hydrogele, Lipogele, alkoholische und wäßrige Lösungen, Pasten und Sprays. Die Inhaltsstoffe der Grundlage sind von entscheidender Bedeutung für die Adhäsionsfähigkeit eines Lichtschutzmittels an die Hornschicht. Insbesondere der Einsatz von Polyacrylamid in der Grundlage erhöht die Adhäsionsfähigkeit und somit auch die Wasserfestigkeit von Lichtschutzmitteln [14]. Neuerdings werden gern liposomale Suspensionen als

Grundlage für Lichtschutzstoffe verwendet [10]. Liposomen sind kugelförmige Vesikel (Durchmesser 50–300 nm) mit 1, 2 oder mehreren geschlossenen Doppelmembranschichten, die aus Phospholipiden aufgebaut sind. Komponenten der Doppelmembranschichten sind Lezithin, Cholesterol, Zeramide, Fettsäuren sowie anionische und nichtionische Tenside. Phospholipide ergeben je nach chemischem Aufbau und Kettenlänge der Fettsäuren Doppelmembranschichten, die in ihrer Gestalt Biomembranen ähnlich sind. Liposomen haben eine hohe Affinität zur Hornschicht.

Die liposomalen Vesikel können im Inneren mit hydrophilen Stoffen und an der Doppellipidschicht mit lipophilen Stoffen beladen werden. Liposomen sind in der Lage, Lichtschutzstoffe in die Hornschicht zu transportieren und bieten daher die Möglichkeit, Lichtschutzmittel mit längerer Wirkungsdauer und verbesserter Wasserfestigkeit herzustellen.

3.5 Spezielle topische Lichtschutzstoffe

3.5.1 Chemische UV-Filter

Die Wirksamkeit der chemischen UV-Filter beruht auf der Absorption von UV-Strahlung im Bereich konjugationsfähiger Doppelbindungen (Abb. 2). Die strahlungsbedingte Anregung führt den UV-Filter aus dem energetischen Grundzustand in den angeregten Zustand (Abb. 3). Bei der Rückwandlung in den Grundzustand wird die aufgenommene Energie in Form von Wärme und Fluoreszenzstrahlung abgegeben. Photochemische Reaktionen nach der UV-Exposition können zu molekularen Veränderungen und Verlust der UV-absorbierenden Wirksamkeit des UV-Filters führen. Neu entwickelte UV-Filter wie Mexoryl SX zeichnen sich durch hohe Photostabilität aus, d.h. ihre Wirksamkeit bleibt auch nach stundenlanger UV-Bestrahlung aufrecht.

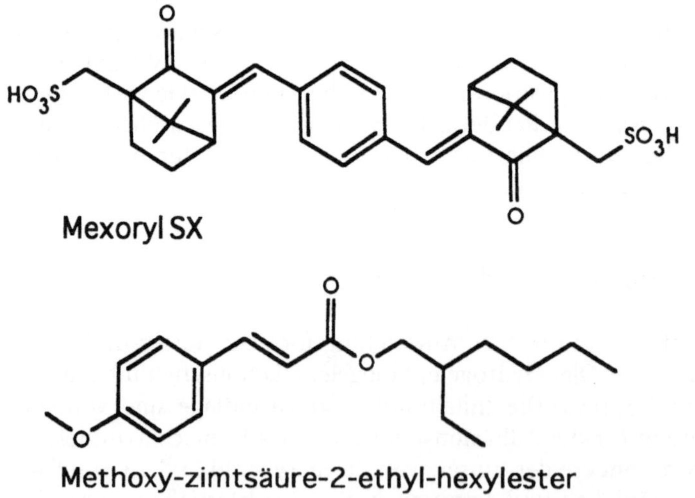

Abb. 2. Chemische Formeln von Mexoryl SX und Methoxyzimtsäure-2-ethyl-hexylester

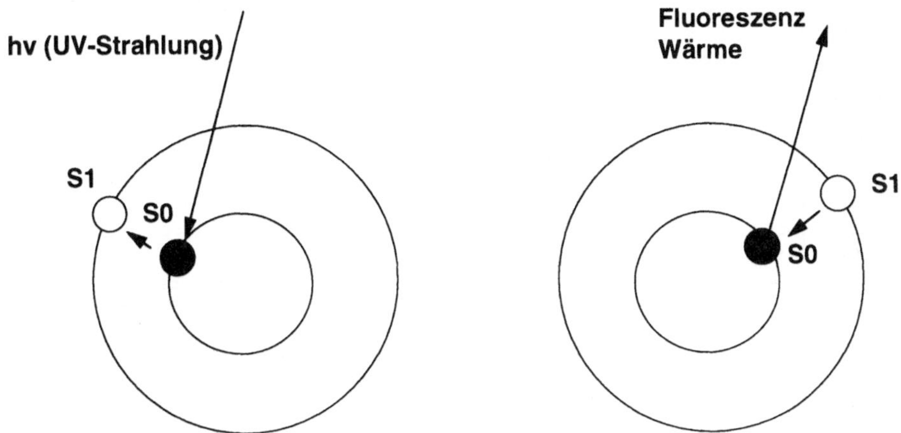

Abb. 3. Reaktionen von chemischen UV-Filtern bei der Absorption von UV-Strahlung

Die z.Z. in der Europäischen Gemeinschaft (EG) zugelassenen UV-Filter sind durch die EG-Kosmetikrichtlinie geregelt und in Tabelle 4 angeführt. Tabelle 4 beinhaltet auch die ICNI („international nomenclature cosmetic ingredient")-Bezeichnungen, einige ausgewählte Handelsnamen, Absorptionseigenschaften (UVB und/oder UVA) sowie die zugelassenen Höchstkonzentrationen der UV-Filter. Der Teil A zeigt die in der EG endgültig zugelassenen UV-Filter und der Teil B die befristet zugelassenen UV-Filter. Zur endgültigen Zulassung fehlen bei den befristet zugelassenen UV-Filtern noch ergänzende dermatologische und toxikologische Untersuchungen. Die Verwendung von UV-Filtern ist in Deutschland und Österreich in den entsprechenden Kosmetikverordnungen der Staaten EG-konform geregelt. Man unterscheidet folgende UV-Filter-Stoffgruppen: Paraaminobenzosäure und -ester (A1, B2, B5), Zimtsäureester (B12, B13), Kampferderivate (A2, A7, A9, B25, B26), Salizylate (A3, B6, B29), Benzophenone (A4, B17), Benzimidazole (A6), Dibenzoylmethane (A8) und andere Stoffe (A10, B32) (Tabelle 4). Folgende Stoffe werden als UVA-Filter in Europa bevorzugt verwendet: Oxybenzon (A4), Butyldibenzoylmethan (Parsol 1789) (A8) und Mexoryl SX (A7). Oxybenzon absorbiert im langwelligen UVA-Bereich (Wellenlänge >350 nm) schlecht, während Mexoryl SX bis 360 nm und Butyldibenzoylmethan bis 380 nm zufriedenstellend absorbieren. Mexoryl SX und Butyldibenzoylmethan werden daher z.Z. bevorzugt als UVA-Filter in sog. Breitspektrumlichtschutzmitteln verwendet. Moderne Breitspektrumlichtschutzmittel enthalten in der Regel 1–2 UVB-Filter, 1–2 UVA-Filter und zusätzlich mineralische Pigmente.

In den Vereinigten Staaten werden UV-Filter als Arzneimittel betrachtet [14]. Die Zulassung wird durch die amerikanische Gesundheitsbehörde FDA geregelt. Die nach der derzeit noch gültigen FDA-Norm 1978 zugelassenen UV-Filter sind in Tabelle 5 zusammengefaßt. Man unterscheidet 2 Kategorien: Kategorie I (FDA-OCT-panel-category-I) beinhaltet UV-Filter, die von der FDA als sicher und wirksam anerkannt sind; zur Kategorie II (FDA-OCT-panel-category-II) zählen UV-Filter, die in den Vereinigten Staaten nicht als „Over-the-counter-Produkte" erhältlich sind.

Tabelle 4. UV-Filter der Europäischen Gemeinschaft[a]

UV-Filter	EG-Nr.[b]	Stoff	INCI[c]	Ausgewählte Handelsnamen	Absorption[d]	Höchstmenge in g/100 g[e]
Chemische UV-Filter (Teil A)	A1	4-Aminobenzosäure	PABA		UVB	5
	A2	N,N,N-Trimethyl-4-(2-oxo-3-bornyli-den-methyl)-anilinium-methylsulfat	Camphor Benzalko-nium Methosulfate		UVB	6
	A3	3,3,5-Trimethyl-cyclo-hexyl-2-salicyl-säureester[f]	Homosalate		UVB	10
	A4	Oxybenzon (2-Hydroxy-4-methoxy-benzophenon	Benzophenone-3	Eusolex 4360 Escalol 567 Uvinul M40	UVA + UVB	10
	A6	2-Phenylbenzimidazol-5-sulfonsäure und ihre Kalium-, Natrium- und Triethanolaminsalze	Phenylbenzimidazole Sulfonic Acid	Eusolex 232 Novantisol	UVB	8
	A7	3,3'-(1-4-Phenylenmethylen)bis-(7,7-dimethyl-2-oxo-bicyclo-[2,2,1] heptan-1-methansulfonsäure) und ihre Salze[g]	Terephthalylidine Dicamphor Sulfonic Acid	Mexoryl SX	UVA	10
	A8	1-(4-tert-Butylphenyl)-3-(4-methoxy-phenyl)propan-1-3-dion[g]	Butyl Methoxydiben-zoylmethane	Parsol 1789 Eusolex 920	UVA	5
	A9	Alpha-(2-oxoborn-3-yliden)-toluen-4-sulfonsäure und ihre Salze	Benzylidene Camphor Sulfonic Acid		UVB	6
	A10	2-Cyano-3,3-diphenyl-2-acrylsäure, 2-Ethylhexylester (Octocrilen)	Ocotcrylene	Uvinul N539	UVA + UVB	10
	A11	N-{(2 und 4)-[(2 Oxoborn-3yliden)-methyl]benzyl}acrylamid-Polymer		Mexoryl SW	UVB	6
Chemische UV-Filter (Teil B)	B2	Ethoxilierter 4-Aminobenzosäure-ethylester	Ethyl PABA		UVB	10
	B5	2-Ethylhexyl-4-dimethylaminobenzoat (4-Dimethylaminobenzosäure-2-ethyl-hexylester) (Padimate-O)	Octyl Dimethyl PABA	Escalol 507 Eusolex 6007	UVB	8
	B6	Salicylsäure-2-ethylhexylester[f]	Octylsalicylate		UVB	5

Tabelle 4. Fortsetzung

UV-Filter	EG-Nr.[b]	Stoff	INCI[c]	Ausgewählte Handelsnamen	Absorption[d]	Höchstmenge in g/100 g[e]
Chemische UV-Filter (Teil B)	B12	4-Methoxy-zimtsäure-isoamylester (Mischung von Isomeren)	Isoamyl-p-Methoxy-cinnamate	Neo-Heliopan E1000	UVB	10
	B13	Ethylhexyl-4-methoxy-cinnamat (4-Methoxy-zimtsäure-2-ethyl-hexylester)	Octyl Methoxycinnamate	Parsol MCX Neo Heliopan AV	UVB	10
	B17	2-Hydroxy-4-methoxy-benzophenon-5-sulfonsäure und Natriumsalz (Sulizobenzon)	Benzophenone-4-/ Benzophenone-5		UVB	5
	B25	3-(4'-Methyl)benzyliden-bornan-2-on (3-[4'-Methyl-benzyliden]-D, L-campher)	4-Methylbenzylidene Camphor	Eusolex 6300	UVB	6
	B26	3-Benzyliden-bornan-2-on (3-Benzyliden-D, L-campher)	3-Benzylidene Camphor	Ultren 9K	UVB	6
	B29	4-Isopropylbenzyl-salicylat[f]	Isopropylbenzyl Salicylate		UVB	4
	B32	2,4,6-Trianilin-p-(carbo-2'-ethyl-hexyl-1'-oxi)-1,3,5-triazin	Octyl Triazone	Uvinul T150	UVB	5
Physikalische UV-Filter		2-Amino-6-hydroxypurin	Guanine		UVA + UVB	5
		Titandioxid	Titanium Dioxide		UVA + UVB	20
		Zinkoxid	Zinc Oxide		UVA + UVB	20

[a] Die Tabelle beinhaltet die gemäß EG-Richtlinie 76/786/EWG, Anhang III (zuletzt geändert durch RL 95/34/EG), zugelassenen UV-Filter.
[b] *EG-Nr* EG-Nummer des UV-Filters; *A* Endgültig zugelassener UV-Filter, *B* Befristet zugelassener UV-Filter (bis 30. 6. 1997).
[c] *INCI* International nomenclature cosmetic ingredient.
[d] *UVA* Wirkungsmaximum im UVA-Bereich (320–400 nm); *UVB* Wirkungsmaximum im UVB-Bereich (280–320 nm).
[e] Gemäß EG-Richtlinie gesetzlich zugelassene Höchstkonzentration des UV-Filters.
[f] Gemäß EG-Richtlinie muß die Verpackung eines Präparates mit Salizylsäure folgenden Warnhinweis tragen: Nicht für Kinder unter 3 Jahren verwenden.
[g] Gemäß EG-Richtlinie ist dieser Stoff nur in Verwendung mit einem UVB-Filter zugelassen.

Tabelle 5. FDA-OTC-Panel-Category-I-UV-Filter

	Konzentration [%]
Chemische UVA-Filter	
Oxybenzone	2–6
Sulisobenzone	5–10
Dioxybenzone	3
Menthyl anthralinate	3,5–5
Chemische UVB-Filter	
Aminobenzoic acid	5–15
Amyl dimethyl PABA	1–5
2-Ethoxyethyl p-methoxy cinnamate	1–2
Diethanolamine p-methoxy cinnamate	8–10
Digalloyl trioleate	2–5
Ethyl-4-bis-(hydroxypropyl)-aminobenzoate	1–5
2-Ethylhexyl-2-cyano-3-3-diphenyl-acrylate	7–10
Ethylhexyl p-methoxy cinnamate	2–7,5
2-Ethylhexyl salicylate	3–5
Glyceryl aminobenzoate	3–5
Homomenthyl salicylate (homosalate)	4–15
Lawsone with dihydroxyacetone	0,25–3
Octyl dimethyl PABA	1,4–8
2-Phenylbenzimidazole-5-sulfonic-acid	1–4
Triethanolamine salicylate	5–12
Physikalische Filter	
Red veterinary petrolatum	30–100
Titanium dioxide	2–2,5

FDA-OTC-Panel-Category-I-UV-Filter sind von der amerikanischen Gesundheitsbehörde FDA als sicher und wirksam anerkannt. FDA-OTC-Panel-Category-II-UV-Filter beinhalten folgende Stoffe: Benzophenone-1, -3, -5, und -12 sowie 4-Isopropyl-dibenzoylmethane, Buthyl-methoxy-dibenzoyl methane, 3-(4-methylbenzyliden)-camphor, Etocrylene.

Unverträglichkeitsreaktionen auf UV-Filter

UV-Filter können zu kontaktallergischen, phototoxischen und/oder photoallergischen Reaktionen führen. Die folgende Übersicht zeigt die in der EG zugelassenen UV-Filter durch die häufig photoallergische und/oder phototoxische Reaktionen auftreten [17]. Insbesondere die Verwendung von 4-Aminobenzosäure und/oder -ester führt oft zu kontakt- und/oder photoallergischen Reaktionen. Kreuzreaktionen gegen andere Parastoffe wie Lokalanästhetika (Benzocain), Chemotherapeutika (Sulfonamide), orale Antidiabetika, Diuretika (Furosemid) Konservierungsstoffe, Gummiinhaltsstoffe (Derivate des p-Phenyldiamins) und Farbstoffe (p-Phenyldiamin) sind möglich. 4-Aminobenzosäure

> **Unverträglichkeitsreaktionen auf UV-Filter.** (Nach [17])
>
> *UVA-Filter*
> 1-(4′Isopropylphenyl)-3-phenyl-propan-1-3-dion (in der EG nicht mehr zugelassen)
> 1-(4-tert-Butylphenyl)-3-(4-methoxyphenyl)propan-1-3-dion (A8)
> Oxybenzon (A4)
>
> *UVB-Filter*
> 4-Aminobenzosäure (A1)
> 2-Ethylhexyl-4-dimethylamino-benzoat (B5)
> 3-(4′-Methyl-benzyliden)-D,L-campher (B25)
> 4-Methoxy-zimtsäure-2-ethyl-hexylester (B13)
> 4-Methoxy-zimtsäure-isoamylester (B12)
> Sulizobenzon (B17)
> 3,3,5-Trimethyl-cyclo-hexyl-2-salicylsäureester (A3)
> 2-Phenylbenzimidazol-5-sulfonsäure (A6)
>
> Die EG-Nummer (s. Tabelle 4) des jeweiligen UV-Filters ist in Klammer angegeben.

und -ester sind daher in modernen Lichtschutzmitteln kaum mehr enthalten. Der UVA-Filter Oxybenzon ist auch ein häufiges Photoallergen. Nach EG-Richtlinien müssen oxybenzonhaltige Präparate einen entsprechenden Hinweis auf der Verpackung tragen. Der UVA-Filter 1-(4′Isopropylphenyl)-3-phenyl-propan-1-3-dion wurde vom Hersteller wegen häufiger photoallergischer Reaktionen aus dem Handel genommen. Epikutantest bzw. belichteter Epikutantest sind bei Verdacht auf Unverträglichkeitsreaktionen auf UV-Filter erforderlich.

3.5.2 Physikalische UV-Filter

Physikalische UV-Filter sind mineralische Pigmente, die Licht durch Reflexion, Streuung und Absorption abschwächen [14]. Bei Wellenlängen über 400 nm überwiegen reflektierende und streuende Effekte, bei Wellenlängen unter 400 nm weisen Pigmente auch UV-absorbierende Eigenschaften auf. Man unterscheidet die sog. Makropigmente (Partikelgröße >100 nm) von den Mikropigmenten (Partikelgröße <100 nm).

Makropigmente
Die Makropigmente Titandioxid, Zinkoxid, Eisenoxide, Kalziumkarbonat, Mika, Kaolin und Talkum werden seit jeher in medizinisch wirksamen Präparaten und Kosmetika verwendet [14] (Pathak u. Fitzpatrick 1993). Das Deckvermögen eines Pigmentpulvers in Suspension ist abhängig von dem Verhältnis der Brechzahlen des Pigments und des umgebenden Mediums, der Teilchengröße, dem Ausmaß der Lichtabsorption und den Wellenlängen des einfallenden Lichtes. Bei hohen Konzentrationen von Pigmenten (z.B. 20% Zinkoxid oder 20% Titandioxid mit je 1% Eisenoxid) (Lichtschutzpasten, Sunblocker) ist ein Totalschutz

erzielbar. UV-Strahlung, sichtbares und infrarotes Licht werden relativ gleichmäßig abgedeckt. Sunblocker sind bei großflächiger Anwendung schwer verteilbar und aufgrund ihrer Eigenfarbe („Clownmaske") kosmetisch störend.

Mikropigmente (ultrafeine Pigmente)

Eine besondere Technologie ermöglicht es, Titandioxid bzw. Zinkoxid auf Teilchen von 1–100 nm zu verkleinern [16, 26]. Durch die Verringerung der Teilchengröße in den Nanometerbereich wird das Reflexions- und Streuvermögen im sichtbaren Bereich aufgehoben bzw. verschiebt sich in den UV-Bereich. Durch die Verwendung von Mikropigmenten in Lichtschutzmitteln wird der kosmetisch störende „Weißeleffekt" von Makropigmenten in Suspension vermieden. Ultrafeines Titandioxid schützt vor allem im UVB- und ultrafeines Zinkoxid im UVA-Bereich, während beide Mikropigmente aufgrund ihrer Teilchengröße im sichtbaren und infraroten Bereich keinen Schutz bieten. Mikropigmente wurden bis vor kurzem vor allem in Kombination mit chemischen UVA- und UVB-Filtern in Lichtschutzmitteln eingesetzt. Neuerdings sind auch Lichtschutzmittel erhältlich, die durch Mikropigmente ohne Zusatz von UV-Filtern schützen. Eine optimal aufbereitete 5%ige Titandioxidsuspension erreicht einen LSF von ungefähr 15, ohne daß ein Weißeleffekt an der Haut auftritt [8]. Ein Expertengremium der amerikanischen Gesundheitsbehörde (FDA's Expert Advisory Panel) hat Titandioxid für die Anwendung bei Kindern und Kleinkindern empfohlen, da es nach langjähriger Erfahrung als sehr sicher gilt und keine Toxizität aufweist.

3.5.3 Biosynthetisches Melanin

Lichtschutzmittel, die biosynthetisch hergestelltes Melanin (Biomelanin) enthalten, werden seit kurzer Zeit im Handel angeboten [1, 4]. Biomelanin weist wie natürliches Melanin UV-absorbierende, -reflektierende und -streuende Eigenschaften auf. Biomelanin wirkt auch als Radikalfänger. Produkte, die ausschließlich Biomelanin als photoprotektive Substanz enthalten, erreichen nur sehr niedrige UVA- bzw. UVB-Lichtschutzfaktoren, die zwischen 1,5 und 3 liegen [4]. Durch das Hinzufügen von Biomelanin zu Präparaten, die durch chemische UV-Filter schützen, ist eine geringfügige Steigerung des UVA- und UVB-LSF möglich. Die kosmetische Akzeptanz biomelaninhaltiger Produkte ist aufgrund ihrer grau-bräunlichen Eigenfarbe gering.

3.5.4 Selbstbräunungsmittel

Selbstbräunungsmittel („quick tanning lotions") enthalten Stoffe, die durch die Reaktion mit den Proteinen des Keratins ohne Einwirkung von UV-Strahlung zur Verfärbung der Haut führen. Selbstbräunungsmittel enthalten Walnußschalenextrakt, Henna, Glycerolaldehyd, Hydroxymethylglyoxal oder Dihydroxyaceton (DHA) [17]. DHA führt durch die selektive Oxidation von Histidin und Tryptophan zur orange-braunen Verfärbung der Hornschicht. Die Farbvertiefung nach topischer Anwendung von DHA ist erst nach einigen Stunden abgeschlossen. Die durch DHA hervorgerufene Hautverfärbung schützt vor Licht im langwelligen UVA- und sichtbaren Bereich [9]. Der durch DHA maximal erzielbare UVA-LSF liegt zwischen 3 und 5. DHA schützt nicht vor UVB-Strahlung. Durch die physiologische Abschilferung der Hornschichtzellen geht der durch DHA erreichte Schutz nach spätestens 5–7 Tagen wieder verloren.

3.5.5 Bräunungsbeschleuniger

Die im Handel angebotenen Bräunungsbeschleuniger, die Melaninvorstufen wie Acetyltyrosin zur Steigerung der Melaninsynthese enthalten, bieten keinen wirksamen UV-Schutz [17]. In den 70er und 80er Jahren waren in einigen Ländern Europas Lichtschutzmittel erhältlich, die neben herkömmlichen chemischen UV-Filtern Bergamottöl (5-Methoxypsoralen) enthielten. Der Vertrieb dieser Produkte, die aufgrund eines topischen PUVA-Effektes zur Bräunung der Haut führten, ist heute wegen ihrer möglichen karzinogenen Wirkung in den meisten Ländern Europas untersagt. Eine epidemiologische Studie aus Frankreich, Belgien und Deutschland ergab, daß das Verwenden psoralenhaltiger Lichtschutzprodukte mit einem erhöhten Melanomrisiko assoziiert war [6].

3.5.6 Antioxidanzien

Lichtschutzprodukte enthalten neben Konservierungsmitteln auch Antioxidanzien als Hilfsstoffe, insbesondere Gallate, p-tert.-Butylphenol-, Vitamin-C- und Vitamin-E-Derivate [17]. Diese Stoffe verhindern die Oxidation von UV-Filtern und Lipiden und schützen vor der mikrobiellen Besiedlung von Lichtschutzmitteln. Durch die wiederholte Anwendung Vitamin-C- und -E-haltiger Präparate in sehr kurzen Zeitabständen (30 min) ist die Sonnenbrandreaktion mäßig verminderbar [14]. Selenderivate und Bestandteile von Pflanzen, wie z.B. Gingko biloba, werden neuerdings Lichtschutzmitteln zugesetzt. Beweise für die klinische Wirksamkeit dieser antioxidativen Zusätze stehen beim Menschen in vivo noch aus.

3.5.7 DNA-Reparaturenzyme

Ein innovatives Konzept der Photoprotektion ist die exogene Anwendung von DNA-Reparaturenzymen [23, 25, 27]. Liposomen, die das für die Reparatur UV-induzierter Zyklobutanpyrimidindimere spezifische, gentechnisch hergestellte, prokaryotische DNA-Reparaturenzym T4 Endonuklease V (T4 N5-Liposomen) enthalten, sind in der Lage, DNA-Schäden nach UV-Exposition zu beheben. T4 N5-Liposomen können mikroskopische Schäden an Keratinozyten und Langerhans-Zellen, die Immunsuppression sowie die Karzinogenese nach UV-Bestrahlung bei Mäusen vermindern [23, 25, 27]. In einer ersten klinisch-experimentellen Studie bei Patienten mit Xeroderma pigmentosum konnten T4 N5-Liposomen Zyklobutanpyrimidindimere in vivo beim Menschen reparieren [28]. Zur Zeit wird untersucht, ob die regelmäßige topische Anwendung von T4 N5-Liposomen das Auftreten aktinischer Keratosen und anderer Lichtschäden bei Xeroderma pigmentosum verhindern kann. Durch den Einsatz von DNA-Reparaturenzymen in After-sun-Präparaten könnte es möglich sein, negative UV-Effekte auch nach bereits erfolgter UV-Exposition noch zu verhindern. Seit kurzem ist in den Vereinigten Staaten ein Lichtschutzpräparat im Handel (Photosomes), das neben chemischen UV-Filtern das DNA-Reparaturenzym Photolyase enthält [11].

4 Systemische Lichtschutzstoffe

Bisherige Versuche mit einer Reihe von systemisch verabreichten Substanzen sind fehlgeschlagen. Paraaminobenzosäure, Antihistaminika, Azetylsalizyl-säure, Indomethacin, Retinol, Ascorbinsäure, α-Tocopherol und Kortikostero-ide bewirken keinen wesentlichen Schutz gegen Sonnenbrand [14]. Ein interessantes Konzept zur systemischen Photoprotektion ist die Anwendung von α-Melanotropin. α-Melanotropin führte in einer Studie nach täglicher subkutaner Gabe über einen Zeitraum von 10 Tagen zu einer wochenlang anhaltenden Bräunung der Haut [12]. Ob die durch α-Melanotropin hervorgerufene Bräunung auch photoprotektiv ist, bedarf noch klinischer Untersuchungen. Risiko-Nutzen-Berechnungen für α-Melanotropin stehen noch aus.

4.1 β-Karotin

β-Karotin Provitamin A, das in vielen Pflanzen (Karotten, Tomaten, Paprika und Orangen) vorkommt, schützt als Radikalfänger gegen die durch UV-Strahlung in der Haut entstehenden freien Radikale [14] und absorbiert Licht der Wellenlängen zwischen 360 und 500 nm. Das Absorptionsmaximum von β-Karotin liegt im sichtbaren Bereich zwischen 450 bis 475 nm. β-Karolin hat sich in klinischen Studien bei den durch langwelliges UVA- und sichtbares Licht aus-lösbaren erythropoetischen Porphyrien als wirksam erwiesen. Durch die langfristige orale Gabe von β-Karotin gelingt es, die Lichtempfindlichkeit bei Patienten mit erythropoetischer Protoporphyrie und erythropoetischer Porphyrie (M. Günther) deutlich zu vermindern. Ein wirksamer Schutz wird durch β-Karotin bei täglicher oraler Gabe nach 6–8 Wochen erreicht. Der therapeutische Serumspiegel von β-Karotin liegt zwischen 600 und 800 µg/100 ml. Folgende Dosis wird empfohlen:

Kinder (1–8 Jahre): 30–60 mg β-Karotin p.o. pro Tag

Kinder (9–16 Jahre): 90–120 mg β-Karotin p.o. pro Tag

Erwachsene: 120–250 mg β-Karotin p.o. pro Tag

Eine Therapienebenwirkung von β-Karotin ist die gelblich-orange Verfärbung der Haut, insbesondere der Handflächen und der Fußsohlen. Seine Wirksamkeit bei anderen lichtbedingten Hauterkrankungen wie polymorpher Lichtdermatose, Urticaria solaris, Hydroa vacciniformia oder chronisch-aktinischer Dermatitis ist nicht gesichert. β-Karotin schützt nicht gegen die Sonnenbrandreaktion beim gesunden Menschen, und seine Wirksamkeit in der Hautkrebsprävention ist umstritten.

4.2 Cystein

Eine Alternative zu β-Karotin bietet die schwefelhaltige Aminosäure Cystein [13]. Durch die orale Gabe von 1 g (2mal 500 mg) Cystein täglich gelang es, die subjektive und die objektive Lichtempfindlichkeit von Patienten mit erythropoetischer Protoporphyrie zu vermindern. Cystein wirkt wie β-Karotin als Radikalfänger. Ein Vorteil im Vergleich zu β-Karotin ist die schneller einsetzende Wirkung von Cystein. Direkte Vergleichsstudien zwischen β-Karotin und Cystein stehen noch aus.

5 Textilien und Photoprotektion

Die photoprotektiven Eigenschaften von Textilien weisen abhängig von Material, Webart und Farbe, große Unterschiede auf [14]. Synthetische Materialien wie Polyester, Nylon oder Dacron gewähren in der Regel besseren Schutz vor UVA- und UVB-Strahlung als Naturprodukte wie Wolle und Baumwolle. Textilien engmaschiger Webart und dunkler Farbe haben bessere photoprotektive Eigenschaften als Textilien weitmaschiger Webart und heller Farbe. In Australien und in den Vereinigten Staaten sind Textilien mit Angabe eines sog. Textil-LSF erhältlich. Der Textil-LSF liegt in der Regel deutlich höher als derjenige topischer Lichtschutzmittel, weist jedoch eine enorme Streubreite auf. Abhängig von den oben genannten Faktoren kann der Textil-LSF von Kleidungsstücken von 2 bis über 1000 reichen [5].

6 Photoprotektion und chronische Lichtschäden

Chemische UV-Filter sind in der Lage in tierexperimentellen Studien vor chronischer Hautalterung, Tumorinduktion und -promotion zu schützen [21]. Chemische UV-Filter können die Entstehung UV-spezifischer p-53-Mutationen bei Mäusen nach chronischer UV-Bestrahlung verhindern (Ananthaswamy et al., 12th International Congress on Photobiology, 1.–6.September, Wien). In einer placebokontrollierten Studie aus Australien konnte die regelmäßige Anwendung eines Lichtschutzpräparates mit einem LSF von 17 die Anzahl bzw. das Auftreten aktinischer Keratosen bei Hautkrebsrisikopatienten deutlich vermindern [20]. Nach Berechnungen aus den Vereinigten Staaten könnte die regelmäßige Anwendung eines Lichtschutzmittels mit einem LSF von 12 während der ersten 18 Lebensjahre die Lebenszeitinzidenz von Hauttumoren um fast 80% reduzieren [19]. Diese Berechnungen sind allerdings theoretischer Natur, da sie das menschliche Verhalten, das bei Anwendung von Lichtschutzmitteln oft zur Verlängerung der Sonnenexposition führt, nicht berücksichtigen. Die photoprotektiven Eigenschaften von Lichtschutzmitteln gegen unterschiedliche UV-Effekte müssen außerdem nicht notwendigerweise gleichartig sein. Insbesondere der „immunprotektive" LSF eines Präparates kann unter dem Wert seines konventionellen UVB-LSF liegen [22]. So konnten chemische UV-Filter trotz vollständigen Schutzes vor Sonnenbrand das verstärkte Wachstum implantierter Melanomzellen bei durch UV-Bestrahlung immunsupprimierten Mäusen nicht verhindern [24]. Einige retrospektive epidemiologische Studien ergaben, daß Lichtschutzmittel das Melanomrisiko des Verwenders – u.U. durch Verhaltensänderung bzw. verlängerte Sonnenexpositionen – erhöhen könnten [6]. Obwohl bei diesen Studien unbekannte Risikofaktoren nicht vollständig auszuschließen sind, sollten diese Ergebnisse doch vor dem Mißbrauch von Lichtschutzmitteln zur maximalen Verlängerung der Sonnenexposition warnen.

7 Photoprotektion bei Photodermatosen

Die Wirksamkeit der wichtigsten Lichtschutzmittel bei den häufigsten Photodermatosen ist in Tabelle 6 zusammengefaßt. Breitspektrumlichtschutzmittel werden zur Anwendung bei Photodermatosen empfohlen. Wichtig ist ein guter Schutz im UVA-Bereich, da viele Patienten dort am empfindlichsten reagieren. Allgemeine Empfehlungen zur Verwendung spezifischer Lichtschutzstoffe bzw. UV-Filter sind nicht bei allen Photodermatosen möglich, da das auslösende Lichtwellenlängenspektrum (Aktionsspektrum) individuell unterschiedlich sein kann (Tabelle 6) [7]. So kann z.B. das Aktionsspektrum bei der polymorphen Lichtdermatose im UVA- und/oder UVB-Bereich liegen. Bei der Urticaria solaris oder der chronisch-aktinischen Dermatitis kann das Aktionsspektrum vom UVB- über den UVA- bis in den sichtbaren Bereich reichen. Die Bestimmung der individuellen Lichtempfindlichkeit bzw. des Aktionsspektrums durch einen Photoprovokationstest ermöglicht oft genauere Empfehlungen zur gezielten Anwendung von Lichtschutzstoffen beim einzelnen Patienten. Bei Photodermatosen mit Aktionsspektrum im langwelligen UVA- (>380 nm) und/oder sichtbaren Bereich – z.B. bei erythropoetischen Porphyrien – sind Breitspektrumlichtschutzmittel ungenügend wirksam, da ihre UV-absorbierenden Eigenschaften dort unzureichend sind. Makropigmente und/oder Dihydroxyazeton können hier teilweisen Schutz gewähren.

8 Allgemeine Richtlinien zur Photoprotektion

Akute und chronische Lichtschäden lassen sich durch kontrollierte Sonnenexposition bzw. durch einen „vernünftigen" Umgang mit der Sonne verhindern. Eine umfassende Photoprotektion ist durch die in der folgenden Übersicht dargestellten Maßnahmen möglich.

Tabelle 6. Aktionsspektra der häufigsten Photodermatosen und Wirksamkeit der wichtigsten Lichtschutzstoffe

Photodermatose	Aktionsspektrum	Chemische UVA-Filter	Chemische UVB-Filter	Makropigmente	Mikropigmente	Dihydroxyaceton	β-Karotin	Cystein
Polymorphe Lichtdermatose	UVA > UVB	ja/nein	ja/nein	ja	ja	ja/nein		
Aktinische Prurigo	UVA, UVB	ja/nein	ja/nein	ja	ja	ja/nein		
Hydroa vacciniformia	UVA > UVB	ja/nein	ja/nein	ja	ja	ja/nein		
Urticaria solaris	UVA, UVB, SL	ja/nein	ja/nein	ja	ja	ja/nein		
Chronisch-aktinische Dermatitis	UVB > UVA SL	ja/nein	ja/nein	ja	ja			
Systemischer Lupus erythematodes	UVB > UVA	ja/nein	ja/nein	ja	ja			
Chronisch-diskoider Lupus erythematodes	UVB > UVA	ja/nein	ja/nein	ja	ja			
Subakut-kutaner Lupus erythematodes	UVB > UVA	ja/nein	ja/nein	ja	ja			
Medikamentöse Photoallergie	UVA	ja	nein	ja	ja	ja		
Erythropoetische Protoporphyrie	UVA + SL	ja	nein	ja	ja	ja	ja	ja
Kongenitale erythropoetische Porphyrie	UVA + SL	ja	nein	ja	ja	ja	ja	
Xeroderma pigmentosum	UVB > UVA	ja	ja	ja	ja			

Chronisch-aktinische Dermatitis = persistierende Lichtreaktion, chronisch-photosensitives Ekzem oder aktinisches Retikuloid. Wirksamkeit eines Lichtschutzstoffes: *ja* wirksam; *ja/nein* wirksam oder nicht wirksam, abhängig vom Aktionsspektrum der Photodermatose; *nein* nicht wirksam.

Mittel einer umfassenden Photoprotektion

- Reduktion der Sonnenexposition zwischen 10 und 15 Uhr[a]
- Lichtschutz durch Sonnenschirm bzw. Aufenthalt im Schatten
- Lichtschutz durch Kopfbedeckung
- Lichtschutz durch Textilien
- Lichtschutz durch topische Lichtschutzpräparate

[a] Zwischen 10 und 15 Uhr Ortszeit (11–16 Sommerzeit) fallen ca. 80% der täglichen UV-Strahlung an.

Topische Lichtschutzmittel sind ein wichtiger Teil der umfassenden Photoprotektion. Die in der weiteren Übersicht dargestellten Breitspektrumlichtschutzmittel und Lichtschutzfaktoren werden bei extremer Sonnenexposition empfohlen. Das Auftragen eines Lichtschutzmittels sollte etwa 15 min vor der Sonnenexposition erfolgen, um eine entsprechende Penetration in die Haut zu gewährleisten. Auf ausreichendes Auftragen des Lichtschutzmittels ist hinzuweisen, da der Verbraucher erfahrungsgemäß nie 2 mg/cm^2 anwendet (d.h. 30 ml für den gesamten Körper), die Menge, die für die Prüfung des LSF verwendet wird. In der Praxis werden oft nur zwischen 0,5 und 1 mg/cm^2 angewendet [18]. Daraus resultiert ein LSF, der deutlich unter den Verpackungsangaben liegt. Nach mindestens 2 h, auf jeden Fall aber nach Baden, Duschen oder starkem Schwitzen, muß ein Lichtschutzmittel erneut aufgetragen werden. Kein Lichtschutzmittel, auch nicht ein sog. wasserfestes Präparat, erhält seinen vollen LSF nach Wasserkontakt bzw. mechanischer Belastung (z.B. beim Abtrocknen). Topische Lichtschutzmittel sollten keineswegs unbegrenztes bzw. unkontrolliertes „Sonnenbraten" herausfordern, denn Schutz vor Sonnenbrand muß nicht notwendigerweise Schutz vor anderen negativen UV-Effekten, insbesondere Hautalterung und/oder UV-Karzinogenese, bedeuten.

Empfohlene Lichtschutzmittel und -faktoren bei extremer Sonnenexposition[a]

Hauttyp	Präparat
I/II	Breitspektrumlichtschutzmittel[b] mit UVB-LSF 15–30
III/IV	Breitspektrumlichtschutzmittel mit UVB-LSF 15

[a] Extreme Sonnenexposition beim Baden, Schwimmen und bei Bergtouren.
[b] Ein sog. Breitspektrumlichtschutzmittel enthält 1–2 chemische UVB-Filter, 1–2 chemische UVA-Filter und mineralische Pigmente.
Bei Kindern und Kleinkindern empfiehlt sich die Anwendung eines Lichtschutzpräparates mit hohem Anteil mineralischer Pigmente.

Literatur

1. Ahene AB, Saxena S, Nacht S (1994) Photoprotection of solubilized and microdispersed melanin particles. In: Zeise L, Chedekel MR, Fitzpatrick TB (eds) Melanin: its role in human photoprotection. Valdenmar, Overland Park, Kansas, pp 255–269
2. Ananthaswamy HN, Kanjilal S (1996) Oncogenes and tumor suppressor genes in photocarcinogenesis. Photochem Photobiol 63: 428–432
3. Ananthaswamy HN, Pierceall WE (1990) Molecular mechanism of ultraviolet radiation carcinogenesis. Photochem Photobiol 52: 119–1136
4. Césarini JP, Msika P (1994) Photoprotection from UV-induced pigmentations and melanin introduced in sunscreens. In: Zeise L, Chedekel MR, Fitzpatrick TB (eds) Melanin: its role in human photoprotection. Valdenmar, Overland Park, Kansas, pp 239–244
5. Diffey B (1990) Textiles and sun protection. Photodermatol Photoimmunol Photomed 7: 32–34
6. Donawho C, Wolf P (1996) Sunburn, sunscreen, and melanoma. Current Opinion Oncol 8: 159–166
7. Hawk JLM, Norris PG (1993) Abnormal responses to ultraviolet radiation: idiopathic. In: Fitzpatrick TB, Eisen AZ, Wolff K, Freedberg IM, Austen KF (eds) Dermatology in general medicine, 4th edn. McGraw-Hill, New York, pp 1661–1667
8. Hewitt JP (1992) Titanium dioxide: a different kind of sunshield. Drug Cosmetic Industry 151: 26–32
9. Johnson JA, Fusaro RM (1993) Therapeutic potential of dihydroxyacetone. J Am Acad Dermatol 29: 284–285
10. Kindl G (1995) Sonnenschutzmittel – Was gibt es Neues? Kosmetikmagazin 6: 3–14
11. Krutmann J, Ahrens C, Roza L, Arlett C (1996) The role of DNA damage and repair in ultraviolet B radiation-induced immunomodulation: relevance for human photocarcinogenesis. Photochem Photobiol 63: 394–396
12. Levine N, Sheftel SN, Eytan T et al. (1991) Induction of skin tanning by subcutaneous administration of a potent synthetic melanotropin. JAMA 266: 2730–2736
13. Mathews-Roth MM, Rosner B, Benfell K, Roberts JE (1994) A double-blind study of cysteine photoprotection in erythropoietic protoporphyria. Photodermatol Photoimmunol Photomed 10: 244–248
14. Pathak, Fitzpatrick (1993) Preventive treatment of sunburn, dermatoheliosis, and skin cancer with sun protective agents. In: Fitzpatrick TB, Eisen AZ, Wolff K, Freedberg IM, Austen KF (eds) Dermatology in general medicine, 4th edn. McGraw-Hill, New York, pp 1689–1717
15. Rivas JM, Ullrich SE (1992) Systemic suppression of delayed-type hypersensitivity by supernatants from UV-irradiated keratinocytes: an essential role for keratinocyte-derived interleukin-10. J Immunol 149: 3865–3871
16. Robb JL, Simpson LA, Tunstall DF (1994) Scattering & absorption of UV radiation by sunscreens containing fine particel & pigmentary titanium dioxide. Drug Cosmetic Industry 154: 32–39
17. Schauder S, Schrader A, Ippen H (1996) Göttinger Liste 1996. Sonnenschutzkosmetik in Deutschland. Blackwell, Berlin Wien
18. Stenberg C, Larkö O (1985) Sunscreen application and its importance for the sun protection factor. Arch Dermatol 121: 1400–1402
19. Stern RS, Weinstein MC, Baker SG (1986) Risk reduction for nonmelanoma skin cancer with childhood sunscreen use. Arch Dermatol 122: 537–545
20. Thompson SC, Jolley D, Marks R (1993) Reduction of solar keratoses by regular sunscreen use. N Engl J Med 329: 1147–1151
21. Wolf P, Kripke ML (1993) Sunscreens and immunity. Skin Cancer 8: 33–40
22. Wolf P, Kripke ML (1996) Sunscreens and immunosuppression. J Invest Dermatol 106: 1152–1153

23. Wolf P, Yarosh DB, Kripke ML (1993) Effects of sunscreens and a DNA excision repair enzyme on ultraviolet radiation-induced inflammation, immune suppression, and cyclobutane pyrimidine dimer formation in mice. J Invest Dermatol 101: 523–527
24. Wolf P, Donawho CK, Kripke ML (1994) Effect of sunscreens on UV radiation-induced enhancement of melanoma growth in mice. J Natl Cancer Inst 86: 99–105
25. Wolf P, Cox P, Yarosh DB, Kripke ML (1995) Sunscreens and T4 N5 liposomes differ in their ability to protect against ultraviolet radiation-induced sunburn cell formation, alterations of dendritic epidermal cells, and local suppression of contact hypersensitivity. J Invest Dermatol 104: 287–292
26. Woodruff J (1994) Formulating sun care products with micronised oxides. Cosmetics and Toiletries Manufacture Worldwide 179–185
27. Yarosh D, Alas LG, Yee V et al. (1992) Pyrimidine dimer removal enhanced by DNA repair liposomes reduces the incidence of UV skin cancer in mice. Cancer Res 52: 4227–4231
28. Yarosh D, Klein J, Kibitel J et al. (1996) Enzyme therapy of xeroderma pigmentosum: safety and efficacy testing of T4 N5 liposome lotion containing a prokaryotic DNA repair enzyme. Photodermatol Photoimmunol Photomed 12: 122–130

V Photodiagnostik in der Praxis

Photodiagnostische Testverfahren

Percy Lehmann

Inhalt

1 Einleitung

Der Anteil der Dermatosen, deren Entstehung direkt oder indirekt mit der Sonnenstrahlung zusammenhängt, ist groß. Die Diagnostik der Lichtdermatosen beruht auf Anamnese, klinischem Bild, Histopathologie und Ergebnis der Phototestungen. Laborchemische und immunologische Untersuchungen können zur Diagnostik eines Lupus erythematodes oder einer Porphyrie dienen, sind aber bei den meisten primären und sekundären Lichtdermatosen nicht hilfreich, weil entsprechende spezifische Parameter für diese Erkrankungen fehlen. 1982 wurde an der Hautklinik Düsseldorf ein Labor für photodiagnostische Testverfahren eingerichtet, in dem in der Folgezeit alle Patienten mit Verdacht auf Photodermatosen getestet wurden. Ziel dieser Untersuchungen war es, einheitliche, standardisierte Testverfahren zu entwickeln, mit deren Hilfe die durch Sonnenlicht hervorgerufenen Hauterkrankungen reproduziert werden und somit eine Sicherung der Diagnose sowie eine Zuordnung zum auslösenden Spektralbereich ermöglicht werden.

2 Verfahren zur Lichttestung

2.1 UVB-Lichttreppe – die minimale Erythemdosis-UVB

Die Bestimmung der minimalen Erythemdosis (MED) mit Hilfe der Lichttreppe geht auf Wucherpfennig [15] zurück, der diese wie folgt definierte: „Die Erythemschwelle des Ultraviolett ist die schwächste, aber noch scharf gegen die nicht bestrahlte Umgebung begrenzte Hautrötung, die 7 bzw. 24 h nach der Testbestrahlung abzulesen ist. Sie soll durch eine Strahlenmenge hervorgerufen worden sein, die im UV-C 20%, im UV-B 10% größer ist als die des vorausgehenden, nicht mehr sichtbaren oder unscharf begrenzten Feldes der Strahlentreppe."

Einige Autoren halten eine lineare Steigerung für ebenso geeignet zur Bestimmung der minimalen Erythemdosis; andere verwenden Steigerungsraten zwischen 15 und 25%. Die Ablesung erfolgt nach 24 h. Zur Testung kann sowohl UVB mit engem Emissionsspektrum (monochromatisches UVB) von 300 ± 5 nm wie auch polychromatisches UVB verwendet werden.

Auf die Untersuchung des UVC-induzierten Erythems kann meist verzichtet werden, da das UVC der Sonnenstrahlung weitgehend durch die Ozonschicht der Atmosphäre absorbiert wird und daher auf der Erdoberfläche keine photobiologischen Wirkungen ausübt.

Rücken, Glutäalregion oder die Beugeseite des Unterarmes dienen als Testregion. Ziel der Bestimmung der minimalen Erythemdosis-UVB ist es, einen objektiven Wert für die Empfindlichkeit gegenüber den erythemerzeugenden UVB-Strahlen der Sonne oder künstlicher UV-Bestrahlung zu erhalten.

2.2 UVA-Lichttreppe – die Schwellendosis für Sofort- und Spätpigmentierung nach UVA

UVA-Bestrahlung bewirkt eine sofort eintretende Pigmentierung (Sofortpigmentierung, „immediate pigment darkening = IPD) mit graubrauner Tönung, die nach einigen Stunden wieder verschwindet. Es handelt sich hierbei wahrscheinlich um eine stoffwechselunabhängige Photooxidation von Melaninvorstufen. Etwa nach 15–20 h beginnt eine verzögerte Pigmentierung (Spätpigmentierung), die auf einer Neubildung von Melanin beruht, ein Maximum nach 48 h erreicht und für mehrere Wochen bestehen bleibt. UVA besitzt eine 500- bis 1000fache geringere Erythemwirksamkeit als UVB. Das UVA-Erythem tritt etwa 1–2 h nach der Bestrahlung auf und zeigt einen Intensitätsgipfel nach 6–12 h. Es besitzt einen tiefroten Farbton und ist ebenso wie die UVA-Spätpigmentierung sauerstoffabhängig. Schwellendosen für Sofortpigmentierung (IPD) und verzögerte Pigmentierung („minimal tanning dose", MTD) werden durch die UVA-Lichttreppe bestimmt. Diese wird ebenfalls an nicht UV-exponierter Haut (unterer Teil des Rückens oder glutäal) durchgeführt, die Bestrahlungsdosis wird linear um 5 J/cm^2 bis 30 J/cm^2 gesteigert. Absolut lichtundurchlässige Materialien sind für die Abdeckschablonen wichtig, da beispielsweise durch dünne Textilien beträchtliche Mengen UVA-Lichts auf die Haut gelangen und so möglicherweise Hautreaktionen provozieren können. Die Ablesung der UVA-Lichttreppe erfolgt sofort (IPD) und nach 24 h (MTD). Eine Spätablesung nach mehreren Tagen wird durchgeführt, wenn pathologische Reaktionen möglicherweise erwartet wurden, wie beispielsweise bei Verdacht auf persistierende Lichtreaktion, Photoallergie, polymorphe Lichtdermatose und Lupus erythematosus.

In unserem Labor liegt die mittlere minimale Erythemdosis-UVB, bestimmt mit polychromatischem UVB, bei hautgesunden Probanden (n = 112) bei 0,1 J/cm^2 (SD ± 0,3). Die mittlere Schwellendosis für die Sofortpigmentierung lag bei 21,0 J/cm^2 (SD ± 10,6) und für die Spätpigmentierung bei 28,9 J/cm^2 (SD ± 10,8). Die Gegenüberstellung dieser Werte hautgesunder Probanden mit den Messungen bei Patienten mit Lichtdermatosen zeigte folgende Ergebnisse:

Bei der Photoallergie, der polymorphen Lichtdermatose, der Hidroa vacciniformia, der Lichturtikaria, der erythropoetischen Protoporphyrie und dem Lupus erythematodes zeigen die Patienten sowohl in der UVB- als auch in den UVA-Lichttreppen normale Werte im Vergleich mit den gesunden Probanden. Bei der persistierenden Lichtreaktion und der chronischen aktinischen Dermatitis zeigt die Hälfte der Patienten erniedrigte Schwellendosen für das UVB-Erythem.

3 Provokationstestungen

3.1 Photoallergie

Bei jedem Patienten mit Verdacht auf eine Photosensibilisierung sollte ein Photopatchtest erfolgen. Stephan Epstein [1], der Erstbeschreiber der Photoallergie, hat schon die besondere Bedeutung dieses Tests herausgestellt und in zahlreichen Veröffentlichungen über mehrere Jahrzehnte zu methodischen Fragen Stellung genommen. Trotzdem ist es bislang nicht gelungen, ein in allen Punkten standardisiertes Testverfahren zu etablieren [3]. Um dies zu erreichen, haben sich im Jahre 1984 auf Initiative der Universitätshautkliniken Düsseldorf und München 45 Kliniken in Deutschland, Österreich und der Schweiz als deutschsprachige Arbeitsgemeinschaft Photopatch-Test (DAPT) zusammengeschlossen [9]. Das Verfahren wird im Hinblick auf Lichtquelle, Lichtdosis, Auswahl der Testsubstanzen und Vorgehensweise im Rahmen einer kooperativen Studie optimiert und vereinheitlicht [14].

3.1.1 Systemische Provokationstestung

Einige Photoallergene ergeben trotz des klinisch begründeten Verdachts auf das Vorliegen einer photoallergischen Reaktion sowohl bei epikutaner wie auch bei intrakutaner Testung keine positive Reaktion im Photopatch-Test [10]. Zudem kann in Einzelfällen die Beurteilung der klinischen Relevanz von positiven epikutanen Phototestreaktionen schwierig sein. In diesen besonderen Situationen kann das verdächtige Medikament oral oder parenteral gegeben werden. Nach Bestrahlung eines 5 · 5 cm^2 großen Kontrollfeldes am Rücken wird das Medikament oral (Tablette, Dragee), parenteral (i.m. oder i.v. Injektion) oder rektal (Suppositorien) verabreicht. Unter Berücksichtigung der Pharmakokinetik des

Medikamentes wird die UVA-Exposition zu verschiedenen Zeitpunkten, z.B. nach $\frac{1}{2}$, 2, 3, 5, 8, 12 h mit je 10 J/cm^2 polychromatischer UVA-Strahlung an verschiedenen Testfeldern wiederholt. Die Reaktionen werden sofort, 24, 48 und 72 h später sowie nach 7–14 Tagen abgelesen. Als Beurteilungskriterien dienen Erythem, Quaddeln und Papulovesikel.

3.2 Persistierende Lichtreaktionen

Obwohl nach neueren Einteilungen der Lichtdermatosen die persistierende Lichtreaktion zur chronischen aktinischen Dermatitis gerechnet wird [13], folgt die Besprechung an dieser Stelle, da die persistierende Lichtreaktion sich aus einer Photoallergie entwickelt und ein klar definiertes und abgrenzbares Krankheitsbild ist.

Die besondere UV-Empfindlichkeit betrifft dabei nicht nur die ursprünglich dem Photoallergen exponierten, sondern auch vorher erscheinungsfreie Hautareale, so daß es zu einer generalisierten Überempfindlichkeit gegenüber Sonnenbestrahlung kommt. Mit dieser Generalisation verschiebt sich auch das Aktionsspektrum: Während bei der Photoallergie das Aktionsspektrum meist im UVA-Bereich liegt, geben die meisten Autoren als Aktionsspektrum der persistierenden Lichtreaktion den UVB-Bereich an.

Einige Untersuchungen konnten jedoch zeigen, daß auch UVA-Strahlung und sichtbares Licht zu Hautveränderungen führen. Daher wird die Provokationsbestrahlungen mit UVA, UVB und sichtbarem Licht durchgeführt, wobei nach Angaben in der Literatur niedrige Dosen ausreichen, um die Erkrankung zu reproduzieren. Provokationstestungen werden an klinisch erscheinungsfreier, nicht UV-exponierter Haut durchgeführt, da die Patienten am gesamten Integument lichtempfindlich sind. Als Testort eignet sich die Glutäal- oder die Sakralregion. Die Bestrahlungsdosen richten sich nach den Ergebnissen der Lichttreppen. Zeigt sich hier ein Erythem mit nachfolgender Dermatitis, so wird die Reaktion nachfolgend mit geringfügig höheren Dosen in einem größeren Bestrahlungsareal (5 · 8 cm) reproduziert. Ansonsten werden die Provokationstestungen mit folgenden Bestrahlungsdosen durchgeführt: Mit UVA auf jeweils 5 · 8 cm großen Feldern mit 1, 10 und 30 J/cm^2, mit UVB ebenfalls auf 3 Feldern mit der halben, einfachen und zweifachen minimalen Erythemdosis UVB. Ein Feld sollte mit 30 J/cm^2 sichtbarem Licht bestrahlt werden. Üblicherweise genügt bei persistierender Lichtreaktion eine einmalige Bestrahlung, jedoch werden bei negativem Testergebnis und weiterbestehendem Verdacht auf persistierende Lichtreaktion auch repetitive Bestrahlungen durchgeführt.

Ein Ekzem ist erst nach mehreren Tagen zu erwarten, so daß eine Beobachtung der Testfelder bis zu 1 Woche erfolgt. Da sich die persistierende Lichtreaktion definitionsgemäß aus einer Photoallergie entwickelt, wird bei den Patienten auch ein Photopatchtest durchgeführt. Hierbei muß die UVA-Bestrahlungsdosis so gewählt werden, daß sie unterhalb der durch UVA induzierten Ekzemschwelle lag. Zusätzlich wird eine Epikutantestung durchgeführt, um auch Kontaktallergien zu erfassen, die bei persistierenden Lichtreaktionen gehäuft beobachtet wurden (Tabelle 1).

Tabelle 1. Testprotokoll für Provokationstestung bei persistierender Lichtreaktion

Testort	Erscheinungsfreie, nicht-UV-exponierte Haut
Testareal	$5 \cdot 8$ cm
Strahlenquelle	Metallhalogenidstrahler UVASUN 3000 (Mutzhas) Fluoreszenzstrahler UV-800 (Philips TL 20 W/12, Waldmann) Leitz-Diaprojektor (mit Kantenfilter GG 420, Schott)
Dosis	1, 10, 30 J/cm^2 UV-A $^1/_2$, 1, 1,5fache MED-UV-B 30 J/cm^2 sichtbares Licht. Gegebenenfalls Wiederholung der Provokationstestung an 3 aufeinanderfolgenden Tagen. Beim Auftreten von Ekzemen in den Lichttreppen Provokation mit geringfügig höheren Dosen.
Ablesung	24, 48, 72 h nach Bestrahlung.
Zusätzlich	Photopatchtest, Epikutantest.

Bei allen Patienten ist durch geeignete Provokation die persistierende Lichtreaktion experimentell im Bestrahlungsareal auslösbar. Das Kriterium für eine positive Photoprovokation ist das Auftreten einer Dermatitis 24 h bis zu 1 Woche nach den Bestrahlungen.

Bei den meisten Patienten zeigten sich bereits nach Durchführung der Lichttreppen positive Testreaktionen, so daß sich auch eine Ekzemschwelle bestimmen ließ. Diese Reaktionen wurden dann mit geringfügig höheren Dosen in einem größeren Testareal zur Bestätigung überprüft. Die Provokationstestungen mit sichtbarem Licht zeigen selten Reaktionen.

3.2.1 Photopatchtest und Epikutantest

Bei dem durchzuführenden Photopatchtest sollte die UVA-Dosis so gewählt werden, daß sie unter der vorher bestimmten Ekzemschwelle liegt.

Positive Testreaktionen sind bei allen Patienten mit PLR zu erwarten, am häufigsten auf halogenierte Salizylanilide, Moschus Ambrette, Chlorpromazin. Kreuzreaktionen zwischen mehreren halogenierten Salizylaniliden sind häufig; eine Epikutantestung sollte durchgeführt werden. Es finden sich häufig mehrfach-positive Reaktionen.

3.3 Chronische aktinische Dermatitis

Die chronische aktinische Dermatitis ist definiert durch eine chronische Dermatitis in lichtexponierter Haut, histologisch durch eine spongiotische Dermatitis, wobei ein Photoallergen meist nicht nachgewiesen werden kann [13]. Die chronische aktinische Dermatitis ist somit ein Überbegriff für folgende historisch geprägten Diagnosen: photosensitives Ekzem, photosensitive Dermatitis, aktinisches Retikuloid und auch für die vorher beschriebene persistierende Lichtreaktion. Da die diagnostische Einordnung von Patienten mit chronischer Photosensitivität oft anhand der historisch gewachsenen Begriffe nicht möglich ist, werden die Patienten unter „chronische aktinische Dermatitis" zusammengefaßt, bevor ein Versuch einer weiteren Zuordnung (z.B. persistierende Lichtreaktion) unternommen wird. In diese Gruppe der chronisch-photosensitiven ekzematösen Dermatosen läßt sich auch die photoaggravierte atopische Dermatitis einbeziehen.

3.3.1 Provokationstestungen

Die Phototestungen entsprechen den Verfahren, wie sie bei persistierender Lichtreaktion angewandt wurden (s. oben) und werden daher hier nicht wiederholt.

3.3.2 Ergebnisse

Sowohl nach der UVA- und UVB-Provokation als auch nur nach der UVB-Provokation zeigen sich ekzematöse Hautveränderungen im Bestrahlungsareal, die 24–72 h nach der letzten Bestrahlung zu sehen und von Juckreiz begleitet sind.

4 Polymorphe Lichtdermatose

Die Diagnose der polymorphen Lichtdiagnose wird aufgrund der typischen Anamnese und den Phototestungen, ggf. in Verbindung mit der Histopathologie gestellt, da die Patienten sich meist im erscheinungsfreien Intervall vorstellen und die genuinen Hautveränderungen daher nicht untersucht werden können.

Angaben über das Aktionsspektrum der polymorphen Lichtdermatose divergieren in der Literatur. Die Auslösung typischer Hautveränderungen wird sowohl nach Bestrahlung mit UVB, UVA und auch mit sichtbarem Licht beschrieben [4]. In unserem Labor wurden die häufigsten positiven Testergebnisse durch mehrmalige Bestrahlungen relativ großer Felder (5 · 8 cm) mit hohen UVA- (3mal 60–100 J/cm^2) oder UVB-Dosen (3mal 1,5fache MED) erreicht. Zur Provokation eigneten sich am besten solche Körperareale, in denen die genuinen Hauterscheinungen aufgetreten waren. Weiterhin sollten vor den Provokationstestungen keine wiederholten Sonnenexpositionen erfolgt sein, da hierdurch die experimentelle Auslösung der Hauterscheinungen erheblich erschwert wird. Als bester Testzeitpunkt eignete sich daher die Zeit vor der ersten Sonnenexposition im Frühjahr. Die Ablesungen erfolgen 24, 48 und 72 h nach den Bestrahlungen (Tabelle 2).

Die Entwicklung positiver Testreaktionen bei der polymorphen Lichtdermatose zeigt sich wenige Stunden bis zu 24 h nach der letzten Provokationsbestrahlung. Es sind durchschnittlich 2–3 Bestrahlungen in demselben Testareal notwendig, um positive Testreaktionen zu induzieren. Durch die wiederholte Provokationsbestrahlung können bei 80% positive Testreaktionen ausgelöst werden.

Tabelle 2. Testprotokoll für Provokationstestung bei polymorpher Lichtdermatose

Testort	Prädilektionsstellen
Testareal	5 ·18 cm
Strahlenquelle	Metallhalogenidstrahler UVASUN 3000 (Mutzhas), Fluoreszenzstrahler UV-800 (Philips TL 20 W/12, Waldmann)
Dosis	3mal 60–100 J/cm² UV-A, 3mal 1,5fache MED-UV-B
Ablesung	24, 48, 72 h nach Bestrahlung

Sowohl mit UVA als auch mit UVB lassen sich typische Hautveränderungen einer polymorphen Lichtdermatose reproduzieren. Dabei zeigt sich UVA als die wirksamste Strahlung. Durch UVA allein lassen sich bei 80%, durch UVB allein bei 8% und sowohl durch UVA als auch UVB bei 12% der Patienten positive Testreaktionen provozieren.

4.1 Klinik und morphologische Varianten

Das klinische Bild und histopathologische Untersuchungen der Provokationstestungen erlauben eine Einteilung nach morphologischen Varianten der polymorphen Lichtdermatose. Der *papulöse Typ* ist am häufigsten (66%), gefolgt vom *Plaquetyp* (16%). Der *Iktustyp* (11%), der Typ *Erythema exsudativum multiforme* (2%), der *vesikulobullöse Typ* (2%) und der *hämorrhagische Typ* (1%) sind selten [4].

5 Hidroa vacciniformia

Auch bei der Hidroa vacciniformia variieren in der Literatur die Angaben über Aktionsspektrum und Reproduzierbarkeit der Hauterscheinungen unter Laborbedingungen. Eine Interpretation der Berichte über eine Reproduktion der Läsionen mit UVB wird durch 2 Faktoren erschwert: Es wurden sehr hohe Dosen appliziert, und die verwendeten Strahlenquellen enthielten beträchtliche UVA-Anteile. Galosi et al. [2] gelang es, mit reinem UVA (UVASUN) durch wiederholte Applikation hoher Dosen (30, 50 und 75 J/cm²) typische Hautveränderungen an Rücken, Unterarm und sogar an der Wangenschleimhaut zu induzieren. Zusammenfassend erscheint es als wahrscheinlich, daß der UVA-Anteil des Sonnenlichts in der Mehrzahl der Fälle den auslösenden Bereich bei diesem Krankheitsbild darstellt. Ähnlich wie die polymorphe Lichtdermatose könnte jedoch auch die Hidroa vacciniformia eine heterogene Gruppe von Erkrankungen mit ähnlicher klinischer Manifestation, aber unterschiedlichem Aktionsspektrum darstellen.

6 Lichturtikaria

Die Lichturtikaria ist eine seltene Dermatose ungeklärter Ätiologie, bei der
wenige Minuten nach Sonnenbestrahlung zunächst Juckreiz und danach eine
urtikarielle Reaktion auftreten. Die urtikarielle Reaktion tritt an allen bestrahlten Arealen der Haut und der Schleimhäute auf, wenn das Emissionsspektrum
der Strahlung dem individuellen Aktionsspektrum des Patienten entspricht.
Das Aktionsspektrum wird von den meisten Autoren in einem weiten Bereich
(UVC bis sichtbares Licht) angegeben, wobei individuelle Unterschiede bestehen.

Viele Patienten weisen ein Aktionsspektrum von UVC, UVB, UVA bis hin in
den sichtbaren Bereich auf, andere Patienten sind nur gegenüber sichtbarem
Licht empfindlich. Japanische Autoren wiesen auf die Photoinhibition experimentell auslösbarer Quaddeln durch zusätzliche Exposition des Testareals mit
sichtbarem Licht hin [5].

Die Phototestungen werden an nichtsonnenexponierter Haut (Gesäß, Unter-
bauch) vorgenommen, da chronische Lichteinwirkung die Urtikariaschwelle
erhöht. Entsprechend dem individuellen Aktionsspektrum werden oft bereits
nach Durchführung der Lichttreppe mit UVA und UVB die charakteristischen
Quaddeln ausgelöst. Um das Aktionsspektrum zu bestimmen, wird zwischen
250 und 700 nm mit dem Monochromator mit Bandbreiten von 30 nm bestrahlt.

Die minimale Quaddeldosis wird durch Provokationstestungen innerhalb des
Aktionsspektrums mit unterschiedlichen Dosen bestimmt. Nach der Bestimmung des Aktionsspektrums und der minimalen Quaddeldosis werden zusätz-
lich Bestrahlungen verschiedener Spektralbereiche im gleichen Testareal nach-
einander durchgeführt, um das Phänomen der Photoinhibition zu untersuchen.
Zur Testung mit höheren Dosen sichtbaren Lichts (>400 nm) werden Diapro-
jektor und geeignete Kantenfilter verwendet (GG 475, OG 530, OG 570, Schott
Glaswerke, Mainz), um bestimmte Bereiche des sichtbaren Lichts zu testen. Die
Ablesung der Testreaktionen erfolgt sofort und bis zu 1 h nach Bestrahlung
(Tabelle 3).

Tabelle 3. Testprotokoll für Provokationstestung bei Lichturtikaria

Testort	Nicht-UV-exponierte Regionen
Testareal	Kleine Testfelder (1 · 1 cm)
Strahlenquelle	Monochromator Dermolum Hi (Müller Elektronik), Metallhalogenidstrahler UVASUN 3000 (Mutzhas), Fluoreszenzstrahler UV-800 (Philips TL 20 W/12, Waldmann), Leitz-Diaprojektor (mit Kantenfilter GG 420, GG 475, OG 530, OG 570, Schott)
Dosis	Meist niedrig, individuell verschieden
Ablesung	Sofort. Beobachtung bis 1 h nach Bestrahlung

6.1 Aktionsspektrum und Inhibitionsspektrum

Durch die Phototestungen können bei allen Patienten die Lichturtikaria reproduziert, das Aktionsspektrum bestimmt und die minimale Dosis, die zur Auslösung von Quaddeln ausreichte (minimale Quaddeldosis, MQD), ermittelt werden.

7 Erythropoetische Protoporphyrie (EPP)

Für die erythropoetische Protoporphyrie wird als Aktionsspektrum das langwellige UVA und sichtbare Licht zwischen 400 und 600 nm angegeben [8]. Lichttestungen werden dadurch erschwert, daß die meisten verwendeten Geräte in diesem Bereich eine zu niedrige Strahlungsintensität aufweisen.

Nach unseren Erfahrungen [8] (Tabelle 4) sind bei Verwendung von 30–60 J/cm² UVA (UVASUN 3000) bei der EPP die subjektiven Empfindungen wie Stechen und Brennen während der Bestrahlung der wichtigste Hinweis auf die zugrundeliegende Erkrankung. Die durch die Bestrahlung induzierten Hautveränderungen sind meist uncharakteristisch.

Tabelle 4. Testprotokoll für Provokationstestung bei erythropoetischer Protoporphyrie

Testort	Nicht-UV-exponierte Haut
Testareal	5 · 8 cm
Strahlenquelle	UVASUN 3000, Monochromator
Dosis	100 J/cm² oder bis zur Induktion subjektiver Symptome, 15 J/cm² mit Wellenlängen zwischen 380–800 nm
Ablesung	Sofort, 24 h

8 Lupus erythematodes

Der Lupus erythematodes wird allgemein nicht zu den Lichtdermatosen gezählt. Trotzdem ist die Wirkung der Sonnenbestrahlung bei der Induktion oder Exazerbation der Erkrankung seit den frühesten Beschreibungen bekannt. Die Rolle der Sonnenstrahlung in der Pathogenese des Lupus erythematodes wurde in zahlreichen In-vitro- und In-vivo- sowie in tierexperimentellen Studien untersucht. Einige Arbeitsgruppen haben versucht, an begrenzten Patientenzahlen Hautveränderungen des Lupus erythematodes mit UV-Bestrahlungen zu induzieren. Zusammenfassend kann jedoch festgestellt werden, daß die experimentelle Reproduktion von Hautveränderungen eines Lupus erythematodes nur bei wenigen Patienten mit Wellenlängen des UVB-Bereichs gelang. Systematische Phototestungen einer großen Anzahl von LE-Patienten, auch mit UVA-Strahlen, wurden erstmals durch unsere Arbeitsgruppe publiziert [7, 12].

Tabelle 5. Testprotokoll für Provokationstestung bei Lupus erythematodes

Testort	Rücken oder Streckseiten der Unterarme
Testareal	5 · 8 cm
Strahlenquelle	Metallhalogenidstrahler UVASUN 3000 (Mutzhas), Fluoreszenzstrahler UV-800 (Philips TL 20 W/12, Waldmann)
Dosis	3mal 60–100 J/cm^2 UV-A, 3mal 1,5fache MED-UV-B
Ablesung	24, 48, 72 h nach Bestrahlung, Beobachtung bis 3 Wochen nach der letzten Bestrahlung

Als Testareal dient der Rücken oder, falls dieser nicht erscheinungsfrei ist, die Streckseite der Unterarme. Die Feldgröße beträgt 5 · 8 cm. Es wird an 3 aufeinanderfolgenden Tagen jeweils 60–100 J/cm^2 UVA beziehungsweise die 1,5fache MED-UVB verabfolgt. Die Ablesungen erfolgen nach 24, 48 und 72 h, dann wöchentlich bis 3 Wochen nach der letzten Bestrahlung (Tabelle 5).

9 Ergebnisse der Provokationstestungen

Kriterien für eine positive Photoprovokation sind:

- Die Hautveränderungen entsprechen klinisch einem Lupus erythematodes.
- Die Histopathologie ist mit Lupus erythematodes vereinbar.
- Die Entwicklung erfolgt langsam, und die Veränderungen persistierten mehrere Tage.

Die pathologischen Hautveränderungen entwickelten sich 48–96 h (Spannbreite: 24 h bis 2 Wochen) nach der letzten Bestrahlung und persistierten etwa 1–3 Wochen. Einzelne Läsionen können jedoch auch noch nach mehreren Monaten beobachtet werden.

Bei etwa 45% aller Lupus-erythematodes-Patienten zeigt sich eine positive Provokationstestung. Am häufigsten (63%) finden sich positive Testresultate bei Patienten mit subakut kutanem Lupus erythematodes, während Patienten mit diskoidem in 41% und mit systemischem Lupus erythematodes in 25% der Fälle UV-induzierbar sind.

Bei der Untersuchung verschiedener Spektralbereiche zeigte sich, daß die experimentelle Reproduktion spezifischer Hautveränderungen sowohl mit UVB als auch mit UVA möglich war. Bei 53% der UV-induzierbaren Patienten zeigten sich positive Testreaktionen auf UVB und UVA, 33% reagierten nur auf UVB und 14% nur auf UVA.

10 Zusammenfassung

Während Anamnese, klinisches Bild, Histopathologie und Labortests bei Lichtdermatosen und lichtprovozierbaren Hauterkrankungen im dermatologischen Schrifttum gut dokumentiert sind, mangelt es bis heute an einheitlichen und allgemein akzeptierten Regeln für Phototestungen. Die vorliegende Arbeit gibt anhand eigener Erfahrungen und unter Berücksichtigung der Hinweise in der Literatur Empfehlungen zur Durchführung photodiagnostischer Testverfahren. Bei Auswertung der Testergebnisse einer großen Anzahl von Patienten mit Lichtdermatosen zeigte sich, daß die Wertigkeit der Lichttreppen mit UVA und UVB für die Diagnostik von Lichtdermatosen als begrenzt anzusehen ist. Lediglich bei der persistierenden Lichtreaktion und bei der chronischen aktinischen Dermatitis konnten in einigen Fällen erniedrigte Schwellenwerte in den Lichttreppen gefunden werden. Die Patienten mit Photoallergie, polymorpher Lichtdermatose, Hidroa vacciniformia, Lichturtikaria, erythropoetischer Protoporphyrie und Lupus erythematodes zeigen gegenüber Kontrollpersonen keine signifikant unterschiedlichen Erythem- und Pigmentierungsschwellenwerte.

Demgegenüber zeigte sich, daß bei geeigneter Methodik Provokationstestungen in der Diagnostik von Photodermatosen einen hohen Stellenwert erlangen können. Insbesondere bei der Photoallergie, der persistierenden Lichtreaktion, der chronischen aktinischen Dermatitis, der polymorphen Lichtdermatose, der Lichturtikaria und dem Lupus erythematodes lassen sich durch Provokationstestungen die Dermatosen im Labor reproduzieren und somit diagnostisch sichern. Weiterhin konnte auch das Aktionsspektrum der verschiedenen Dermatosen ermittelt werden. Dies ist nicht nur von wissenschaftlichem Interesse, sondern hat auch praktische Bedeutung für die Betreuung der Patienten, beispielsweise bei der Empfehlung geeigneter Lichtschutzfilter.

Literatur

1. Epstein S (1964) The photopatch test. Its technique, manifestations, and significance. Ann Allergy 22: 1–11
2. Galosi A, Plewig G, Ring J, Meurer M, Schmöckel C, Schurig V, Dorn M (1985) Experimentelle Auslösung von Hauterscheinungen bei Hydroa vacciniformia. Hautarzt 36: 449–452
3. Hölzle E, Plewig G, Hofmann C, Braun-Falco O (1985) Photopatch testing. Results of a survey on test procedures and experimental findings. Zbl Hautkr 151: 361–366
4. Hölzle E, Plewig G, von Kries R, Lehmann P (1987) Polymorphous light eruption. J Invest Dermatol 88: 32s–38s
5. Horio T (1987) Solar urticaria-sun, skin and serum. Photodermatology 4: 115–117
6. Kind P, Lehmann P, Plewig G (1993) Phototesting in Lupus erythematosus. J Invest Dermatol 100: 53–57
7. Lehmann P (1991) Die deutschsprachige Arbeitsgemeinschaft Photopatch-Test (DAPT). Hautarzt 41: 295–297
8. Lehmann P (1994) Photodiagnostische Testverfahren. Akt Dermatol 20: 41–46
9. Lehmann P (1995) Photodiagnostische Testverfahren bei Lichtdermatosen: Polymorphe Lichtdermatose, Lupus erythematodes und Lichturtikaria. In: Plewig G, Kor-

ting HC (Hrsg) Fortschritte der praktischen Dermatologie und Venerologie. Springer, Berlin Heidelberg New York Tokyo, S 162–167
10. Lehmann P (1996) Photosensitivität des Lupus erythematodes. Akt Dermatol 22: 47–51
11. Lehmann P, Hölzle E, Kind P, Goerz G, Plewig G (1990) Experimental reproduction of skin lesions in lupus erythematosus by UVB and UVA radiation. J Am Acad Dermatol 22: 181–187
12. Lehmann P, Scharffetter K, Kind P, Goerz G (1991) Erythropoetische Protoporphyrie: Synopsis von 20 Patienten. Hautarzt 42: 570–574
13. Norris PG, Hawk JLM (1990) Chronic actinic dermatitis. A unifying concept. Arch Dermatol 126: 376–378
14. Rünger TM, Lehmann P, Neumann NJ, Matthies C, Schauder S, Ortel B, Münzberger C, Hölzle E (1995) Empfehlung einer Photopatch-Test Standardreihe durch die deutschsprachige Arbeitsgruppe „Photopatch-Test". Hautarzt 46: 240–243
15. Wucherpfennig V (1942) Zur Messung und Bemessung des Ultraviolett. Klin Wochenschr 21: 926–930

Photopatchtest

Erhard Hölzle

Inhalt

1 Einleitung

Die belichtete Epikutantestung (Photopatchtest) dient der Feststellung einer Photosensibilisierung durch phototoxisch oder photoallergisch wirksame Substanzen. Die photoallergische Reaktion setzt eine spezifische Sensibilisierung des Patienten voraus, phototoxische Reaktionen können bereits beim Erstkontakt entstehen. Obwohl es sich bei phototoxischen Reaktionen um obligat ablaufende photochemische Prozesse handelt, ist die individuelle Reaktionsbereitschaft sehr unterschiedlich. Die Relevanz positiver Testergebnisse kann daher nur nach Kenntnis des klinischen Krankheitsbildes und der Anamnese richtig eingeschätzt werden.

Mit der Einführung der Sulfonamide als Chemotherapeutika wurden erstmals photoallergische Reaktionen beobachtet [1, 3]. Wenig später fanden Phenothiazine als Auslöser lichtvermittelter Hautreaktionen Interesse. Zur Untersuchung solcher Patienten wurde von Schulz et al. 1956 [20] und wenig später von Epstein u. Rowe [4] das Verfahren der belichteten Epikutantestung erstmals beschrieben. In den Jahren zwischen 1960 und 1970 traten in England und in Dänemark epidemieartig zahlreiche Photoallergien auf [2, 17, 22], die durch Desinfizientien in Seifen hervorgerufen wurden. Betroffen waren neben den Konsumenten in erster Linie Arbeiter, die mit der Herstellung dieser Produkte beschäftigt waren. In diesem Zusammenhang wurde auch erstmals das Krankheitsbild der persistierenden Lichtreaktion [23] beschrieben.

Obwohl der Photopatchtest als Verfahren zur Erfassung phototoxischer oder photoallergischer Substanzen etabliert ist, war dessen Durchführung bis Anfang der 8oer Jahre nicht standardisiert. Erste Ansätze zur Standardisierung wurden von der Skandinavian Photodermatitis Research Group [11, 21] vorgestellt. Diesem Beispiel folgend informierte sich 1984 in Deutschland, Österreich und der Schweiz die „Deutschsprachige Arbeitsgemeinschaft Photopatch-Test" (DAPT) [13]. In dieser Arbeitsgemeinschaft wurde ein standardisiertes Protokoll zur Durchführung des Photopatchtests erarbeitet. Die nachfolgend beschriebene Vorgehensweise entspricht diesen Empfehlungen [7, 9, 10].

2 Indikation des Photopatchtests

Die belichtete Epikutantestung sollte immer dann erfolgen, wenn der Verdacht auf das Vorliegen einer phototoxischen oder photoallergischen Reaktion besteht. Auch der Verdacht auf Erkrankungen aus der Gruppe der chronischen aktinischen Dermatitis stellt eine Indikation dar. Lichterkrankungen anderer Genese wie polymorphische Lichtdermatose, Hydroa vacciniformia, Lichturtikaria oder Porphyrien werden aufgrund der spezifischen Kriterien dieser Krankheitsbilder diagnostiziert und bedeuten an sich keine Indikation zum Photopatchtest.

Liegen jedoch unklare, lichtabhängige Hautreaktionen vor, die keiner bekannten genuinen Lichtdermatose zugeordnet werden können, so sollte ebenfalls ein Photopatchtest erfolgen. Dies gilt in besonderem Maße für Patienten mit einem Ekzem in lichtexponierten Hautarealen oder mit einer verstärkten Sonnenbrandreaktion. Diese Hautveränderungen legen den Verdacht auf eine photoallergische oder phototoxische Reaktion nahe, und es sollte nach sorgfältiger Anamnese, die systemisch verabfolgte Medikamente und alle Externa einschließen muß, versucht werden, den Photosensibilisator im Photopatchtest zu identifizieren. Bei einer solchen engen Indikationsstellung für den Photopatchtest werden unnötige Expositionen vermieden und in einem hohen Maße relevante positive Testergebnisse gewonnen.

3 Testsubstanzen

Die Applikation der Testsubstanzen erfolgt am Rücken mittels kleiner Aluminiumkammern (Finn-Chambers Scanpor, Hermal, Reinbek bei Hamburg). Die Applikationsdauer beträgt 24 h. Das Auftragen der Substanzen erfolgt in doppelter Ausführung, so daß auch eine unbelichtete Dunkelkontrolle zum Ausschluß einer nichtlichtvermittelten Kontaktsensibilisierung vorliegt. Das Vorgehen bei der Photopatchtestung ist in Tabelle 1 zusammengefaßt.

Grundsätzlich werden die üblichen Voraussetzungen für eine Epikutantestung beachtet. Die Testungen erfordern eine klinisch gesunde Haut als Testareal; lokale Gaben von Glukokortikosteroiden sowie starke UV-Exposition sind in einem Zeitraum bis zu 3 Wochen vor der Testung zu vermeiden. Systemisch

Tabelle 1. Durchführung des Photopatchtests

Testort	Rücken
Applikation der Substanzen	24 h, kleine Finn-Chambers (Scanpor)
Bestrahlungsgerät	Fluoreszenzstrahler (Philips TL 09 N 320–400 nm)
UV-Dosis	10 J/cm^2 UV-A, ggf. $<$ MED-UV-A
Ablesung	Sofort, 24, 48, 72 h nach Bestrahlung
Kontrolle	Unbestrahlter Patchtest

Tabelle 2. Standard Photoallergene

	[%]
Tetrachlorsalicylanilid	0,1[a]
5-Brom-4'-chlorsalicylanilid	1
Hexachlorophen	1
Bithionol	1
Sulfanilamid	5
Promethazinhydrochlorid	0,1
Chinidinsulfat	1
Ambrette Moschus	5
Duftstoff Mix	8
4-Aminobenzoesäure	10
2-Ethyl-4-dimethyl-aminobenzoat	10
1-(4-Isopropylphenyl)-3-phenyl-1,3-propandion	10
4-tert-Butyl-4'-methoxy-dibenzoylmethan	10
Isoamyl-4-methoxycinnamat	10
2-Ethylhexyl-4-methoxycinnamat	10
3-(4-Methylbenzyliden)-campher	10
2-Phenyl-5-benzimidazolsulfonsäure	10
Oxybenzon	10
Sulisobenzon	10

[a] Alle Substanzen in Vaseline.

verabreichte Kortikosteroide und Antihistaminika sind möglichst 1 Woche vor Testung abzusetzen.

In Tabelle 2 sind die derzeit von der Arbeitsgemeinschaft Photopatch-Test vorgeschlagenen Standardphotoallergene aufgelistet. Ergänzend stehen Tribromsalan, Chlorpromazinhydrochlorid, Thioharnstoff und Olaquindox als weitere Testsubstanzen bei besonderer Fragestellung zur Verfügung. Daneben müssen weitere Medikamente oder Externa, welche vom Patienten angewandt werden und als Photosensibilisatoren in Betracht kommen, mitgetestet werden.

4 Bestrahlung und Dosimetrie

Die Bestrahlung erfolgt mit Breitband-UV-A (Philips TL09N 320–400 nm) mit einer Dosis von 10 J/cm^2. Bei abnormer Lichtempfindlichkeit gegenüber UV-A, wie bei Patienten mit chronischer aktinischer Dermatitis, bei denen bereits die UV-A-Bestrahlung allein eine ekzematöse Reaktion auslöst, erfolgt die Bestrahlung des Photopatchtests mit einer UV-A-Dosis, die unterhalb der Erythemschwelle des betreffenden Patienten liegt.

Im internationalen Vergleich mit anderen Arbeitsgruppen ist die verwendete UV-A-Dosis von 10 J/cm^2 relativ hoch; meist werden 5 J/cm^2 appliziert. Derzeit laufende Studien der DAPT sollen diese noch offene Fragen beantworten.

5 Ablesung

Ablesungen erfolgen unmittelbar vor und nach der Bestrahlung sowie an aufeinanderfolgenden Tagen bis 72 h nach der UV-A-Exposition. Die Ablesung der unbestrahlten Kontrollpatchtests folgt diesem Schema. Die Bewertung der Testreaktionen ist geringfügig abweichend von den Richtlinien der Beurteilung einer Epikutantestung. Ein Erythem im belichteten Testareal wird bereits als eine relevante Reaktion (+) festgehalten. Die Bewertungskriterien sind in Tabelle 3 dargelegt.

Das Bewertungssystem erfaßt rein morphologische Kriterien und keine Intensitätsmerkmale. Die fortlaufende Beurteilung über eine Zeitraum von 72 h nach der Bestrahlung erlaubt die Erfassung von Reaktionsmustern, die z.T. typisch für verschiedene Substanzen sind und die Differenzierung zwischen phototoxischen und photoallergischen Reaktionen erleichtern [16]. Phototoxische Reaktionen sind meist durch ein Maximum der Reaktionsstärke in der Frühphase mit nachfolgendem Decrescendo innerhalb von 24–72 h gekennzeichnet. Typisch sind Rötung und Infiltration, die sich bis zur Blasenbildung steigern kann. Einige obligat phototoxische Substanzen führen zu einem urtikariellen Soforterythem mit brennender Mißempfindung („smarting"). Solche Reaktionen werden bei Testungen mit Teer, Chlorpromazin oder Benoxaprofen beobachtet. Ein weiteres, wahrscheinlich durch phototoxische Mechanismen bedingtes Reaktionsmuster ist ein nach 24 h einsetzender, verzögerter und plateauartiger Verlauf mit Rötung und Infiltration. Beispiele hierzu sind Phenothiazine, Carprofen und Tiaprofensäure. Photoallergische Reaktionen sind, ebenso wie eine kontaktallergische Dermatitis, durch verzögerten Beginn mit Crescendo gekennzeichnet. Morphologisch stehen Erythem, Infiltration und Papulovesikeln sowie häufig Juckreiz im Vordergrund. In Zweifelsfällen gestattet eine histopathologische Untersuchung die Abgrenzung zwischen photoallergischer und phototoxischer Reaktion [12].

Treten in den unbelichteten Kontrollfeldern Reaktionen auf, welche ein einfach-positives Erythem (+) in der Sofortablesung oder nach 24 h überschreiten, so wird eine Kontaktsensibilisierung diagnostiziert und die Reaktion im belichteten Areal nicht weiter verwertet. Eine gleichzeitige Kontakt- und Photokontaktsensibilisierung wird ebenso wie eine Photoaugmentation einer Kontaktreaktion abgelehnt.

Tabelle 3. Bewertungskriterien des Photopatchtests

Bewertung	Untersuchte Größe
+	Erythem
++	Erythem und Infiltrat
+++	Erythem, Infiltrat, Papulovesikeln
++++	Erosion, Bullae

6 Relevanz der Testergebnisse

In der Bewertung der Photopatchtestreaktionen sind die Abgrenzung zwischen phototoxischer und photoallergischer Reaktionen sowie die Beurteilung der klinischen Relevanz einer Testreaktion die häufigsten Probleme. Es muß daher immer die Testreaktion mit der Anamnese des Patienten in Einklang gebracht werden. Nicht selten werden eindeutig als photoallergisch identifizierte Reaktionen beobachtet, obwohl die Anamnese des Patienten für die betreffende Substanz keinerlei Anhaltspunkte ergibt. Ein Beispiel hierfür ist die relativ häufige Beobachtung, daß Patienten mit einer Kontaktsensibilisierung gegen Thiomersal positive photoallergische Reaktionen auf Piroxicam zeigen [15]. In diesem Fall konnte gezeigt werden, daß Photoprodukte, die bei der Belichtung des Piroxicams entstehen, eine Kreuzreaktion mit Thiomersal aufweisen.

Augenscheinlich falsch-negative Testergebnisse, die insbesondere bei systemischen Medikamenten vorkommen, erfordern modifizierte Testverfahren. Fehlt die Penetration der Testsubstanz durch die Hornschichtbarriere, so kann die Substanz nach Klebestreifenabriß der Hornschicht appliziert werden, oder es erfolgt ein belichteter Scratch- oder Pricktest [18, 19]. Bildet ein Metabolit den eigentlichen Photosensibilisator, so ist eine systemische Photoprovokation geeignet, den Sensibilisator zu identifizieren [5, 6, 8, 14].

Literatur

1. Burckhardt W (1941) Untersuchungen über die Photoaktivität einiger Sulfanilamide. Dermatologica 83: 63–68
2. Calnan CA, Harmann RRM, Wells GC (1961) Photodermatitis from soaps. Br Med J 11: 1266
3. Epstein S (1939) Photoallergy and primary photosensitivity to sulfanilamide. J Invest Dermatol 2: 43–51
4. Epstein S, Rowe RJ (1957) Photoallergy and photocross-sensitivity to phenergan. J Invest Dermatol 29: 319–326
5. Ferguson J, Johnson BE (1993) Clinical and laboratory studies of the photosensitizing potential of norfloxacin, a 4-quinolone broad-spectrum antibiotic. Br J Dermatol 128: 185–195
6. Galosi A, Przybilla B, Ring J, Dorn M (1984) Systemische Photoprovokation mit Surgam. Allergologie 7: 143–144
7. Hölzle E und die Mitglieder der Deutschsprachigen Arbeitsgemeinschaft Photopatch-Test (1991) Photopatch-Test: Ergebnisse der multizentrischen Studie. Akt Dermatol 17: 117–123
8. Hölzle E, Plewig G, Lehmann P (1986) Photodermatoses – diagnostic procedures and their interpretation. Photodermatol 4: 109–114
9. Hölzle E, Rowold J, Peper S, Plewig G (1989) Die belichtete Epikutantestung. Allergologie 12: 13–20
10. Hölzle E, Neumann N, Hausen B, Przybilla B, Schauder S, Hönigsmann H, Bircher A, Plewig G (1991) Photopatch testing: The 5-year experience of the German, Austrian and Swiss photopatch test group. J Am Acad Dermatol 25: 59–68
11. Jansen CT, Wennersten G, Tystedt I, Thune P, Brodthagen H (1982) The scandinavian standard photopatch test procedure. Contact Dermatitis 8: 155–158

12. Jung EG, Hardmeier T (1967) Zur Histologie der photoallergischen Testreaktion. Dermatologica 135: 243–252
13. Lehmann P (1990) Die Deutschsprachige Arbeitsgemeinschaft Photopatch-Test (DAPT). Hautarzt 41: 295–297
14. Lehmann P, Hölzle E, von Kries R, Plewig G (1986) Lichtdiagnostische Verfahren bei Patienten mit Lichtdermatosen. Zentralbl Haut 152: 667–682
15. Ljunggren B (1989) The piroxicam enigma. Photodermatology 6: 151–154
16. Neumann N, Hölzle E, Lehmann P, Benedikter S, Tapernoux B, Plewig G (1994) Pattern analysis of photopatch test reactions. Photodermatol Photoimmmunol Photomed 10: 65–73
17. Osmundsen PE (1969) Contact photoallergy to tribromsalicylanilide. Br J Dermatol 81: 429–434
18. Przybilla B (1987) Phototestungen bei Lichtdermatosen. Hautarzt 38: 23s–28s
19. Schauder S (1990) Der modifizierte intradermale Test im Vergleich zu anderen Verfahren zum Nachweis von phototoxischen und photoallergischen Arzneireaktionen. Z Hautkr 65: 247–255
20. Schulz KH, Wiskemann K, Wolf K (1956) Klinische und experimentelle Untersuchungen über die photodynamische Wirksamkeit von Phenothiazinderivaten, insbesondere Megaphen. Arch Klin Exp Dermatol 202: 285–298
21. Thune A, Jansen C, Wennersten G, Rystedt I, Brodthagen H, McFadden N (1988) The Scandinavian multicenter photopatch test study 1980–1985: Final report. Photodermatology 5: 261–269
22. Wilkinson DS (1961) Photodermatitis due to Tetrachlorsalicylanilide. Br J Dermatol 73: 213–219
23. Wilkinson DS (1962) Patch test reactions to certain halogenated salicylanilides. Br J Dermatol 74: 302–306

Photodynamische Diagnostik in der Dermatologie

Clemens Fritsch, Wilfried H. G. Neuse, Thomas Ruzicka, Günter Goerz

Inhalt

Abkürzungen

δ-ALA   = δ-Aminolävulinsäure
δ-ALA-S   = δ-Aminolävulinsäure-Synthase
δ-ALA-D   = δ-Aminolävulinsäure-Dehydratase
Hp   = Hämatoporphyrin
HpD   = Hämatoporphyrinderivat
DMSO   = Dimethylsulfoxid
PDD   = Photodynamische Diagnostik
PDT   = Photodynamische Therapie
FeChel   = Ferrochelatase

1 Einleitung und historische Vorbemerkungen

Die wichtigste Methode zur Sicherung der Diagnose von Hauttumoren oder
ihren Vorstufen ist die histopathologische Untersuchung. Die Dermatoskopie
kann zur Beurteilung von pigmentierten Hauttumoren, die Sonographie zur

Bewertung von vergrößerten Lymphknoten und zur Messung der Tumordicke herangezogen werden. Wir möchten ein zusätzliches Verfahren, die photodynamische Diagnostik (PDD), vorstellen, die sich aus der photodynamischen Therapie (PDT) entwickelte und die es erlaubt, neoplastisches und entzündliches Gewebe von der umliegenden gesunden Haut durch die spezifische rote Fluoreszenz der gebildeten Porphyrine abzugrenzen.

Die Idee, einen Photosensibilisator vorherrschend in neoplastischen Geweben anzureichern und diese durch nachfolgende Belichtung bei gleichzeitiger Schonung des umgebenden gesunden Gewebes zu zerstören (= Prinzip der PDT), ist faszinierend, aber nicht neu. Die Fähigkeit einiger Farbstoffe (z.B. Acridin) Mikroorganismen (z.B. Paramaecium) zu sensibilisieren, so daß sie durch eine nachfolgende Belichtung abgetötet werden, wurde erstmals 1900 von Raab [49] beschrieben. Zu dieser Zeit erkannte man, daß diese Reaktion sauerstoffabhängig ist, und bezeichnete sie als „photodynamische Aktion" bzw. „photodynamische Wirkung" [61]. 1903 wurde diese photodynamische Aktion erstmalig zur Therapie von Hauterkrankungen (Condylomata lata, Lupus vulgaris und Hauttumoren) eingesetzt. Als Photosensibilisator kam Eosin und als Bestrahlungsquelle weißes Licht zur Anwendung. Die Autoren gaben als weitere Indikationen Herpes simplex, Molluscum contagiosum, Pityriasis versicolor und Psoriasis vulgaris an [26, 61].

In den folgenden Jahren wurden die verschiedensten photosensibilisierenden Substanzen experimentell erprobt, um eine Standardisierung und Optimierung dieser Therapie zu erreichen. 1911 folgten die ersten Experimente mit dem Photosensibilisator Hämotoporphyrin (Hp). Seit dieser Zeit blieben Porphyrine in der „photodynamischen" Tumortherapie die interessantesten, effektivsten und am häufigsten untersuchten Photosensibilisatoren. Die typische Rotfluoreszenz der Hp wurde erstmalig 1924 zur Tumordetektion eingesetzt [46]. In den 40er Jahren belegten weitere Untersuchungen die Affinität des Hp zu neoplastischen Geweben, gemessen an der typischen Rotfluoreszenz [3] und an experimentell induzierten Sarkomen und Mammakarzinomen [15]. In den 50er Jahren konnte gezeigt werden, daß die i.v. Applikation von Hp bei Karzinompatienten zu einer bevorzugten Aufnahme des Porphyrins in das Tumorgewebe führt. Dies war nach UV-Belichtung durch die charakteristische rote Fluoreszenz nachweisbar [50]. Die selektive Fluoreszenz im Tumorgewebe war nach Injektion von chemisch reinem Hp geringer als nach Applikation von nichtgereinigtem Hp [47]. Lipson et al. [38] stellten 1960 ein Hämatoporphyrinderivat (HpD) vor, das aus etwa 10 Porphyrinderivaten, einem Gemisch aus Dihämatoporphyrinestern und -ethern, besteht. In den folgenden Jahren bestätigten zahlreiche tierexperimentelle Untersuchungen die Effektivität des HpD in der Behandlung experimentell induzierter Tumore [12, 14]. Eine bevorzugte Anreicherung des HpD fand sich auch in Plattenepithel- und Adenokarzinomen [22]. Blasen- und Lungenkarzinome konnten effektiv mit i.v. verabreichtem HpD und Licht, das durch eine Fiberoptik an den Tumor geleitet wurde, detektiert und behandelt werden [13, 31]. In-vitro-Untersuchungen unterstrichen, daß HpD in neoplastischen Zellen stärker als in normalen Zellen aufgenommen wird [7, 11]. HpD blieb die Porphyrinpräparation, die bis in den 80er Jahren experimentell und klinisch in der PDT in erster Linie eingesetzt wurde. Der Ausdruck „photodynamische Thera-

pie (PDT)" wurde in den frühen 70er Jahren geprägt, um die photosensibilisie-
rende Behandlung bei malignen Tumoren von Versuchstieren zu beschreiben
[12]. Der zwischenzeitlich gebrauchte Begriff „photoradiation therapy (PRT)"
konnte sich nicht durchsetzen [14]. Seit 1984 ist die Bezeichnung PDT als Stan-
dardbegriff in der Photobiologie etabliert.

Die ersten Behandlungsversuche mit der PDT am Menschen scheiterten vor
allem an den schweren, mehrere Tage andauernden phototoxischen Reaktionen
[14], wie dies nach dem heute als heroisch zu bezeichnenden Selbstversuch von
Meyer-Betz [41] nicht anders zu erwarten war. Nach Injektion von Hämatoporphyrin (200 mg) und nachfolgender Sonnenexposition kam es bei Meyer-Betz zu
einem extrem schweren Sonnenbrand, einer lebensbedrohenden phototoxischen
Reaktion und zu einer Photosensibilisierung, die über 8 Wochen anhielt. Hämto-
porphyrinderivat (HpD) und Photofrin (Gemisch aus Dihämatoporphyrinester
und -ether) sind die Substanzen, über die die meisten experimentellen und klinischen Erfahrungen hinsichtlich der systemischen PDT vorliegen. Photofrin ist
bisher das einzige klinisch zur PDT zugelassene Porphyrinderivat [44]. Neuere,
synthetisch hergestellte Photosensibilisatoren wie Phthalocyanine oder Porphycene, die besonders im langwelligen Licht absorbieren, haben wahrscheinlich
geringere phototoxische Nebenwirkungen, sind jedoch in ihrer therapeutischen
Wertigkeit noch nicht einzuschätzen [1, 2, 36, 44].

Wegen der schweren generalisierten Photosensibilisierung bei der PDT mit
systematisch applizierbaren Photosensibilisatoren erlangten die topisch applizierbaren Substanzen einen immer größeren Stellenwert. Tetrasodiummmesote-
traphenylporphyrinsulfonat (TPPS) und Protoporphyrin führten nach lokaler
Gabe zu einem guten Behandlungserfolg [35, 52]. Nachteilig war, daß auch die
behandelte, tumorangrenzende normale Haut über Tage sensibilisiert wurde
und die Selektivität der PDT von der Genauigkeit der Applikation des Photosensibilisators abhing. Dieser Nachteil konnte durch die „tumorselektive" Photosensibilisierung überwunden werden, die von den australischen Forschern um
Kennedy [30] inauguriert wurde: Die topische Applikation des „Nichtphotosen-
sibilisators" δ-Aminolävulinsäure (δ-ALA), der wichtigsten Porphyrinvorstufe,
führt bevorzugt in schnell proliferierenden Geweben zu einer starken Mehrpro-
duktion von Porphyrinen. Die exogene Zufuhr des Prekursors umgeht den limitierenden Schritt der Hämbiosynthese, die δ-Aminolävulinsäuresynthase
(δ-ALA-S) (Abb.1).

In den letzten 4 Jahren wurde die Effektivität der topischen δ-ALA-PDT für
oberflächliche Tumoren der Haut von mehreren Arbeitsgruppen bestätigt
[10, 16, 17, 21, 59, 63]. Darüber hinaus liegen vereinzelt Berichte über den erfolgreichen Einsatz der systemischen δ-ALA-Applikation bei der kurativen oder der
palliativen Behandlung von Bronchialkarzinomen, Tumoren des Magen-Darm-
Traktes und Blasenkarzinomen vor. Es handelte sich dabei sowohl um tierexperimentelle als auch um klinische Behandlungsergebnisse [33, 39, 44, 51].

Die Photosensibilisatorfluoreszenz wurde insbesondere noch systemische
Verabreichung der Substanz zur Detektion von Tumoren eingesetzt. In der Regel
handelte es sich bei den „Tumormarkern" um Porphyringemische wie das HpD
oder das Photofrin [4, 34, 42]. Obwohl diese Substanzen eine Fluoreszenzdar-
stellung z.B. urothelialer Neoplasien in situ erlauben, sind sie mit erheblichen

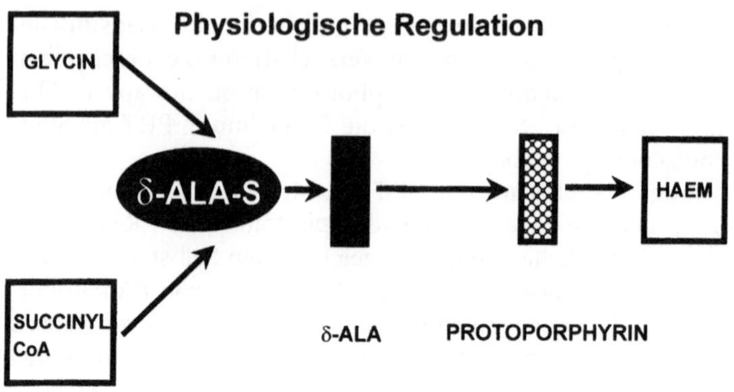

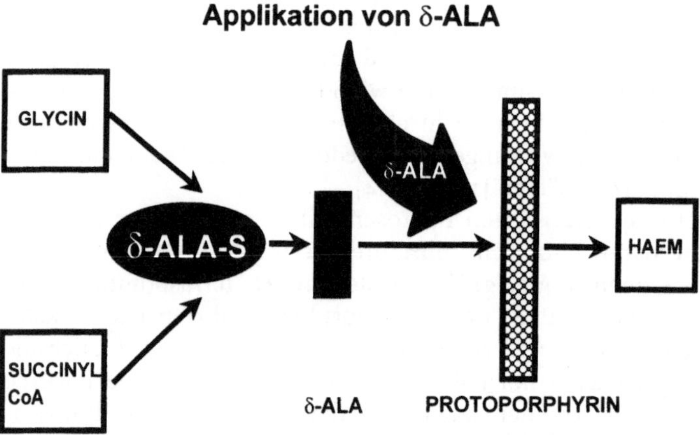

Abb. 1. Schema der Hämbiosynthese. δ-ALA wird aus Succinyl-CoA und Glycin gebildet. Lokal oder systemisch applizierte δ-ALA umgeht den limitierenden Schritt der Porphyrinbiosynthese, die δ-ALA-Synthase, und es werden große Porphyrinmengen, insbesondere Protoporphyrin, als potente Photosensibilisatoren gebildet

Nachteilen verbunden. So ist die tumorselektive Anreicherung synthetischer Porphyrine vergleichbar niedrig. Experimentell konnte maximal eine 5fache Anreicherung im Blasentumor, verglichen mit dem normalen Blasengewebe der Ratte, nachgewiesen werden [4]. Darüber hinaus ist die Fluoreszenzquantenausbeute der Porphyringemische im Gewebe sehr gering und macht aufwendige Bildverarbeitungstechniken zur Darstellung der Tumorfluoreszenz notwendig. Zusätzlich besteht bei systemisch zu applizierenden Photosensibilisatoren wie Photofrin die Gefahr phototoxischer Hautreaktionen bei Sonnenlichtexposition, auch wenn bei der Diagnostik nur 20% der therapeutisch eingesetzten Substanzdosis zur Anwendung kommen. Der typische Einsatz von δ-ALA zur Detektion von neoplastischem Gewebe bietet vor allem in der Dermatologie erhebliche Vorteile: Die gesunde, umliegende Haut wird kaum sensibilisiert und es treten keine systemischen Nebenwirkungen auf.

2 Photodynamische Diagnostik (PDD) mit δ-ALA-induzierter Porphyrinfluoreszenz

2.1 Grundlagen der Fluoreszenz

Da die Fluoreszenzdetektion die Basis der PDD ist, sollen die physikalischen Grundlagen der Fluoreszenz und deren Eigenschaften kurz erläutert werden. Unter Fluoreszenz versteht man die relativ rasch abklingende Lichtemission durch Atome oder Moleküle, die nach Absorption energiereicher Strahlen angeregt wurden.

Lichtabsorption: Trifft Licht auf ein Medium, so wird ein Teil reflektiert, ein Teil im Medium absorbiert, und ein Teil kann das Medium durchdringen. Das vom Medium absorbierte Licht wird dabei in Wärme oder eine andere Energieform umgewandelt [13].

Halbstabiler Elektronenzustand: Eine Materie kann durch Elektrizität, Licht oder Radiofrequenzen angeregt werden und somit in einen höheren Schwingungszustand eines angeregten Elektronenzustandes (halbstabiler Zustand) übergehen. Stößt das Molekül mit anderen Molekülen zusammen, so gibt es sehr rasch (gewöhnlich in etwa 10^{-11} s) seine Schwingungsenergie an die Umgebung ab. Der Bildpunkt des Moleküls bewegt sich abwärts auf der Leiter des Schwingungszustandes im angeregten Elektronenzustand. Die Lebensdauer der elektronischen Anregung reicht aus, um die Energie spontan als Fluoreszenz (in etwa 10^{-8} s) abzustrahlen, wobei das Molekül in höhere Schwingungszustände des elektronischen Grundzustandes übergeht (Frank-Condon-Prinzip). Die Intensität der Fluoreszenzstrahlung Iα ist im allgemeinen der Intensität der einfallenden Strahlung Io und der Konzentration des fluoreszierenden Stoffes C proportional. Nach dem Lambert-Beer-Gesetz ist die Intensität ΔIα der vom Stoff absorbierten Strahlung

$$\Delta I\alpha \, (v) = \alpha \, (v) \, Io \, (v) \, \Delta x,$$

wenn ΔIα kleiner als Io ist. Δx ist die Schichtdicke, α (v) der Absorptionskoeffizient des Stoffes bei der Frequenz v der einfallenden Strahlung, welcher der Konzentration C des Stoffes proportional ist:

$$\alpha \, (v) = \varepsilon \, (v) \, C.$$

ε (v) ist der molare Extinktionskoeffizient des Stoffes bei der Lichtfrequenz v [9a].

Emission: Durch Zurückfallen der angeregten Moleküle in den Grundzustand wird elektromagnetische Strahlung frei (Emission). Alle derartigen Emissionsprozesse werden unter dem Sammelbegriff *Lumineszenz* zusammengefaßt. Ist die Konzentration der Moleküle in angeregten Zuständen sehr hoch oder die Geschwindigkeit der strahlungslosen Desaktivierung im Vergleich zur Geschwindigkeit der Ausstrahlung klein, so kann die Ausstrahlung oder Emission leicht nachgewiesen werden. Klingt die Emission je nach Wellenlänge in 10^{-9}–10^{-3} s nach Lichtabsorption rasch ab, so nennt man die Emission *Fluoreszenz*. Bei der *Phosphoreszenz* hingegen hält die Emission länger, charakteristischerweise einige Sekunden nach der Absorption an. In den meisten Flüssigkeiten und Lösungen verlaufen bei Raumtemperatur die strahlungslosen Desaktivierungsprozesse so schnell, daß Fluoreszenz oder Phosphoreszenz nicht beobachtet werden können. Aber es gibt Lösungen, die klar erkennbar fluoreszieren, z.B. die Fluoreszeinlösung. Der Bereich, in dem die Fluoreszenzemission eine lineare Funktion der Konzentration ist, wird für die Bestimmung der Konzentrationen entsprechender Stoffe herangezogen. Beispiele für die Anwendung der Fluoreszenzphotometrie sind: Bestimmung von Riboflavin (Vitamin B_6) in Kuhmilch, Thiamin (B_1) in Fleisch, Getreide, polyzyklischen Aromaten in Luft, Porphyrinen, Enzymen, Östrogenen und Histidin. Die Fluoreszenz kann in allen Bereichen des elektromagnetischen Spektrums vorkommen. Die Fluoreszenz gehorcht der Stock-Regel, nach der die emittierte Strahlung nicht kurzwelliger als die anregende Strahlung sein kann [62].

2.2 Bisherige Anwendung der δ-ALA-PDD

Die δ-ALA-induzierte Porphyrinfluoreszenz zur Tumordetektion wurde bisher hauptsächlich in der Urologie angewendet [32, 33, 56]. Nach transurethraler Resektion oberflächlicher Harnblasenkarzinome sind die Rezidiv- oder Progressionsraten abhängig vom Bestand prämaligner oder maligner Zellen in der Mukosa. Diese flachen Schleimhautläsionen im Sinne von Dysplasien oder Carcinoma-in-situ-Herden sind endoskopisch häufig nicht erkennbar und können so leicht übersehen werden. Die Fluoreszenzzystoskopie zur Detektion von etwaigen Blasenkarzinomen wird einige Stunden nach Instillation einer δ-ALA-Lösung (1,5 g δ-ALA in 50 ml $NaCO_3$; 0,17 mol/l) in die Blase durchgeführt. Die gesteigerte Metabolisierung der δ-ALA zu Porphyrinen im Tumorgewebe läßt sich an der typischen und gut begrenzten Rotfluoreszenz bei Anregung mit blauem Licht (370–405 nm; in der Urologie wird violettes Laserlicht von 406,7 nm verwendet) erkennen. Diese Fluoreszenzdetektion leitet sich von der PDT mit δ-ALA ab und wird deshalb als photodynamische Diagnostik (PDD) bezeichnet. Der Begriff PDD an sich ist unglücklich gewählt, da bei der PDD keine reaktiven Spezies wirken, wie es für eine photodynamische Wirkung gefordert wird. Der Terminus PDD hat aber bereits Einzug in die Literatur genommen. Wir verwenden weiterhin PDD, um Mißverständnisse zu vermeiden. Die δ-ALA-PDD erlaubt die Abgrenzung von papillären Blasentumoren und erleichtert so die nachfolgenden therapeutischen Eingriffe. Eine systemische Anwendung von δ-ALA ist nicht erforderlich, da δ-ALA als Lösung direkt in die Blase instilliert werden kann. Quantitative Analysen der Fluoreszenzintensitäten von δ-ALA-induziertem Protoporphyrin in Tumor- und Normalgewebe ergaben im Tiermodell einen bis zu 20fach erhöhten Wert zwischen urothelialen Tumoren und normaler Harnblasenschleimhaut [32, 33]. Bei allen Patienten mit rezidivierenden Blasenkarzinomen gelang es, die tumorselektive Anreicherung der stark fluoreszierenden endogen gebildeten Porphyrine, vor allem Protoporphyrin, nach topischer δ-ALA-Applikation nachzuweisen. Die quantitative Analyse der Fluoreszenzintensität im Tumor und im Vergleich zum umgebenden Gewebe ergab einen über das 10fache erhöhten Wert im maligne entarteten Gewebe [32].

2.3 Photodynamische Diagnostik in der Dermatologie

Bei der Behandlung von Hauttumoren besteht der Vorteil, daß die topische Applikation von δ-ALA nahezu uneingeschränkt möglich ist. Die δ-ALA-PDT wurde in den letzten 5 Jahren für verschiedene dermatologische Indikationen wie Basaliome (oberflächliche und solide), Plattenepithelkarzinome, M.Bowen, aktinische Keratosen, Keratoakanthome, Mycosis fungoides und Psoriasis erprobt [10, 16, 17, 35, 63]. Dabei ergab sich, daß die topische δ-ALA-PDT ausschließlich für oberflächliche Hauttumoren bzw. kutane Präkanzerosen kurativ eingesetzt werden kann. Die besten Ergebnisse aus eigener Erfahrung konnten wir bei der Behandlung aktinischer Keratosen, kleiner Rumpfhautbasaliome und initialer Plattenepithelkarzinome erzielen [17]. Da wir alle topisch mit δ-ALA behandelten Gewebe vor der Bestrahlung (PDT) mit der Wood-Lampe untersucht haben (PDD), um zu verifizieren, daß sich in dem jeweiligen Gewebe genügend Porphyrine gebildet haben, konnten wir zunehmende Erfahrungen über die Fluoreszenzquantität und -qualität der Hauttumoren nach δ-ALA-Gabe gewinnen [5, 17]. Es liegen noch keine systematischen Untersuchungen darüber vor, ob die Rotfluoreszenz ausschließlich auf den Tumor begrenzt ist und somit als Grundlage für die Planung der operativen Therapie oder anderer Therapiemaßnahmen (CO$_2$-Laser, Kryotherapie, Radiatio) dienen kann. Um diese Theorie zu überprüfen, untersuchten wir verschiedene, histologisch gesicherte Hauterkrankungen mit der PDD, exzidierten die fluoreszierenden Hautareale und untersuchten die Exzidate histopathologisch. Eine Übersicht über Eigenschaften und Einsatzmöglichkeiten der PDD wird im folgenden gegeben.

3 Untersuchte Hauterkrankungen

Die PDD wurde an verschiedenen Hautkrankheiten und zu folgenden Gegebenheiten durchgeführt:
- an klinisch und histologisch diagnostizierten Hauttumoren und Präkanzerosen,
- an klinisch nicht eindeutig diagnostizierten, aber tumorverdächtigen Hautveränderungen,
- an Hauttumoren oder Präkanzerosen, die klinisch nicht scharf abgrenzbar waren,
- an Tumorrezidiven und
- an anderen schnell proliferierenden Geweben wie Psoriasis.

Es wurden mit der δ-ALA-PDD untersucht: Rumpfhautbasaliome, solide Basaliome, Plattenepithelkarzinome, aktinische Keratosen, M.Bowen, extramammärer M.Paget, Melanome, Kaposi-Sarkome, Lentigines malignae, Psoriasisplaques, Lupus erythematodes-Plaques, Mycosis-fungoides-Plaques, Verrucae seborrhoicae, Verrucae vulgares und Nävuszellnävi.
Weiterhin wurde die Fluoreszenz in gesunder Haut unterschiedlicher Körperlokalisationen untersucht: Stamm, Gesicht, Capillitium, inguinal und axillär. Die Einwirkungszeiten der δ-ALA wurden variabel gestaltet.

Es wurde versucht, eine Korrelation zwischen makroskopischem und mikroskopischem Befund auf der einen und der Intensität der Fluoreszenz auf der anderen Seite herzustellen. Darüber hinaus sollte geklärt werden, ob die Fluoreszenz der Tumoren zur Markierung der Grenzen herangezogen werden kann und ob insbesondere auch klinisch unauffällige Hautareale durch die Fluoreszenz als pathologisch verändert erfaßt werden können.

4 Durchführung der δ-ALA-PDD

δ-ALA wird in Konzentrationen von 5–20%, gelöst in einer Salbengrundlage, zur PDT appliziert. Für Rumpfhautbasaliome oder M. Bowen bewährten sich Konzentrationen von 10–20%. Dagegen erwiesen sich für die Behandlung von aktinischen Keratosen Konzentrationen von 5–10% als ausreichend. Bei der PDD erweisen sich in Abhängigkeit von der Diagnose und der Körperlokalisation δ-ALA-Konzentrationen von 10–20% zur Darstellung einer bevorzugten Porphyrinfluoreszenz als effektiv. δ-ALA (Merck) wird in Neribas-Salbe (Schering) oder eine andere Salbengrundlage eingearbeitet und, nach Reinigung der Haut mit Dibromol-Lösung, aufgetragen. 0,2 g Salbe wird auf ein Hautareal von ca. 1 cm^2 (20–40 mg δ-ALA/cm^2) appliziert. Das entsprechende Haut- oder Tumorareal wird mit einem Folienverband (Optisite, Kompressen, Aluminiumfolie, Fixomull) lichtdicht abgedeckt, um die Penetration der Substanz zu verstärken und ein Photobleaching zu vermeiden. Nach einer Einwirkungszeit von 6 h (oder in Abhängigkeit von der Körperlokalisation auch nach kürzeren Inkubationszeiten) wird die Diagnostik unter Verwendung einer Wood-Lampe (Hanau Fluotest; 370–405 nm) durchgeführt.

Die in der δ-ALA-PDD gewonnenen Fluoreszenzintensitäten können im Vergleich zu einem Fluoreszenzstandard gemessen und semiquantitativ angegeben werden:

0 = keine Fluoreszenz, + = geringe Fluoreszenz, ++ = mittelstarke Fluoreszenz, +++ = starke Fluoreszenz.

Diese Fluoreszenzen lassen sich photographisch nur sehr schwer und nur in einer eingeschränkten Qualität wiedergeben. Besonders schwierig ist hierbei, die meistens älteren Patienten in eine ruhige Position zu bringen, um optimale Bedingungen für die lange Belichtungszeit, die für die Aufnahme der relativ schwachen Fluoreszenzen nötig ist, zu gewährleisten. Dennoch konnten wir die Gewebefluoreszenzen in zahlreichen Hautveränderungen photographisch dokumentieren. Eine repräsentative Auswahl dieser Aufnahmen ist in Abbildung 2–8 wiedergegeben. Hierbei sind die Fluoreszenzbilder immer den klinischen gegenübergestellt. Die jeweils detektierte Fluoreszenzausbreitung kann nun dazu dienen, die behandelten Hautbezirke hinsichtlich ihrer Dignität zu beurteilen bzw. von dem umliegenden gesunden Gewebe abzugrenzen.

5 Charakteristika der δ-ALA-PDD-Befunde

Die gewonnenen Fluoreszenzintensitäten sind in Tabelle 1 aufgelistet. Alle epithelialen Neoplasien wie Basaliome (Abb.2 und 8), Plattenepithelkarzinome, M.Bowen (Abb.3), aktinische Keratosen (Abb.4) und extramammärer M.Paget zeigten 6 h nach Applikation der δ-ALA eine starke Rotfluoreszenz unter Wood-Licht. In Kaposi-Sarkomen fand sich eine mittelstarke Fluoreszenz, und in allen übrigen pigmentierten benignen und malignen Hautveränderungen wie Melanomen, Lentigines malignae, Verrucae seborrhoicae (Abb.5) und Nävuszellnävi konnten keine oder allenfalls geringe Fluoreszenzintensitäten (Lentigines

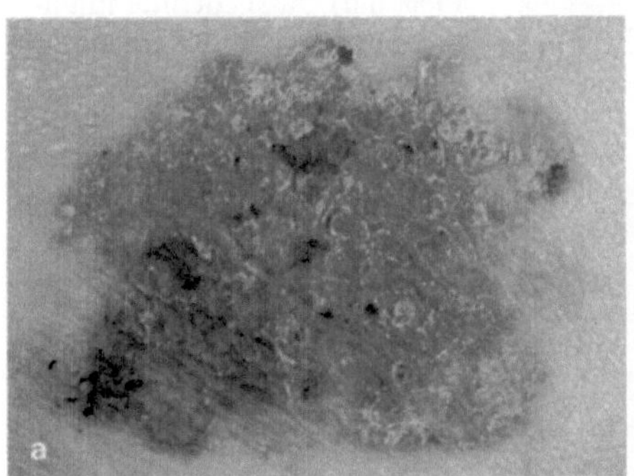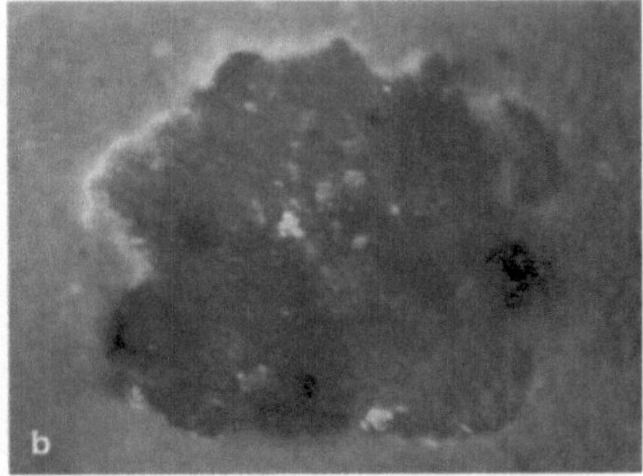

Abb. 2. M. Bowen (gluteal, m, 72 J). Klinik: ca. 12–10 cm große, relativ scharf, polyzyklisch begrenzte erythematöse Plaque, mit Schuppen und hämorrhagischen Krusten. *PDD* (δ-ALA 20%, 6 h): kräftige rote Fluoreszenz, die scharf begrenzt ist und mit der klinischen Ausbreitung übereinstimmt

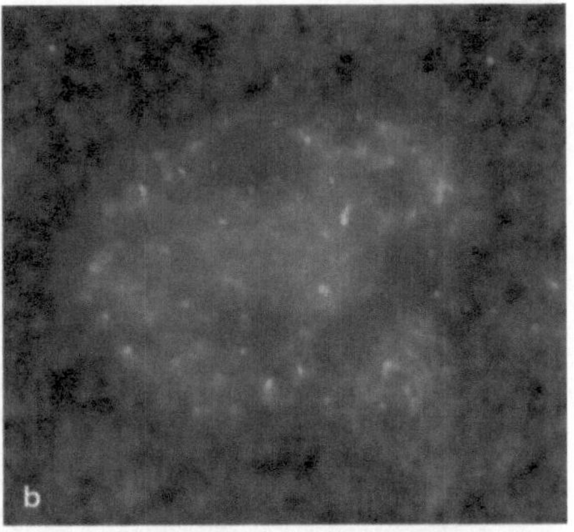

Abb. 3. Rumpfhautbasaliom (Decolleté, w, 48 J). Klinik: Die Hautveränderung ist nicht eindeutig abzugrenzen. Mit der *PDD* (δ-ALA 20%, 6 h) können deutlich die Grenzen des Tumors dargestellt werden

malignal, Melanome) nachgewiesen werden. Alle untersuchten Verrucae vulgares (Abb.6) fluoreszierten nicht. Die Fluoreszenzintensitäten in psoriatischer Haut waren mittelstark bis stark, wobei die Fluoreszenzanreicherung oft inhomogen war (Abb.7). In den Plaques der kutanen T-Zellymphome (Mycosis fungoides) ließen sich mittelstarke Fluoreszenzintensitäten nachweisen.

Die histopathologischen Untersuchungen ergaben, daß alle mittelstark bis intensiv fluoreszierenden Gewebe (++ bis +++) von Neoplasien, Präkanzerosen oder anderen schnell proliferierenden Geweben wie Psoriasis stammten. Die

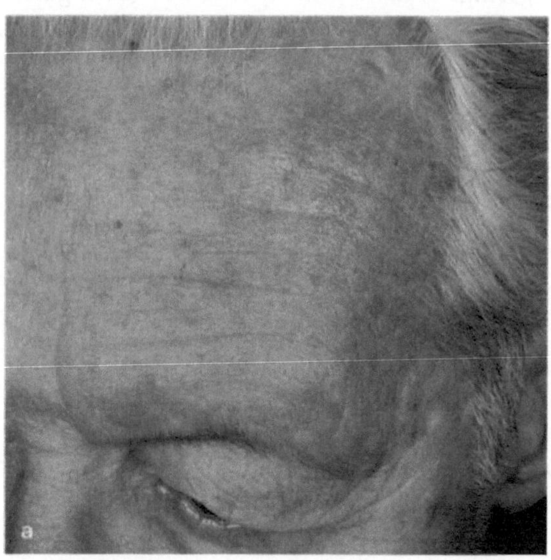

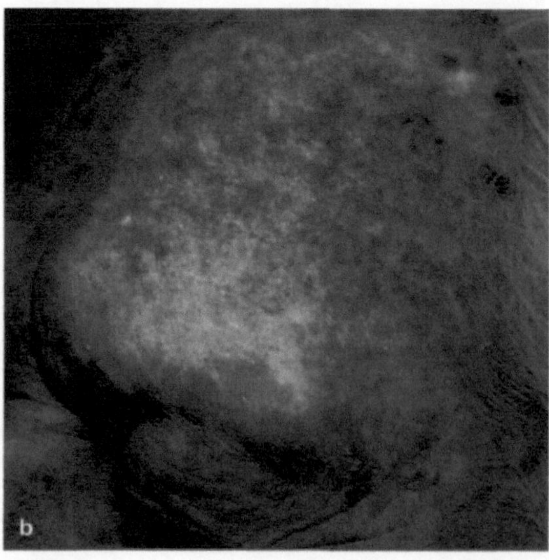

Abb. 4. Aktinische Keratosen (Stirn, m, 73 J). *PDD* (δ-ALA 10%, 6 h): Ausgedehnte intensive Fluoreszenz der aktinischen Keratosen an der Stirn. Klinisch scheinen die Keratosen geringer ausgeprägt

Ausdehnung der Fluoreszenz stimmte weitgehend mit der klinischen Begrenzung des Tumors oder der pathologisch veränderten Haut überein. Die Fluoreszenzabgrenzung von Tumoren und Präkanzerosen war im Gesicht, am Capillitium, inguinal und axillär schwieriger, weil die tumorspezifische Fluoreszenz von einer schwächeren, aber dennoch gut sichtbaren Fluoreszenz des Normalgewebes überlagert wurde. Die Fluoreszenz in den Tumoren war aber intensiver als in der gesunden Haut und ließ sich eindeutig abgrenzen. Darüber hinaus konnte eine bevorzugte Darstellung der Tumoren an diesen Körperstellen verstärkt werden, wenn die Einwirkungszeit der δ-ALA herabgesetzt wurde.

Tabelle 1. Fluoreszenzintensitäten in verschiedenen kutanen Geweben nach topischer Applikation von ALA (20 %).

Hauterkrankung	n	Inkubation [h]	Fluoreszenz Intensität	Begrenzung
Basaliom – oberflächlich	16	6	+++	scharf
Basaliom – solide	12	6	+++	scharf
Plattenepithel-Karzinom	6	6	+++	scharf
Morbus Bowen	6	6	+++	scharf
Aktinische Keratose	24	6	++/+++	scharf
Morbus Paget	3	6	+++	scharf
Mycosis fungoides	4	6	++	scharf
Kaposi-Sarkom	5	6	+/++	scharf
Malignes Melanom (SSM)	8	6	+	nicht möglich
Lentigo maligna	4	6	+	nicht möglich
Nävuszellnävus	12	6	–	nicht möglich
Verruca seborrhoica	8	6	–	nicht möglich
Verruca vulgaris	8	6	–	nicht möglich
Lupus erythematodes	5	6	++	scharf
Psoriasis	8	6	++/+++	scharf

Gesunde Haut Lokalisation	n	Inkubation [h]	Fluoreszenz Intensität	Begrenzung
Stamm	8	3	–	unscharf
Stamm	8	6	+	unscharf
Stamm	8	12	+	unscharf
Stamm	8	24	+/++	unscharf
Gesicht/Capillitum	8	3	+	unscharf
Gesicht/Capillitum	8	6	+/++	unscharf
Gesicht/Capillitum	8	12	++/+++	unscharf
Gesicht/Capillitum	8	24	++	unscharf
inguinal, axillär	4	3	+	unscharf
inguinal, axillär	4	6	+/++	unscharf
inguinal, axillär	4	12	++	unscharf
inguinal, axillär	4	24	++	unscharf

– = keine, + = leichte, ++ = mittelkräftige, +++ = starke Fluoreszenz

6 Diskussion

In den letzten Jahren ist die PDT als eine Möglichkeit zur Therapie oberflächlicher (Haut-)Tumoren entwickelt und etabliert worden. Die Applikation von Porphyrinen als auch der Porphyrinvorstufe δ-ALA führt zu einer bevorzugten Anreicherung bzw. Bildung von Porphyrinen in Tumorgewebe. Obwohl die PDT mit δ-ALA-induzierten Porphyrinen bereits mehrfach klinisch angewendet wurde [10, 16, 17, 35, 63], in den Tumorgeweben eine erhöhte Fluoreszenzintensität gemessen werden konnte [1, 36] und die Fluoreszenzintensität mit den extrahierten Porphyrinkonzentrationen korrelierte [18, 21, 25, 45], liegen Berichte über die Effektivität der δ-ALA-induzierten Porphyrinfluoreszenz zur Abgrenzung der Tumoren gegen das angrenzende gesunde Gewebe bisher nur für Blasentumoren vor [32, 56].

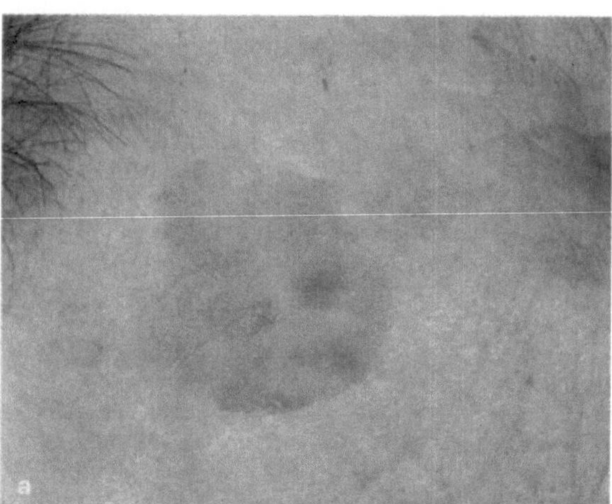

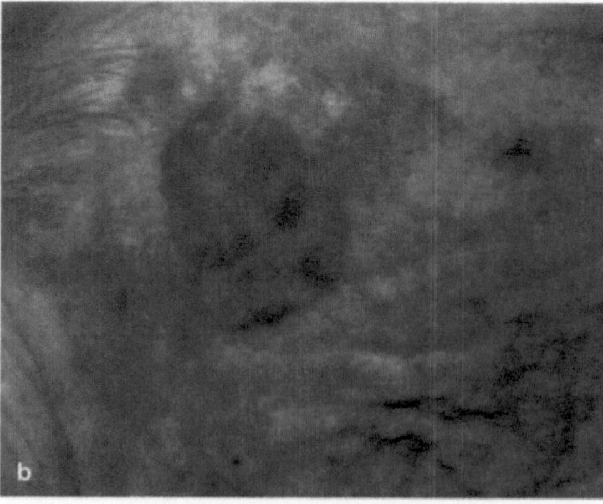

Abb. 5. Verruca seborrhoica (rechte Schläfe, w, 75 J). *PDD* (δ-ALA 20%, 6 H): in der Verruca seborrhoica zeigt sich keine verstärkte Porphyrinfluoreszenz

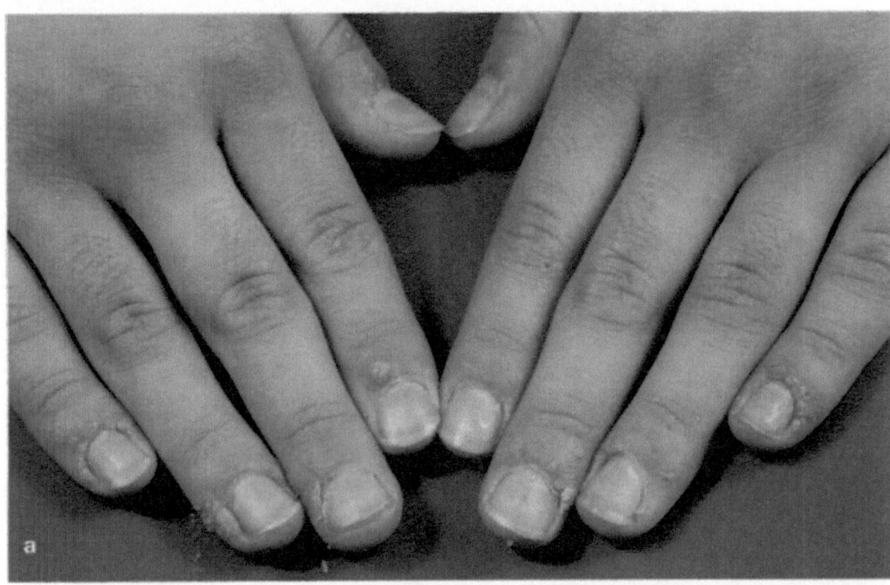

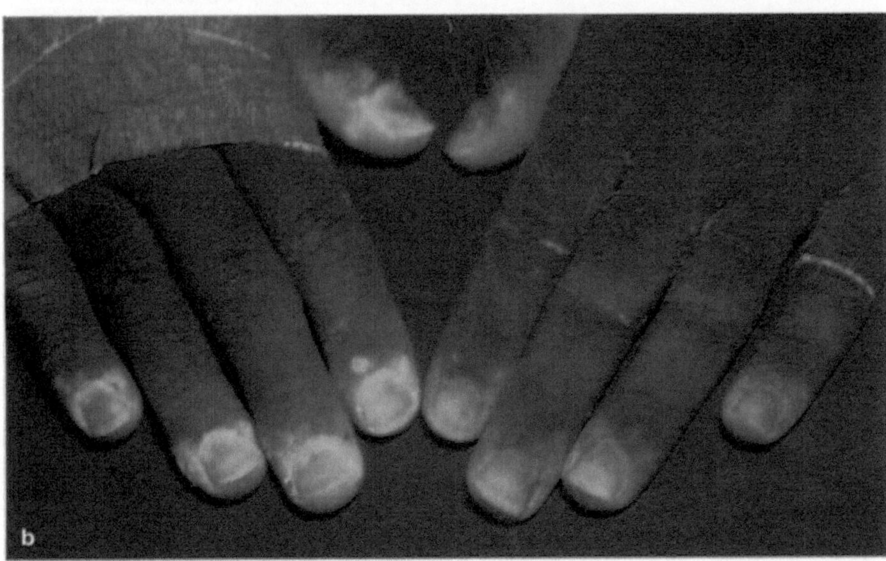

Abb. 6. Verrucae vulgares (linke Hand, w, 12 J). *PDD* (δ-ALA 20%, 6 h): Die Warzen stellen sich als weiße Inseln ohne Rotfluoreszenz dar. Die fehlende Fluoreszenz in verrucae vulgares, Nävuszellnävi und verrucae seborrhoicae sowie die schwache Fluoreszenz in Melanomen könnte auf einer reduzierten Porphyrinbiosynthese beruhen und/oder durch die Gewebepigmentierung bzw. starke Hyperkeratose mit der Folge reduzierter Lichtabsorption und -emission erklärt werden.

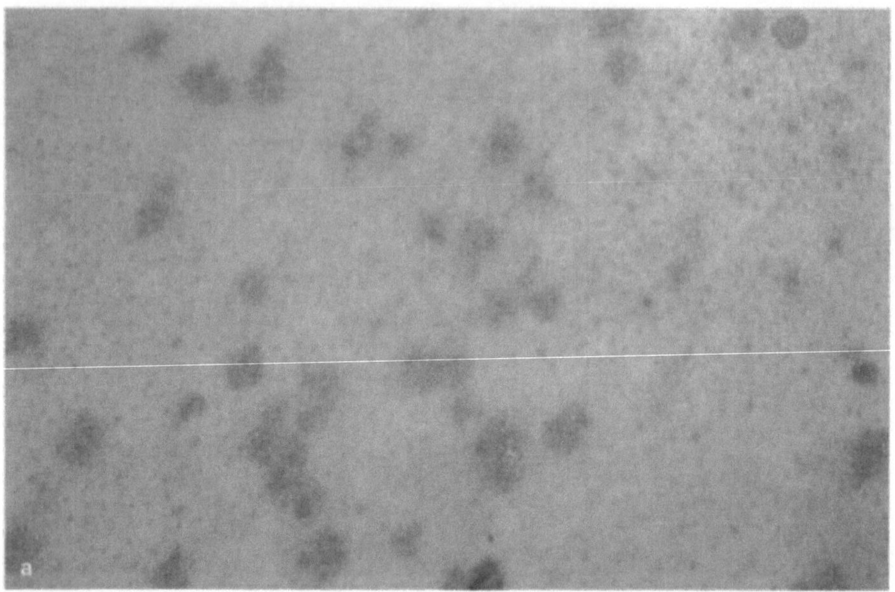

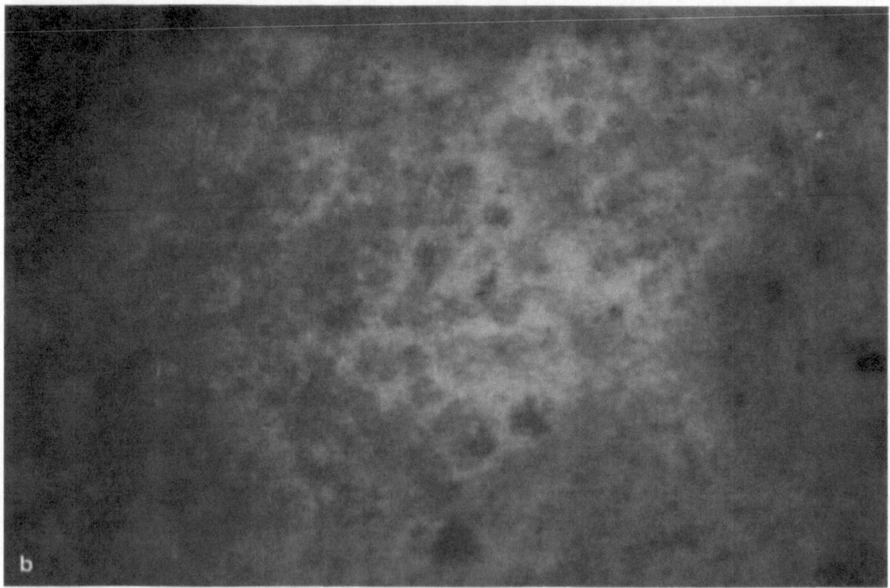

Abb. 7. Psoriasis (Rücken, w, 38 J). Klinik: ca. 2 cm große, scharf begrenzte, z. T. konfluierende, erythematöse, teilweise schuppende Plaques. *PDD* (δ-ALA 20%, 6 h): Die Psoriasisherde zeichnen sich deutlich von der angrenzenden normalen Haut als rot fluoreszierende Inseln ab

In allen hier untersuchten Neoplasien der Haut – mit Ausnahme stark pigmentierter Melanome – ließ sich 6 h nach Applikation der δ-ALA unter dem Wood-Licht eine intensive, scharf begrenzte Rotfluoreszenz im Tumorgewebe nachweisen. Auch in Psoriasisplaques kann bevorzugt im Vergleich zur nicht befallenen Haut die δ-ALA-induzierte Porphyrinfluoreszenz nachgewiesen werden. Diese Ergebnisse verdeutlichen, daß Tumoren und Psoriasisherde nach exogener Applikation von δ-ALA eine gesteigerte Porphyrinbiosynthese gegenüber der angrenzenden „normalen" Haut zeigen. Diese gesteigerte Porphyrinbiosynthese scheint an maligne oder entzündliche Prozesse gebunden

Abb. 8a–f. C.-Rumpfhautbasaliom (Mamma, w, 55 J). Verlauf der PDD während mehrmaliger PDT. Vor Therapie (**a**) zeigt sich an der rechten Mamma eine großflächige, erythematösquamöse Plaque mit Fissuren. In der *PDD* fluoresziert der gesamte Tumor (**b**)

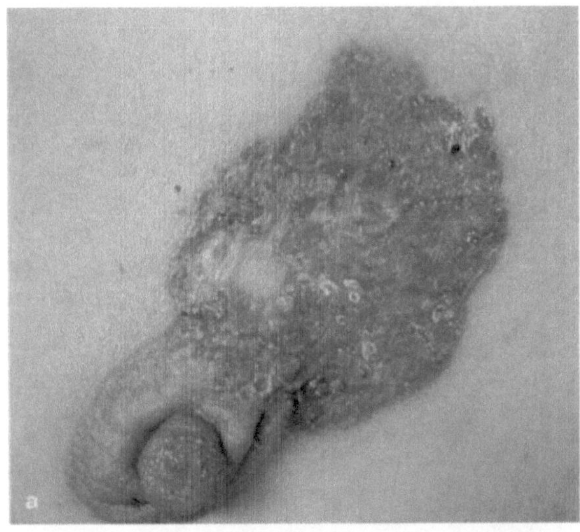

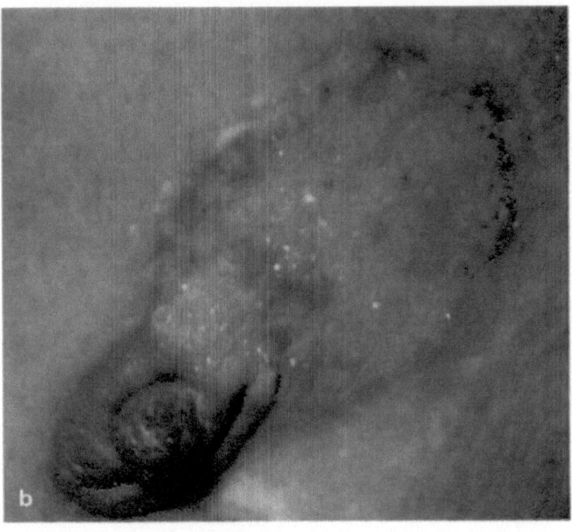

zu sein, da die δ-ALA-induzierte Porphyrinfluoreszenz bei Verrucae vulgares (Abb. 6), Verrucae seborrhoicae (Abb. 7) oder Nävuszellnävi nicht nachweisbar ist. Die nur sehr schwach ausgeprägte Fluoreszenzintensität in Melanomen könnte biochemisch durch eine reduzierte Fähigkeit dieses Gewebes zur Porphyrinbiosynthese oder physikalisch durch die melaninabhängige verminderte Anregung oder Emission der Porphyrinfluoreszenz erklärt werden. Hier lassen jedoch nur biochemische Analysen der δ-ALA-induzierten Porphyrine weitere Schlußfolgerungen zu.

Die normale Haut zeigt je nach Lokalisation verschiedene Fluoreszenzkinetiken. Am Kopf, in den Leisten und in den Achseln läßt sich im Vergleich zu anderen Hautarealen eine intensivere Porphyrinfluoreszenz nachweisen. Dies wird

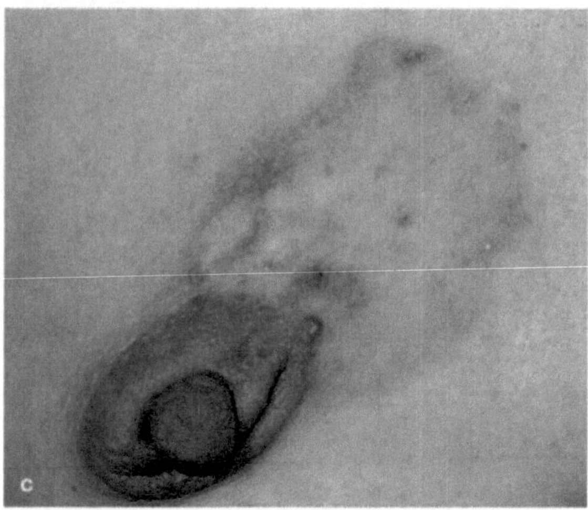

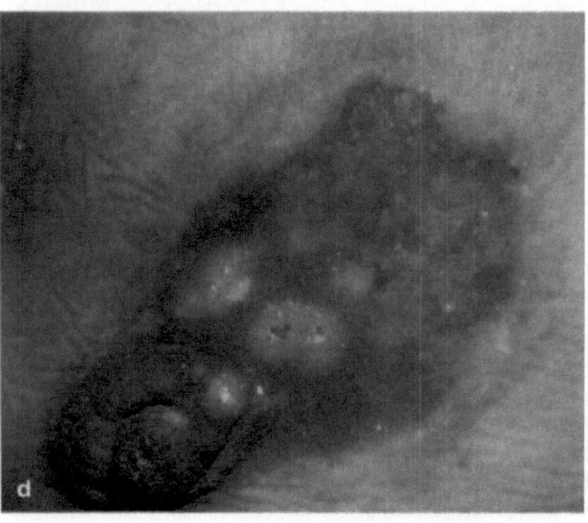

Abb. 8 c, d. 5 Wochen nach PDT (180 J/cm², 570–750 nm) läßt sich bereits eine deutliche Reduktion des Tumors nachweisen (c). In der PDD zu diesem Zeitpunkt können klar noch einige fluoreszierende Areale – hinweisend für residuierendes Tumorgewebe – nachgewiesen werden (d), die z. T. noch in dem Mamillen-Areola-Komplex liegen. Nach erneuter PDT fanden sich nach 4 Wochen in der PDD nur noch einzelne Fluoreszenzen, die weiterhin den Mamillen-Areola-Komplex befielen (nicht dargestellt). Diese Fluoreszenzen wurden markiert, exzidiert und der Defekt mit einer Doppelrotationsverschiebeplastik gedeckt

auf die verstärkte Besiedlung mit porphyrinproduzierenden Bakterien (Propionibacterium) an diesen Körperregionen zurückgeführt. An diesen Lokalisationen konnten nach einer Einwirkungszeit von 24 h auch bis zu mittelstarke Fluoreszenzen nachgewiesen werden. Durch Reduktion der Einwirkungszeit der δ-ALA im Gesicht kann der Kontrast zwischen neoplastischer und gesunder Haut verbessert werden. Eine vergleichbare Rotfluoreszenz wie in der δ-ALA-PDD bei Tumoren sieht man ohne Vorbehandlung nur im Erythrasma, da auch Corynebacterium minutissimum große Mengen an Protoporphyrin bilden kann.

Abb. 8 e, f. 5 Wochen nach mehrmaliger PDT und Operation der Tumorrestareale zeigten sich weder klinisch (**e**) noch in der PDD (**f**) Hinweise auf Tumorgewebe

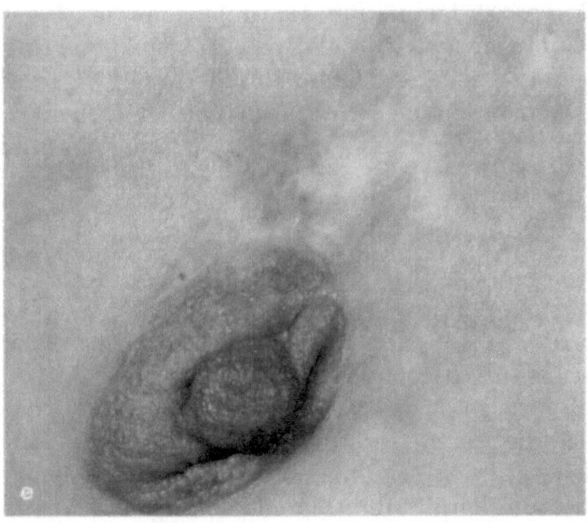

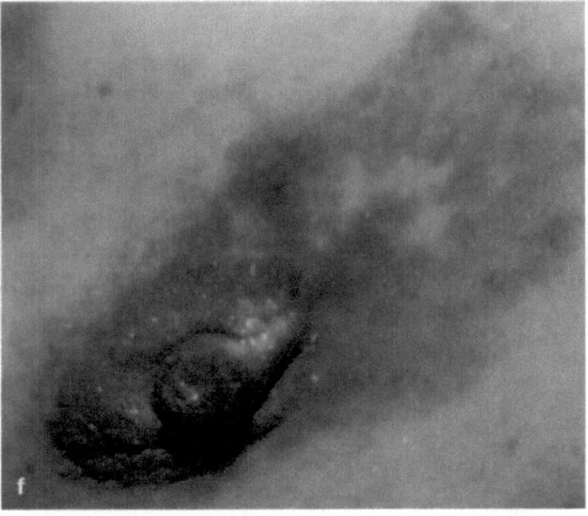

6.1 Porphyrinmetabolismus in der Haut

Die Porphyrinbiosynthese in humaner Haut wurde bisher nur vereinzelt untersucht [8, 20, 43]. Die Ergebnisse verdeutlichen, daß sich der Ablauf des Porphyrinstoffwechsels in der Haut (Epidermis und Dermis) prinzipiell nicht von dem in anderen Zellen des menschlichen Organismus unterscheidet. Derartige Untersuchungen erfolgten vorwiegend zur Abklärung der Pathomechanismen bei Porphyrien und erst neuerdings zur Abklärung des Wirkungsmechanismus der PDT mit δ-ALA-induzierten Porphyrinen. In-vitro-Studien an verschiedenen Zellreihen (K562-Leukämiezellen, Endothelzellen, HaCaT, Fibroblasten, Sk-Mel 23, Sk-Mel 28, Bro, HepG2) zeigten bei Zugabe von δ-ALA zum Kulturmedium eine gesteigerte Porphyrinbiosynthese, wobei diese nicht mit dem „Malignitätsgrad" der Zellinie korrelierte [23, 37, 40 und eigene unveröff. Befunde]. In normalen menschlichen Geweben (Leber, Fettgewebe, Haut) fanden sich vergleichbar niedrige basale Porphyrinkonzentrationen zwischen 0,2 und 1,2 nmol/g [20]. In menschlichen Tumoren (Bronchialkarzinome, Karzinome des Magen-Darm-Traktes, Basaliome, Keratoakanthome) bzw. in Organkulturen dieser Tumoren ließen sich vergleichbar geringe basale Porphyrinkonzentrationen (<1 nmol/g) nachweisen (eigene unveröff. Befunde). Eine Inkubation der Organkulturen mit δ-ALA führte zu einer gesteigerten Porphyrinbiosynthese mit teilweise tumorspezifischen Porphyrinmetabolitenverteilungsmustern (je nach Tumor vorwiegend Protoporphyrin oder Coproporphyrin). Wir müssen also davon ausgehen, daß sowohl in experimentellen Tumoren verschiedener Tierspezies [6, 25] als auch bei den unterschiedlichen menschlichen Tumorzellen [18, 23, 24] ein differenter Porphyrinmetabolismus mit variabler Akkumulation der Porphyrinmetaboliten erfolgt.

6.2 Aufnahme der δ-ALA in Tumoren

Die in der Literatur und von uns angegebenen δ-ALA-Konzentrationen und Vehikel scheinen für die Aufnahme der δ-ALA durch die Haut in die Tumoren ausreichend zu sein. Über welchen Mechanismus δ-ALA penetriert und von welchen Zellen sie bevorzugt aufgenommen wird, ist noch nicht gänzlich geklärt. Das Stratum corneum stellt für die Penetration von Substanzen durch die Haut die Hauptbarriere dar. Messungen zur Protoporphyrinfluoreszenz ergaben, daß δ-ALA schnell die pathologisch veränderten Keratinschichten oberflächlicher Hauttumoren oder Präkanzerosen penetrieren kann. Auch zeigte sich für Haut mit intaktem Stratum corneum eine Penetration der δ-ALA, die aber vergleichsweise gering ausgeprägt war [29, 46, 58]. Ein weiterer Hinweis für die Relevanz des Stratum corneum für die Behinderung der δ-ALA-Penetration ist, daß die Aufnahme der δ-ALA bzw. der δ-ALA-induzierten Porphyrine in die Haut verstärkt werden kann, wenn diese zuvor mit Dimethylsulfoxid (DMSO), das zu einer Zerstörung der Hautbarriere führt, behandelt wird [46].

Nach den bisher vorliegenden experimentellen Befunden läßt sich noch nicht entscheiden, ob die Tumorzellen der Haut oder anderer Gewebe vermehrt δ-ALA im Vergleich zu normalen Zellen aufnehmen können und/oder eine verstärkte Porphyrinbiosynthese als normale Zellen aufweisen. Ausgehend von der Tatsache, daß δ-ALA aus Glycin und Succinyl-CoA synthetisiert wird, könnte δ-ALA als relativ kleines Molekül vergleichbar den Aminosäuren durch die Zellmembranen diffundieren. Jüngste Untersuchungen zeigten jedoch, daß aktive Transportmechanismen überwiegen [27]. Wahrscheinlich ist aber nicht nur die Aufnahme der Aminokarbonsäure in die Zellen der limitierende und selektionierende Schritt, sondern auch die Synthese und Speicherung der nachfolgend gebildeten Porphyrine in den Tumorzellen von entscheidender Bedeutung, unter den Aspekten der PDD oder PDT.

6.3 Porphyrinmetabolismus in Tumorgeweben

Die meisten Autoren führen die bevorzugte Akkumulation von Porphyrinen in Tumoren nach δ-ALA-Gabe auf Aktivitätsunterschiede der Enzyme in der Porphyrinbiosynthese zurück. Die Hemmung der mitochondrialen Ferrochelatase (FeChel), das den Eiseneinbau in Protoporphyrin katalysiert, würde zu einer verminderten Hämkonzentration mit reduziertem negativem Feedback führen. Dies könnte die Anhäufung von Protoporphyrin in Tumorgeweben in Analogie zu Fibroblasten [9, 53] oder Lymphozyten [54] von Patienten mit erythropoetischer Protoporphyrie (EPP; angeborener Defekt der FeChel) begründen. Bei Inkubation erythropoetischer Zellen mit δ-ALA korrelierte die produzierte Protoporphyrinmenge mit der Minderung der FeChel-Aktivität [55]. Studien an Hautbiopsien von Patienten, die an verschiedenen Porphyrien erkrankt waren, wiesen auf die Bedeutung der Hämbiosyntheseenzyme bei der Porphyrinakkumulation in der Haut hin. Patienten mit akuter intermittierender Porphyrie (AIP: Defekt der Uroporphyrinogensynthase) zeigten in der Haut eine deutliche, etwa 50% geringere Porphyrinbildung als gesunde Menschen. Im Gegensatz dazu fanden sich in der Haut von Patienten mit Porphyria cutanea tarda (PCT; Defekt der Uroporphyrinogendekarboxylase) erhöhte basale Porphyrinmengen und nach Applikation von δ-ALA eine stärkere Porphyrinbiosynthese als in der Haut gesunder Menschen oder von AIP-Patienten [8]. Es wäre demnach vorstellbar, daß in bestimmten Tumoren ein Defekt eines oder mehrerer dieser Enzyme der Hämbiosynthese vorliegt, der zu einem Anstau der Vorstufen des Häm führt. Andere Enzyme der Porphyrinbiosynthese wie z.B. die δ-ALA-Dehydratase (δ-ALA-D), die in Tumoren (murines Mammakarzinom, humanes Mammaadenokarzinom) und Lebern tumortragender Tiere verringert sein kann, könnten ebenso zur veränderten Porphyrinproduktion in Tumoren beitragen [43, 60]. Andere Enzyme der Hämbiosynthese wie Uroporphyrinogen-I-Synthase, Hydroxymethylbilansynthase oder Uroporphyrinogendekarboxylase unterschieden sich in Tumoren jedoch nicht von denen der Leber [43].

Weiterhin bleibt die Frage offen, warum Tumorzellen vermehrt δ-ALA aufnehmen, warum sie diese vorherrschend zu Porphyrinen umwandeln und speichern und nicht zu Häm metabolisieren; denn ausschließlich die δ-ALA-S wird als das limitierende Enzym in der Hämbiosynthese angesehen [28, 57]. In Erythrozyten ist außer der δ-ALA-S auch die FeChel limitierend. In den Erythrozyten liegen aber besondere Bedingungen vor, da in erythropoetischen Zellen ein anderes, X-chromosomal lokalisiertes Gen die δ-ALA-S reguliert, während in allen übrigen Zellen das auf dem Chromosom 13 gelegene Gen einer anderen δ-ALA-S die Hämbiosynthese steuert [28]. Wenngleich sich Gewebe diesbezüglich unterscheiden, wäre vorstellbar, daß in Erythrozyten (oder in ihren Vorstufen) und in anderen schnell proliferierenden Zellen, wie den Tumorzellen, außer der δ-ALA-S auch die FeChel limitierend wirkt. Hierfür sprechen die fluoreszenzphotometrischen Befunde, wonach in Tumormodellen (in und ex vivo) eine Anhäufung von Protoporphyrin erfolgt und zumindest in Einzelbeobachtungen eine verminderte Aktivität der FeChel nachgewiesen werden konnte [21, 45, 59].

Es muß also weiter geforscht werden, warum nach topischer oder systemischer δ-ALA-Gabe in Tumoren vermehrt Porphyrine mit z.T. spezifischen Porphyrinmetabolitenmustern gebildet oder gespeichert werden. Pathobiochemisch kommen folgende Faktoren in Frage: Veränderte Aufnahme und Metabolisierung der δ-ALA und unterschiedliche Aktivitäten der Enzyme der Hämbiosynthese in den Tumorzellen oder das gemeinsame Vorkommen dieser Faktoren.

6.4 Parameter zur PDD

6.4.1 Photosensibilisator

Die derzeitig am besten geeignete Substanz für die PDD ist δ-ALA. Ob sich in Zukunft andere Porphyrinvorstufen, Porphyrinprodukte oder synthetisierte Substanzen zur Markierung von neoplastischem Gewebe heranziehen lassen, muß durch weitere klinische und biochemische Untersuchungen eruiert werden. Weiterhin muß geklärt werden, ob die Kombination der topischen δ-ALA-Applikation mit Vehikeln die Porphyrinbiosynthese steigern bzw. die Penetrationsfähigkeit von δ-ALA erhöhen kann. Hierbei scheint die Vorbehandlung mit DMSO die Effektivität der PDD und der PDT zu verbessern [46].

6.4.2 Konzentrationen

Die δ-ALA-Konzentrationen, die sich in der PDD von Hauttumoren und Präkanzerosen als effektiv erwiesen, betragen 10–20 % mit einer gesamten δ-ALA-Dosis von 40 mg/cm².

6.4.3 Einwirkungszeiten

Eine Einwirkzeit der δ-ALA von im Mittel 6 h hat sich zur PDD und zur PDT sehr bewährt, da zu diesem Zeitpunkt die detektierte Porphyrinfluoreszenz im Vergleich zum umliegenden Normalgewebe am stärksten ausgeprägt ist. Die detektierte Porphyrinfluoreszenz spiegelt jedoch nur die Akkumulation von Porphyrinen in den obersten Hautschichten wider. Fluoreszenzpenetrationsstudien ergaben, daß in tieferen Schichten bis zur Dermis die Porphyrinfluoreszenz erst zu wesentlich späteren Zeitpunkten homogener und sichtbar wird [46, 58]. Dies ist für die PDD aber nicht relevant, da hier die Fluoreszenz oberflächlicher Anteile eines Tumors ausgewertet wird. Für die PDT dagegen ist dies ein wichtiger Kritikpunkt, da durch die Wahl einer zu geringen Inkubationszeit lediglich die oberflächlichen Anteile eines Tumors sensibilisiert werden und tiefliegende Tumoranteile bei der Belichtung unbehandelt bleiben.

6.4.4 Applikationsart

Die δ-ALA-PDD und -PDT werden mit topischer Applikation durchgeführt. Die Sensibilisierung des Tumorgewebes ist, wie bereits angedeutet, auf oberflächliche Hautschichten begrenzt. Somit können mit der topischen δ-ALA-Gabe nur oberflächliche neoplastische Gewebe zur Porphyrinbiosynthese stimuliert und kurativ mit der PDT angegangen werden. Je nach Körperlokalisation der zu begutachtenden Hautveränderung (Gesicht, Achseln, Leisten) ist es vorteilhaft, die Einwirkungszeit zu reduzieren, um den Kontrast zwischen Tumor- und Normalgewebe zu optimieren.

Die systemische δ-ALA-Gabe scheint dagegen, ersten Berichten zur Folge, zu einer wesentlich besseren und homogeneren Sensibilisierung der tiefer gelegenen Tumoranteile zu führen. Patienten mit intraoralen Plattenepithelkarzinomen wurden perioral 30–60 mg/kg δ-ALA gegeben [21]. Bis zu 24 h nach δ-ALA-Gabe wurden mehrere Biopsien aus den Tumoren entnommen und anschließend fluoreszenzmikroskopisch ausgewertet. Das Fluoreszenzmaximum lag zwischen 4 und 6 h nach δ-ALA-Gabe, wobei im Tumorgewebe eine 2fach höhere Fluoreszenz als im umgebenden Gewebe gemessen werden konnte. Die Fluoreszenz war in allen Tumoren homogen verteilt. Die chromatographische Aufarbeitung einer vorbehandelten Tumorprobe ergab vor allem Protoporphyrin als den Porphyrinmetaboliten, der überwiegend gebildet wurde. 24 h nach Behandlung konnte in den Biopsien keine Porphyrinfluoreszenz mehr nachgewiesen werden. Dies deutet darauf hin, daß in diesem Falle sogar die systemische Applikation von relativ hohen δ-ALA-Dosen zu keiner langanhaltenden Photosensibilisierung führt. An anderer Stelle wird dagegen berichtet, daß es bei Patienten, die sich wegen Tumoren des Kolons, des Rektums, des Duodenums, des Ösophagus und der Blase einer δ-ALA-PDT (30–60 mg/kg; peroral) unterzogen, zu Nebenwirkungen wie Schwindel, Übelkeit, Erbrechen, Kopfschmerzen, Kreislaufinstabilität, vorübergehendem Anstieg der Transaminasen und gesteigerter Photosensibilität gekommen ist ([51]; Goetz et al., pers. Mitt.). Den widersprüchlichen Befunden zufolge ist es erforderlich, pharmakokinetische Untersuchungen nach oraler oder i.v. δ-ALA-Gabe durchzuführen. Somit kann die systemische Einsatzfähigkeit der δ-ALA vielleicht erst in einigen Jahren beurteilt werden.

6.4.5 Bestrahlungsquelle

Zur effektivsten Fluoreszenzanregung der Porphyrine müssen diese in ihrem Absorptionsmaximum bei 405 nm (Soret-Bande) bestrahlt werden. Die Lichtquelle die zu einer großen Fluoreszenzausbeute der δ-ALA-induzierten Porphyrine führt, ist Hanau Fluotest (UV-A, 380–420 nm). Andere UV-Lichtquellen enthalten oftmals zuviel sichtbares Licht, wodurch die Fluoreszenzausbeute durch überlagernde Spektren sehr gering wird.

6.4.6 Unerwünschte Wirkungen

Nach topischer Applikation der δ-ALA und nachfolgender Belichtung berichten einige Patienten über lokale Mißempfindungen, z.B. leichtes Kribbeln. Während der letzten 3 Jahre wurden bei uns etwa 200 Patienten lokal mit δ-ALA behandelt. Hautreizungen im Sinne einer toxisch-irritativen oder allergischen Kontaktdermatitis wurden selten beobachtet. Während der Beleuchtung mit Wood-Licht haben die Patienten keine Beschwerden. Im Gegensatz dazu führt die Rotlichtbestrahlung nach δ-ALA-Gabe bei der PDT zu starken Schmerzen. Nach topischer Applikation der δ-ALA ließen sich bei den Patienten keine Erhöhungen der Porphyrine bzw. der Porphyrinvorstufen (δ-ALA und Porphobilinogen) in Blut oder Urin nachweisen, so daß nicht mit einer Belastung des Porphyrinstoffwechsels oder einer systemischen Photosensibilisierung nach Applikation dieser δ-ALA-Mengen zu rechnen ist. Somit handelt es sich bei der δ-ALA-PDD um ein Verfahren, das problemlos, schnell, ohne Nebenwirkungen, routinemäßig und auch wiederholt durchgeführt werden kann.

7 Schlußfolgerungen

Die pathogenetisch nicht geklärte tumorspezifische Metabolisierung der δ-ALA ist die Grundlage für die Effektivität der PDT und der PDD mit δ-ALA. Die methodischen Grundlagen für das diagnostische Verfahren, für die PDD, sind bereits zufriedenstellend ausgearbeitet. Die PDD ist keine histologische Untersuchung, die die Dignität eines Tumors oder einer Hautveränderung bestimmen kann. Die Bedeutung der PDD besteht darin, die Grenzen zwischen Tumor und normaler Haut besser festzulegen und die weitere Therapie besser planen zu können. In Abhängigkeit von dem Ergebnis der PDD ist zu entscheiden, ob z.B. eine chirurgische Exzision, Kryochirurgie, CO_2-Laser-Therapie, PDT oder Radiotherapie der jeweiligen Hautläsion durchgeführt werden sollte. Darüber hinaus kann postoperativ (oder nach anderen Tumortherapien) mittels der PDD untersucht werden, ob noch Tumorreste verblieben sind (Abb.8: PDD-kontrollierte Tumortherapie). Die Kontrolle einer chirurgischen, kryochirurgischen oder photodynamischen Therapie mit Hilfe der PDD in der hier vorgestellten Weise stellt eine Bereicherung der Tumortherapie und Tumornachsorge dar.

8 Zusammenfassung

Die photodynamische Therapie (PDT) wird überwiegend mit Porphyrinprodukten durchgeführt. 1990 wurde erstmalig die Porphyrinvorstufe δ-Aminolävulinsäure (δ-ALA) in der PDT eingesetzt und findet immer häufiger bei der Behandlung an Organoberflächen gelegener Tumoren Anwendung. Die Applikation der δ-ALA induziert bevorzugt im Tumorgewebe die Porphyrinbiosynthese. Das mit Porphyrinen angereicherte Gewebe kann durch Beleuchtung mit Wood-Licht durch Emission einer ziegelroten Fluoreszenz sichtbar gemacht werden. Dieses Prinzip wird als photodynamische Diagnostik (PDD) bezeichnet. In den vorliegenden Publikationen zur topischen δ-ALA-PDT wurde hauptsächlich die Indikation und Effizienz dieser neuen Tumortherapie dargestellt. In letzter Zeit gewinnt aber auch die δ-ALA-PDD mehr an Bedeutung. Jüngste Untersuchungen zeigten, daß die PDD eine sehr hilfreiche Methode zur Abgrenzung von klinisch unscharf begrenzten Tumoren und zur Detektion von neoplastischen Geweben in vorgeschädigter Haut darstellen kann. Die Wertigkeit der δ-ALA-PDD zur klinischen Diagnostik von Hauttumoren, kutanen Präkanzerosen, entzündlichen Dermatosen und pigmentierten Hautläsionen wird vorgestellt, und die Indikationen für diese Methode werden diskutiert.

Literatur

1. Abels C, Heil P, Dellian M, Kuhnle GEH, Baumgartner R, Goetz AE (1994) In vivo kinetics and spectra of 5-aminolevulinic acid induced fluorescence in an amelanotic melanoma of the hamster. Br J Cancer 70: 826–833
2. Al-Laith M, Matthews EK (1994) Calcium-dependent photodynamic action of di- and tetrasulphonated aluminium phthalocyanine on normal and tumour-derived rat pancreatic exocrine cells. Br J Cancer 70: 893–899
3. Auler H, Banzer G (1942) Untersuchungen über die Rolle der Porphyrine bei geschwulstkranken Menschen und Tieren. Z Krebsforschung 53: 65–68
4. Baumgartner R, Fuchs N, Jocham D, Stepp H, Unsöld E (1992) Photokinetics of fluorescent polyporphyrin photofrin II in normal rat tissue and rat bladder tumor. Photochem Photobiol 55: 569–574
5. Becker-Wegerich P, Fritsch C, Neuse W, Schulte KW, Ruzicka T, Goerz G (1995) Effektive Kryochirurgie oberflächlicher Hauttumoren unter photodynamischer Diagnostik. H+G 70: 891–895
6. Bedwell J, MacRobert AJ, Phillips D, Bown SG (1992) Fluorescence distribution and photodynamic effect of ALA-induced PPIX in the DMM rat colonic tumour model. Br J Cancer 65: 818–824
7. Berns MW, Hammer-Wilson M, Walter RJ, Wrigth W, Chow MH, Nahabedian M, Wile A (1984) Uptake and localization of HPD and „active fraction" in tissue culture and in serially biopsied human tumors. Prog Clin Biol Res 170: 501–520
8. Bickers DR, Keogh L, Rifkind AB, Harber LC, Kappas A (1977) Studies in porphyria. VI. Biosynthesis of porphyrins in mammilian skin and in the skin of porphyric patients. J Invest Dermatol 68: 5–9
9. Bloomer JR, Brenner DA, Mahoney MJ (1977) Study of factors causing excess protoporphyrin accumulation in cultured skin fibroblasts from patients with protoporphyria. J Clin Invest 60: 1354–1361
10. Cairnduff F, Stringer MR, Hudson EJ, Ash DV, Brown SB (1994) Superficial photodynamic therapy with topical 5-aminolevulinic acid for superficial primary and secondary skin cancer. Br J Cancer 69: 605–608
11. Chang C, Dougherty TJ (1978) Photoradiation therapy: kinetics and thermodynamics of porphyrin uptake and loss in normal and malignant cells in culture. Radiat Res 74: 498–506
12. Diamond I, Granelli S, McDonagh AF, Nielsen S, Wilson CB, Jaenicke R (1973) Photodynamic therapy of malignant tumors. Lancet II: 1175–1177
13. Doiron DR, Profio E, Vincent RG, Dougherty TJ (1979) Fluorescence bronchoscopy for detection of lung cancer. Chest 76: 27–32

14. Dougherty TJ (1987) Photosensitizers: therapy and detection of malignant tumors. Photochem Photobiol 45: 879–889

15. Figge FHJ, Weiland GS, Manganiello LOJ (1948) Cancer detection and therapy: affinity of neoplastic, embryonic, and traumatized tissues for porphyrins and metalloporphyrins. Proc Soc Exp Biol Med 68: 640–641

16. Fijan S, Hönigsmann H, Ortel R (1995) Photodynamic therapy of epithelial skin tumours using delta-aminolevulinic acid and desferrioxamine. Br J Dermatol 133: 282–288

17. Fritsch C, Becker-Wegerich P, Schulte KW, Neuse W, Lehmann P, Ruzicka T, Goerz G (1996) Photodynamische Therapie und Mamilllenplastik eines großflächigen Rumpfhautbasalioms der Mamma. Effektive Kombinationstherapie unter photo-dynamische Diagnostik. Hautarzt 47: 438–442

18. Fritsch C, Batz J, Bolsen K, Schulte KW, Ruzicka T, Goerz G (1994) Exogenous δ-aminolevulinic acid induces the porphyrin biosynthesis in human skin organ cultures with different porphyrin patterns in normal and malignant human tissue. SPIE Proc 2371: 215–220

19. Fritsch C, Verwohlt B, Bolsen K, Ruzicka T, Goerz G (1996) Influence of topical photodynamic therapy with 5-aminolevulinic acid on the porphyrin metabolism. Arch Dermtol Res 228: 517–521

20. Goerz G, Link-Mannhardt A, Bolsen K, Zumdick M, Fritsch C, Schürer NY (1995) Porphyrin concentrations in various human tissues. Exp Dermatol 4: 218–220

21. Grant EW, Hopper C, MacRobert AJ, Speight PM, Bown SG (1993) Photodynamic therapy of oral cancer: photosensitisation with systemic aminolaevulinic acid. Lancet 324: 147–148

22. Gregorie HG Jr, Horger EO, Ward JL (1968) Hematoporphyrin-derivate fluorescence in malignant neoplasms. Ann Surg 167: 820–828

23. Hanania J, Malik Z (1992) The effect of EDTA and serum on endogenous porphyrin accumulation and photodynamic sensitization of human K562 leukemic cells. Cancer Lett 65: 127–131

24. He D, Behar S, Nomura N, Sassa S, Lim HW (1995) The effect of ALA and radiation of porphyrin/heme biosynthesis in endothelial cells. Photochem Photobiol 61: 656–661

25. Hua Z, Gibson SL, Foster TH, Hilf R (1995) Effectiveness of δ-aminolevulinic acid-induced protoporphyrin as a photosensitizer for photodynamic therapy in vivo. Cancer Res 55: 1723–1731

26. Jesoinek A, Tappeiner H v (1905) Zur Behandlung von Hautcarcinome mit fluoreszierenden Stoffen. Arch Klin Med 82: 72–76

27. Kalka K, Fritsch C, Ruzicka T, Goerz G, Eckel J (1997) δ-Aminolevulinic acid accumulates intracellularly by active transport mechanisms and not via passive diffusion. Arch Dermatol Res 289: (suppl): A49

28. Kappas A, Sassa S, Galbrath RA, Nordmann Y (1989) The porphyrias. In: Scriver CR, Beaudet AL, Sly WS, Volle D (eds) The metabolic basis of inherited diseases, 6th edn. McGraw-Hill, New York, pp 1305–1365

29. Kennedy JC, Pottier RH (1992) Endogenous protoporphyrin IX, a clinically useful photosensitizer for photodynamic therapy. J Photochem Photobiol 14: 275–292

30. Kennedy JC, Pottier RH, Pross DC (1990) Photodynamic therapy with endogenous protoporphyrin IX: basic principles and present clinical experience. J Photochem Photobiol 6: 143–148

31. Kinsey JH, Cortese DA, Sanderson DR (1978) Detection of hematoporphyrin fluorescence during fiberoptic bronchoscopy to localize early bronchogenic carcinoma. Mayo Clin Proc 53: 594–600

32. Kriegmair M, Baumgartner R, Knuechel R, Ehsan R, Lumper W, Hofstetter A (1994) Fluorescence cystoscopy – a new method in diagnosis of bladder cancer. Urology 44: 836–841

33. Kriegmair M, Baumgartner R, Knüchel R, Stepp H, Hofstädter F, Hofstetter A (1996) Detection of early bladder cancer by 5-aminolevulinic acid induced porphyrin fluorescence. J Urology 155: 105–109

34. Lam S, Palcic B, McLean D, Hung J, Korbelik M, Profio E (1990) Detection of early lung cancer using low dose Photofrin II. Chest 97: 333–337

35. Landthaler M, Rück A, Szeimies RM (1993) Photodynamische Therapie von Tumoren der Haut. Hautarzt 44: 69–74

36. Leunig M, Richert C, Gamarra F, Lumper W, Vogel E, Jocham D, Goetz AE (1993) Tumour localisation kinetics of photofrin and three synthetic porphyrinoids in an amelanotic melanoma of the hamster. Br J Cancer 68: 225–234

37. Lim HW, Behar S, He D (1994) Effect of porphyrin and irradiation on heme biosynthetic pathway in endothelial cells. Photodermatol Photoimmunol Photomed 10: 17–21

38. Lipson RL, Baldes EJ, Olsen AM (1961) The use of a derivate of hematoporphyrin in tumor detection. J Natl Cancer Inst 26: 1–4

39. Loh CS, Vernon D, MacRobert AJ, Bedwell J, Bown SG, Brown SB (1992) Endogenous porphyrin distribution induced by 5-aminolaevulinic acid in the tissue layers of the gastrointestinal tract. J Photochem Photobiol B Biol 20: 47–54

40. Malik Z, Lugaci H (1987) Destruction of erythroleukaemic cells by photoactivation of endogenous porphyrins. Br J Cancer 56: 589–595

41. Meyer-Betz F (1913) Untersuchungen über die biologische (photodynamische) Wirkung des Hämatoporphyrins und anderer Derivate des Blut- und Gallenfarbstoffes. Arch Klin Med 112: 476–503

42. Monnier P, Savary M, Fontolliet C, Wagnieres G, Chatelain A, Cornaz T, Depeursinge C, van den Bergh H (1990) Photodetection and photodynamic therapy of early squamous cell carcinomas of the pharynx, esophagus and tracheobronchial tree. Laser Med Sci 5: 149

43. Navone NM, Frisardi AL, Resnick ER, Del C Battle AM, Polo CF (1988) Porphyrin biosynthesis in human breast cancer. Preliminary mimetic in vitro studies. Med Sci Res 16: 61–62

44. Pass HI (1993) Photodynamic therapy in oncology: Mechanism and clinical use. J Natl Cancer Inst 85: 443–456

45. Peng Q, Moan J, Warloe T, Rimington C (1992) Distribution and photosensitizing efficiency of porphyrins induced by application of exogenous 5-aminolevulinic acid in mice bearing mammary carcinoma. Int J Cancer 52: 433–443

46. Peng Q, Warloe T, Moan J, Heyerdahl H, Steen HB, Nesland JM, Giercksky KE (1995) Distribution of 5-aminolevulinic acid-induced porphyrins in noduloulcerative basal cell carcinoma. Photochem Photobiol 62: 906–913

47. Pimstone NR (1985) Utility of porphyrins and light in the diagnosis and treatment of malignancy [editorial]. Hepatology 5: 338–340

48. Policard A (1924) Etude sur les aspects offerts par des tumeurs expérimentales examinées à la lumière de Wood. Cr Soc Biol 91: 1423–1424

49. Raab O (1900) Über die Wirkung fluorescierender Stoffe auf Infusoria. Z Biol 39: 524

50. Rassmusen-Taxdal DS, Ward GE, Figge FHJ (1955) Fluorescence of human lymphatic and cancer tissues following high doses of hematoporphyrin. Cancer 8: 78

51. Regula J, MacRobert AJ, Gorchein A et al. (1995) Photosensitisation and photodynamic therapy of esophageal, duodenal, and colorectal tumours using 5-aminolevulinic acid-induced protoporphyrin IX – a pilot study. Gut 36: 67–75

52. Santoro O, Bandieramonte G, Melloni E, Marchesini R (1990) Photodynamic therapy by topical meso-tetraphenylporphine-sulfate tetrasodium salt administration in superficial basal cell carcinomas. Cancer Res 50: 4501–4503

53. Sassa S, Kappas A (1981) Genetic, metabolic, and biochemical aspects of the porphyrias. In: Harris H and Hirschhorn (eds) Adv Hum Genet, vol II. Plenum, New York, p 121

54. Sassa S, Zalar L, Poh-Fitzpatrick MB, Kappas A (1979) Studies in porphyria IX: detection of the gene defect of erythropoietic protoporphyria in mitogen-stimulated human erythrocytes. Trans Ass Am Phys 92: 268–272

55. Sassa S, Schwartz S, Ruth G (1981) Accumulation of protoporphyrin IX from δ-aminolevulinic acid in bovine skin fibroblasts with hereditary erythropoietic protoporphyria. J Exp Med 153: 1094–1101

56. Steinbach P, Kriegmair M, Baumgartner R, Hofstädter F, Knüchel R (1994) Intravesical instillation of 5-aminolevulinic acid: the fluorescent metabolite is limited to urothelial cells. Urology 44: 676–681

57. Stout AL, Becker FF (1986) Heme enzyme patterns in genetically and chemically induced mouse liver tumors. Cancer Res 46: 2756–2759

58. Szeimies RM, Sassay T, Landthaler M (1994) Penetration potency of topical applied delta aminolevulinic acid for photodynamic therapy of basal cell carcinoma. Photochem Photobiol 59: 73–76

59. Szeimies RM, Abels C, Fritsch C, Karrer S, Steinbach P, Bäumler W, Goerz G, Goetz AE, Landthaler M (1995) Wavelength dependency of photodynamic effects after sensitization with 5-aminolevulinic acid in vitro and in vivo. J Invest Dermatol 105: 672–677

60. Tschudy DP, Collins A (1957) Reduction of δ-aminolevulinic acid dehydratase activity in the livers of tumor-bearing animals. Cancer Res 17: 976–980

61. Tappeiner von H, Jesionek A (1903) Therapeutische Versuche mit fluoreszierenden Stoffen. MMW 50: 2042–2044

62. Whitaker M (1994) Fluorescence imaging in living cells. In: Celis JE (ed) Cell biology. A laboratory handbook, vol 2. Acad. Press, San Diego New York Boston London, pp 37–43

63. Wolf P, Rieger E, Kerl H (1993) Topical photodynamic therapy with endogenous porphyrins after application of 5-aminolevulinic acid an alternative treatment modality for solar keratoses, superificial squamous cell carcinomas, and basal cell carcinomas? J Am Acad Dermatol 28: 17–21

Anhang

A: Vorschlag für Standardrichtlinien zur praktischen Durchführung der PUVA, Breitband-UVB, 311/nm-UVB und UVA/1-Phototherapie

Herbert Hönigsmann, Jean Krutmann

PUVA

Die im folgenden dargelegten Richtlinien wurden an der Abteilung für Spezielle Dermatologie und Umweltdermatosen der Universitätsklinik für Dermatologie in Wien ausgearbeitet und haben sich bei einer großen Patientenzahl bewährt.

I. Allgemeine Voraussetzungen für eine sichere und effektive Anwendung der Photochemotherapie

1. Strenge Indikationsstellung zur Photochemotherapie
2. Vertrautheit mit den Prinzipien der Photochemotherapie (phototoxische Reaktion)
3. Kenntnis der Pharmakodynamik und -kinetik von 8-Methoxypsoralen (Oxsoralen) und 5-Methoxypsoralen (Geralen)
4. Regelmäßige und exakte Messung der Energieemission des Bestrahlungsgerätes (mW/cm^2) und Bestimmung der UVA-Dosis (J/cm^2)
5. Bestimmung der individuellen Lichtempfindlichkeit des Patienten durch Bestimmung der minimalen Phototoxizitätsdosis (MPD)
6. Engmaschige Überwachung des Patienten unter laufender Photochemotherapie

II. Spezielle Hinweise für die Photochemotherapie

1 Photosensibilisator

Die Dosis von 8-MOP und 5-MOP richtet sich nach dem Körpergewicht des Patienten. Oxsoralen muß 1 h, Geralen 2 h vor der UVA-Bestrahlung eingenommen werden, da zu diesen Zeiten, aufgrund der Pharmakokinetik, die höchsten Gewebe(Haut)spiegel zu erwarten sind.

8-MOP (Oxsoralen oder Melladinispen) 0,6 mg/kg Körpergewicht
5-MOP (Geralen) 1,2 mg/kg Körpergewicht

2 Phototestung

Die Dosimetrie richtet sich nicht nach dem Hauttyp, sondern nach der individuellen UVA-Empfindlichkeit, die durch die minimale Phototoxizitätsdosis (MPD) charakterisiert ist. Die Lichtempfindlichkeit und das Ausmaß der phototoxischen Reaktion nehmen von Hauttyp VI zu Hauttyp I zu.

Die Phototestung wird mit jenem Gerät, das auch zur Therapie verwendet wird, oder mit einem Gerät, das dieselbe spektrale Emission aufweist, vorgenommen. Für die MPD-Bestimmung ist wichtig, daß bei dem Test jener Photosensibilisator verwendet wird, mit dem die Behandlung durchgeführt werden soll. Eine Schablone läßt 6 viereckige oder kreisförmige Hautfelder (Durchmesser ca. 2 cm) frei, die im Sinne einer Lichttreppe zunehmenden UVA-Dosen exponiert werden. Der übrige Körper ist vollständig abgedeckt.

Beispiele für Expositionszeiten für die einzelnen Testareale

Hauttypen I und II

Testfeld	1	2	3	4	5	6
Testdosis (8-MOP)	$0,5\ \text{J/cm}^2$	$1\ \text{J/cm}^2$	$2\ \text{J/cm}^2$	$3\ \text{J/cm}^2$	$4\ \text{J/cm}^2$	$5\ \text{J/cm}^2$
Testdosis (5-MOP)	$1\ \text{J/cm}^2$	$2\ \text{J/cm}^2$	$4\ \text{J/cm}^2$	$6\ \text{J/cm}^2$	$8\ \text{J/cm}^2$	$10\ \text{J/cm}^2$

Hauttypen III–IV

Testfeld	1	2	3	4	5	6
Testdosis(8-MOP)	$1,5\ \text{J/cm}^2$	$2\ \text{J/cm}^2$	$4\ \text{J/cm}^2$	$5\ \text{J/cm}^2$	$7\ \text{J/cm}^2$	$9\ \text{J/cm}^2$
Testdosis(5-MOP)	$3\ \text{J/cm}^2$	$4\ \text{J/cm}^2$	$8\ \text{J/cm}^2$	$10\ \text{J/cm}^2$	$14\ \text{J/cm}^2$	$18\ \text{J/cm}^2$

Die Ablesung der Testareale erfolgt nach 72 h. Die Beurteilung erfolgt nach dem folgenden Schema:

	Beurteilung
o	kein Erythem
±	gerade noch erkennbares Erythem mit scharfen Rändern
+	hellrosa Erythem
++	deutliches Erythem, kein Ödem, keine Schmerzhaftigkeit
+++	feuerrotes Erythem, leichtes Ödem, geringe Schmerzhaftigkeit
++++	livides Erythem, starkes Ödem, starke Schmerzhaftigkeit, evtl. Blasenbildung

Jenes Feld, das ein gerade noch sichtbares Erythem (±) mit scharf begrenzten Rändern erkennen läßt, stellt den Endpunkt der Erythembestimmung dar. Die in diesem Testfeld entsprechende Lichtdosis wird als MPD bezeichnet.

Es ist wichtig, daß die Phototestung an der am meisten lichtempfindlichen, d.h. an der am wenigsten sonnenexponierten Körperstelle (Gesäß, Leistenregion) durchgeführt wird. Diese Areale sind empfindlicher als sonnenexponierte Körperstellen. Die Dosisbestimmung an einer pigmentierten Körperstelle kann, bedingt durch die UV-Toleranz, einen zu hohen MPD-Wert ergeben. Überdosierungserscheinungen an nichtsonnenexponierten Arealen wären die Folge. Die Gesäßregion eignet sich am besten zur Phototestung. 24 h vor dem Test ist ein Sonnenbad zu vermeiden, da ein solares Erythem die Testergebnisse verfälscht.

3 Behandlungsschema nach dem Europäischen PUVA-Protokoll

3.1 Initialphase (Behandlungsphase bis zur klinischen Erscheinungsfreiheit)

Das maximale PUVA-Erythem tritt frühestens 48 h, meist erst 72 h nach Bestrahlung auf. Daher sollte nie vor dem Ablaufen einer Frist von 72 h nach

Phototestung mit der Therapie begonnen werden. 1 (2) h nach Einnahme der entsprechenden 8–MOP–5–MOP–Dosis erhält der Patient die erste therapeutische UVA-Dosis. Diese soll 75% der MPD nicht überschreiten.

Etwa 75% der durch Phototestung bestimmten MPD entsprechen der ersten therapeutischen UVA-Dosis.

Wegen der Gefahr einer Kumulation des phototoxischen Effekts aufeinanderfolgender PUVA-Behandlungen ist nach 2 Bestrahlungstagen ein bestrahlungsfreier Ruhetag vorgesehen. Am günstigsten hat es sich erwiesen, Patienten am Montag, Dienstag, Donnerstag und Freitag zu behandeln. Mittwoch, Samstag und Sonntag stehen dann als Ruhe- bzw. Beobachtungstage zur Verfügung.

3.2 Dosiskorrektur

Das Europäische PUVA-Protokoll gibt kein starres Steigerungsschema vor. Die Indikation zur Dosiskorrektur ergibt sich aus der Stärke des PUVA-Erythems und dem Ansprechen der Dermatose auf die Photochemotherapie („responder/non-responder").

Parameter für die Dosiskorrekturen
- Vorhandensein oder Fehlen eines Erythems während der Therapie
- Ansprechen oder Nichtansprechen der Dermatose auf PUVA

Die Intensität des PUVA-Erythems ist einer der beiden Parameter, die dem Arzt zur Orientierung für eine Dosiskorrektur nach unten oder oben dienen. Während der PUVA-Behandlung tritt als Folge der zunehmenden Pigmentierung und Verdickung der Epidermis ein Gewöhnungseffekt (= Toleranz) ein. Das Ausmaß der Toleranzentwicklung hängt vom Hauttyp ab. Bei Patienten mit Hauttyp I oder II geht die Toleranzentwicklung langsam vor sich, so daß Dossissteigerungen nur sehr vorsichtig vorgenommen werden dürfen. Bei Patienten mit Hauttyp III, IV, V und VI entwickelt sich die UV-Toleranz rasch, dementsprechend rasch muß daher die UVA-Dosis erhöht werden.

Um eine Überdosierung durch Kumulation zu vermeiden, muß auch bei der Dosisanpassung berücksichtigt werden, daß das maximale PUVA-Erythem erst 48–72 h nach der Bestrahlung auftritt! Die 1.Dosissteigerung darf daher erst in der 2.Behandlungswoche erfolgen. Im weiteren Verlauf kann nach jeweils 2 aufeinanderfolgenden Behandlungen mit gleicher UVA-Dosis eine Steigerung vorgenommen werden (s.Tabelle 1).

In der Regel kann um 20–50% der Vordosis gesteigert werden.

Tabelle 1. Dosissteigerungen

Erythem	Dosis
0 (mit schlechtem Ansprechen	Steigerung um 20–50%
0 (mit gutem Ansprechen)	keine Steigerung
+/–	keine Steigerung
+	Verringerung um 20–50%
++	Bestrahlungspause („Abdecken")
≥ +++	Bestrahlungspause + therapeutische Maßnahmen

Die Dosimetrie am Anfang der PUVA-Therapie kann beispielsweise wie folgt aussehen:

Tag	1	2	3	4	5	6	7	8	9	10	11	12	13	14	15	16
J/cm^2	2	2	0	2	2	0	0	2,5	2,5	0	3	3	0	0	4	4

Es gibt bisweilen auch Patienten, die wegen der Erythembildung und gutem Ansprechen der Dermatose über längere Zeit keine Steigerung der UVA-Dosis benötigen.

Während der Erhaltungsphase (Intervallbehandlung) bleibt die UVA-Dosis (= letzte Dosis vor Erreichen von 100% Erscheinungsfreiheit) konstant.

3.3 Intervallbehandlung

Wenn der Patient klinisch erscheinungsfrei ist, wird die Therapie bei gleichbleibender UVA-Dosis (letzte effektive Dosis der Initialtherapie) als Intervallbehandlung fortgesetzt. Der Patient erhält einen Monat lang 2 Behandlungen pro Woche und einen weiteren Monat lang 1 Behandlung pro Woche. Bleibt der Patient während dieser 2monatigen Intervallbehandlung erscheinungsfrei, wird die Therapie beendet.

4 Vorgehen bei Rezidiven

Beim Auftreten von leichten Rezidiven während der Intervallphase kann die Bestrahlungsfrequenz vorübergehend gesteigert werden. Bei schweren Rezidiven sollte wieder das Bestrahlungsschema der Initialphase angewandt werden, bis völlige Erscheinungsfreiheit erreicht ist.

UVB-Phototherapie

Die im folgenden dargelegten Richtlinien wurden in der Klinischen und Experimentellen Photodermatologie der Universitäts-Hautklinik Düsseldorf ausgearbeitet und haben sich bei einer großen Patientenzahl bewährt.

I. Allgemeine Voraussetzungen für eine sichere und effektive Anwendung der UVB-Phototherapie:

1. Strenge Indikationsstellung zur UVB-Phototherapie, Anamnese von Kontraindikationen (z.B. Hauttumoren, Photodermatosen, Medikamenten)
2. Aufklärung und Dokumentation der Aufklärung über Wirkungen, Nebenwirkungen und potentielle Gefahren einer UVB-Therapie (Formblatt)
3. Kenntnis der Kinetik von UVB-Erythemreaktionen
4. Regelmäßige und exakte Messung und Dokumentation der Energieemission des Bestrahlungsgerätes (mW/cm^2) und Bestimmung der UVB-Dosis (J/cm^2, bzw. mJ/cm^2)

5. Bestimmung der individuellen Lichtempfindlichkeit des Patienten durch Ermittlung der *minimalen Erythemdosis* (MED) mit dem zur Therapie verwendeten Gerät oder den zur Therapie verwendeten Brennern, Dokumentation der MED
6. Engmaschige Überwachung des Patienten unter laufender Phototherapie

II. Spezielle Hinweise für die UVB-Phototherapie

1 UVB-Phototestung (Lichttreppe)

Die Dosimetrie richtet sich nicht allein nach dem Hauttyp, sondern nach der individuellen UVB-Empfindlichkeit (MED). Die Lichtempfindlichkeit und das Ausmaß der erythematogenen Wirkung von UVB-Strahlen nehmen von Hauttyp I zu Hauttyp VI ab. Die Phototestung wird mit dem zur Therapie verwendeten Gerät oder den zur Therapie verwendeten Brennern durchgeführt. Für die Phototestung ist das gesamte Integument mit Ausnahme von 6 scharfbegrenzten Hautarealen (Schablone mit 6 halbrunden/viereckigen Ausschnitten) abgedeckt. Die Testareale werden mit zunehmenden UVB-Dosen bestrahlt. Nach 6 h läßt sich die erste Erythemreaktion erkennen, nach 24 h wird die minimale Erythemdosis (MED) bestimmt. Die Beurteilung erfolgt nach folgendem Schema:

	Beurteilung
o	kein Erythem
±	*gerade noch erkennbares Erythem mit scharfen Rändern (= 1 MED)*
+	hellrosa Erythem
++	deutliches Erythem, kein Ödem, keine Schmerzhaftigkeit
+++	feuerrotes Erythem, leichtes Ödem, geringe Schmerzhaftigkeit
++++	livides Erythem, starkes Ödem, starke Schmerzhaftigkeit, z.T. Blasenbildung

Die MED ist definiert als die geringste Strahlendosis, die ein gerade sichtbares Erythem erzeugt (±). Die MED wird nicht nur vom Hauttyp, sondern auch vom emittierten Spektrum des Brenners beeinflußt. Deshalb sind die MED nicht von einem auf den anderen Brennertyp übertragbar (z.B. TL20 vs. TL01).

Als Testareal wird die unbestrahlte Gesäßhaut verwendet. Bei Ermittlung der MED in pigmentierten Hautarealen wird, bedingt durch UV-Toleranz, ein zu hoher MED-Wert bestimmt. Überdosierungen in unbestrahlter Haut wären die Folge. Natürliche oder künstliche Bestrahlungen unmittelbar vor der MED-Bestimmung sind zu vermeiden, da diese das Testergebnis verfälschen können.

2 Bestrahlungsschema für Breitband-UVB-Therapie

2.1 Initialphase (Behandlungsphase bis zur klinischen Erscheinungsfreiheit)
Das UVB-Erythem tritt innerhalb der ersten 24 h nach UVB-Phototestung auf, d.h. mit der UVB-Therapie kann 24 h nach Phototestung begonnen werden.

Etwa 75 % der durch Phototestung ermittelten MED entsprechen der ersten therapeutischen UVB-Dosis.

Die UVB-Bestrahlung sollte 3- bis 5mal wöchentlich durchgeführt werden (je niedriger die wöchentliche Bestrahlungsfrequenz, desto länger die Gesamtbehandlungsdauer). Vor jeder neuen Dosierung sollte die bisherige UVB-Dosis mindestens einmal wiederholt werden. Bei komplikationslosem Verlauf kann die Dosis später gesteigert werden. Gesteigert wird je nach Hauttyp und Dosis um 15–30%. Grundsätzlich sollte ausschließlich suberythemal bestrahlt werden. Der Patient ist vor jeder Bestrahlung auf Erythembildung und unerwünschte Nebenwirkungen zu untersuchen und zu befragen. Bei Erythembildung ist die Bestrahlung auszusetzen, und nach Rückbildung des Erythems wird mit der letzten nichterythematogenen Dosis weiterbestrahlt. Diese Bestrahlungsdosis ist vor einer weiteren Steigerung mindestens 2mal zu geben.

2.2 Erhaltungs- oder Intervallphase

Nach Erscheinungsfreiheit des Patienten wird die letzte effektive UVB-Dosis nicht mehr gesteigert. Der Patient wird für ca. 1–2 Monate 1- bis 2mal wöchentlich dieser konstanten Dosis exponiert. Bleibt der Patient während dieser Phase erscheinungsfrei, wird die Bestrahlungstherapie beendet. In begründeten Ausnahmefällen kann die Erhaltungstherapie in Abhängigkeit vom bisherigen Eruptionsdruck auch über die Dauer von 2 Monaten hinaus weitergeführt werden.

2.3 Vorgehen bei Rezidiven

Beim Auftreten von Rezidiven wird die Bestrahlungsfrequenz bis zum Erreichen der Erscheinungsfreiheit wieder gesteigert. Dabei kann auch die effektive UVB-Dosis gesteigert werden. Nach Erreichen der Erscheinungsfreiheit wird eine Erhaltungstherapie mit der letzten effektiven UVB-Dosis durchgeführt.

2.4 Vorgehen bei UVA-UVB-Kombinationstherapien

Der dosislimitierende Faktor einer UVA-UVB-Kombinationstherapie ist die erythematogene Potenz der UVB-Bestrahlung. Bei UVA-UVB-Kombinationstherapien sollte mit den in der Therapie verwendeten Strahlern sowohl für UVA als auch für UVB getrennt die MED für UVB bzw. die MED und MTD („minimal tanning dose") für UVA bestimmt werden. Die Initialdosis beträgt ca. 75% der ermittelten UV-Schwellenwerte.

3 Bestrahlungsschema für 311-nm-UVB-Therapie

3.1 Initialphase (Behandlungsphase bis zur klinischen Erscheinungsfreiheit)

Die Bestrahlung mit den für eine 311-nm-UVB-Therapie geeigneten Brennern hat eine, auf die physikalische Dosis bezogen, geringere erythematogene Potenz als eine Breitband-UVB-Bestrahlung. Vor Therapiebeginn muß die 311-nm-UVB-induzierte MED bestimmt werden. Falls kein Teilkörpergerät zur Verfügung steht, geschieht dies in der Ganzkörperkabine, indem bis auf die Testareale die Haut des Patienten abgedeckt wird. Auch bei der 311-nm-UVB-Therapie tritt das UVB-Erythem innerhalb der ersten 24 h nach Phototestung auf, d.h. mit der UVB-Therapie kann 24 h nach Phototestung begonnen werden.

Etwa 70% der durch Phototestung ermittelten MED entsprechen der ersten therapeutischen Dosis.

3.2 Dosierungsschema einer 311-nm-UVB-Therapie

Tabelle 2. Dosierungsschema einer 311-nm-UVB-Therapie

1. Bestimmung der minimalen Erythemdosis (MED)

2. Erste therapeutische Dosis – 70% der MED

3. Folgende Strahlungen

a) Kein Erythem	20% Dosissteigerung
b) Minimales Erythem	Keine Dosissteigerung, Wiederholung der Bestrahlung mit gleicher Dosis
c) Asymptomatisches Erythem	Aussetzen der Bestrahlung, Wiederholung der Dosis, Steigerung im folgenden um 10%
d) Schmerzhaftes Erythem mit/ohne Ödem oder Blasenbildung	Aussetzen der Bestrahlung bis zur Restitutio, Reduktion der Dosis um 50%, weitere Steigerung um 10%

Frequenz:
1. 3mal wöchentlich: Montag, Mittwoch, Freitag
2. 5mal wöchentlich: täglich, Montag–Freitag

4 Wechsel der Bestrahlungstherapie

Einleitung und Fortführung der Phototherapie liegen in der Praxis nicht immer in denselben Händen. Zur effizienten Fortführung der Therapie kommt der genauen Dokumentation der im Rahmen der Therapieeinleitung erhobenen Bestrahlungsparameter (initiale MED, effektive letzte UVB-Dosis, Strahlertyp und Therapieform) eine bedeutende Rolle zu. Der weiterbehandelnde Dermatologe kann bei Übereinstimmung der Parameter die Therapie übergangslos fortsetzen. Sollten Brennertyp oder Bestrahlungsart (Breitband-UVB vs. 311 nm UVB) nicht übereinstimmen, ist die Bestimmung der momentanen MED erforderlich. Die Weiterbehandlung erfolgt bei einer Dosis von 75% des ermittelten Wertes.

UVA 1-Phototherapie

Die im folgenden dargelegten Richtlinien wurden in der Klinischen und Experimentellen Photodermatologie der Universitäts-Hautklinik Düsseldorf ausgearbeitet.

I. Allgemeine Voraussetzungen für eine sichere und effektive Anwendung der UVA 1-Phototherapie

1. Strenge Indikationsstellung zur UVA 1-Phototherapie:
   - Gesicherte Indikation (Multicenter-Studie): schwere und akut exazerbierte atopische Dermatitis

- Experimentelle Indikation: Urticaria pigmentosa, zirkumskripte Sklerodermie
- Anamnese von Kontraindikationen, z.B. Hauttumoren, Photodermatosen, Medikamente
- Alter der Patienten > 18 Jahre, da z.Z. die Langzeitrisiken nicht bekannt sind.

2. Aufklärung und Dokumentation der Aufklärung über Wirkungen, Nebenwirkungen und potentielle Gefahren einer UVA1-Therapie (Formblatt)
3. Kenntnis der Kinetik von UVA1-Pigmentierungsreaktionen
4. Regelmäßige und exakte Messung der Energieemission des Bestrahlungsgerätes (mW/cm^2) und Bestimmung der UVA1-Dosis (J/cm^2). Ausschluß kontaminierender UVB-Strahlung
5. Bestimmung der individuellen Lichtempfindlichkeit des Patienten durch Ermittlung der *minimalen Tanningdosis* und des Schwellenwertes für die Sofortpigmentierung (IPD) mit dem zur Therapie verwendeten Gerät oder den zur Therapie verwendeten Brennern, Dokumentation der Schwellenwerte
6. Engmaschige Überwachung des Patienten unter laufender Phototherapie

II. Spezielle Hinweise für die UVA1-Phototherapie

1 UVA1-Phototestung

Die Dosimetrie richtet sich nach der individuellen UVA1-Empfindlichkeit (MTD, IPD). Wichtig ist hierbei vor allem, vor Beginn der Ganzkörper-UVA1-Therapie auszuschließen, daß bei dem Patienten eine UVA1-sensitive Photodermatose besteht, die unter der Therapie provoziert werden könnte. Da eine Bestrahlung mit einer Höchstdosis von 130 J/cm^2 UVA1 angestrebt wird, entspricht diese Dosis der zu testenden Maximaldosis. Die Phototestung wird mit dem zur Therapie verwendeten Gerät oder den zur Therapie verwendeten Brennern durchgeführt. Für die Phototestung ist das gesamte Integument mit Ausnehme von 6 scharfbegrenzten Hautarealen (Schablone mit 6 halbrunden/viereckigen Ausschnitten) abgedeckt. Die Testareale werden mit zunehmenden UVA1-Dosen bestrahlt. Die Patienten sind über die oft wochenlang anhaltende Pigmentierung zu informieren. Sofort nach Exposition läßt sich die erste Pigmentierungsreaktion (IPD: „immediate pigment darkening") erkennen, nach 24 h wird die minimale Tanningdosis (MTD) bestimmt.

Die Bestrahlung erfolgt nach folgendem Schema:

Hauttyp	UVA1-Testdosis
I–II	10 J/cm^2, 20 J/cm^2, 40 J/cm^2, 60 J/cm^2, 100 J/cm^2, 130 J/cm^2
III–VI	20 J/cm^2, 40 J/cm^2, 60 J/cm^2, 80 J/cm^2, 100 J/cm^2, 130 J/cm^2

Die Beurteilung erfolgt nach folgendem Schema:

	Beurteilung
o	keine Pigmentierung
±	*gerade noch erkennbare Pigmentierung mit scharfen Rändern*
+	leichte Pigmentierung
++	deutliche Pigmentierung
+++	intensive Pigmentierung

Zusätzlich sind unerwünschte Reaktionen, wie z.B. das Auftreten von Erythemen, Papeln, Vesikeln etc. zu dokumentieren, da diese auf eine UVA-sensitive Photodermatose hinweisen.

Die Bestimmung dieser Parameter dient nicht zur Ermittlung der ersten therapeutischen UVA1-Dosis, sondern zur Dokumentation der Bestimmung der individuellen UVA1-Empfindlichkeit. Als Testareal eignet sich wiederum die unbestrahlte Gesäßhaut.

2 Bestrahlungsschema für Hochdosierte UVA1-Therapie

2.1 Initialphase (Behandlungsphase bis zur klinischen Erscheinungsfreiheit)

Die UVA1-Pigmentierung tritt unmittelbar und 24 h nach Bestrahlung auf, d.h. mit der UVA1-Therapie kann frühestens 24 h nach Phototestung begonnen werden.

Bei der Behandlung der atopischen Dermatitis und der zirkumskripten Sklerodermie wird mit 130 J/cm² als initialer Dosis bestrahlt. Eine Dosissteigerung erfolgt nicht!

Bei der Behandlung der Urticaria pigmentosa wird die Therapie initial als Teilkörpertherapie mit 60 J/cm² eingeleitet, danach auf 130 J/cm² Teilkörperbestrahlung gesteigert. Danach erfolgen 2–3 Bestrahlungen mit 60 J/cm², danach 130 J/cm² Ganzkörperbestrahlungen. In der Initialphase sollte die Therapie unter Notfallbereitschaft durchgeführt werden.

Die UVA1-Bestrahlung wird 5mal wöchentlich durchgeführt. Die Bestrahlung ist auf 10–15 Bestrahlungen in der Behandlung der atopischen Dermatitis und der Urticaria pigmentosa limitiert. Bei der Behandlung der zirkumskripten Sklerodermie erfolgen 30 Bestrahlungen. Der Patient ist vor jeder Bestrahlung auf Erythembildung und unerwünschte Nebenwirkungen zu untersuchen und zu befragen.

2.2 Vorgehen bei Rezidiven

Beim Auftreten von Rezidiven kann die Bestrahlungstherapie mit hochdosierter UVA1-Therapie wiederholt werden. Wir führen z.Z. aufgrund der unbekannten Langzeiteffekte nicht mehr als 2 Bestrahlungszyklen pro Jahr durch.

B: Technische Ausrüstung – Geräteübersicht

Helger Stege

Inhalt

1 Einleitung

1.1 Vorbemerkung

Dieses Kapitel gibt einen Überblick über die z. Z. auf dem deutschen Markt angebotenen Bestrahlungssysteme zur Photo- und Photochemotherapie von Hauterkrankungen. Die Aufnahme eines Herstellers oder Produktes stellt keine qualitative Wertung dar. Die Herstellerlisten erheben keinen Anspruch auf Vollständigkeit. Die Informationen zu den Geräten und Emissionsspektren beruhen ausschließlich auf Hersteller- oder Literaturangaben und sind nicht das Ergebnis eigener Messungen. Angegeben wird das therapeutisch genutzte Spektrum, das in der Regel nicht mit dem emittierten Gesamtspektrum identisch ist.

Manche Hersteller haben sich charakteristische Kurzbeschreibungen ihrer Therapie als Warenzeichen schützen lassen. Soweit dies aus Herstellerangaben ersichtlich ist, wurde eine Übertragung dieser Begriffe auf andere Therapien vermieden. Geschützte Bezeichnungen (Warennamen, Warenzeichen) werden in diesem Text nicht besonders kenntlich gemacht. Aus dem Fehlen eines solchen Hinweises kann nicht geschlossen werden, daß es sich um eine freie Bezeichnung handelt.

1.2 Gesetzliche Grundlagen

Die gesetzlichen Grundlagen für die Anwendung von UV-Therapiegeräten sind seit dem 1.1. 1995 im Medizinproduktgesetz geregelt. Zusätzlich gilt ab dem 1.1. 1996 die EMV-Richtlinie, die die elektromagnetische Verträglichkeit regelt. Am 1.Januar 1997 tritt die Niederspannungsrichtlinie in Kraft. Ferner müssen therapeutische Geräte nach dem Medizinproduktegesetz die DIN-ISO 9001/EN-46001-Norm erfüllen. Die technische Sicherheit von elektrisch betriebenen Geräten wird nach den Bestimmungen des Verbandes deutscher Elektroingenieure (VDA) nach VDE 0750 national, europaweit nach der Norm EN 60601 geprüft. Medizinische elektrische Produkte unterliegen den Forderungen der Internationalen Elektrotechnischen Kommission, deren Forderung IEC 601 in nationalen und internationalen Sicherheitsstandards, z.B. der Medizingeräte-Verordnung, Einzug gehalten hat. Es ist beim Erwerb eines Bestrahlungsgerätes auf die Erfüllung der gesetzlichen Bestimmungen zu achten, d.h., der Arzt sollte sich beim Erwerb eines Bestrahlungssystems die Erfüllung aller relevanten Normen vom Anbieter bestätigen lassen. Die nichtärztlichen Mitarbeiter, an die die Durchführung der Therapie delegiert wird, sind entsprechend zu schulen. Die Delegation ist im Rahmen der Bestimmungen des Arztrechtes und des Kassen-arztrechtes im allgemeinen statthaft (s. hierzu auch die Richtlinien zur Quali-tätssicherung der Deutschen Dermatologischen Gesellschaft).

2 Geräte

Die folgenden Abkürzungen gelten für alle Tabellen in diesem Abschnitt:
I Intensität; *LA* Leistungsaufnahme; *IR* Infrarot; *TK* Teilkörper; + geeignet, probate Technik: ± möglich. *Baukastensystem:* Säulen oder Strahlerflächen können zu Kabinen zusammengestellt werden.

2.1 Geräte zur PUVA-Therapie und Breitband-UVA-Therapie

Tabelle B 1. Geräte zur PUVA-Therapie und Breitband-UVA-Therapie (Ganzkörpertherapie)

Hersteller	Brennertyp	Brennerbezeichnung Gerätebezeichnung	Spektrum (in nm)	Technische Daten	Kommentar
Cosmedico	Niederdruck	Arimed A Cosmedico 1–45 Cosmedico 1–10	320–400 (345–365)	I: 6–10 mW/cm^2, LA: 4800 W, 220 V/380 V. Standgerät, Liege, Kabine, TK-Geräte, Baukastensystem, geringe Installationen, Preis: ca. 15000 DM (Kabine)	Keine integrierte Dosimetrie, Dosierung über Zeitintervalle à 20 s; UVA-Meßgerät.
Dr. Hönle	Hochdruck	Dr. Hönle 400 W-Metallhalogenid-Hochdruckstrahler dermalight 2005 6000	Filter: 1. 320–400 2. 320–400 + IR-Filter	I: 10–20 mW/cm^2 (abhängig vom Filter), LA: 2050 W je Säule, 220 V, mehrere Phasen, geringe Installationen für einzelne Säulen. Filtersysteme: 1. „selektive UVA-Therapie" (SUVA) mit Blaufilter, 2. UVA/PUVA-Therapie mit h 1-Filter; Therapiesäulen, Kabinen, TK-Geräte, Baukastensystem, Preis: 11000–38000 DM	Hohe Bestrahlungsintensität, Filter erforderlich, *Cave:* Fehlbestrahlung durch falsche Filter möglich. Keine integrierte Dosimetrie, Dosierung über die Zeit oder physikalische Dosis, UVA-Meßgerät, Servicecomputer. Nachbemerkung: In neuer Geräteserie deutliche Verbesserung der Sicherheitsstandards.
Narva	Niederdruck	UVA Type 009 UV	320–400 (350–360)	LA: 15–160 W, 220 V, nur Produktion von Strahlern, in TK-Geräte und Großgeräte einbaubar, Preis: auf Anfrage	Vermutlich geringe UVB-Kontamination, nach Herstellerangabe für PUVA geeignet.
Philips	Niederdruck[a]	Philips TL/08, TL/09, CLEO Performance (R), Cleo Professional	305–400	Genaue technische Information über Gerätehersteller oder Philips	Im medizinischen UV-Therapiebereich kein Direktvertrieb. Vertrieb: z.B. Waldmann, Metec.
Saalmann	Hochdruck	Uvapur Uvapur Einzelgeräte oder ES Kabinen Kombination SUP, Uvapur	315–380	Intensität: 10–17 mW/cm^2 LA: 1000–3000 W, 220 V, keine Installationen. Kabinen, Standgeräte/Wandgeräte, TK-Geräte. Preis 15900–27900 DM (Ausstattung)	Hohe Bestrahlungsintensität. Integrierte Dosimetrie, Therapie über zeitliche Bestrahlungsintervalle oder physikalische Dosis. Stand-bye-Betrieb. Kombinationskabinen: Monotherapie UVA, UVB, PUVA möglich.

Tabelle B 1. Fortsetzung

Hersteller	Brennertyp	Brennerbezeichnung Gerätebezeichnung	Spektrum (in nm)	Technische Daten	Kommentar
Schulze & Böhm	Hochdruck	450 W UV medisun 6000 medisun 12000	315–400	I.: 25–90 mW/cm^2 LA: 5500–12000 W, 380 V. Kabine, automatischer Filterwechsel (UVB-UVA), Installationen notwendig Preis: 28500–51900 DM	Computergestützte Isodosenbestrahlung, TK-Therapie durch selektive Ansteuerung einzelner Strahler, PUVA-Therapie +, Photopatchtestfunktion.
Sellas	Hochdruck	Sellamed System Dr. Sellmeier (2 kW-Strahler) Sellamed 12000 Sellamed 18400	320–440 IR reduziert	I: bis 30–80 mW/cm^2 LA: 10–18 kW, 380 V Liegen (Bestrahlung nur von oben), TK-Geräte, größere Installationen, integrierte Klimatechnik. Preis: auf Anfrage	Hohe Bestrahlungsintensität, integrierte Dosimetrie möglich, sonst Therapie über die Zeit, PUVA möglich.
Waldmann	Niederdruck	Waldmann F85/100 W-PUVA UV 1000 (1000K) UV 3003 (3003K) UV 7001 (7001K)	320–400	Intensität: 5–10 mW/cm^2, Leistung: 1–5 KW, 220/380 V Liege, Kabine, TK-Gerät, Hand- u. Fußbox; Installationen: TK-Geräte, Hand- u. Fußbox: 220 V, keine Installationen. Großgeräte: 380 V, Installationen erforderlich. Preis: 14000–29000	Integrierte Dosimetrie, Therapie stufenlos steigerbar über physikalische Dosis, PUVA-Therapie +.
Wolff	Niederdruck	Wolff System	320–400 (345–365)	Baugleich mit Arimed A (Cosmedico), auf dem deutschen Markt vertreten durch Cosmedico	Siehe Cosmedico, Vertrieb in der Schweiz: Wolff

[a] Philips Licht bietet auch Metallhalogen-UV-Lampen an, die in Kombination mit Filtern für eine UVA-Therapie geeignet sind.

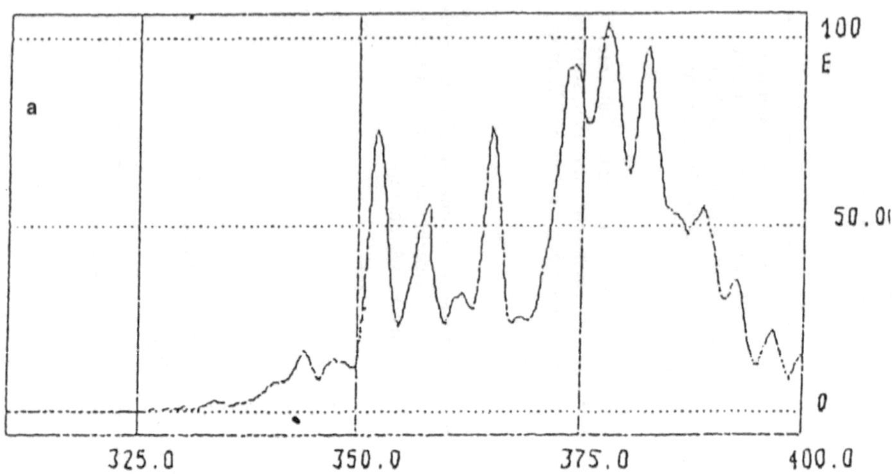

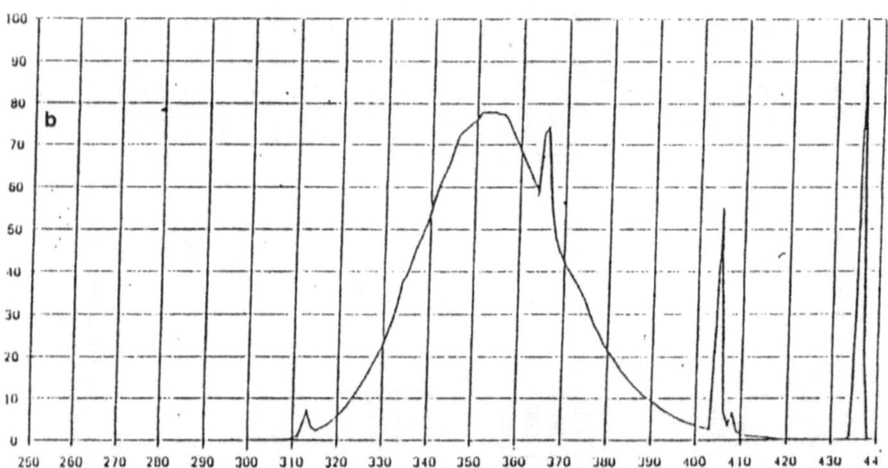

Abb. 1. (a) UVAPUR, (b) Waldmann F 85/100 PUVA. Alle Spektren nach Angaben der Hersteller.

2.2 Teilkörperbestrahlungsgeräte zur PUVA-, zur topischen PUVA- und zur Breitband-UVA-Therapie und Phototestung (Photopatch, MED, MTD, IPD)

Tabelle B 2. Teilkörperbestrahlungsgeräte zur PUVA-, zur topischen PUVA- und zur Breitband-UVA-Therapie und Phototestung (Photopatch, MED, MTD, IPD)

Hersteller	Brennertyp	Brennerbezeichnung Gerätebezeichnung	Spektrum (in nm)	Technische Daten	Kommentar
Cosmedico	Niederdruck	Arimed A (100 W) Cosmedico TK-8	320–400 max.: 340–360	I.:6 mW/cm^2, Leistung: 350 W, 220 V Schwenkstativ auf Rollen. Preis: ca. 1300 DM	TK-PUVA +, Phototestung +, Dosierung über die Zeit, systemeigenes, portables Dosimeter.
Dr. Hönle	Hochdruck	Dr. Hönle Metallhalogenid-Hochdruckstrahler dermalight vario 1 u. 2	320–400 320–400 IR reduziert	I.: ca. 15–30 mW/cm^2. Leistung: 500–950 W, 220 V. Filtersysteme, Stativ, Aufsatz für Hand-Fußbestrahlung. Preis: vario 1: 2950 DM vario 2: 7000 DM	TK-PUVA +, Phototestung +. Hohe Bestrahlungsintensität. Dosierung über Zeit o. physikalische Dosis, portables Dosimeter. Filter erforderlich. *Cave:* Fehlbestrahlung durch falsche Filter möglich.
Saalmann	Hochdruck	Uvapur	315–380	I.: 10–17 mW/cm^2, Leistung: 2 KW, 220 V. Stativ, Wandarm. Preis: 4500–5450 DM	TK-PUVA ±, Phototestung +, Dosierung über die Zeit, einzeln schaltbare Brenner: TK-Bestrahlung.
Sellas	Hochdruck	UVA System Dr. Sellmeier 2 kW/4 kW Sellamed 2000/4000	320–440 IR reduziert	I.: 30–150 mW/cm^2, Leistung: 2,3–4,5 KW, 220 V. Stativ, Wandarm, Tischgerät. Preis: auf Anfrage	TK-PUVA ±, Phototestung +, Dosierung über Zeit.
Waldmann PUVA 800 (I) PUVA 180/200 (II)	Niederdruck	F8 T15 PUVA F8 T5 PUVA	315–400 (355)	Intensität: ca. 5 mW/cm^2 V: 220 V. Stativ (I), Rollwagen (II), Tischgerät, Lichtbogen. Preis: ca. 1400–4000 DM	TK-PUVA +, Phototestung +, Dosierung über Zeit, portables, systemeigenes Dosimeter.

2.3 Photochemotherapie

Tabelle B 3. Medikamente zur systemischen PUVA-Therapie

Hersteller	Handelsname	Wirkstoff	Darreichung
basotherm	Meladinine	8-Methoxypsoralen	Tabletten
Gerot-Pharma	Geralen	5-Methoxypsoralen	Kapseln
Lab. Life-sun	Psoraderm	5-Methoxypsoralen	Tabletten

Medikamente zur topischen PUVA-Therapie

Zur topischen Photochemotherapie steht z.Z. ein Präparat der Firma pro medica (Auslandsapotheke) zur Verfügung. Zur Fertigung einer Stammlösung für die Bade-PUVA-oder-Creme-PUVA-Therapie versendet die Fa. Basotherm Rezepturen sowie Adressen von Feinchemikalienlieferanten und Referenzproben zur Produkt-/Chemikalienprüfung durch den Apotheker.

Medikamente zur KUVA-Therapie

Zur Durchführung einer Photochemotherapie mit Khellin als Photosensibilisator stehen z.Z. keine Fertigarzneimittel zur Verfügung. Khellin-Kapseln (Gelatinekapseln) mit einer Einzeldosis von 100 mg müssen vom Apotheker hergestellt werden.

3 UVA1-Bestrahlungsgeräte

3.1 Geräte zur hochdosierten UVA1-Therapie

Tabelle B 4. Geräte zur hochdosierten UVA1-Therapie

Hersteller	Brenner	Brennerbezeichnung Gerätebezeichnung	Spektrum (in nm)	Technische Daten	Kommentar
Dr. Hönle	Hochdruck	2 KW-Hochdruck-strahler Dr. K.Hönle dermalight Ultra 1 24 KW	340–440 IR reduziert	I.: 80 mW/cm^2, LA.: 24 KW, 380 V. Liege. Aufwendige Filtertechnik, integriertes Abluftsystem, Zu/Abluft, aufwendige Installation. Preis: ca. 119000 DM	Vergl. mit in der Intensität reduziertem dermalight Ultra 1 (12 KW). Vergütung nach Einzelfallanfrage.
Mutzhas	Hochdruck	UVASUN UVASUN 30000 Biomed	340–400+ sichtb. Licht	I.: 75 mW/cm^2, LA: 30 KW, 380 V. Liege, aufwendige Filtertechnik, Zu/Abluft erforderlich, aufwendige Installationen.	Filterwechsel selten, Produktion ruhend, Ersatzteilvertrieb.
Schulze & Böhm	Hochdruck	medisun UVA1-Liege 24 KW	340–400 + sichtb. Licht IR reduziert	I.: bis zu 70 mW/cm^2, LA.: 26,5 KW, Liege. Aufwendige Filtertechnik. Klimatisierung, aufwendige Installationen. Preis: 89000 DM	Computergestützte Isodosenbestrahlung, Vergütung nach Einzelfallentscheidung.
Sellas	Hochdruck	UVA System Dr. Sellmeier Sellamed 24000 A	340–400+ sichtb. Licht IR reduziert	I.: 50–100 mW/cm^2, LA: 26,5 KW, 380 V. Liege. Brennerwechsel: nach 700 h, aufwendige Filtertechnik, Zu/Abluft erforderlich, aufwendige Installationen. Preis auf Anfrage	Intensität durch variablen Bestrahlungsabstand veränderbar. Filterwechsel: nach UV-Emissionsmessung durch Hersteller, Vergütung nach Einzelfallentscheidung.

Auf Anfrage kann die Fa. Saalmann-Produktionstechnik ein UVA1-Bestrahlungsgerät mit einer Intensität bis zu 120 mW/cm^2 herstellen. Technische Daten bei Saalmann.

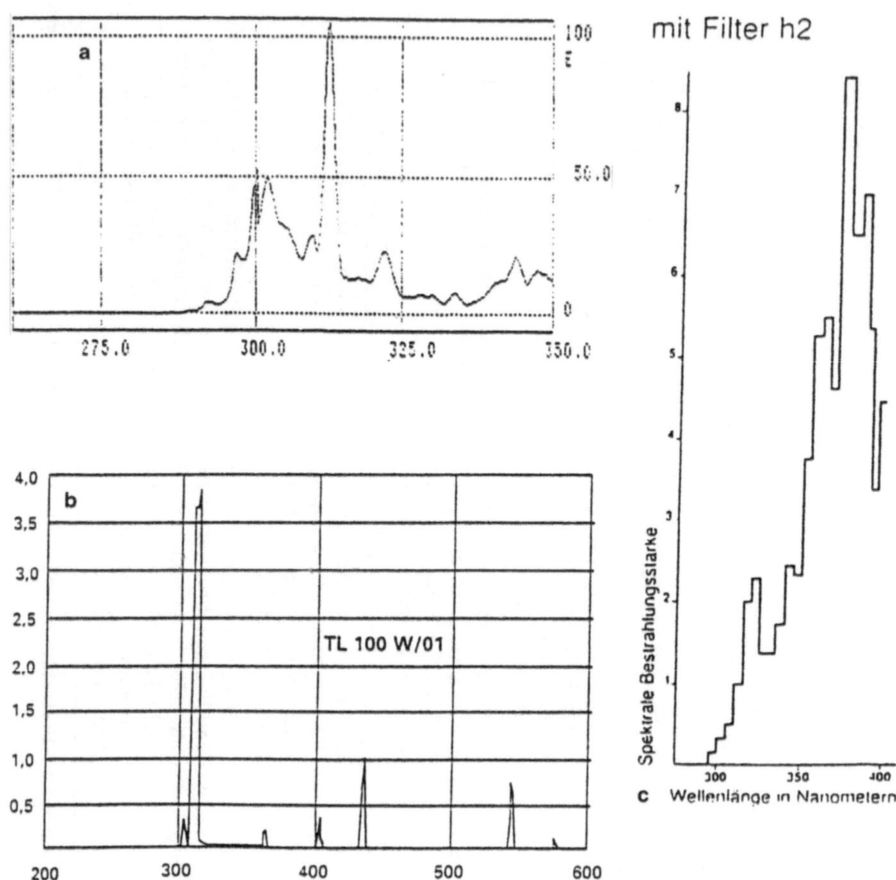

Abb. 2. Spektralanalysen von: (**a**) SUP, (**b**) Philips TL-01, (**c**) dermalight 2005. Alle Spektren nach Angaben der Hersteller.

3.2 Geräte zur mittel/niedrigdosierten UVA1-Therapie

Tabelle B 5. Geräte zur mittel/niedrigdosierten UVA1-Therapie

Hersteller	Brenner	Brennerbezeichnung Gerätebezeichnung	Spektrum (in nm)	Technische Daten	Kommentar
Dr. Hönle	Hochdruck	2 KW-Hochdruck-strahler Dr. K.Hönle dermalight Ultra 1	340–440 IR reduziert	I.: 40 mW/cm^2, LA.: 12 KW, 380 V, weitere techn. Daten s. Tabelle; Dr. Hönle dermalight Ultra 1 (24 KW). Preis: 79000 DM	
Narva	Niederdruck	Narva UVA1 Type 010 UV	340–400	LA.: 15–160 W, Länge: 43,8–176 cm, Preis: auf Anfrage	Nur Produktion von Brennern, in TK- und Großgeräte einbaubar. *Cave:* Angaben der Gerätehersteller beachten (Haftung).
Optomed	Niederdruck	OptoDerm Strahlermodule OptoDerm UVA1/VIS	340–400 Maxima bei: 370, 390, 420, 450 IR reduziert	Intensität: 50 mW/cm^2, LA.: 26,5 KW, 380 V. Liege, IR-Filter, integrierte Klimatisierung, aufwendige Installation. Preis: auf Anfrage.	Schmalbandige Emission, Niederdruckstrahler. Entspricht im apparativem Aufwand konventioneller Phototherapie.
Photomed	Hochdruck	Hochdruck Photomed CL 150000 200000 250000	340–540 Wärme und IR reduziert	I. + LA.: keine Angaben Liege, aufwendige Filtertechnik, Zu-/Abluft erforderlich, größere Installationen Preis: keine Angaben	Sog. UVA1-Kaltlicht; keine Herstellerangaben, Beschreibung nach Literatur.
Schulze & Böhm	Hochdruck	2 KW Hochdruck-brenner medisun medisun UVA1 Liege 1200 KW	340–400 + sichtb. Licht, IR reduziert	I.: 40 mW/cm^2, LA.: 13,5 KW siehe medisun UVA1-Liege 24 KW Preis: 39000 DM	siehe medisun UVA1-Liege 24 KW
Sellas	Hochdruck	UVA System Dr. Sellmeier Sellamed 12000 A	340–400 + sichtb. Licht, IR reduziert	I.: 25–80 mW/cm^2, LA.: ca. 12,8 KW, 380 V. Liege, weitere technische Daten: Sellas, Sellamed 24000 A	Siehe Tabelle 3, Sellas, Sellamed 24000 A
Waldmann	Niederdruck	TL 100/ 10R (Philips)	340–400	I.: 15–20 mW/cm^2 LA.: ca. 5–6 KW, 380 V. Kabine Preis: 15–29000 DM	UVA1-Brenner sind nur als Sonderbestückung in Waldmann-Kabinen möglich. Anfrage!

3.3 UVA1-Teilkörperbestrahlungsgeräte

Tabelle B 6. UVA1-Teilkörperbestrahlungsgeräte

Hersteller	Brenner	Brennerbezeichnung Gerätebezeichnung	Spektrum (in nm)	Technische Daten	Kommentar
Dr. Hönle	Hochdruck	Dr. K.Hönle Hochdruckstrahler 2 KW dermalight ultra 1 2 KW	340–440 IR reduziert	Intensität: 30–80 mW/cm^2 LA.: 2,3 KW/220 V Installationen erforderlich (Sicherung), Tischgerät, Stativ mit Lift Preis: 14000–17000 DM	Phototestungen +.
Mutzhas	Hochdruck	UVASUN UVASUN 5000	340–400 + sichtb. Licht	Intensität: 25 mW/cm^2, Installationen erforderlich (Sicherung), fahrbares Stativ	Phototestungen +. Produktion ruhend, z.Z. nur Ersatzteilvertrieb.
Sellas	Hochdruck	UVA System Dr. Sellmeier Sellamed 1. 2000 A 2. 4000 A	340–400 + sichtb. Licht IR reduziert	I.: 1. 30–80 mW/cm^2 2. 50–150 mW/cm^2 LA.: 1. 2,3 KW; 2. 4,5 KW, 220 V/380 V. Installationen erforderlich (Sicherung), Tischgerät, Stativ, Wandarm 2. Stativ, nur verstellbar (Höhe) mit Lift. Preis auf Anfrage	Phototestungen +. Beide Geräte auch als Breitband-UVA: 320–400 nm.

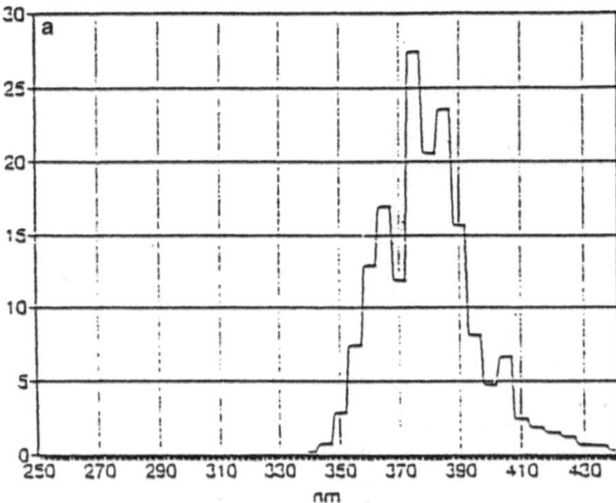

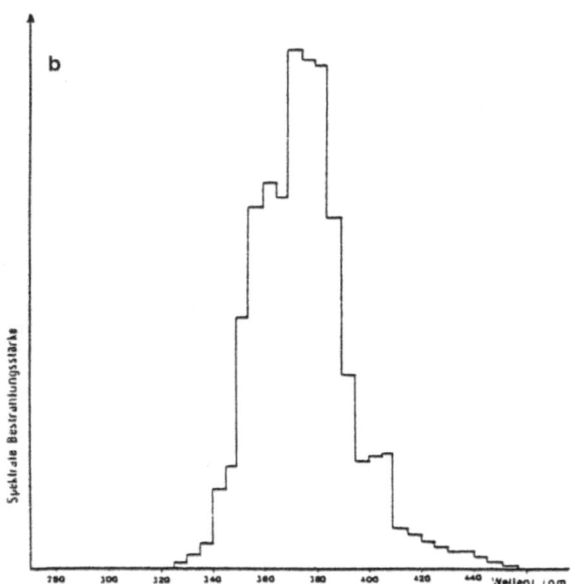

Abb. 3. Spektralanalysen von: (**a**) Sellas UVA1, (**b**) Mutzhas UVASUN 30 000, (**c**) Philips TL 100 W/10 R.

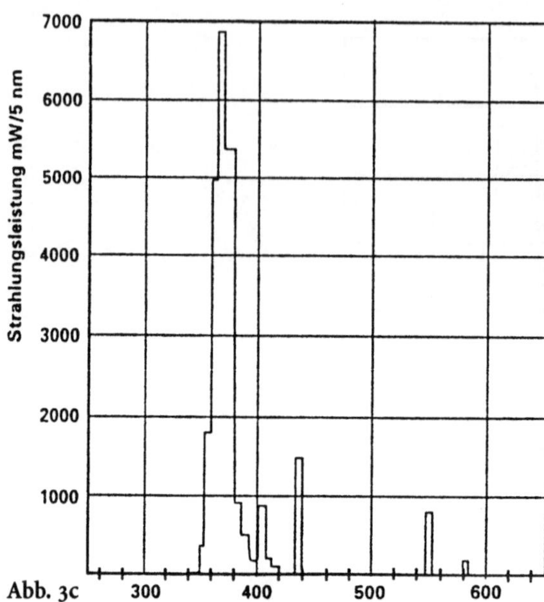

Abb. 3c

4 Geräte zur UVB-Therapie

4.1 Geräte zur UVA/UVB-Kombinationstherapie

Tabelle B 7. Geräte zur UVA/UVB-Kombinationstherapie

Hersteller	Brenner	Name	Spektrum	Technische Daten/ Kommentar
Cosmedico	Niederdruck	Arimed B, baugleich mit Photomed Wolff System, Helarium	300–400	Gerätebeschreibung s. Tabelle B1, Cosmedico. Es besteht die Möglichkeit, die Strahlerbestükkung Arimed A/Arimed B oder Arimed SUP zu variieren.
Waldmann	Niederdruck	Kombination aus UVA-UVB-Strahlern n. Wahl	280–400	Gerätebeschreibung s. Tabelle B1, Waldmann. Für die Kabinen kann entsprechend den therapeutischen Erfordernissen die Bestückung und die UVB/UVA-Ratio selbst bestimmt werden. Monotherapien UVA, PUVA, UVB durch getrennte Dosimetrie möglich.

4.2 Geräte zur Breitband-UVB-Therapie

Tabelle B 8. Geräte zur Breitband-UVB-Therapie

Hersteller	Brenner	Brennerbezeichnung Gerätebezeichnung	Spektrum (in nm)	Technische Daten	Kommentar
Cosmedico	Niederdruck	Arimed SUP Cosmedico 1–45 Cosmedico 1–10	280–320	I: ca. 0,3 mW/cm^2, LA: 4800 W, 220 V/380 V Standgerät, Liege, Kabine, TK-Geräte, Baukastensystem, geringe Installationen, Preis: ca. 18000 DM (Kabine)	Keine integrierte Dosimetrie, Dosierung über Zeitintervalle à 20 s; TK-Gerät zur UVB-Phototestung geeignet.
Dr. Hönle	Hochdruck	Dr. Hönle 400 W- Metallhalogenid- Hochdruckstrahler dermalight 2005 6000	280–400	Offener Filter. I: 10–20 mW/cm^2, LA: 2–6 KW, 220 V. Therapiesäulen, Kabinen, TK-Geräte, Baukastensystem, geringe Installationen für einzelne Säule, Preis: 11000–38000 DM	Keine integrierte Dosimetrie, Dosierung über die Zeit oder physikalische Dosis, UVB-Dosis wird über UVA/UVB-Quotienten bestimmt (kompliziert), Servicecomputer; TK-Geräte auch für UVB-Phototestung geeignet. Vorteil: Gerät für UVB und UVA-Therapie durch Filterwechsel geeignet. Nachteil: Fehlbestrahlung möglich (s. Tabelle 1 Dr. Hönle).
Schulze & Böhm	Hochdruck	450 W UV medisun 6000 medisun 12000	290–320	I: n. Abstand ca. 2 mW/cm^2 LA.: 5500–11000 W, 380 V. Kabine, Installationen notwendig, Preis: 28500–52000 DM	Computergestützte Isodosenbetrahlung. TK-Therapie durch selektive Ansteuerung einzelner Strahler, automatischer Filterwechsel (UVB-UVA), Monotherapie UVA, UVB und Kombinationstherapie UVA/UVB möglich.

4.3 Geräte zur selektiven UVB-Therapie

Tabelle B 9. Geräte zur selektiven UVB-Therapie

Hersteller	Brenner	Brennerbezeichnung Gerätebezeichnung	Spektrum (in nm)	Technische Daten	Kommentar
Waldmann	Niederdruck	F 85/100 W UV6; F 85/100 W UV21 UV 1000 (K) UV 7001 (K) UV 3003 (K)	280–370 275–370	I: ca. 1–5 mW/cm^2, Großgeräte (Liege, Kabine): 380 V, Installationen erforderlich. TK-Gerät (UV 800): 220 V, keine Installationen. Preis: 14000–29000 DM (Großgeräte)	Integrierte Dosimetrie.
Dr. Hönle	Hochdruck	Dr. Hönle 400 W- Metallhalogenid- Hochdruckstrahler dermalight 2500 1–3 6000	295–400	I.: 10–20 mW/cm^2, LA.: 2–6 KW, V: 220 V. Filter: h2 (Hönle) Therapiesäulen, Kabinen, TK-Geräte, Baukastensystem, geringe Installationen für einzelne Säule, Preis: 11000–38000 DM	Keine integrierte Dosimetrie, Dosierung über die Zeit, UVB-Dosis wird über UVA/UVB-Quotienten bestimmt (kompliziert). Kurze Bestrahlungszeiten. Servicecomputer. Filterwechsel erforderlich (s. Tabelle B 1, Dr. Hönle).
Saalmann	Hochdruck	SUP-Brenner Universal-Kabine/Säule/ Liege ES I; SUP-Kabine/Säule	290–400 Maximum 311 nm	I.: 0,5–1 mW/cm^2 Kabinen, Standgeräte/Säule, Liege, TK-Geräte Leistung: 3–6 KW (Großgerät) Volt: 220 V, keine geringe Installationen Preis: 15900–27900 DM (elektronisch gesteuert) 9800–17500 DM	Integrierte Dosimetrie, Dosierung über Zeit oder physikalische Dosis möglich. Kurze Bestrahlungszeiten. Servicecomputer.

4.4 Geräte zur 311-nm-UVB-Therapie

Tabelle B 10. Geräte zur 311-nm-UVB-Therapie

Hersteller	Brenner	Brennerbezeichnung Gerätebezeichnung	Spektrum (in nm)	Technische Daten	Kommentar
Waldmann	Niederdruck	Philips TL-01[a] Waldmann F 85/100-01 UV 1000 (K) UV 3003 (K) UV 7001 (K) für 311-nm-UVB	311	I: keine Angaben LA.: 1–5 KW, 380/220 V. Sonderbestückung in Waldmann Kabine/Liege Preis: bis zu 29000 DM Brennerdauer: ca. 1000 h Preis je Röhre: ca. 115 DM	Emission auch bei Wellenlängen außerhalb 311 nm. Es handelt sich nicht um eine monochromatische Emission, sondern um ein schmalbandiges Spektrum mit Maximum um 311 nm. Geringe Erythemwirksamkeit – große therapeutische Sicherheit. Die therapeutisch genutzten UVB-Dosen sind im Vergleich zu Breitband-UVB sehr hoch, relativ lange Bestrahlungszeiten, keine direkte Übertragbarkeit der Dosis bei Wechsel auf konventionelle UVB-Therapie.

[a] Die Philips-TL-01-Röhren lassen sich auch in Therapiegeräte anderer Hersteller einbauen (Anfrage beim Hersteller).

5 Balneophototherapie

Aus Gründen der Qualitätssicherung und Vergleichbarkeit der therapeutischen Effektivität sind in der Bundesrepublik Deutschland an der Teilnahme am Erprobungsmodell „Ambulante Balneo-Phototherapie" nicht alle am Markt befindlichen Geräte zur Durchführung balneotherapeutischer Maßnahmen zugelassen. (Nähere Angaben: Universitäts-Hautklinik Kiel, Prof. Dr. med. Christopher, Dr. med. V. Streit, Schittenhelmstr.7, 24105 Kiel.)

Von der Zentralstelle Ambulante Balneo-Phototherapie autorisierte Balneotherapiesysteme (nach Angaben der Hersteller oder der Zentralstelle für Ambulante Balneotherapie):

Schulze & Böhm	Wannensystem mit Filter-Heiztechnik, Folienbäder, Folienanzüge
Hönle	Badesystem mit geschlossenem Kreislauf zur Sole-Therapie
Psori-Med	Badesystem mit geschlossenem Kreislauf zur Sole-Therapie
	Die Verwendung von konventionellen Badewannen ist ebenfalls erlaubt.

Zur Zeit nicht zur Teilnahme an der Balneo-Phototherapie autorisierte Balneotherapiesysteme:

Haslauer Systeme	Kombiniertes Wannenbad-Foliensystem
Saalmann	Wannenbadsystem mit Umspülung des Körpers
Trautwein	Wannenbadsystem für Folienbäder

Bezugsquelle für Salze und Badefolien: Fa. Phadimed

6 Extrakorporale Photopherese

Unseres Wissens verfügen alle bundesdeutschen Therapiezentren für extrakorporale Photopherese nur über Geräte der Fa. Therakos. Therakos bietet zur Durchführung der Therapie einen kompletten Service, einschließlich der Schulung von Mitarbeitern an. Genauere Informationen auf Anfrage.

7 Photodynamische Therapie und Diagnostik

In der Literatur finden sich auch Hinweise für den erfolgreichen Einsatz von weißem Licht, Laser (zumeist Argon-Dye-Laser) und UV-Strahlung.

Als topischer Photosensibilisator eignet sich 5-Aminolävulinsäure (Merck: kein zugelassenes Medikament, Feinchemikalie, Rezeptur in der Verantwortung des Arztes).

In der photodynamischen Diagnostik kann das Wood-Licht zur Detektion der Porphyrinfluoreszenz eingesetzt werden. Unter dem Begriff Wood-Licht wird ausschließlich diagnostisch eingesetzte UVA-Strahlung verstanden.

Tabelle B 11. Photodynamische Therapie und Diagnostik

Hersteller	Brenner	Brenner-Gerätename	Spektrum	Technische Daten	Kommentar
Waldmann	Hochdruck	PDT 1200	600–740 rot	LA.: 1200 W–1500 W, 220 V Preis: 18000 DM	Stativ fahrbar. Relativ großes Bestrahlungsfeld.
Saalmann	Hochdruck	PDT-Strahler	520–590 grün	LA.: 150 W, 220 V Preis: 8500 DM	Tischgerät, tragbar.
ESC	Hochdruck	Versa Light	580–720 rot 520–590 grün, Bande bei 1250–1600	I.: 80–150 mW/cm^2, LA.: 1000 W, 230 V. Preis: 60000 DM	Zusätzliche diagnostische Fluoreszenz bei 400–450 nm. Flexibler Lichtleiter.
Optomed	Niederdruck	OptoDerm	um 635 Rot	I.: 70 mW/cm^2 Preis: a. Anfrage	Modulbauweise, Möglichkeit des Modulrecycling.

Tabelle B 12. Wood-Licht

Hersteller	Gerätebeschreibung	Technische Daten/ Kommentar
Atlas	Tischgeräte, Handgeräte	220 V/230 V, hohe Effektivität in der PDD, Preis: 770–2200 DM
Dr. Hönle	Handgeräte	220 V, Sonderausstattung des Therapiegerätes dermalight 80. Preis: 500 DM
Waldmann	Lupengerät	220 V, umschaltbar sichtbares/Wood-Licht. Preis: 450 DM

8 Zusätzliches Equipment

Zur Sicherung therapeutischer Standards ist eine Dosimetrie erforderlich. In vielen Bestrahlungsgeräten erfolgt die Dosimetrie kontinuierlich. Für Teilkörperbestrahlungsgeräte muß diese außerhalb des Gerätes erfolgen. Wichtig: Die Dosimeter müssen an das zu messende UV-Spektrum adaptiert sein.

Waldmann: UV-Dosimeter für UVA- und UVB-Strahlung (UVB-Lampentyp UV 6 und UV 21).

Dr. Hönle: UVA-Dosimeter, aus dem nach Herstellerangaben konstanten Verhältnis von UVA- zu UVB-Strahlung läßt sich die UVB-Dosis errechnen. UVB-Dosimeter und UVA/UVB-Dosimeter werden zusätzlich angeboten.

Cosmedico: Cosmolux UVATEST 3000 nur für Arimed A Strahler.

Dr. Gröbel UV-Elektronik GmbH: Meßgeräte für UVA, UVB (Dosimeter) und Spektralradiometer. Zusätzlich werden diese Messungen auch im Auftrag durchgeführt.

Schulze & Böhm: Dosimetrie zur Kalibrierung.

Therapeutische Sicherheit wird durch suberythemale Bestrahlung erreicht. Voraussetzung ist die hauttypabhängige MED-Bestimmung.

Folgende Firmen bieten MED-Testsysteme an:
Waldmann: Dieses Testsystem ist universell für alle Strahlertypen unabhängig vom Hersteller verwendbar. Die Bestrahlungsintensität der verwendeten Lichtquelle wird eingestellt, und zeitabhängig werden Testareale mit definierten UV-Dosen bestrahlt.

Saalmann verwendet Testsysteme mit integrierten Strahlern, d.h. die MED-Bestimmung gilt nur für Bestrahlungen mit den äquivalenten Bestrahlungsgeräten.

Schulze & Böhm bieten ein computergesteuertes Lichttestsystem an.

9 Herstellerverzeichnis

9.1 Geräte

Atlas B.V.
Vogelsbergstr. 22
63589 Linsengericht-Altenhaßlau
Tel.: 06051/7070
Fax: 06051/707149

Cosmedico
Kölner Str. 8
D-70376 Stuttgart
Tel.: 0711/540040
Fax: 0711/54004-55

ESC-Medizintechnik
Leonhardsweg 2
82008 Unterhaching
Tel.: 089/66539305
Fax: 089/6116002

Dr. Gröbel
UV-Elektronik GmbH
Goethestr. 17
76275 Ettlingen

Gebrüder Haslauer oHG
Kirchenwegstr. 5
83404 Mitterfelden,
Tel.: 08654/488722
Fax: 08654/488755
oder
Moosstr. 131
A-5020 Salzburg
Tel.: 0662/830667
Fax: 0662/821740

Dr. K.Hönle GmbH
Medizintechnik
Fraunhoferstraße 5
82152 Planegg
Tel.: 089/89922584
Fax: 089/89922580

Metec GmbH
Medizin-Technische Gesellschaft
Buttermelcherstr. 15
80469 München
Tel.: 089/227221
Fax: 089/226030

I. Mutzhas Trading GmbH
Pilgersheimerstr. 64
81543 München
Tel.: 089/668405
Fax: 089/664809
nur Ersatzteilvertrieb

Narva
Brand-Ebisdorfer
Lichtquellenproduktions- u.
Vertriebsgesellschaft mbH
Erzstr. 22
09618 Brand-Erbisdorf
Tel.: 037322/17200/02
Fax: 037322/17203
Telex: 322401

OptoMed GmbH
Rudower Chaussee 5
12489 Berlin
Tel.: 030/63926540
Fax: 030/63926544
e-mail: wilkens @optomed.de

Philips Licht
Unternehmensbereich der Philips
GmbH
Steindamm 94
20099 Hamburg
Tel.: 040/28992330
Fax: 040/28993306

Photomed Medizintechnik
Robert-Bosch-Str. 5
30989 Gehrden
Tel.: 05108/4032
0172/5113994
Fax: 05108/7002

Psori-Med AG
Zürcherstr. 4
CH-8952 Schlieren/ZH
Tel.: 0041/17322000
Fax: 0041/17322001
oder
Werner v.Siemens-Str. 62
64711 Erbach
Tel.: 06062/1081
Fax: 06062/62304

Saalmann
Werrestraße 94
32049 Herford
Tel.: 05221/2044
Fax: 05221/27235

Schulze & Böhm
Kölner Str. 160
50354 Hürth
Tel.: 02233/933232
Fax: 02233/933234

Sellas GmbH
Postfach 4029
58272 Gevelsberg
Tel.: 02332/61225
Fax: 02332/61031

Therakos Europe
The Braccans, London Road
Bracknell, Berkshire
RG 12 2 AT
United Kingdom
für Deutschland:
Therakos Europe
Postfach 1364
22803 Norderstedt
Tel.: 040/52866390
Fax: 040/52866392

Trautwein GmbH
Denzlinger Straße 12
79312 Emmendingen
Tel.: 07641/467730
Fax: 07641/467770

Herbert Waldmann GmbH & Co.
Postfach 3720
78026 Villingen-Schwenningen
Tel.: 07720/601-0
Fax: 07720/601290

Wolff-System AG
St. Alban-Anlage 29
CH-4020 Basel
Tel.: 004161/2741050
Fax: 004161/2741055

9.2 Phototherapeutika

basotherm GmbH
Postfach
88396 Biberach an der Riß
Tel.: 07351/49-0
Fax: 07351/49197

Gerot-Pharmazeutika
Arnethgasse
A-1171 Wien
Tel.: 00431/453505

Laboratoire Sun-Life
96, Route de Versaille
F-78460 Chevreuse

Merck KG a.A.
64271 Darmstadt
Tel.: 06151/720
Fax: 06151/722000

Phadimed
Industriestr. 40
44628 Herne
Tel.: 02323/17050
Fax: 02323/13348

pro medica
13, Rue Faraday
F-41260 La Chaussee St.Victor

Abrechnungsfragen – juristische Aspekte – Erprobungsmodell

Michael Hornstein

Mit der technischen Entwicklung auf dem Gebiet der dermatologischen Bestrahlungstherapie gehen auch Änderungen der Gebührenordnungen einher. Im einheitlichen Bewertungsmaßstab (EBM) sind in den letzten Jahren neue Abrechnungspositionen entstanden und wieder verschwunden. Beim jetzigen Stand gibt es eine außerordentliche Abrechnungsvereinfachung. Nur noch 2 Leistungspositionen sind übriggeblieben. Unabhängig von der Art der Bestrahlungsanlage und der bestrahlten Körperoberfläche gibt es nur eine Leistungsposition, Nr. 564, die je Sitzung mit 100 Punkten bewertet ist. Es handelt sich auch dann um nur eine Sitzung, wenn bei einem Aufsuchen der Praxis durch den Patienten mehrere Areale bestrahlt werden, mehrere Einstellungen hierfür erforderlich sind und evtl. auch verschiedene Geräte oder verschiedene UV-Spektren Verwendung finden.

Einen Zuschlag zu Nr. 564 stellt Nr. 565 dar. Dieser Zuschlag ist mit 60 Punkten bewertet und wird für die Durchführung der Phototherapie im Sinne einer Photochemotherapie vergütet. Es gibt hierbei keine Vorschrift, in welcher Form die Phototherapie stattfinden muß. Der Photosensibilisator kann in Form von Bädern, Pinselungen, Einreibungen oder oral appliziert werden. Es gibt auch keine Bestimmung, an welchem Ort diese vorbereitende Maßnahme stattfinden muß, der Patient kann schon zu Hause baden, kann sich selbst einreiben, das Praxispersonal muß hiermit nicht befaßt sein. Nur eine Voraussetzung muß erfüllt sein: Die verwendete Substanz muß ein Lichtsensibilisator sein. Das sind nicht nur die Psoralene, auch die früher eingesetzten Teerderivate können akzeptiert werden.

Anders als in der Gebührenordnung für Ärzte (GOÄ), die für die Liquidation der Behandlung von Privatpatienten Verwendung findet, gibt es im EBM keine spezifischen Voraussetzungen vergleichbarer Art, die für die Leistungserbringung Geltung haben, wie in der GOÄ.

In der GOÄ § 4 Abs. 2 gibt es folgenden Passus: „Nicht persönlich durch den Wahlarzt oder dessen ständigen ärztlichen Vertreter erbrachte Leistungen nach Abschnitt E des Gebührenverzeichnisses gelten nur dann als eigene, wahlärztliche Leistungen, wenn der Wahlarzt oder dessen ständiger ärztlicher Vertreter durch die Zusatzbezeichnung ‚Physikalische Therapie‘ oder durch die Gebietsbezeichnung ‚Facharzt für Physikalische und Rehabilitative Medizin‘ qualifiziert ist und die Leistungen nach fachlicher Weisung unter deren Aufsicht erbracht werden.“

Trotz des Einwandes der dermatologischen Vertreter bei der Entwicklung der neuen GOÄ hat sich das Bundesministerium für Gesundheit (MG) über unsere Einwände hinweggesetzt und auch für die dermatologische Strahlentherapie keine Ausnahme geschaffen. Inzwischen wurde die Problematik erkannt, und es besteht offensichtlich die Bereitschaft seitens des Gesetzgebers, bei der nächsten

Änderung der GOÄ eine neue Formulierung einzufügen. Diese Änderung soll allerdings erst in etwa 3 Jahren stattfinden. Es stellt sich somit die Frage, wie die Bestrahlung von Privatpatienten in der Klinik organisatorisch gehandhabt werden kann, damit die Leistung auch liquidationsfähig bleibt. Möglicherweise müßte ein Musterprozeß gegen diese Bestimmungen angestrebt werden, da sie die Weiterbildungsordnung mißachten.

In der GOÄ ist das Kapitel E „Physikalisch-medizinische Leistungen" noch nicht überarbeitet worden, es gilt in derselben Form bereits seit 1982. Hier gibt es Nr. 560: Behandlung mit Ultraviolettlicht in einer Sitzung (31 Punkte); hierbei kommt es nicht auf die Art der verwendeten UV-Strahlen an, auch alte, nicht optimierte Geräte können in Ansatz gebracht werden. Nr. 561: Reizbehandlung eines umschriebenen Hautbezirkes mit UV-Licht (31 Punkte) und Nr. 562: Reizbehandlung mehrerer umschriebener Hautbezirke mit Ultraviolettlicht in einer Sitzung (46 Punkte) sowie die Nr. 563: Quarzlampendruckbestrahlung eines Feldes (46 Punkte) und Nr. 564: Quarzlampendruckbestrahlung mehrerer Felder in einer Sitzung (91 Punkte) sind beinahe schon obsolete Leistungen, nur die Langsamkeit bei der Änderung der GOÄ erklärt ihren Bestand. Nr. 565: Photochemotherapie, je Sitzung (120 Punkte) beinhaltet die Bestrahlung und die Verwendung des Photosensibilisators, Nr. 567: Phototherapie mit selektivem UV-Spektrum, je Sitzung (91 Punkte) stellt die Abrechnung für die heute übliche selektive Phototherapie dar.

Als völlig mißlungen ist in der GOÄ Nr.569 anzusehen: Photo-Patch-Test (belichteter Läppchentest), bis zu 3 Tests je Sitzung, je Test (30 Punkte).

Trotz Bemühungen seitens dermatologischer Fachleute hat der Schaffer der GOÄ nicht begriffen, worum es sich bei einem belichteten Läppchentest handelt. Unsererseits empfohlen war die Verwendung der Abrechnungsnummer für den normalen Epikutantest zuzüglich einer Bestrahlungsnummer je Sitzung. Es ist zu hoffen, daß bei der Novellierung der GOÄ dieser Einwand Beachtung findet. Eine weitere dermatologische Bestrahlungsleistung ist die UV-Erythemschwellenbestimmung, die im EBM einschließlich Nachschau mit 90 Punkten bewertet wird (Nr. 940). In der GOÄ werden bei einer identischen Legende 76 Punkte erstattet (Nr. 761).

Nach der Medizingeräte-Verordnung müssen die verwendeten Bestrahlungsgeräte in einem in jeder Praxis vorliegenden Gerätebuch aufgelistet sein, eine technische Prüfung ist jedoch nicht vorgeschrieben.

Ältere Geräte verfügen nicht über die technische Ausstattung, die eine Dosimetrie erlaubt. Moderne, insbesondere computergesteuerte Geräte verfügen über diese Möglichkeit sehr wohl. Abhängig von der Art des verwendeten Gerätes sind die Investitionskosten sehr unterschiedlich; dies hat bisher keine Berücksichtigung in den Gebührenordnungen gefunden. Soll eine moderne UVA/B-Anlage wirtschaftlich betrieben werden, müssen die Patientenzahlen sehr hoch und das Gerät im wesentlichen über den ganzen Tag hinweg im Einsatz sein.

Noch modernere Entwicklungen haben bisher keinen Eingang in die Gebührenordnungen gefunden, doch gibt es Probeläufe für weitere Therapiearten. An erster Stelle ist hier die Photo-Sole-Therapie, die bundesweit in knapp 200 Kliniken und Praxen durchgeführt wird, zu nennen. Nach einer Vereinbarung mit den Ersatzkassen, die Versicherten der übrigen gesetzlichen Krankenkassen können auf Antrag ebenfalls behandelt werden, werden bei einer durch die Kieler Universitätshautklinik überwachten und ausgewerteten Studie über mehrere Jahre die Therapieerfolge beobachtet. Diese Therapie soll in etwa die Verhältnisse am Toten Meer oder in den deutschen Solebadkurorten nachahmen. Für die Durchführung ist sowohl eine Folienbadtherapie wie auch eine Wannenbadtherapie erlaubt. Die Vergütung erfolgt außerhalb des gedeckelten kassenärztlichen Honorars.

Bei einem parallel durchgeführten Probelauf, der technisch im wesentlichen gleich gestaltet ist, werden spezielle Wannen der OKKAIDO-Tomesa-Gesellschaft verwendet. Hier müssen erhebliche Beträge an die Gesellschaft abgeführt werden, der Arzt tritt hier wie ein beteiligter Angestellter auf. Auch hier erfolgt die Vergütung außerhalb des gedeckelten Honorars. Eine gleichwertige wissenschaftliche Begleitung wie bei der o.g. Studie gibt es hier nicht.

Die UVA 1-Therapie ist mit einem sehr erheblichen technischen Aufwand und mit hohen Kosten behaftet. Zum jetzigen Zeitpunkt dürfte sie die Möglichkeiten einer Praxis übersteigen und bleibt den Kliniken vorbehalten. Sie befindet sich zudem im experimentellen Stadium. Im Einzelfall werden auf Antrag die Kosten von den Krankenkassen übernommen, einen Anspruch hierauf gibt es für die Versicherten jedoch nicht.

Wird eine solche Therapie durchgeführt, müssen die beteiligten Patienten zunächst über die Art der Therapie schriftlich informiert werden, eine ebenfalls schriftliche Einverständniserklärung seitens der behandelten Person ist erforderlich. Werden mögliche Akutschäden bei einer anerkannten Therapie durch die Haftpflichtversicherung übernommen, so ist dies bei einer experimentellen Therapie nicht der Fall. Hier muß eine zusätzliche Versicherung abgeschlossen werden.

Bei jeder Art von Phototherapie wird die Möglichkeit von Lichtspätschäden diskutiert. Sollten diese in den nächsten Jahren und Jahrzehnten in erheblichem Maße auftreten, die Betroffenen Schadenersatzforderungen stellen und die Gerichte diese Forderungen bejahen, würde eine immense Entschädigungswelle auf die Ärzte und ihre Versicherungen zukommen. Unter diesem Aspekt ist zu diskutieren, ob nicht ein jeder Patient vor dem Beginn einer UV-Therapie eine Information erhalten und eine Einverständniserklärung unterschreiben sollte, in der er bestätigt, daß er auf die Möglichkeiten von Spätfolgen aufmerksam gemacht wurde und diese Therapie trotz dieser Information wünscht.

Richtlinien zur Qualitätssicherung in der Photo(chemo)therapie und -diagnostik

(Stand: September 1996)

Subkommission: Prof. Dr. R. Breit, München; Prof. Dr. E. Hölzle, Oldenburg; Prof. Dr. J. Krutmann, Düsseldorf; Prof. Dr. M.P. Lehmann, Düsseldorf; Prof. Dr. G. Mahrle, Köln; Prof. Dr. H. Meffert, Berlin

Berichterstatter DDG-Kommission „Qualitätssicherung in der Dermatologie": Prof. Dr. G. Mahrle, Köln

Berichterstatter Subkommission „Qualitätssicherung in der Photo(chemo)therapie und -diagnostik": Prof. Dr. M.P. Lehmann, Düsseldorf

Definition

Die Photodermatologie hat einerseits die Behandlung von Dermatosen mit künstlichen UV-Strahlen, andererseits die Diagnostik von Dermatosen, die durch UV-Strahlung induziert bzw. zur Exazerbation gebracht werden, zum Inhalt. Um diese Aufgaben fachgerecht durchführen zu können, sollten einheitliche Mindestvoraussetzungen erfüllt werden. Im folgenden sollen diese Voraussetzungen für UV-Bestrahlungsrichtlinien in den Kliniken, beschrieben werden.

1 Räumlichkeiten

1.1 Die Räume müssen so konzipiert sein, daß die Funktion der Geräte einwandfrei gewährleistet wird.
Die Räume müssen eine ausreichende Temperaturregelung haben, um unabhängig von der Jahreszeit angemessene Verhältnisse aufrechterhalten zu können.

1.2 Der Anstrich der Wände sollte aus nichtreflektierendem Material von neutraler Farbe bestehen. Bodenbeläge und Wandanstrich müssen Desinfektionsbeständigkeit aufweisen.

1.3 Die Anordnung und Abtrennung der einzelnen Geräte und Räume sollte so erfolgen, daß die Privatsphäre der Patienten gewahrt bleibt.

1.4 Aus Sicherheitsgründen muß jederzeit eine akustische Kommunikation zwischen dem behandelten Patienten und einem Mitarbeiter der Einrichtung möglich sein.

1.5 Zur Durchführung einer Balneophototherapie, die zunehmend an Bedeutung gewinnt, sollte in räumlicher Nähe der UV-Einrichtung eine Bademöglichkeit (Ganzkörper oder Teilkörper) zur Verfügung stehen, da z.B. bei Psoralen ein sehr schneller Abfall der Phototoxizität und damit der Arzneimittelwirksamkeit nach dem Baden zu verzeichnen ist.

2 Bestrahlungsgeräte

2.1 Notwendige Bestrahlungsgeräte

2.1.1 Eine Ganzkörperbestrahlungsmöglichkeit für UVB und UVA muß vorhanden sein. Die UVB- und UVA-Lampen können in 1 oder 2 Kabinen angeordnet sein. Es können Liege- oder Stehkabinen sein. Anstatt UVB kann auch ein SUP-Strahler verwendet werden.

2.1.2 Ein UVA-Teilkörperbestrahlungsgerät für die lokale PUVA-Therapie muß vorhanden sein. Alle Geräte müssen bezüglich ihres Emissionsspektrums genau definiert sein. Durch regelmäßige Dosimetriekontrolle muß die Bestrahlungsdosis ermittelt werden. Zur Dosimetrie ist ein auf das Emissionsspektrum des Strahlers kalibriertes Meßgerät einzusetzen. Ansonsten müssen die Geräte den Anforderungen der medizinischen Geräteverordnung (MedGB) sowie den DIN-Bestimmungen entsprechen. Die Geräte dürfen kein meßbares UVC emittieren.
Erforderlich sind für diese Geräte jährliche Wartungen durch ausgewiesene Fachkräfte.

2.2 Erwünschte Bestrahlungsgeräte.
Hier kommen für spezifische Erkrankungen bestimmte Geräte mit besonderen Emissionsspektren zum Tragen.

2.2.1 Schmalspektrum-UVB-Gerät Philips TL 01 (Emissionsspektrum zwischen 311 und 313 nm). Diese Strahler lassen sich z.B. in eine Standardkabine integrieren und haben sich als besonders vorteilhaft bei der Behandlung der Psoriasis vulgaris erwiesen.

2.2.2 Ganzkörperbestrahlungsgeräte mit langwelliger UVA-Strahlung ab 340 nm (UVA 1). Hier gibt es mittlerweile verschiedene Anbieter von UVA-Strahlern. Als besondere Indikation, die durch Studien bislang belegt sind, ist hier die akut exazerbierte atopische Dermatitis zu nennen.

3 Photodiagnostik

3.1 UV-Empfindlichkeitstestung (Lichttreppe).
Mit einem Breitspektrum UVB-Strahler können die minimale Erythemdosis für UVB (MED) und mit dem Breitspektrum UVA-Strahler die minimale Phototoxizitätsdosis (MPD) für die PUVA-Therapie bestimmt werden.

3.2 Photopatchtest.
Entsprechend den Regeln der deutsche Arbeitsgemeinschaft Photopatchtest werden die Testfelder mit einem Breitspektrum-UVA-Strahler bestrahlt.

3.3 UV-Provokationstest.
Zur Diagnostik von Photodermatosen (z.B. polymorphe Lichtdermatose oder photoaggravierten Dermatosen wie Lupus erythematodes) werden unbefallene Hautareale mit Breitband-UVA- bzw. UVB-Strahlern bestrahlt und die ggf. entstehenden Effloreszenzen bioptisch untersucht.

3.4   Geräte

Alle Teste können bei entsprechender Abdeckung in den Ganzkörperkabinen durchgeführt werden, praktikabler sind Teilkörperbestrahlungsgeräte. Bei Messung der individuellen Lichtempfindlichkeit (Lichttreppe) zur Erstellung einer UV-Therapie muß aber das Emissionsspektrum des Teilkörperbestrahlungsgerätes mit dem des Ganzkörperbestrahlungsgerätes übereinstimmen. Für die Provokation mit UVA ist der Einsatz eines UVA-Hochleistungsgerätes wünschenswert.

4   Personal

4.1   Ärzte

4.1.1   Die Leitung einer spezialisierten UV-Einrichtung erfolgt durch eine(n) Facharzt(ärztin) für Dermatologie. Ihm/ihr obliegt die Gesamtverantwortung für alle therapeutischen und diagnostischen Maßnahmen.

4.1.2   Ein(e) weitere(r) approbierter Arzt/Ärztin, der/die sich in der speziellen Ausbildung in der Phototherapie oder Diagnostik, beispielsweise im Rahmen einer Weiterbildung, befindet, ist der Einrichtung zuzuordnen. Er sollte nach entsprechender Einführung und im Einzelfalle, ggfs. nach Rücksprache mit dem zuständigen Leiter der UV-Einrichtung, selbständig arbeiten.

4.2   Ärztliches Hilfspersonal.

Dieses umfaßt qualifizierte, nichtärztliche Mitarbeiter, beispielsweise Arzthelferinnen/Arzthelfer oder Schwestern/Pfleger. Bei diesen nichtärztlichen Mitarbeitern ist insbesondere darauf zu achten, daß energetisch betriebene Medizinprodukte nur von Personen angewendet werden dürfen, die aufgrund ihrer Kenntnisse und praktischen Erfahrungen die Gewähr für eine sachgerechte Handhabung bieten. Das ärztliche und nichtärztliche Fachpersonal sollte durch Fortbildungsveranstaltungen, die auszuweisen sind, sich ständig den neuesten Erkenntnissen der Phototherapie und Photodiagnostik widmen, um damit auf solider Basis einen hohen Qualitätsstandard gewährleisten zu können.

Die Einrichtungen sollten daher von speziell geschultem, medizinischem, nichtärztlichem Fachpersonal geführt werden, das u.a. auch eine ausreichende Ausbildung zur Durchführung medizinischer Bäder, insbesondere als Vorbereitung für die anschließende Bestrahlung erlangt hat.

5   Maßnahmen zur Durchführung

5.1   Die Prozeßqualität soll sichern, daß die durchgeführten phototherapeutischen und photodiagnostischen Maßnahmen nach den wesentlichen Lehrbuch- und Literaturberichten sowie auch nach den neuesten wissenschaftlichen Erkenntnissen umgesetzt werden. Grundsätzlich muß bei jedem Patienten eine ausführliche Anamnese und Untersuchung durchgeführt werden, um beispielsweise vorherige Strahlenbelastungen zu erfassen sowie die Diagnose und Indikationsstellung zu überprüfen. Weiterhin müssen speziell für die Phototherapie vor Beginn der Therapie der Hauttyp nach Fitzpatrick und die Schwellendosis für das UVB-Erythem ermittelt werden; das gleiche gilt für die minimale Phototoxizitätsdosis nach Psoralenapplikation für die PUVA-Bestrahlung.

5.2 Weiterhin muß Wert gelegt werden auf die Beachtung der Kontraindikationen der Phototherapie. Alle diese Maßnahmen müssen nachvollziehbar dokumentiert werden. Hierzu gehört auch die Aufklärung des Patienten unter Beachtung der möglichen Kurzzeit- und Langzeitnebenwirkungen einer Phototherapie. Vor der PUVA-Therapie sollte eine augenärztliche Untersuchung sowie die Kontrolle der Leber- und Nierenwerte durchgeführt werden. Auch dies muß in der Akte dokumentiert werden.

5.3 Die Festlegung des Therapieplans muß von einer approbierten Ärztin/ Arzt in Absprache mit dem Leiter der Abteilung individuell erfolgen, unter Berücksichtigung der individuellen Faktoren des Patienten, der Diagnose und dem Stadium der Erkrankung.

5.4 Regelmäßig sollten die entsprechenden Schutzmaßnahmen überprüft werden (Augenschutz, Teilkörperabdeckung). Die Bestrahlung muß engmaschig kontrolliert werden. Während jeder Bestrahlung muß die Möglichkeit bestehen, einen Mitarbeiter der Abteilung akustisch zu kontaktieren. Eine approbierte Ärztin/Arzt muß jederzeit sofort rufbereit sein.

5.5 Die Bestrahlung muß nach Einzeldosen und kumulativen Dosen nach physikalischen Einheiten dokumentiert werden, wobei der jeweilige Lampentyp angegeben werden muß.

5.6 Das Therapieergebnis muß wöchentlich während der Bestrahlungsserie und abschließend nachvollziehbar dokumentiert werden, insbesondere müssen auch Nebenwirkungen im einzelnen nach Art und Schwere aufgeführt werden. Wünschenswert wäre eine Minimaldokumentation, die die UV-Dosis und die Geräte bei der entsprechenden Indikation aufnimmt und die der Patient in einem Bestrahlungspaß mit sich führen kann.

5.7 Der Leiter der Abteilung muß nachweislich an den regelmäßig stattfindenden Weiterbildungsveranstaltungen (Kongresse) zum Thema Phototherapie und Photodiagnostik teilnehmen. Er ist darüber hinaus verpflichtet, seine Assistenten entsprechend den bei diesen Veranstaltungen vermittelten neuesten Erkenntnisse auszubilden.